இந்தியாவின் தடுப்பூசி வளர்ச்சிக் கதை

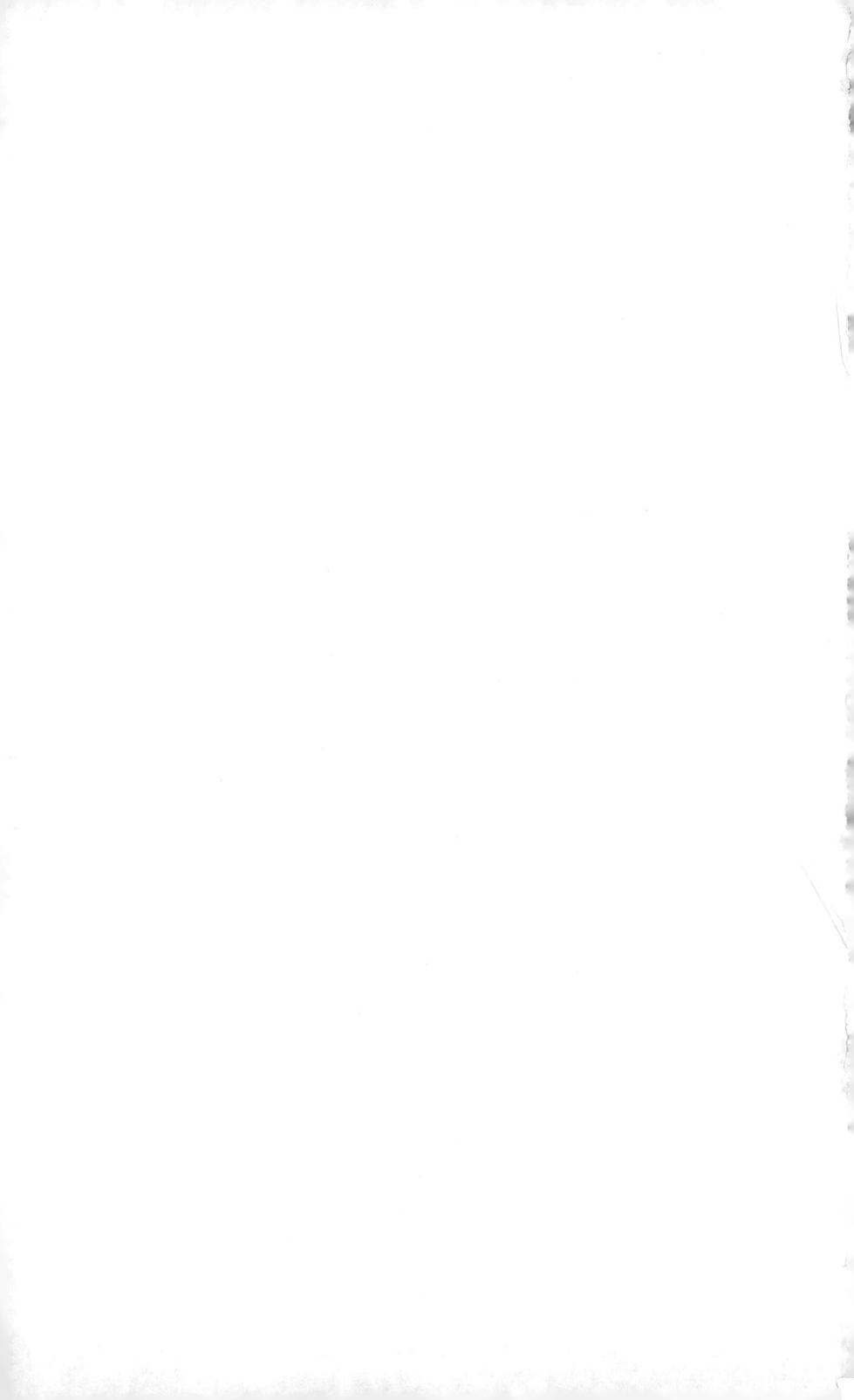

தமிழ் திசை

இந்தியாவின் தடுப்பூசி வளர்ச்சிக் கதை

மாட்டமை முதல் கொரோனா-19 தடுப்பூசி வழங்குதல் வரை

சஜ்ஜன் சிங் யாதவ்

தமிழில்

ஆனந்த சித்ரா & எழில் வளவன்

மீளாய்வு

சங்கர சரவணன்

தமிழ் திசை

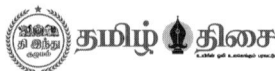

Title

INTHIYAAVIN THADUPPUSI
VALARSHIK KADHAI

© SAJJAN SINGH YADAV

ISBN -978-81-957035-7-9

நூல் தலைப்பு
இந்தியாவின் தடுப்பூசி வளர்ச்சிக் கதை

நூல் ஆசிரியர்
சஜ்ஜன் சிங் யாதவ்

முதற்பதிப்பு
செப்டம்பர் - 2023

விலை: ₹350

ஆசிரியர்
கே.அசோகன்

Creative Head-புத்தகங்கள் பிரிவு
மு.ராம்குமார்

முதன்மை வடிவமைப்பாளர்
என்.கணேசன்

KSL Media Limited, Regd. Office: **KASTURI BUILDING** No.859 & 860 Anna Salai, Chennai 600 002.

https://www.facebook.com/Tamilthisaipublications https://twitter.com/Tamilthisaipublications

Printed by Amutha rajesh, Oliver Graphics, No.26, Muthu Street, Royapettah,Chennai 600 014, for KSL Media Limited., Chennai 600 002.

ஆரோக்கியமாக வாழ வேண்டும் என்று விரும்பாதவர்கள் உண்டா?

ஒவ்வொரு தனி மனிதரும் ஆரோக்கியமாக இருக்கவே விரும்புவர். தனி மனிதர்கள் ஆரோக்கியமாக இருந்தால்தான் ஒட்டு மொத்த நாடும் ஆரோக்கியமாக இருக்கும். அதற்குக் கடுமையான நோய்களை ஒழிக்கும் நடவடிக்கையில் ஒரு நாடு வெற்றி பெற்றாக வேண்டும். அப்படி நோய்களை ஒழிக்கக் கடைசிக் குக்கிராமம் வரை மருத்துவ வசதிகள், கடும் நோய்களுக்கு எதிரான தொடர் கண்காணிப்புகள், மருந்துகள், தடுப்பூசிகள் என்று தீவிர நடவடிக்கைகளை ஒரு நாடு மேற்கொண்டால்தான் வெற்றி பெற முடியும்.

அவ்வாறு பெரியம்மை உள்ளிட்ட நோய்கள் இந்தியாவில் தடுப்பூசி மூலம் ஒழிக்கப்பட்டுள்ளன. தடுப்பூசிகள் வளர்ச்சியில் இந்தியா உலக அரங்கில் எவ்வாறு உயர்ந்து நிற்கிறது என்பதைச் சுவைபடச் சொல்கிறது இந்தப் புத்தகம். வழக்கமாக மருத்துவம், நோய்கள் சம்பந்தப்பட்ட புத்தகம் என்றாலே தொடர்ந்து படிக்கும்போது ஒரு சோர்வு தட்டும். அதுபோன்ற சோர்வு எதுவும் இல்லாமல் தடுப்பூசி வளர்ச்சியில் இந்தியா எப்படிப் படிப்படியாக வளர்ச்சி அடைந்து உலகத்துக்கே வழிகாட்டியாக விளங்குகிறது என்பதை நம் கையைப் பிடித்தபடி அழைத்துச் சென்று உலாவிக்கொண்டே சுவாரசியமாகக் கதையைச் சொல்வது போல விறுவிறுப்பாக விவரிக்கிறார் ஆசிரியர்.

தடுப்பூசியைக் கண்டுபிடித்த இங்கிலாந்தின் எட்வர்ட் ஜென்னர், பெரியம்மை நோய்க்கு எதிராக அவர் பயன்படுத்திய தடுப்பூசி முறை, சீனா, ஆப்பிரிக்கா போன்ற நாடுகளில் இருந்த முறைகள் ஆகியவை பற்றித் தெரிந்துகொள்ள முடிகிறது. முக்கியமான இன்னொரு சுவாரசியம். உலகத்தையே ஆட்டிப்படைத்த கரோனா பெருந்தொற்று 2019-ம் ஆண்டில் சீனாவின் வூஹான் மாகாணத்தில்தான் முதன்முதலில் கண்டறியப்பட்டது. அதேபோல, பெரியம்மை நோய் முதன்முதலில் சீனாவின் குடியிருப்புகளான சிந்து சமவெளியில் 3,000 ஆண்டுகளுக்கு முன் தோன்றியிருக்கலாம் என்ற குறிப்பு இந்நூலில் கிடைக்கிறது.

மற்றோர் ஆச்சர்யமும் இருக்கிறது. மருத்துவத்துறையில் உலகிற்கே வழிகாட்டியாக விளங்கிய நாடு இந்தியா. பண்டைய காலத்திலேயே அறுவைச் சிகிச்சை செய்யும் முறை இந்தியாவில் இருந்தது. அறுவைச் சிகிச்சையின் தந்தை என்று போற்றப்படும் சுஸ்சுருதர் கி.மு. 800-ம் ஆண்டிலேயே மிகவும் நுண்ணியமான மூளை மண்டலப் பகுதி அறுவைச் சிகிச்சையைச் செய்தவர் என்று புகழப்படுகிறார். இவர் எழுதிய நூல் சுஸ்ருத சம்ஹிதை. அதில் உள்ள

குறிப்புகளைப் பல நாடுகளின் மருத்துவ அறிஞர்களும் புகழ்ந்து மூக்கில் விரல்வைத்துள்ளனர். மருத்துவத்துறையில் அப்படிப்பட்ட பாரம்பரியம் மிக்க இந்தியா தான் முதன்முதலில் பெரியம்மைக்கான தடுப்பூசியையும் கண்டுபிடித்துள்ளது என்பதைத் தெரிவிக்கிறது இந்தப் புத்தகம்.

இங்கிலாந்தில் எட்வர்ட் ஜென்னர் பெரியம்மைக்குத் தடுப்பூசி கண்டுபிடிக்கும் முன்பே இந்தியா தடுப்பூசியைக் கண்டுபிடித்துள்ளது என்பதை இந்த நூல் தெரிவிக்கிறது. 'ராஜ சின்ஹா என்பவரின் ஆதரவில் பணியாற்றிய மகாதேவா என்ற மருத்துவரால் 'சுதா சங்கிரஹா' இயற்றப்பட்டது. மசூரிகாவுக்கு (பெரியம்மை) எதிராகப் பாதுகாப்பை வழங்குவதற்கு மாட்டம்மைத் தடுப்பூசி பயன்படுத்தப்பட்டது என்றும், ஜென்னரின் கண்டுபிடிப்புக்குக் குறைந்தது நூறு ஆண்டுகளுக்கு முன்பே இந்த நடைமுறை இருந்தது என்றும் இந்த உரை நமக்குத் தெளிவுபடுத்துகிறது. உரையில் விவரிக்கப்பட்டுள்ள தடுப்பூசிச் செயல்முறை ஜென்னரின் தடுப்பூசிச் செயல்முறையுடன் பெரும் ஒற்றுமையைக் கொண்டிருந்தது' என்கிறது இந்நூல்.

இருந்தாலும், இதை உலகம் பெரிதாக எடுத்துக் கொள்ளவில்லை என்கிறார் ஆசிரியர். என்றாலும், இன்று கரோனா பெருந்தொற்றுக்கு எதிராக இந்தியாவே ஆராய்ச்சி செய்து தடுப்பூசியைக் கண்டுபிடித்து உலகத்தையே திரும்பிப் பார்க்க வைத்ததுடன், வளர்ச்சியடைந்த நாடுகளுக்குக் கூட நமது நாட்டில் இருந்து தடுப்பூசிகளை ஏற்றுமதி செய்திருப்பதன் மூலம் எந்த அளவுக்குத் தடுப்பூசி வளர்ச்சியில் இந்தியா உலக அரங்கில் வல்லரசாக உயர்ந்துள்ளது என்பதைப் புரிந்து கொள்ளலாம்.

அவ்வாறு தடுப்பூசி வளர்ச்சியில் இந்தியா உயர்ந்து நிற்பதைத் துளிகூட விறுவிறுப்புக் குறையாமல் விவரிக்கும் இந்த நூல், சமூக, அறிவியல், அரசியல், மருத்துவம் என பல துறைகளிலும் எப்போதும் விழிப்புணர்வை ஏற்படுத்தி வரும் 'இந்து தமிழ்' நாளிதழின் 'தமிழ் திசை' பதிப்பகம் வெளியிடும் புத்தக வரிசையில் மற்றொரு தரமான பதிப்பு என்பதை வாசிக்கும் வாசகர்கள் உணர்வது நிச்சயம்.

-அன்புடன்,
கே. அசோகன்,
ஆசிரியர்,
'இந்து தமிழ் திசை'

நூல் ஆசிரியரைப் பற்றி

சஜ்ஜன் யாதவ் ஓர் ஆராய்ச்சியாளர்; அரசு அதிகாரியும் கூட. இந்திய ஆட்சிப் பணி (ஐஏஎஸ்) அதிகாரியான அவர் தற்போது இந்திய அரசு நிதியமைச்சகத்தில் செலவினத் துறையில் கூடுதல் செயலராகப் பணிபுரிகிறார்.

இந்திய அரசிலும், மாநில அரசுகளிலும் பல்வேறு தலைமைப் பதவிகளில் சேவை செய்த அனுபவத்தையும், அரசுக் கொள்கை வடிவமைப்பிலும், அமல்படுத்துவதிலும் ஈட்டிய அனுபவத்தையும் சேர்த்து, அவர் மொத்தமாக 27 ஆண்டுக்கால வளமான, பன்முகத்தன்மை கொண்ட அனுபவம் கொண்டவர். கூட்டாட்சி அரசில், நிதியமைச்சகம் போக, சுகாதாரம் மற்றும் குடும்ப நலன் அமைச்சகத்திலும், மகளிர் மற்றும் குழந்தை மேம்பாட்டு அமைச்சகத்திலும், கனரகத் தொழில் மற்றும் பொதுத்துறை நிறுவனங்கள் அமைச்சகத்திலும், பெருநிறுவன விவகாரங்கள் அமைச்சகத்திலும் அவர் பணிபுரிந்திருக்கிறார்.

நிதி, சுகாதாரம், ஊட்டச்சத்து, நீர், தூய்மை, உணவு, பொது வினியோகம், நகர்ப்புற மேம்பாடு, நகராட்சி நிர்வாகம், தகவல் மற்றும் விளம்பரம், கலை, கலாச்சாரம், சுற்றுலா, வணிகவரிகள் ஆகிய துறைகளில் அவர் அரசு சேவை செய்தவர். தேசிய ஊட்டச்சத்துத் திட்ட (போஷான் அபியான்) இயக்குநர், தேசிய ஊரக சுகாதாரத் திட்ட இயக்குநர், தில்லியில் உணவு மற்றும் வழங்கல் ஆணையர், தில்லி நீர் வாரியத் தலைமை நிர்வாக அதிகாரி (சிஈஓ), மதிப்புக் கூட்டல் வரி (வாட்) ஆணையர் மற்றும் கிழக்குத் தில்லி மாநகராட்சி ஆணையர் ஆகிய பதவிகளை அவர் வகித்திருக்கிறார்.

லண்டனில் இருக்கும் மதிப்புமிக்க சுகாதார, வெப்பநிலை மருத்துவக் கழகத்தில் பொது சுகாதாரப் பாடத்தில் அவர் முனைவர் பட்டம் பெற்றார். அவரது ஆராய்ச்சிக் கட்டுரைகள் விற்பன்னர்களால் பரிசோதிக்கப் பட்டு முன்னணி மருத்துவ நாளேடுகளிலும், சஞ்சிகைகளிலும் பிரசுரமாகியிருக்கின்றன. அந்த நாளேடுகளும் சஞ்சிகைகளும் பின்வருமாறு: பிஎம்சி பொது சுகாதாரம், இந்திய மருத்துவ ஆராய்ச்சி ஜர்னல், இந்தியப் பணியிடம் மற்றும் சுற்றுச்சூழல் மருத்துவ ஜர்னல், மருத்துவம் மற்றும் பொது சுகாதாரப் பன்னாட்டு ஜர்னல், ஜர்னல் ஆஃப் கிரிட்டிக்கல் ரிவியூஸ், லண்டன் சுகாதார, வெப்பநிலை மருத்துவக் கழகத்தின் இணையவழி ஆராய்ச்சி, உலகச் சுகாதாரச் செயற்பாடு, யோஜனா, எக்கானமிக் டைம்ஸ், டிஎன்ஏ, மில்லியனியம் போஸ்ட் மற்றும் பயோனியர்.

பொதுச் சேவையில் அவர் ஆற்றிய சிறப்பான பணியை அங்கீகரித்து அவருக்குப் பல விருதுகள் வழங்கப் பட்டிருக்கின்றன. தேசிய மின்னணு ஆட்சி விருது (2017-18) அவற்றில் குறிப்பிடத்தக்கது. மக்கள்தொகைக் கணக்கெடுப்புப் பணிக்காக அவர் குடியரசுத் தலைவரின் பதக்கமும் பெற்றிருக்கிறார்.

அணிந்துரை

"எல்லாரும் ஆனந்தமாக இருக்கட்டும்; நோய்நொடிகளிலிருந்து எல்லாரும் விடுதலை பெறட்டும்."

இந்த ஆதிகால மந்திரத்தின்படி, கடந்த நான்கு தசாப்தங்களாக இந்தியா குறைந்த விலையில் தடுப்பூசி மருந்துகளையும் மாத்திரைகளையும் உலகம் முழுவதும் வழங்கிக் கொண்டிருக்கிறது. அச்சமூட்டும் பல்வேறு நோய்க்கிருமிகளுக்கு எதிரான யுத்தத்தில் கட்டுப்படியான விலைகளில் கிட்டும் நமது மருந்துகள் செய்திருக்கும் சேவைகளை, ஆற்றியிருக்கும் பங்கினை உலகம் உணர்ந்து அங்கீகாரம் தந்திருக்கிறது. நீண்ட காலத்திற்கு முன்பு என்று சொல்ல முடியாத ஒருகாலகட்டத்தில் ஹெச்ஐவி, எய்ட்ஸ் ஆகியவற்றால் குறைந்த வருவாய் மற்றும் நடுத்தர வருவாய் கொண்ட நாடுகளில் மக்கள் ஏராளமாக மடிந்து கொண்டிருந்தனர். காரணம் அவர்களால் விலையுயர்ந்த மருந்துகளை வாங்க முடியவில்லை. அந்தக் காலகட்டத்திலும் இந்தியாவில் தயாரிக்கப்பட்ட விலைகுறைவான மருந்துகள்தாம் உலகம் முழுவதும் வாழும் லட்சக்கணக்கான மக்கள் உயிர்களைக் காப்பாற்றின.

தொற்று நோய்களுக்கான யுத்தத்தில் ஆகப்பெரும் வல்லமை கொண்ட ஆயுதம் தடுப்பூசி மருந்து. சமீப ஆண்டுகளில் பயங்கரமான பல கிருமிகளை எதிர்த்துப் போராடி மனிதர்கள் வெற்றி பெற்றிருக்கிறார்கள். பெரியம்மை, போலியோ, தாய், சேயைத் தாக்கும் டெட்டனஸ் ஆகிய பயங்கர எதிரிகளைத் தடுப்பூசிகள் மூலம் இந்தியா வெற்றிகரமாக ஒழித்துக் கட்டியிருக்கிறது. இந்த மந்திரக் குண்டுகள் பல்வேறு நோய்தரும் நுண்ணுயிரிகளின் படையெடுப்பைத் தடுத்து நிறுத்தியிருக்கின்றன.

இந்தியா தடுப்பூசிகளை உற்பத்தி செய்வதிலும் வளர்த்தெடுப்பதிலும் நன்றாக நிறுவப்பட்ட அதிதிறனைக் கொண்டிருக்கிறது. மாறிய கொள்கைச் சூழலாலும், நம் விஞ்ஞானிகள் மற்றும் தொழில்முனைவோர்களின் மகத்தான முயற்சிகளாலும், தடுப்பூசி உற்பத்தியில் நாம் இப்போது 'ஆத்ம நிர்பார்' (தற்சார்பு) நிலையை எட்டி விட்டதோடு மட்டுமல்லாமல் உலகத்திற்கே பல்வேறு தடுப்பூசி மருந்துகளை வழங்கிக் கொண்டிருக்கிறோம். உலகத்தில் பிறக்கும் ஒவ்வோர் இரண்டாவது குழந்தையும் தொற்றுநோய்களுக்கெதிரான பாதுகாப்புக் கவசத்தை இந்தியாவில் தயாரிக்கப்பட்ட தடுப்பூசிகள் மூலம் பெறுகிறது என்பது நமக்குப் பெருமை தேடித்தரும் விசயம்.

2020-ஆம் ஆண்டு தொடக்கம் முதல் இந்திய அரசு நம் விஞ்ஞானிகளுடனும், தடுப்பூசி மருந்துத் தொழிலதிபர்களுடனும் இணைந்து கோவிட்-19 தடுப்பூசிகளை உருவாக்கி மேம்படுத்தும் பணியில் ஈடுபட்டது. 'மிஷன் கோவிட் சுரக்ஷா' என்ற திட்டத்தின் மூலம் உள்நாட்டுத் தடுப்பூசி உற்பத்தியாளர்களுக்கு நிதி ஆதரவும், தொழில்நுட்ப ஆதரவும் வழங்கப்பட்டன. வெளிநாட்டில் உருவாக்கப்பட்ட தடுப்பூசிகளை இங்கே உற்பத்தி செய்ய வசதியாக உள்ளூர்ப் பரிசோதனை நிபந்தனைகள் நீக்கப்பட்டுக் கட்டுப்பாட்டு முறைகள் எளிமையாக்கப் பட்டன,

நம் முயற்சிகள் பலனளித்திருக்கின்றன. உலகத்திலே ஆகப்பெரிய தடுப்பூசி செலுத்தும் பெருமுயற்சியில் நாம் இறங்கினோம். இந்தப் பெருமுயற்சி நாளொரு மேனி பொழுதொரு வண்ணமாகத் தீவிரமடைந்தது. ஆரம்பத்தில் 3,000-ஆக இருந்த தடுப்பூசி மையங்கள் எண்ணிக்கை ஒரு லட்சமாக உயர்ந்தது. தடுப்பூசி போட்டுக் கொண்ட மக்கள் எண்ணிக்கை 80 லட்சம் முதல் ஒரு கோடியாகப் பல்கிப் பெருகியது. இந்த எண்ணிக்கை பல நாடுகளில் உள்ள மக்கள் தொகையை விட அதிகமானது. உள்நாட்டில் தயாரிக்கப் பட்ட தடுப்பூசி மருந்துகளை வைத்துக் கொண்டு அடுத்தடுத்துச் சாதனை புரிந்த இந்தியா ஒன்பது மாதங்களுக்குள் ஒரு கோடி தடுப்பூசிகளை மக்களுக்குச் செலுத்தி ஆகப்பெரும் சாதனையைச் செய்தது. நான் இதை எழுதும் போது நாம் இரண்டு கோடி தடுப்பூசிச் சாதனையை நோக்கிப் போய்க்கொண்டிருக்கிறோம்.

இந்த வழிமுறையில் நாம் பல்வேறு கடுமையான சவால்களை எதிர்கொண்டு சமாளித்தோம்: தடுப்பூசி போட்டுக் கொள்ளத் தயக்கம், மருந்து கையிருப்பு, போக்குவரத்து, எல்லாருக்குமான சமச்சீர்வான வாய்ப்பு, பலமான தகவல் தொடர்பு, எதிர்பார்ப்பு மேலாண்மை, தடுப்பூசி மையங்களுக்கான தளவாடங்கள், மருந்துகளைப் பத்திரப்படுத்துதல் ஆகியவை அந்தச் சவால்கள். இந்தத் தீவிரப் பெருமுயற்சி நமது பொதுச் சுகாதாரக் கட்டமைப்பின் வீச்சையும், புத்துயிர்ப்பையும் நிரூபித்தது. ஏற்கனவே நாம் பெற்றிருந்த அனைவருக்குமான தடுப்பூசித் திட்ட அனுபவம் நமக்குக் கைகொடுத்தது.

'இந்தியாவின் தடுப்பூசி வளர்ச்சிக் கதை: பசு அம்மையிலிருந்து தடுப்பூசி மைத்ரி வரை' என்ற இந்தப் புத்தகத்தில் டாக்டர் யாதவ் உலகத்தின்

தடுப்பூசிப் பரிணாமத்தின் பல நூற்றாண்டுப் பயணத்தை மிக அழகாகப் படம்பிடித்துக் காட்டியிருப்பது எனக்கு மகிழ்ச்சியைத் தருகிறது. இந்தியாவில் தடுப்பூசி வளர்த்தெடுக்கப்பட்ட கதையையும் அவர் சுவைபட சுவாரஸ்யமாக விவரித்திருக்கிறார்.

தடுப்பூசி வளர்ந்த கதையைச் சொல்லும்போது வாசகர்களை ஒரு 'ரோலர் கோஸ்டர்' பயணத்தில் கூட்டிக்கொண்டு செல்வதைப் போல புத்தகம் அழைத்துக் கொண்டு செல்கிறது. தடுப்பூசித் தயாரிப்புப் பொருட்களுக்காகப் பிற நாடுகளைச் சார்ந்திருக்கும் நிலையிலிருந்து எழுந்து முன்னேறி இன்று உலக அரங்கில் தடுப்பூசி வல்லரசாக உயர்ந்திருக்கும் இந்தியாவின் கதை ஆச்சரியமூட்டுகிறது. சார்ஸ்-கோவ்-2 எப்படி உருவானது என்பது முதல் அதிசயிக்கத்தக்க துரித கதியில் எப்படி கோவிட்-19 தடுப்பூசி மருந்து வளர்த்தெடுக்கப்பட்டது என்பது வரை இந்தப் புத்தகம் வாசகர்களுக்கு விதந்தோதுகிறது. தடுப்பூசியியலுக்கு எதிர்காலத்தில் எழக்கூடிய சவால்களையும், இந்தியத் தடுப்பூசித் தொழில் வளர்ச்சிக்கான வாய்ப்புகளையும் ஆசிரியர் வெளிப்படையாக ஆராய்ந்து சொல்கிறார்.

கொள்கை உருவாக்கத்திலும் அமல்படுத்துவதிலும் வளமான அனுபவம் பெற்றிருப்பவர் டாக்டர் யாதவ். நடப்புக் காலகட்டத்திற்கு மிகவும் பொருத்தமான ஒரு விசயத்தைப் பற்றி விலாவாரியாகச் சொல்லும் இந்தப் புத்தகம், நிகழ்காலக் கருப்பொருளைப் பற்றிய அனுபவமிக்க கொள்கை கர்த்தாவின் ஆழமான புரிதலுக்குச் சாட்சியமாக விளங்குகிறது.

இதை வாசிக்கும் வாசகர்கள் இந்தப் புத்தகத்தைச் சுவைப்பதுடன் இதிலிருந்து ஏராளமாகக் கற்றுக் கொள்வார்கள் என்பது நிச்சயம்.

டாக்டர் வினோத் கே.பால்

உறுப்பினர், நிதி ஆயோக்

உள்ளடக்கம்

1: பசு அம்மை அல்லது மாட்டம்மை முதல் கொரோனா-19 வரை 37

2: தடுப்பூசிகளின் பரிணாமம் 53

3: இந்தியாவில் தடுப்பூசி வளர்ச்சி 73

4: தடுப்பூசிப் பொருளாதாரம் 95

5: தொற்று நோய் வேகத்தில் தடுப்பூசிகளை உருவாக்குதல் 123

6: உலகின் மிகப்பெரிய தடுப்பூசி இயக்கம் 145

7: தடுப்பூசியின் மீது தயக்கம், சமத்துவம் மற்றும் ஆர்வத்தைச் சமாளித்தல் 179

8: இந்தியாவின் தடுப்பூசி இராஜதந்திரம் 213

9: வெகுஜன தடுப்பூசிகளை வளர்த்தெடுத்தல்: தலைமைத்துவத்தின் பங்கு 247

பின்னுரை: புதிய ஆயுதங்கள், புதிய சவால்கள் 287

அருஞ்சொற்களஞ்சியம்: 309

சுருக்கங்களின் பட்டியல்	
எசிபி (ACP)	ஆப்பிரிக்க, கரீபியன் மற்றும் பசிபிக்
எசிடீ-எ (ACT-A)	கோவிட்-19 கருவிகள் முடுக்கிக்கான அணுகல்
எஇஃப்ஐ (AEFI)	தடுப்பூசிக்குப் பிறகு பாதகமான நிகழ்வுகள்
எய்ட்ஸ் (AIDS)	ஏமக்குறைவு நோய்
எய்ம்ஸ் (AIIMS)	அகில இந்திய மருத்துவ அறிவியல் நிறுவனம்
எஎம்சிஎஸ் (AMCs)	முன்கூட்டிய சந்தை கடமைகள்
எஎன்எம்எஸ் (ANMS)	துணை செவிலியர் மற்றும் மருத்துவச்சிகள்
எபிஎ (APA)	முன்கூட்டிய கொள்முதல் ஒப்பந்தம்
எஎஸ்டிஎஸ் (ASDS)	ஆட்டிசம் ஸ்பெக்ட்ரம் கோளாறுகள் (புறந்தெளிவின்மை)
பிசிஜி (BCG)	பேசிலஸ் கால்மெட்-குரின் (காசநோய்)
பிப்கால் (BIBCOL)	பாரத் நோய்த்தடுப்பு உயிரியல் வரையறுக்கப்பட்ட உயிரி தொழில்நுட்ப தொழில் ஆராய்ச்சி உதவி
பிராக் (BIRAC)	உயிரி தொழில் நுட்பவியல் தொழில் ஆராய்ச்சி உதவி சபை
பிபிஎல் (BPL)	பீட்டா-ப்ரோபியோலாக்டோன்
பிஆர்ஐ (BRI)	பெல்ட் மற்றும் சாலை முன்முயற்சி
பிஎஸ்இ (BSE)	பாம்பே பங்குச் சந்தை
சிஎஜிஆர் (CAGR)	கூட்டு வருடாந்திர வளர்ச்சி விகிதம்
காரிகோம் (CARICOM)	கரீபியன் சமூகம்
சிசிஇ (CCE)	குளிர் சங்கிலி உபகரணங்கள்
சிசிபி (CCP)	குளிர் சங்கிலி புள்ளி
சிசிடீஎஸ் (CCTS)	குளிர் சங்கிலி தொழில்நுட்ப வல்லுநர்கள்
சிடிசி (CDC)	நோய் கட்டுப்பாடு மற்றும் தடுப்பு மையங்கள்
சிடிஎல்எஸ் (CDLS)	மத்திய மருந்து ஆய்வகங்கள்
சிடிஎஸ்சிஓ (CDSCO)	மத்திய மருந்துகள் நிலையான கட்டுப்பாட்டு அமைப்பு
சிஇபிஐ (CEPI)	நோய் தொற்று கண்டுபிடிப்புகளுக்கான தயார்நிலை கூட்டணிகள்

சிஹெச்எஎஸ் (CHAS)	சமூக சுகாதார உதவியாளர்கள்
காயிநேக்ஸ் (COINEX)	கொரோனா-19 தகவல் பரிமாற்ற தளம்
கோவாக்ஸ் (COVAX)	கொரோனா-19 தடுப்பூசிகள் உலகளாவிய அணுகல் வசதி
கோவிட்-19 (COVID-19)	கொரோனா வைரஸ் நோய் 2019
கோவின் (COWIN)	கோவின் (CoWIN) இணைய முகப்பு
சிஆர்ஐ (CRI)	மத்திய ஆராய்ச்சி நிறுவனம்
சிஎஸ்ஐஆர் (CSIR)	அறிவியல் மற்றும் தொழில்துறை ஆராய்ச்சி சபை
சி-டாப் (C-TAP)	கொரோனா-19 தொழில் நுட்ப அணுகல் நினைவகம் (C-TAP)
சிவிசி (CVC)	கொரோனா-19 தடுப்பூசி மையம்
டாலிஸ் (DALYS)	இயலாமை-சரிசெய்யப்பட்ட வாழ்க்கை ஆண்டுகள்
டிபிடீ (DBT)	உயிரி தொழில்நுட்பவியல் துறை
டிசிஜிஐ (DCGI)	இந்திய மருந்துக் கட்டுப்பாட்டாளர்
டிஎப் (DF)	ஆழமான உறைவிப்பான்
டிஎப்சி (DFC)	வளர்ச்சி நிதி நிறுவனம்
டிக்ஷா (DIKSHA)	அறிவுப் பகிர்வுக்கான எண்முறை உள்கட்டமைப்பு
டிஇன்ஏ (DNA)	டியோக்சிரைபோநியூக்ளிக் அமிலம்
டிபிடீ (DPT)	தொண்டை அடைப்பான், கக்குவான் இருமல் மற்றும் இரணஜன்னி
டொவ் (DOVE)	தடுப்பூசிப் பொருளாதாரத்தின் தசாப்தம்
டிர்.பிஎச் (Dr.PH)	பொது சுகாதார மருத்துவர்
இபிஐ (EPI)	நோய்த்தடுப்புக்கான விரிவாக்கப்பட்ட திட்டம்
இயுஏ (EUA)	அவசரகால பயன்பாட்டு அங்கீகாரம்
இவின் (eVIN)	மின்னணு தடுப்பூசி நுண்ணறிவு நெட்வொர்க்
எக்ஸிம்(EXIM)	இந்தியாவின் ஏற்றுமதி-இறக்குமதி வங்கி
எப்டிஐ (FDI)	அந்நிய நேரடி முதலீடு
எப்எல்டபள்யு (FLW)	முன்கள பணியாளர்
கேவி (GAVI)	தடுப்பூசிகள் மற்றும் தடுப்பூசிகளுக்கான உலகளாவிய கூட்டணி

ஜிபிஎஸ் (GBS)	குய்லின்-பாரே நோய்க்குறி
ஜிசிஎல்பி (GCLP)	நல்ல மருத்துவ ஆய்வக பயிற்சி
ஜிடிபி (GDP)	மொத்த உள்நாட்டு உற்பத்தி
ஜிஎம்பி (GMP)	நல்ல தயாரிப்பு நடைமுறைகள்
ஜிபிஇஐ (GPEI)	உலகளாவிய போலியோ ஒழிப்பு முயற்சி
ஜிவாப் (GVAP)	உலகளாவிய தடுப்பூசிச் செயல் திட்டம்
எச்பிபிசிஎல் (HBPCL)	ஹாஃப்கின் உயிர் மருந்து லிமிடெட்
எச்ஐபி (HiB)	ஹீமோபிலஸ் இன்ஃப்ளுயன்ஸா வகை பி
எச்ஐசிஎஸ் (HICs)	அதிக வருவாய் உள்ள நாடுகள்
எச்ஐவி (HIV)	மனித நோயெதிர்ப்பு குறைபாடு வைரஸ்
எச்பிஎஸ்சிஐ (HPSCI)	உளவுத்துறைக்கான நிரந்தரத் தேர்வுக் குழு
எச்பிவி (HPV)	மனித பாபில்லோமா நோய்க்கிருமி
ஐசிஎம்ஆர் (ICMR)	இந்திய மருத்துவ ஆராய்ச்சி குழுமம்
ஐஇசி (IEC)	தகவல், கல்வி மற்றும் தொடர்பு
ஐஜிஓடீ (IGOT)	ஒருங்கிணைந்த அரசு இணையப் பயிற்சி
ஐஎல்ஆர் (ILR)	பனியால் மூடப்பட்ட குளிர்சாதனப் பெட்டி
ஐஎம்எப் (IMF)	சர்வதேச நாணய நிதியம்
ஐஎன்ஆர் (INR)	இந்திய ரூபாய்
ஐபிஆர் (IPR)	அறிவுசார் சொத்துரிமை
ஐபிவி (IPV)	செயலிழக்கச் செய்யப்பட்ட போலியோ தடுப்பூசி
ஐடீ (IT)	தகவல் தொழில் நுட்பம்
ஐடீஇசி (ITEC)	இந்திய தொழில்நுட்ப மற்றும் பொருளாதார ஒத்துழைப்பு
ஐடீஎப்டிஇ (ITFDE)	நோய் ஒழிப்புக்கான சர்வதேச பணிக்குழு
ஐவிஐ (IVI)	சர்வதேச தடுப்பூசி நிறுவனம்
ஜேபிஐசி (JBIC)	சர்வதேச ஒத்துழைப்புக்கான ஜப்பான் வங்கி
கேஐபிஎம் (KIPM)	கிங் தடுப்பு மருத்துவ நிறுவனம்
எல்ஐசி (LIC)	குறைந்த வருமானம் கொண்ட நாடு
எல்ஐஎம்சி (LMIC)	குறைந்த நடுத்தர வருமானம் கொண்ட நாடு

எல்எஸ்எச்டீஎம் (LSHTM)	லண்டன் சுகாதார மற்றும் வெப்பமண்டல மருத்துவ நிறுவனம்
மெர்ஸ் (MERS)	மத்திய கிழக்கு சுவாச நோய்க்குறி
எம்எச்ஆர்எ (MHRA)	மருந்துகள் மற்றும் சுகாதாரப் பொருட்கள் ஒழுங்குமுறை நிறுவனம்
எம்எம்ஆர் (MMR)	தட்டம்மை, பொன்னுக்கு வீங்கி, மற்றும் ஜெர்மானிய தட்டம்மை
எம்ஓயு (MoU)	புரிந்துணர்வு ஒப்பந்தம்
எம்ஆர்என்ஏ (MRNA)	தூதுவ ஆர்.என்.ஏ
என்சிசிஎஸ் (NCCS)	செல் அறிவியலுக்கான தேசிய மையம்
நெகுவாக் (NEGVAC)	கொரோனா-19 க்கான தடுப்பூசி நிர்வாகம் குறித்த தேசிய நிபுணர் குழு
என்எச்சிவிசிஎஸ் (NHCVCS)	வீட்டிற்கு அருகில் கோவிட் தடுப்பூசி மையங்கள்
என்எச்எம் (NHM)	தேசிய சுகாதார பணி
என்ஐஏபி (NIAB)	தேசிய விலங்கு உயிரி தொழில்நுட்ப நிறுவனம்
நிப்ட்டி (NIFTY)	தேசிய பங்குச் சந்தை ஐம்பது
என்எம்ஆர்ஆர்சி (NMRRC)	தேசிய ஊடக விரைவு பதில் கூடம்
என்ஆர்ஏ (NRA)	தேசிய ஒழுங்குமுறை ஆணையம்
என்எஸ்இபி (NSEP)	தேசிய பெரியம்மை ஒழிப்பு திட்டம்
என்டீடிஸ் (NTDS)	புறக்கணிக்கப்பட்ட வெப்பமண்டல நோய்கள்
ஓபிவி (OPV)	வாய்வழி போலியோ தடுப்பூசி
ஓடீபி (OTP)	ஒரு முறை கடவுச்சொல்
பாக்ட் (PACT)	மருத்துவப் பரிசோதனைகளை துரிதப்படுத்துவதற்கான கூட்டாண்மைகள்
பிஎச்சி (PHC)	ஆரம்ப சுகாதார நிலையம்
பிஎல்ஐ (PLI)	உற்பத்தி இணைக்கப்பட்ட ஊக்கத்தொகை
பி எம்கேர்ஸ் (PM-CARES)	பிரதம மந்திரியின் குடிமக்கள் உதவி மற்றும் அவசரகால சூழ்நிலைகளுக்கான நிவாரணம்
பிபிஇ (PPE)	தனிப்பட்ட பாதுகாப்பு உபகரணம்

பிஎஸ்யு (PSU)	பொதுத்துறை நிறுவனம்
க்வாட் (QUAD)	நாற்கர பாதுகாப்பு கூட்டாண்மை
ஆர்அண்ட்டி (R&D)	ஆராய்ச்சி மற்றும் மேம்பாடு
ஆர்டிஐஎப் (RDIF)	ரஷ்ய நேரடி முதலீட்டு நிதி
ஆர்என்ஏ (RNA)	ரிபோநியூக்ளிக் அமிலம்
ஆர்டபள்யுஏ (RWA)	குடியுரிமை நல சங்கம்
சார்க் (SAARC)	பிராந்திய ஒத்துழைப்புக்கான தெற்காசிய சங்கம்
சார்ஸ் (SARS)	கடுமையான சுவாச நோய்க்குறி
சார்ஸ்- கோவி -2 (SARS-CoV-2)	கடுமையான சுவாச நோய்க்குறி கொரோனா வைரஸ் 2
எஸ்ஐஐ (SII)	சீரம் இந்திய நிறுவனம்
எஸ்எஸ்கேஎஸ் (SSKs)	எளிதான ஒத்திசைவு மையம்
டீடீ (TT)	டெட்டனஸ் டாக்ஸாய்டு
யுஐபி (UIP)	உலகளாவிய நோய்த்தடுப்பு திட்டம்
யுகே (UK)	ஐக்கிய பேரரசு
யுஎம்ஐசி (UMIC)	உயர்-நடுத்தர வருமானம் கொண்ட நாடு
யுஎன் (UN)	ஐக்கிய நாடுகள்
யுஎன்ஜி ஏ (UNGA)	ஐக்கிய நாடுகள் பொதுச் சபை
உன்மீர் (UNMEER)	எபோலா அவசரநிலைக்கான ஐக்கிய நாடுகளின் மறு மொழி
யுனிசெப் (UNICEF)	ஐக்கிய நாடுகளின் குழந்தைகள் நிதியம்
யுஎஸ்எப்டிஏ (USFDA)	அமெரிக்கா உணவு மற்றும் மருந்து நிர்வாகம்
யுஎஸ்பி (USP)	தனித்துவமான விற்பனை முன்மொழிவு
விஇசி (VEC)	தடுப்பூசி நிபுணர் குழு
விபிடிஸ் (VPDs)	தடுப்பூசியால் தடுக்கக்கூடிய நோய்கள்
டபள்யுஎச்ஓ (WHO)	உலக சுகாதார அமைப்பு
டபள்யுஐசி (WIC)	நடந்து செல்லக்கூடிய குளிரூட்டிகள்
டபள்யுஐஎப் (WIF)	நடந்து செல்லக்கூடிய உறைவிப்பான்
டபள்யுஐவி (WIV)	வுஹான் நச்சுயிரி நிறுவனம்
டபள்யுடீஓ (WTO)	உலக வர்த்தக அமைப்பு

சமர்ப்பணம்

என் உயிர்ச்சுவாசம் சுனிதாவுக்கும்
என் அருமை மகள் சியாவுக்கும்
என் அன்பு மகன் கரணுக்கும்

உலகில் உள்ள மக்களுக்கு 2021ஐ ஞாபகப்படுத்தும் ஒரு சொல் என்னவென்றால் அது தடுப்பூசி ஆகும். இந்தச் சொல் அனைத்து இணையத் தளங்களிலும் தேடப்பட்ட சொல் என்றால் ஆச்சரியப்படுவதற்கு ஒன்றுமில்லை. 2020 ஆம் ஆண்டு மார்ச் 11ஆம் நாள் உலக சுகாதார நிறுவனத்தால் கொரோனா-19ஐ உலகளாவிய தொற்றுநோயாக அறிவிக்கப்பட்டது. மனிதப் பேரழிவு நோயிலிருந்து உலக மக்களைக் காப்பாற்றுவதற்கான ஒரே நம்பிக்கையாகத் தடுப்பூசி இருந்தது என்பது எவரும் மறுக்க முடியாத உண்மையாகும்.

100 ஆண்டுகளில் ஏற்பட்ட மிகப்பெரிய பேரழிவு

2020 ஆம் ஆண்டு தொடங்கியது முதல் மனிதன் உயிர் வாழ்வதற்குத் தேவையான அனைத்து முயற்சிகளையும் எடுத்து வந்தான். சுமார் இரண்டு லட்சம் ஆண்டுகளுக்கு முன்பு சவன்னா சமவெளியில் மானுடம் தோன்றிய பிறகு கொரோனா-19 மிக மோசமான நிகழ்வாகும். கொரோனா-19 என்ற நோய்த்தொற்று கடுமையான சுவாச நோயைத் தோற்றுவிக்கும் கொரோனா நச்சுயிரியினால் தோன்றியது. மனித குலத்திற்கு மிகப்பெரிய சவால் நச்சுயிரி என நோபல் பரிசு பெற்ற ஜோஸ்வா லடேர்பேர்க் கூறினார். கடுமையான சுவாச நோயை ஏற்படுத்தும் கொரோனா நச்சுயிரி மிகப்பெரிய பொருளாதார மற்றும் மனித அழிவை ஏற்படுத்தியதன் மூலம் லடேர்பேர்க் அவர்களின் கூற்று நிரூபிக்கப்பட்டுள்ளது. 2019 ஆம் ஆண்டின் இறுதியில் சீனக் குடியரசில் அமைதியாகத் தொடங்கி 2020 ஆம் ஆண்டு ஜனவரி 30-ஆம் நாள் இந்தத் தொற்று தன் இருப்பை உலகம் முழுவதிலும் உணரச் செய்து, உலக சுகாதார நிறுவனம் ஆதார அவசர நிலையைப் பிரகடனம் செய்தது.

புதிய நச்சுயிரியை எதிர்த்துப் போராடத் தடுப்பூசி இல்லாததால் அரசு அனைத்துச் செயல்பாடுகளையும் கட்டுப்பாட்டுடன் இயக்கியது. இந்தப் புதிய தொற்று மேலும் பரவுவதைத் தடுக்கச் சமூக இடைவெளி, பொது மற்றும் தனி மனித சுகாதார நடவடிக்கைகள் பின்பற்ற அறிவுறுத்தப்பட்டது. இந்தத் தொற்றுக்கு எதிராகத் தடுப்பூசி உருவாக்கப்பட வேண்டும் என்ற எண்ணம் அனைவர் மனதிலும் உதித்தது.

2020 ஆம் ஆண்டு டிசம்பர் 2ஆம் நாள் ஐரோப்பிய மருத்துவம் மற்றும் சுகாதாரப் பாதுகாப்புத் தயாரிப்புகள் ஒழுங்குமுறை ஆணையம் உலகின் முதல் கொரோனா-19 தடுப்பூசியை அவசரகாலத் தேவைக்குப் பயன்படுத்த அங்கீகாரத்தை வழங்கியபோது உலகம் நிம்மதிப் பெருமூச்சு விட்டது. இந்தியா இரண்டுவகையான தடுப்பூசிகளைத் தயாரிப்பதாக அறிவித்தது. 2021 ஆம் ஆண்டில் இக்கொடிய தொற்று நோயை அழிக்க உலகம் பல வகைத் தடுப்பூசிகளுடன் தயாராக இருந்தது.

மனிதனைத் தாக்கும் நோய்த் தொற்றுகள்

கடுமையான சுவாச நோயை ஏற்படுத்தும் கொரோனா நச்சுயிரி மனித குலத்தை அழிக்கும் முதல் நச்சுயிரி அல்ல. மனித குலம் தோன்றியதிலிருந்து நச்சுயிரி நோய்கள் மனிதகுலத்திற்குத் தீங்குதலை ஏற்படுத்தி வருகின்றன. சுமார் 3000 ஆண்டுகளாகப் பெரியம்மை மனிதகுலத்தை அழித்து வந்ததை மரபணுப் பகுப்பாய்வு மூலம் அறியலாம். கி. பி. 1000 ஆண்டுகளுக்கு முன்னரே தட்டம்மை மனிதர்களைத் தாக்கியது. கி.பி. 2300 முதல் 700ஆம் ஆண்டுகளில் ஈரல்அழற்சி (Hepatitis) மற்றும் கொள்ளை நோயும் (Plague) மனிதர்களைக் கொன்று குவித்தது. கி.பி. 1473 முதல் 1365 வரை இளம்பிள்ளை நோய்த் (Polio) தாக்கம் எகிப்து ஓவியங்களில் சித்தரிக்கப்பட்டிருந்தது.

20 நூற்றாண்டில் மட்டும் பெரியம்மை (Smallpox) 300 மில்லியன் மக்களைக் கொன்றது; 1918-ல் சளிக் காய்ச்சல் தொற்று (Influenza) சுமார் 50 மில்லியன் மக்களைக் கொன்றது; 1988 ஆம் ஆண்டில் உலகளவில் இளம்பிள்ளை வாத நோய் ஒழிப்பு இயக்கம் தொடங்கப்பட்டபோது மொத்தம் 3,50,000 குழந்தைகளை முடக்கச் செய்தது.

தடுப்பூசியின் வருகை

தடுப்பூசியை நாம் கண்டுபிடிக்காமல் இருந்திருந்தால் பல நோய்க் கிருமிகளால் ஏற்படும் அழிவு குறையாமல் தொடர்ந்திருக்கும். தடுப்பூசி என்ற சொல் லத்தீன் வார்த்தையான வேக்சினஸ் (Vaccinus) என்பதிலிருந்து உருவானது. தடுப்பூசிகள் வேரியோலே வேக்சினே (Variolae vaccinae) என்ற சொல்லில் இருந்து உருவானது.

உலகின் முதல் தடுப்பூசி பெரியம்மை பசுவின் சீழ்க் கட்டியிலிருந்து

தயாரிக்கப்பட்டது. இந்தத் தடுப்பூசியை ஆங்கில மருத்துவர் எட்வர்ட் ஜென்னர் 1796 இல் கண்டுபிடித்தார். 1799 இல் தடுப்பூசி என்ற சொல்லை முதன் முதலில் ஜென்னர் பயன்படுத்தினார். ஜென்னரின் நண்பர் ரிச்சர்ட் டன்னிங் இந்த செயல்முறைக்குத் தடுப்பூசி அளித்தல் என்ற வார்த்தையை உருவாக்கினார். பிப்ரவரி 1880 இல், புகழ்பெற்ற பிரெஞ்சு நுண்ணுயிரியலாளர் லூயிஸ் பாஸ்டர் பிரெஞ்சு அறிவியல் குழு முன் தடுப்பூசி பற்றிய விளக்க உரை அளித்தார். லூயிஸ் பாஸ்டர், கோழி காலராவில் இருந்து பாதுகாப்பது குறித்த தனது ஆய்வின் முடிவை அறிவியல் குழு முன் விளக்கினார். எட்வர்ட் ஜென்னரின் நினைவாக லூயி பாஸ்டர் இந்நிகழ்வுக்குத் தடுப்பூசி என்று பெயர் சூட்டினார்.

1879 இல் லூயிஸ் பாஸ்டர் கோழி காலரா நோய்க்கான முதல் ஆய்வகத் தடுப்பூசி கண்டுபிடிக்கப்பட்ட பிறகு பல்வேறு தடுப்பூசிகளின் கண்டுபிடிப்புகள் அதிகரித்தன. வெறிநோய் (*Rabies*), வாந்திபேதி (*Cholera*), குடற்புண் காய்ச்சல் (*Typhoid*) ஆகியவற்றிற்கு எதிராகத் தடுப்பூசிகள் 19ஆம் நூற்றாண்டின் இறுதிக்கு முன்னரே உற்பத்தி செய்யப்பட்டன. 20 மற்றும் 21 ஆம் நூற்றாண்டில் பல்வேறு தொற்று நோய்களுக்கு எதிராகத் தடுப்பூசிகள் மேம்படுத்தப்பட்ட தொழில் நுட்பத்துடன் உற்பத்தி செய்யப்பட்டன. தொற்றுநோய்களை வெல்வதில் மனிதன் நம்ப முடியாத முன்னேற்றம் அடைந்துள்ளான் என்பதைப் பெரியம்மை 1980-ல் ஒழிக்கப்பட்டது மூலம் அறியலாம். மற்றொரு கொடுமையான இளம்பிள்ளைவாதம், பாகிஸ்தான் மற்றும் ஆப்கானிஸ்தான் ஆகிய இரண்டு நாடுகளில் மட்டுமே அவ்வப்பொழுது பதிவாகியுள்ளது. தடுப்பூசிகள் கொடிய தொற்று நோய்களை எதிர்த்துப் போராட நமக்கு உதவியவை என்பதில் எவ்வித ஐயமும் இல்லை.

அறிவியல் முறையில் உருவாக்கப்பட்ட தடுப்பூசிகள்

நோய்க்கிருமிகளை எதிர்த்துப் போராட மனித உடலில் நோய் எதிர்ப்புச் சக்தி உள்ளது. நோய் எதிரணுவை உற்பத்தி செய்யும் பி வகை உயிரணுவைப் (*B cells*) பயன்படுத்தி எதிர்மக் கூறுகள் எனப்படும் சிறப்புப் புரதத்தை உருவாக்குவதன் மூலம் எரிசக்தி செயல்படுகிறது. இது நோய்க்கிருமியின் வினையூக்கி அல்லது உடற்காப்பு ஊக்கிகள் (*antigen*) இணைந்து நடுநிலை ஆக்குகிறது. நோய்க்குப் பதிலளிக்கும் விதமாக நோயெதிர்ப்பு அமைப்பு டி (*T cells*) செல்களை உருவாக்குகிறது. இது உடலில் பாதிக்கப்பட்ட செல்களை அழிக்கிறது. ஊடுருவும் நோய்க் கிருமிகளுக்கு எதிராக ஒரு நினைவாற்றலை (*Memmory bank*) நோய் எதிர்ப்பு அமைப்பு உருவாக்கி, அதன் மூலம் நோய்த் தாக்கத்திலிருந்து மனித உயிர்களைப் பாதுகாக்கிறது.

இருப்பினும், நோய்க் கிருமிகளை அழிக்கப் போதுமான அளவில் எதிர்மக் கூறுகளை (*antibodies*) உற்பத்தி செய்யச் சில நாட்கள் ஆகும்.

இதனால் நோய் மற்றும் இறப்புக்கு வழிவகுக்கிறது; நோய்க்கிருமிகளை விரைவாகக் கண்டறிந்து நோயெதிர்ப்பு மண்டலத்தைத் தூண்டுவதன் மூலம் தடுப்பூசிகள் இந்தக் காலதாமதத்தைக் குறைக்கின்றன. உடலில் பாதிப்பை உண்டுபண்ணாத நச்சுயிரி அல்லது நுண்ணுயிரி உடலில் சென்ற உடன் அல்லது இதுவரை அறியப்படாத உடற்காப்பு ஊக்கியை நோய்க்கிருமி அடையாளம் காண்கிறது. இந்த வினையூக்கி அல்லது உடற்காப்பு ஊக்கி நோயெதிர்ப்பு மண்டலத்தை உருவாக்கி நோய் எதிர்ப்புச் சக்தியைத் தூண்டுகிறது. நோய்க் கிருமிகளால் அடுத்தடுத்து தாக்குதல் ஏற்பட்டால் ஏற்கனவே முதன்மையான நோய் எதிர்ப்பு அமைப்பு அதைத் தடுக்க அல்லது அழிக்க விரைவாக நோய்ப் பாதுகாப்பை அதிகரிக்கிறது மற்றும் நோய் ஏற்படுவதைத் தடுக்கிறது. சில தடுப்பூசிகள் நீண்டகாலப் பாதுகாப்பை வழங்க உடலின் நினைவு வைப்பகத்தை வலுப்படுத்த குறிப்பிட்ட இடைவெளியில் தடுப்பூசிகள் அளிக்க வேண்டும். தடுப்பூசிகளில் பல்வேறு வகைகள் உள்ளன.

அவையாவன:

- உயிருள்ள வீரியம் குறைந்த தடுப்பூசி *(Live attenuated vaccine)*
- செயலிழக்கச் செய்யப்பட்ட தடுப்பூசி *(Inactivated vaccine)*
- நோய்க்கிருமியின் சுத்திகரிக்கப்பட்ட பகுதிகளைக் கொண்ட தடுப்பூசி *(Subunit vaccine)*
- மறுஇணைப்புத் தடுப்பூசி *(Recombinant vaccine)*
- நியூக்ளிக் அமிலத் தடுப்பூசிகள் *(Nucleic acid vaccine)*
- உயிருள்ள வீரியம் குறைந்த தடுப்பூசி *(Live attenuated vaccine)*

நோய்க்கிருமிகளை ஆய்வகத்தில் பலவீனப்படுத்துவதன் மூலம் உயிருள்ள வீரியம் குறைந்த தடுப்பூசி தயாரிக்கப்படுகிறது. இது நோயை ஏற்படுத்தாது; ஆனால் நோய் எதிர்ப்புச் சக்தியை வளர்ப்பதற்கும், தூண்டுவதற்கும் அதன் திறனைத் தக்க வைத்துக்கொள்கிறது. நோய்க்கிருமிகளை மனிதர் அல்லாத செல்கள் வழியாகப் பலமுறை செலுத்தி அவற்றின் வீரியம் குறைக்கப்பட்டுகிறது; இவ்வகைத் தடுப்பூசிகள் உருவாக்கக் குறைந்தபட்ச நோய்க்கிருமிகள் மட்டுமே தேவைப்படுகின்றன; இது நோய் எதிர்ப்புச் சக்தியை தூண்டுவதற்கு உடலுக்குள் போதுமான அளவில் உற்பத்தி செய்யப்பட்டு பலவீனமான நோய்க் கிருமியால் இயற்கையாகத் தோன்றும் தொற்றுநோயை ஒத்திருக்கும்; இதன் மூலம் ஒரு வலுவான நோய் எதிர்ப்புச் சக்தி உருவாக்கப்படுகிறது; உயிருள்ள வீரியம் குறைந்த தடுப்பூசிகளை வடிவமைப்பது எளிது மற்றும் இத்தடுப்பூசிகளை ஒருமுறை அளித்தால் மட்டுமே போதுமானது.

இருப்பினும் இவ்வகைத் தடுப்பூசியால் நோய்க்கிருமி மீண்டும் நோயை ஏற்படுத்தும் அபாயம் உள்ளது. இவ்வகைத் தடுப்பூசிகள் குறிப்பாக இளம் மற்றும் நோய் எதிர்ப்புச் சக்தி குறைந்த நபர்ககளில் மீண்டும் நோயை உண்டாக்கலாம். ஆகவே, தடுப்பூசியைக் கவனமாகக் கையாளவேண்டும் மற்றும் பாதுகாப்பான முறையில் சேமித்து வைக்க வேண்டும். ஏனெனில், தடுப்பூசிகளின் வீரியம் வெப்பம் அல்லது ஒளியால் சேதமடையலாம். இளம்பிள்ளைவாதம், தட்டம்மை, ஜெர்மானியத் தட்டம்மை மற்றும் வாய்வழி குடற்புண் காய்ச்சல் தடுப்பூசிகள் ஆகியவை இவ்வகைத் தடுப்பூசிகள் ஆகும். மனிதருக்கு முதலில் செலுத்தப்பட்ட தடுப்பூசி பெரியம்மைத் தடுப்பூசியாகும்; இதுவும் ஓர் உயிருள்ள வீரியம் குறைந்த தடுப்பூசியாகும்.

செயலிழக்கச் செய்யப்பட்ட தடுப்பூசி (Inactivated vaccine)

செயலிழக்கச் செய்யப்பட்ட தடுப்பூசிகள் ஒரு நுண்ணுயிரி அல்லது நச்சுயிரித் திசு மூலம் உற்பத்தி செய்யப்படுகின்றன. பின்னர், வெப்பம் அல்லது ரசாயன மூலம் நோய்க்கிருமிகளின் வீரியம் குறைக்கப்படுகிறது. செயலிழந்த நோய்க்கிருமிகள் பலவீனம் அடைந்தாலும் எதிர்மக் கூறுகளை உருவாக்கி, உடலில் நோய் எதிர்ப்புச் சக்தியை உற்பத்தி செய்கிறது; இவ்வகைத் தடுப்பூசியில் உள்ள உயிரினத்தின் வீரியம் குறைக்கப்பட்டதால் அவற்றால் வளர முடியாது; ஆகவே, நோய் எதிர்ப்பு மண்டலத்தை உருவாக்கி உடலுக்குத் தேவையான அளவு உடற்காப்பு ஊக்கிகள் முழு அளவும் செலுத்தப்பட வேண்டும். இத்தகைய தடுப்பூசிகளை தயாரிப்பது எளிதானது மற்றும் பாதுகாப்பானது; இது நோயெதிர்ப்புக் குறைந்த மனிதர்கள் கூட நோயை ஏற்படுத்த முடியாது. மேலும், இந்தத் தடுப்பூசிகள் பொதுவாக அரை வெப்ப நிலையைத் தாங்கும் தன்மை கொண்டவை மற்றும் குளிர்சாதன அமைப்பு தேவையில்லை.

இவ்வகைத் தடுப்பூசிகள் குறைந்த அளவில் நோய் எதிர்ப்புச் சக்தியை உருவாக்குகின்றன. நோய் எதிர்ப்புச் சக்தியும் காலப்போக்கில் குறைகிறது. எனவே, இந்த வகைத் தடுப்பூசிகளுக்கு எப்பொழுதும் நோய் எதிர்ப்புச் சக்தியை அதிகரிக்கக் குறிப்பிட்ட இடைவெளியில் தடுப்பூசிகள் அளிக்கவேண்டும். உற்பத்தியாளர்கள் நோய் எதிர்ப்புச் சக்தியை அதிகரிக்கத் தடுப்பூசிகளில் வேதிப் பொருட்களைச் சேர்க்கின்றனர். தற்போது கிடைக்கும் வெறிநோய், வாந்திபேதி, குடற்புண் காய்ச்சல், கக்குவான் இருமல் முதலியன இவ்வகைத் தடுப்பூசிகள் ஆகும்.

இவ்வகைத் தடுப்பூசிகளில் நச்சு நீக்கப்பட்ட தடுப்பூசிகள் அடங்கும். ரசாயனம் அல்லது வடிவத்தை மாற்றி அமைத்து செயல் இழக்கச் செய்வதன் மூலம் இவ்வகைத் தடுப்பூசிகள் தயாரிக்கப்படுகின்றன. ரண ஜன்னி வீரியம் *(Tetanus toxoid)* இழந்த நச்சுத் தடுப்பூசி மற்றும் தொண்டை அழற்சி நோய் *(Diphtheria)* முதலியன இவ்வகைத் தடுப்பூசிகள் ஆகும்.

நோய்க்கிருமியின் சுத்திகரிக்கப்பட்ட பகுதிகளைக் கொண்ட தடுப்பூசி (Subunit vaccine)

முழு நோய்க்கிருமிக்குப் பதிலாக அதன் உடற்காப்பு ஊக்கி (antigen) பிரித்தெடுக்கப்பட்டு நோய் எதிர்ப்பைத் தூண்டுவதற்காகச் செலுத்தப்படுகிறது. இவ்வகைத் தடுப்பூசிகளை உற்பத்தி செய்ய பாலிசாக்கரைடுகள் அல்லது புரத மூலக்கூறுகள் பயன்படுத்தப்படுகின்றன. நோய் எதிர்ப்புக் குறைபாடு உள்ளவர்களுக்கு கூட இவ்வகைத் தடுப்பூசிகள் பாதுகாப்பானவை மற்றும் குறைந்த விலையில் வணிக நோக்கில் தயாரிக்கலாம் இருப்பினும் நோய் எதிர்ப்புச் சக்தி பலவீனமாக உள்ள போது துணை மருந்துகள் கொண்டு தடுப்பூசிகள் தயாரிக்கப்படுகின்றன. குறிப்பிட்ட இடைவெளியில் இத்தடுப்பூசிகள் செலுத்தப்பட வேண்டும். (எ.கா) கக்குவான் இருமல், ஈரல் அழற்சித் தடுப்பூசிகள்.

பாலிசாக்கரைடுகள் அடிப்படையிலான தடுப்பூசிகள் தூய நுண்ணுயிரி செல்சுவர் பாலிசாக்கரைடுகளால் ஆனவை. இத்தகைய பாலிசாக்கரைடு தடுப்பூசிகள் நிமோகோகல் நோய், மெனிங்கோகோகல் நோய் மற்றும் குடற்காய்ச்சல் ஆகியவற்றிற்குக் கிடைக்கின்றன. ஒருங்கிணைந்த பாலிசாக்கரைடு ஒரு புரதத்துடன் வேதியியல் ரீதியாக இணைக்கப்பட்டுத் தடுப்பூசியை வலிமையாக்குகிறது.

மரபணு அடிப்படையிலான தடுப்பூசிகள்: ஒரு புதிய சகாப்தம்

மரபணு அடிப்படையிலான தடுப்பூசிகள் புதிய தலைமுறைத் தடுப்பூசிகள் ஆகும். தடுப்பூசியின் உடற்காப்பு ஊக்கிகள் அறிவியல் தொழில்நுட்பத்தைப் பயன்படுத்தித் தயாரிக்கப்படுகின்றன. புரதம், உடற்காப்பு ஊக்கியை உருவாக்கும் மரபணுக்களை அடையாளம் காண நோய்க்கிருமியின் மரபணு முழுமையாக பரிசோதிக்கப்படுகிறது. உடற்காப்பு ஊக்கியை உற்பத்தி செய்வதற்காக தொடர்புடைய மரபணு பாதிப்பை உருவாக்காத உயிரினத்தில் செருகப்படுகிறது. மரபணு அடிப்படையிலான தடுப்பூசிகள் இரண்டு வகைப்படும். அவை:

- மறுஇணைப்புத் தடுப்பூசி (Recombinant protein vaccine)
- நியூக்ளிக் அமிலம் தடுப்பூசிகள் (Nucleic acid vaccine)

மறுஇணைப்பு புரத தடுப்பூசி (Recombinant protein vaccine)

நுண்ணுயிரியின் புரதம் அல்லது நோய்க்கிருமிகளின் துணை குழுவை உருவாக்க மரபணு பொறியியல் தொழில்நுட்பம் பயன்படுத்தப்படுகிறது. எடுத்துக்காட்டாக ஈரல் அழற்சி மற்றும் எச்ஐவி (HIV) மரபணு நொதி உயிரணுவின் மரபணுவில் செருகப்படுகிறது. அவ்வாறு மாற்றியமைக்கப்பட்ட நொதி உயிரணு ஹெப்படைடிஸ் பி மேற்பரப்பு உடற்காப்பு ஊக்கி அல்லது

எச்ஜவி கூடு புரதத்தை உருவாக்குகிறது.

இது தடுப்பூசியாகப் பயன்படுத்தப்படுகிறது. மறுஇணைப்புத் தடுப்பூசி குறைவான எதிர்வினையை உருவாக்கும்; பாதுகாப்பானது; பல நோய்க் கிருமிகளுக்கு எதிராக நோய் எதிர்ப்புச் சக்தியை ஏற்படுத்துகிறது.

சிற்றினம் மூலம் மறுஇணைப்புத் தடுப்பூசி (Recombinant vector vaccine)

ஒரு நுண்ணுயிரி அல்லது நச்சுயிரியைக் கொண்டு மரபுப் பொறியியல் தொழில்நுட்பம் மூலம் இவ்வகைத் தடுப்பூசிகள் உருவாக்கப்படுகின்றன. உடலில் இலக்கு நோய்க் கிருமியின் உடற்காப்பு ஊக்கியை உருவாக்க உடலின் உயிரணுக்களுக்கு மரபணு அறிவுறுத்தலை வழங்கித் தேவைப்படும் மரபணுவை வெளிப்படுத்தி, நோய் எதிர்ப்பைத் தூண்டுகிறது. தடுப்பூசியில் பயன்படுத்தப்படும் நுண்ணுயிரி அல்லது நச்சுயிரி இலக்கு வைக்கும் நோய்களிலிருந்து வேறுபட்டது. தடுப்பூசியில் உள்ள நோய்க்கிருமி நோயை உண்டு பண்ணாது.

பொதுவாகச் சளித் தொல்லைகளை உண்டு பண்ணும் அடினோ நச்சுயிரி, தட்டம்மை நச்சுயிரி ஆகிவை சிற்றினமாகப் பயன்படுத்தப்படுகின்றன. பொதுவாக இவ்வகைத் தடுப்பூசி இயற்கையாகவே ஏற்படும் தொற்றுநோயைப் போல பிரதிபலிக்கும். குறிப்பிட்ட நோய்க்கிருமித் தாக்கத்திற்கு உள்ளானவர்களில் நடுநிலைப்படுத்தும் எதிர்மக் கூறுகளை உருவாக்கி வலுவான நோய் எதிர்ப்புச் சக்தியைத் தூண்டுகிறது. இந்தத் தடுப்பூசிகள் மற்ற தடுப்பூசிகளைவிட உற்பத்திச் செலவு குறைவு மற்றும் மிகக் குறைந்த சேமிப்பு வசதிகள் போதுமானது.

நியூக்ளிக் அமிலத் தடுப்பூசிகள்

இவ்வகைத் தடுப்பூசி நியூக்ளிக் அமிலமான டியோக்சிரைபோநியூக்ளிக் அமிலம் அல்லது ரிபோநியூக்ளிக் அமிலத்தைக் குறிப்பிட்ட உடற்காப்பு ஊக்கியை உடலின் உயிரணுக்களுக்குள் குறியிடப்படுட்டுச் செலுத்தப்படுகிறது. உடலில் உள்ள செல்கள் நியூக்ளிக் அமிலத்தில் உள்ள அறிவுறுத்தல்களை மேற்கொண்டு நச்சுயிரி அல்லது நுண்ணுயிரிப் புரதத்தின் நகல்களைப் பிரதிபலிக்கின்றன. இவ்வாறு உற்பத்தி செய்யப்படும் உடற்காப்பு ஊக்கி நோயெதிர்ப்பு மண்டலத்தால் அங்கீகரிக்கப்படுகிறது. இது நோய்க்கிருமியை எதிர்த்துப் போராட உடலைத் தயார்படுத்துகிறது.

நச்சுயிரி நியூக்ளிக் அமிலங்கள் தடுப்பூசிகளைத் தயாரிக்க பாதுகாப்பானவை. மேலும், எளிதில் அதிக அளவில் உற்பத்தி செய்ய முடிவதோடு, நோய்த்தொற்றை ஏற்படுத்தாது. உடற்காப்பு ஊக்கி உடல் உயிரணுவில் பெரிய அளவில் உற்பத்தி செய்யப்படுவதால், அவை வலுவான நோய் எதிர்ப்புச் சக்தியைத் தூண்டுகின்றன. இருப்பினும்,

ரிபோநியூக்ளிக் தடுப்பூசிகள் மிகக் குளிர்ந்த நிலையில் -70 டிகிரி செல்சியஸ் அல்லது அதற்கும் குறைவான வெப்பநிலையில் சேமிக்கப்பட வேண்டும். இவ்வகைத் தடுப்பூசிகளைக் குறைந்த மற்றும் நடுத்தர வருமானம் கொண்ட நாடுகளில் பாதுகாப்பது சவாலாக உள்ளது. மேலும், மனிதர்களுக்கான இவ்வகைத் தடுப்பூசிகளின் பாதுகாப்பு மற்றும் செயல்திறன் பற்றிய தரவுகள் குறைவாகவே உள்ளன.

வெவ்வேறு நோய்க்கிருமிகளுக்கு எதிராக உற்பத்தி செய்யப்படும் தடுப்பூசிகளுக்கு இடையே உள்ள ஒரே வித்தியாசம் செருகப்படும் மரபணு வரிசையாகும். இத்தகைய தடுப்பூசிகளின் உற்பத்திச் செயல்முறைகள் பொதுவானவையாகும். வெவ்வேறு நோய்க் கிருமிகளுக்கு எதிராக உற்பத்தி செய்யப்படும் தடுப்பூசியில் குறியீடு மட்டுமே மாற்றப்படவேண்டும். இம்முறையில் தடுப்பூசிகளை விரைவாக வடிவமைத்து, உருவாக்கித் தொற்றுநோய் பரவும் சூழ்நிலையில் உற்பத்தி செய்வது எளிதாக இருக்கும்.

நியூக்ளிக் அமிலத் தடுப்பூசிகள் இரண்டு வகைகளாகும். ஆர்.என்.ஏ. உள்ளடக்கிய தடுப்பூசிகள் மிக நுண்ணுயிய கொழுப்புகளைப் பயன்படுத்தி உற்பத்தி செய்யப்படுகின்றன. உயிரணுக்களுக்குத் தேவையான மரபணு வரிசையை வழங்க மரபணு ரீதியாக வடிவமைக்கப்பட்ட மரபுப் பண்பு கடத்திகளைப் பயன்படுத்தி டிஎன்ஏ தடுப்பூசிகள் உற்பத்தி செய்யப்படுகின்றன.

தடுப்பூசிகளை உருவாக்குதல்: பல மில்லியன் டாலர்கள் மற்றும் பல ஆண்டுகள் முதலீடு

தடுப்பூசிகளை உற்பத்தி செய்வது கடினமானது, சிக்கலானது மற்றும் விலை உயர்ந்த உற்பத்தி வழிமுறையாகும். ஒரு தடுப்பூசியை உருவாக்குவதற்கு 10 ஆண்டுகளுக்கு மேல் ஆகலாம். மேலும், 50 பில்லியன் டாலர் வரை செலவாகும். உற்பத்தி செய்யப்படும் அனைத்துத் தடுப்பூசிகளும் உரிமம் பெற்ற தடுப்பூசிகளாக மாறுவதில்லை. இது தடுப்பூசியின் வளர்ச்சியை ஆபத்தானதாக ஆக்குகிறது. தடுப்பூசியை ஆய்வகத்தில் இருந்து பயன்பாட்டிற்கு எடுத்துச் செல்ல ஐந்து நிலைகளைப் படிப்படியாகக் கடந்து கடந்து செல்ல வேண்டியுள்ளது.

நிலை 1: கண்டுபிடிப்பு ஆராய்ச்சி

சாத்தியமான தடுப்பூசி மூலக்கூறுகளை அடையாளம் கண்டு நீண்டகால ஆய்வக ஆராய்ச்சி முதலியன தடுப்பூசி உருவாக்குவதில் தேவைப்படுகிறது. நோய் எதிர்ப்புச் சக்தியைத் தூண்டும் உயிர்காப்பு ஊக்கியை ஆராட்சியாளர்கள் கண்டறிய வேண்டும். இது தடுப்பூசி இது நச்சுயிரியின் புரதக் கூடு, மாற்றி அமைக்கப்பட்ட நுண்ணுயிர்களின் நச்சுகளாகயிருக்கலாம். பொதுவாக 2 முதல் 5 ஆண்டுகள் வரை ஆகலாம். மேலும் இது நம்பிக்கைக்குரிய தடுப்பூசி மூலக் கூறுகளைக் கண்டறிய இந்நிலை 1 வழிவகுக்கும்.

நிலை 2 : முன் மருத்துவ ஆய்வுகள்

தடுப்பூசி மூலக்கூறுகளின் பாதுகாப்பு மற்றும் செயல்திறனைக் கண்டறிய விலங்குகளில் சோதனை செய்து மதிப்பீடு செய்யப்படுகிறது. பொதுவாக எலிகள் அல்லது குரங்குகள் இதற்குப் பயன்படுத்தப்படுகின்றன. இந்நிலையில் தடுப்பூசியினால் ஏற்படும் நச்சுத்தன்மையைச் சோதிப்பதோடு உடல் அதை எவ்வாறு பிரதிபலிக்கிறது என்பதை மதிப்பிடுகிறது. இச்சோதனையானது மனிதனுக்கு வழங்கப்படும் தடுப்பூசியின் அளவைத் தீர்மானிக்க வழிவகுக்கிறது. இந்நிலையில் தடுப்பூசி போதுமான மற்றும் வலிமையான நோய் எதிர்ப்பாற்றலை உருவாக்குகிறதா என்பதை அறியலாம். இந்நிலையைக் கடக்க இரண்டு ஆண்டுகள் கூட ஆகலாம். அனைத்துத் தடுப்பூசிகளும் இந்நிலையைக் கடப்பதில்லை; சில தடுப்பூசிகளே இந்நிலையைக் கடந்து செல்கின்றன.

நிலை 3: மருத்துவ ஆய்வுகள்

நிலை இரண்டில் வெற்றி பெறும் தடுப்பூசிகள் மருத்துவ நிலைக்கு நகர்கின்றன. மருத்துவப் பரிசோதனைகள் என்பவை உற்பத்தி செய்யப்பட்ட புதிய தடுப்பூசி பாதுகாப்பானதா மற்றும் மனிதர்களுக்குப் பயனுள்ளதா என்பதைத் தீர்மானிக்கும் ஆராய்ச்சியாகும். மேலும், சரியான தடுப்பூசி அளவை நிர்ணயிக்க இந்நிலை உதவுகிறது. ஆராய்ச்சியாளர்கள் தடுப்பூசியின் செயல்திறனை மதிப்பிடுகின்றனர் மற்றும் தடுப்பூசியை எடுத்துக்கொள்பவர்களுக்குப் பாதகமான நிகழ்வு அல்லது தேவையற்ற பக்கவிளைவுகள் நிகழ்கின்றனவா என்று சோதனை செய்கின்றனர்.

தடுப்பூசிகள் மனிதர்களில் மூன்று கட்டங்களாகப் பரிசோதிக்கப்படுகிறது.

கட்டம் 1:

இங்கு 20 முதல் 200 வரை ஆரோக்கியமானவர்களுக்குத் தடுப்பூசி செலுத்தப்படுகிறது. இந்தச் சோதனைகள் சில மாதங்கள் முதல் இரண்டு ஆண்டுகள் வரை நீடிக்கலாம். இந்நிலையில் பக்கவிளைவுகள் எவையேனும் ஏற்படுகின்றனவா எனக் கண்டறிவதில் கவனம் செலுத்தப்படுகிறது

கட்டம் 2:

இங்கு தடுப்பூசி மூலக்கூறின் பாதுகாப்பை ஆராய்வதோடு அதன் செயல்திறனும் ஆராயப்படுகிறது. இந்நிலையில் தடுப்பூசி நூற்றுக்கணக்கான தன்னார்வலர்கள் மற்றும் நோய்களால் பாதிக்கப்படும் ஆபத்தில் உள்ளவர்களுக்கு வழங்கப்பட்டு தடுப்பூசியின் செயல்திறன் ஆராயப்படுகிறது. இங்கு தன்னார்வலர்கள் இரண்டு குழுக்களாகப் பிரிக்கப்படுகிறார்கள்; ஒரு குழுவுக்குத் தடுப்பூசி அளிக்கப்படுகிறது; பிற

குழுவுக்குத் தடுப்பூசி அளிக்கப்படுவதில்லை; இது கட்டுப்பாட்டுக் குழு என்றும் அழைக்கப்படுகிறது. நிலை 1-ல் தீர்மானிக்கப்பட்ட தடுப்பூசியின் அளவினால் மனித உடலில் ஏற்படும் சிரத்தன்மை மற்றும் நோயெதிர்ப்பு வலிமை ஆகியவற்றை மதிப்பிட்டு பக்க விளைவுகள் பற்றியும் கண்டறியப்படுகின்றன. பரிசோதனை முறை முடிய இரண்டு அல்லது மூன்று ஆண்டுகள் ஆகும். கட்டம்-2 சோதனைகள் தடுப்பூசிகளின் செயல்திறன் பாதுகாப்பு மற்றும் அளிக்கவேண்டிய தடுப்பூசிகளின் எண்ணிக்கை அளவைத் தீர்மானிக்கிறது.

கட்டம் 3:

சில தடுப்பூசிகளின் மூலக்கூறுகள் மட்டுமே கட்டம் 3 மருத்துவச் சோதனைக்கு கொண்டுசெல்லப்படுகின்றன. இங்கு நோயைத் தடுப்பதில் தடுப்பூசி எவ்வளவு பயனுள்ளதாக இருக்கிறது மற்றும் அது தூண்டும் நோயெதிர்ப்பு விளைவுகளைத் தீர்மானிப்பதே நோக்கமாக கொண்டது. இங்கு 1000 தன்னார்வலர்களுக்குத் தடுப்பூசி செலுத்தப்பட்ட பிறகு ஏற்படும் பாதகமான நிகழ்வுகள், அரிதான பக்க விளைவுகள் கண்காணிக்கப்படுகின்றன.

இங்கு தடுப்பூசியின் செயல்திறன் மற்றும் பாதுகாப்புப் பற்றி வலுவான தரவு உருவாக்கப்படுகிறது. தன்னார்வலர்கள் தோராயமாக இரண்டு குழுக்களாகப் பிரிக்கப்பட்டு, அவற்றில் ஒரு குழு தடுப்பூசியைப் பெறுகிறது; மற்றொரு குழுவுக்குத் தடுப்பூசி அளிக்கப்படுவதில்லை. இந்த நிலையில் சிறப்பாகச் செயல்படும் தடுப்பூசிகள் அடுத்த நிலையான உரிமம் பெறும் நிலைக்கு நகர்கின்றன.

கட்டம் 4: ஒழுங்குமுறை ஒப்புதல்

மருத்துவப் பரிசோதனைகள் நிலை 3 முடிந்த பிறகு தடுப்பூசியை உருவாக்கியவர்கள் தடுப்பூசி மூலக்கூறின் செயல்திறன் மற்றும் பாதுகாப்புக் குறித்த தரவு மற்றும் தகவல்களை நாட்டின் ஒழுங்குமுறை ஆணையத்திடம் சமர்ப்பிக்கின்றனர். ஒழுங்குமுறை ஆணையம் சமர்ப்பிக்கப்பட்ட தரவு மற்றும் தகவல்களை மதிப்பாய்வு செய்து உரிமம் வழங்குவது தொடர்பாக முடிவெடுக்கிறது.

ஒரு தடுப்பூசியானது செயல்திறன் மற்றும் பாதுகாப்பின் மிகச்சரியான தரவுகளை நிறைவு செய்த பின்னரே உரிமம் அளிக்கப்படுகிறது. இத்தடுப்பூசி நோயைத் தடுப்பதில் அதன் சாத்தியமான நன்மைகள் அதிகமாக இருக்கும்போது மட்டுமே உரிமம் பெறுவது சாத்தியமாகும். இந்நிலை முடிய இரண்டு அல்லது மூன்று ஆண்டுகள் வரை ஆகலாம். ஒழுங்குமுறை ஒப்புதல் கிடைத்ததும், தடுப்பூசி சந்தைப்படுத்தப்படத் தயாராக இருக்கும்.

கட்டம் 5:

சந்தைப்படுத்தலுக்குப் பிந்தைய கண்காணிப்பு நீண்டகாலப் பக்க

விளைவுகளைக் கண்டறியும், தடுப்பூசியின் திறனை மதிப்பிடுவதற்கும், உரிமம் பெறுவதற்கும் முன் கையாளும் சோதனைகள் கூடப் போதுமானதாக இருக்காது. எனவே, உரிமம் பெற்ற பிறகும், தடுப்பூசியுடன் தொடர்புடைய பாதகமான நிகழ்வுகளைப் பல ஆண்டுகளுக்குக் கண்காணிப்பது அவசியம். மேலும், தடுப்பூசியின் செயல்திறனில் மாற்றங்கள் ஏற்படுவதையும் கண்காணிக்க வேண்டும்.

சமூக நோய் எதிர்ப்புச் சக்தி

சமூகத்தில் போதுமான எண்ணிக்கையிலான மக்கள் தடுப்பூசி போடும் வரை ஒரு தொற்று நோயை அகற்றவோ அல்லது திறம்பட கட்டுப்படுத்தவோ முடியாது. மக்கள்தொகையில் பெரும்பகுதியினர் நோய்க்கிருமிக்கு எதிராக நோய் எதிர்ப்புச் சக்தியை உருவாக்கி, நோய்க்கிருமி பரவுவதைத் தடுக்கும் போது சமூகத்தில் நோய் எதிர்ப்புச் சக்தி ஏற்படுகிறது. ஏனெனில், அதிக சதவீத மக்கள் நோய் எதிர்ப்புச் சக்தியை அடைந்தால், நோய்க்கிருமி ஒருவரிடம் இருந்து மற்றவர்களுக்குப் பரவ முடியாது. இது நோய்த்தொற்றின் சங்கிலியை உடைத்து, ஒரு நோயின் சுழற்சியைத் திறம்பட நிறுத்துகிறது.

சமூகத்தில் ஏற்படும் நோய் எதிர்ப்புச் சக்தி குறிப்பாக, தடுப்பூசி செலுத்திக் கொள்ளாதவர்கள், நோயெதிர்ப்புக் குறைபாடு உள்ளவர்கள், குழந்தைகள் மற்றும் வயதானவர்களைப் பாதுகாக்கிறது. சமூக பின் நோய் எதிர்ப்புச் சக்தியை அடைவதற்குக் குறைந்தபட்ச சதவிகித மக்கள் தடுப்பூசி போட்டுக் கொண்டிருக்க வேண்டும். மிகவும் வேகமாகப் பரவும் தொற்று நோய்களுக்கு சமூக நோய் எதிர்ப்புச் சக்தியை அடைய அதிக அளவிலான மக்கள் நோய் எதிர்ப்புத் தன்மையை அடைய வேண்டும். உதாரணமாக, தட்டம்மைத் தொற்றால் சமூகத்தில் நோய் எதிர்ப்புச் சக்தியை அடைய 95 சதவீத மக்கள் தடுப்பூசி போடவேண்டும்.

ஒரு கண்ணோட்டம்

இந்தியாவில் ஜென்னரின் காலத்திலிருந்து கொரோனா-19 தொற்றுநோய் வரையிலான 225 வருடத்தில், தடுப்பூசிகளின் பயன்பாடு குறித்த கருத்து இப்புத்தகத்தில் குறிப்பிடப்பட்டுள்ளது. பெரியம்மை, போலியோ, வெறிநோய் மற்றும் தட்டம்மை போன்ற பல தொற்று நோய்களுக்கு எதிரான வெற்றிகளை வகைப்படுத்தும் நோக்கில் இப்புத்தகம் அமைந்துள்ளது. தொற்று நோய்க்கு எதிராக நடந்து வரும் போராட்டத்தின் பின்னணியில் உருவான தடுப்பூசிகள் பற்றிய பல்வேறு விளக்கங்கள் இந்நூலில் உள்ளன.

இந்நூல் 9 அத்தியாயங்களாகப் பிரிக்கப்பட்டுள்ளது. ஒவ்வோர் அத்தியாயமும் தடுப்பூசிகளின் முக்கிய அம்சத்தைப் பற்றி விளக்குகிறது. இந்நூல் முடிவுரைப் பகுதியில் இதுவரை கற்றுக்கொண்ட பாடங்கள் மற்றும் வரவிருக்கும் சவால்களைப் பற்றி ஆராய்ந்துள்ளது. சிகிச்சைக்காகப்

பயன்படுத்தப்படும் தடுப்பூசிகள் உட்பட புதிய தலைமுறைத் தடுப்பூசிகளின் விவரங்களை அறிமுகப்படுத்தியுள்ளது. இறுதியாக, இந்திய தடுப்பூசித்துறையின் வளர்ச்சிக்கான புதிய காட்சிகள் மற்றும் அதை எவ்வாறு சிறப்பாகச் செயல்படுத்த முடியும் என்பதை பற்றி விளக்கியுள்ளது.

முதல் இரண்டு அத்தியாயங்களில் தடுப்பூசிகளின் பரிணாமம் பற்றியும் அத்தியாயம் 4-ல் அவற்றின் பல்வேறு பொருளாதார மற்றும் சமூக நன்மைகள் மற்றும் தடுப்பூசிகளின் பல புதிய அம்சங்களை வழங்கியுள்ளது. தடுப்பூசிகளைப் பயன்படுத்தும் நாடுகள் தங்கள் சக்தியை அதிகரிக்கவும், உறுதிப்படுத்தவும் மற்றும் பிற நாடுகளுடன் தங்கள் உறவைப் பலப்படுத்தவும், புதிய சந்தைகளில் கால்பதிக்கும் விதத்தில் சர்வதேச நல்லெண்ணத்தை உருவாக்கவும், உலகளாவிய நிலையை உயர்த்தவும் பயன்படுத்தப்படுகின்றன. இதன் விளைவாகச் சமீப காலங்களில் தடுப்பூசி ராஜதந்திரம் நன்மதிப்புப் பெற்றுள்ளது. இதில் இந்தியாவில் தொடங்கப்பட்ட "தடுப்பூசி நட்பு" என்ற முயற்சியும் அடங்கும். இதுகுறித்து அத்தியாயம் 8-ல் விளக்கப்பட்டுள்ளது.

ஒவ்வொரு சகாப்தத்திலும் தடுப்பூசிகள் மற்றும் வெகுஜன நோய்த் தடுப்பூசி பிரச்சாரங்களின் வெற்றி பற்றி அத்தியாயம்-9 விரிவாகக் கூறுகிறது. அனைவரும் தடுப்பூசி செலுத்திக்கொள்ளும் போது அது பாதுகாப்பு கவசமாகச் செயல்படுகிறது. எனவே, தடுப்பூசி நாடுகளுக்கு இடையேயும், நாடுகளுக்குள்ளும் முக்கியமானது. தடுப்பூசிகளைப் பதுக்கல் மற்றும் பாகுபாடு ஆகியவை பொது சுகாதாரத்தின் அடிப்படைக் கட்டமைப்பைச் சிதைக்கின்றன. தடுப்பூசி பற்றிய தயக்கம், நம்பிக்கையின்மை மற்றும் தவறான தகவல் அல்லது தடுப்பூசிக்கு எதிராகப் பரவும் தவறான தகவல் ஆகியவை அத்தியாயம்- 7- ல் பேசப்படும் மற்றொரு வலிமையான சவாலாக அமைந்துள்ளது.

முன்பு இல்லாத சர்வதேச ஒத்துழைப்பு, அறிவியல் கண்டுபிடிப்பு, செயல்திறன், எளிமைப்படுத்தல் மற்றும் நிதியளிப்பு முயற்சிகள் ஆகியவை கொரோனா-19 தொற்று பாதிப்புக் காலத்தில் காணப்பட்டது. இது எப்படி சாத்தியமானது என்பதை அறிய சுகாதார மற்றும் அதன் தொடர்புடைய துறைகளில் பெரும் ஆர்வம் உள்ளது. இது பற்றி அத்தியாயம் 5-ல் விளக்கப்பட்டுள்ளது.

"தடுப்பூசி வல்லரசு" என்ற புகழைப் பெற்ற இந்தியா இல்லாமல் தடுப்பூசிகளின் உலகக் கதை முழுமையடையாது. அத்தியாயம் 3-இல் உலகின் தடுப்பூசி அரங்கில் இந்தியாவின் பரிணாம வளர்ச்சி பற்றி விளக்குகிறது. இந்தியாவில் குறைந்த செலவில் உருவாக்கப்பட்ட தடுப்பூசிகள் இப்பொழுது உலகின் அனைத்து நாடுகளுக்கும் வழங்கப்படுகின்றன. இந்தியா மூன்று வகை கொரோனா-19 தடுப்பூசியை உலகத்துக்குப் பரிசளித்தது

மட்டுமல்லாமல், உலகின் மிகப்பெரிய தடுப்பூசி இயக்கத்தை வெற்றிகரமாக மேற்கொண்டுள்ளது. இது மக்களிடையே பெரும் நம்பிக்கையையும் உற்சாகத்தையும் ஏற்படுத்தியுள்ளது. கொரோனா-19ஐ எதிர்த்துப் போராட இந்தியா மேற்கொண்ட உலகின் மிகப்பெரிய தடுப்பூசி இயக்கத்தின் பல சுவாரஸ்யமான அம்சங்கள் அத்தியாயம் 6இல் வெளிப்படுத்தப் பட்டுள்ளது.

தடுப்பூசி ஆயுதக் களஞ்சியங்களின் ஆற்றலைக் கண்டறிந்து, கூர்மைப்படுத்த தங்கள் முழு வாழ்க்கையையும் அர்ப்பணித்த நமது அர்ப்பணிப்புள்ள விஞ்ஞானிகள், பொதுசுகாதாரத் தலைவர்கள், முன்னணி சுகாதாரப் பணியாளர்கள், தொழில் முனைவோர் மற்றும் எண்ணற்ற மனிதர்களுக்கு இந்நூல் அஞ்சலி செலுத்துகிறது. அவர்களின் அயராத முயற்சியும், தளராத அர்ப்பணிப்பும் எண்ணிலடங்காத் தொற்று நோய்களிலிருந்து மனித குலத்திற்கு ஒரு மீட்சியை அளித்துள்ளன.

REFERENCES

1. Merriam-Webster's Word of the Year 2021 [Internet]. www.merriamwebster.com. 2021[cited 26 December 2021]. Available from: https://www.merriam-webster.com/words-at-play/word-of-the-year/vaccine

2. Word of the year 2021: Two iterations of 'vaccine', NFT amongst word of the year chosen by top dictionaries [Internet]. www.indiatoday.in. 2021 [cited 26 December 2021]. Available from: https://www.indiatoday.in/education-today/grammar-vocabulary/story/word-of-the-year-2021-twoiterations-of-vaccine-nft-amongst-word-of-the-year-chosen-by-topdictionaries-1888889-2021-12-17

3. Tahseen I. 'Vaccine' is 2021 word of the year after 601% rise in searches for it! Times of India [Internet]. timesofindia.indiatimes.com. 2021 [cited 26 December 2021]. Available from: https://timesofindia.indiatimes.com/ life-style/spotlight/vaccine-is-2021-word-of-the-year-after-601-rise-insearches-for-it/articleshow/88021767.cms#:~:text=The%20year%20end%20 is % 20here, shot%20up%20601%25%20over%202020

4. Cucinotta D, Vanelli M. WHO declares COVID-19 a pandemic. Acta Bio Medica: AteneiParmensis. 2020; 91(1):157.

5. Naming the coronavirus disease (COVID-19) and the virus that causes it [Internet]. Who.int. 2021 [cited 26 December 2021]. Available from: https://www. who.int/emergencies/diseases/novel-coronavirus-2019/technical-guidance/naming-the-coronavirus-disease-(covid-2019)-and-the-virus-that-causes-it

6. COVID-19 Public Health Emergency of International Concern (PHEIC) Global research and innovation forum [Internet]. Who.int. 2021 [cited 26 December 2021]. Available from: https://www.who.int/publications/m/item/covid-19-public-health-emergency-of-international-concern-(pheic)- global-research-and-innovation-forum

7. UK authorises world's first Covid-19 vaccine, Pfizer/BioNTech's BNT162b2 [Internet]. Pharmaceutical-technology.com. 2021 [cited

26 December 2021]. Available from: https://www.pharmaceuticaltechnology.com/features/pfizer-covid-19-vaccine-approved-uk/

8. Dobson AP, Carper ER. Infectious diseases and human population history. Bioscience. 1996 Feb 1;46(2):115–126.

9. Smallpox [Internet]. Who.int. 2021 [cited 26 December 2021]. Available from: https://www.who.int/health-topics/smallpox#tab=tab_1

10. Spinney L. Smallpox and other viruses plagued humans much earlier than suspected. Nature. 2020;584(7819):30–32.

11. Mühlemann B, Jones TC, Damgaard PD, Allentoft ME, Shevnina I, Logvin A, Usmanova E, Panyushkina IP, Boldgiv B, Bazartseren T, Tashbaeva K. Ancient hepatitis B viruses from the Bronze Age to the Medieval period. Nature. 2018 May;557(7705):418–423.

12. Rasmussen S, Allentoft ME, Nielsen K, Orlando L, Sikora M, Sjögren KG, Pedersen AG, Schubert M, Van Dam A, Kapel CM, Nielsen HB. Early divergent strains of Yersinia pestis in Eurasia 5,000 years ago. Cell. 2015 October; 163(3):571–582.

13. Mehndiratta MM, P Mehndiratta, R Pande. Poliomyelitis: historical facts, epidemiology and current challenges in eradication. The Neurohospitalist. 2014 October; 4(4):223–229.

14. World Health Organization. Smallpox—Eradicating an ancient scourge in bugs, drugs and smoke: stories from public health. World Health Organization; 2012.

15. Jordan D. The discovery and reconstruction of the 1918 pandemic virus [Internet]. Centers for Disease Control and Prevention. 2021 [cited 26 December 2021]. Available from: https://www.cdc.gov/flu/pandemicresources/reconstruction-1918-virus.html

16. Bagcchi S. Surviving polio with disabilities. The Lancet Infectious Diseases. 2019 March1;19(3):251.

17. Vaccine: The word's history ain't pretty [Internet]. www.merriam-webster. com. 2021 [cited 26 December 2021]. Available from: https://www.merriam-webster.com/words-at-play/vaccine-the-words-history-aint-pretty

18. Baxby D. Edward Jenner's inquiry after 200 years. BMJ. 1999 February 6;318(7180):390.
19. Markel H. Science diction: The origin of the word 'vaccine'. Available from: https://www.sciencefriday.com/articles/the-origin-of-the-word-vaccine/
20. Origin of the term vaccination: History of vaccines [Internet]. History of vaccines.org. 2021 [cited 26 December 2021]. Available from: https://www.historyofvaccines.org/content/origin-term-vaccination
21. Berche P. Louis Pasteur: From crystals of life to vaccination. Clinical Microbiology and Infection. 2012 October;18:1–6.
22. Louis Pasteur and the development of the attenuated vaccine [Internet]. www.vbivaccines.com. 2021 [cited 26 December 2021]. Available from: https://www.vbivaccines.com/evlp-platform/louis-pasteur-attenuated-vaccine/
23. Rappuoli R, Mandl CW, Black S, De Gregorio E. Vaccines for the twenty-first century society. Nature Reviews Immunology. 2011 December;11(12):865–872.
24. Statement of the Twenty-ninth Polio IHR Emergency Committee [Internet]. Who.int. 2021 (cited 26 December 2021). Available from: https://www.who.int/news/item/20-08-2021-statement-of-the-twentyninth-polio-ihr-emergency-committee
25. Bhatia R. The quest continues for the perfect COVID-19 vaccine. The Indian Journal of Medical Research. 2021 January;153(1–2):1.
26. FAQ [Internet]. Icmr.org. 2021 [cited 26 December 2021]. Available from: https://vaccine.icmr.org.in/
27. Bhatia R. The quest continues for perfect COVID-19 vaccine. The Indian Journal of Medical Research. January 2021.153(1–2):1.
28. Jain S, Venkataraman A, Wechsler ME, Peppas NA. Messenger RNA-based vaccines: Past, present, and future directions in the context of the COVID-19 pandemic. Advanced Drug Delivery Reviews. 1 2021 December;179:114000.

29. Vartak A, Sucheck SJ. Recent advances in subunit vaccine carriers. Vaccines. 2016 June;4(2):12.

30. Monslow MA, Elbashir S, Sullivan NL, Thiriot DS, Ahl P, Smith J, Miller E, Cook J, Cosmi S, Thoryk E, Citron M. Immunogenicity generated by mRNA vaccine encoding VZV gE antigen is comparable to adjuvanted subunit vaccine and better than live attenuated vaccine in nonhuman primates. Vaccine. 2020 August 10; 38(36):5793–5802.

31. Rajão DS, Pérez DR. Universal vaccines and vaccine platforms to protect against influenza viruses in humans and agriculture. Frontiers in Microbiology. 2018 February 6;9:123.

32. Callaway E. The race for coronavirus vaccines: A graphical guide. Nature. 2020:576–577.

33. Jeyanathan M, Afkhami S, Smaill F, Miller MS, Lichty BD, Xing Z. Immunological considerations for COVID-19 vaccine strategies. Nature Reviews Immunology. 2020 October;20(10):615–632.

34. Buchy P, Buisson Y, Cintra O, Dwyer DE, Nissen M, de Lejarazu RO, Petersen E. COVID-19 pandemic: Lessons learned from more than a century of pandemics and current vaccine development for pandemic control. International Journal of Infectious Diseases. 2021 November;112:300–317.

35. Frequently asked questions of health care workers [Internet]. www.mohfw.gov.in. 2021 [cited 26 December 2021]. Available from: https://www.mohfw.gov.in/pdf/FAQsforHCWs&FLWs.pdf

36. Lurie N, Saville M, Hatchett R, Halton J. Developing Covid-19 vaccines at pandemic speed. New England Journal of Medicine. 2020 May 21;382(21):1969-73.

37. Vaccine FAQs [Internet]. LSHTM. 2021 [cited 26 December 2021]. Available from: https://www.lshtm.ac.uk/research/centres/vaccine-centre/ vaccine-faq

36 தமிழ் திசை

அத்தியாயம்-1

பசு அம்மை அல்லது மாட்டம்மை முதல் கொரோனா-19 வரை

முதல் தடுப்பூசி உருவாக்கம்

ஜூன் 1765 இல் ஓர் இனிமையான பிற்பகல். இங்கிலாந்தின் சவுத் க்ளூசெஸ்டர்ஷையரில் உள்ள பிரிஸ்டலுக்கு அருகிலுள்ள சோட்பரி என்ற சந்தை நகரம் மும்முரமாக இயங்கிக் கொண்டிருந்தது. உள்ளூர்ப் பண்ணை விளைபொருட்களையும், சமைத்த உணவுகளையும் வாங்குவதில் மக்கள் மும்மரமாக இருந்தனர். குழந்தைகள் மகிழ்ச்சியுடன் மரப்பந்தாட்டம் மற்றும் புல்வெளியில் கோடுகளைப் போட்டு விளையாடிக் கொண்டிருந்தனர்.

அதேநேரத்தில், ஓர் இளம்பெண் அறுவைச் சிகிச்சை நிபுணரும் மருந்தாளருமான டேனியல் லுட்லோவைச் சந்தித்துக் காய்ச்சல் மற்றும் கைகளில் தடிப்பு இருப்பதாகச் சொல்லிக் கொண்டிருந்தார். அவ்விருவரும் நோயின் அறிகுறிகள் பற்றி விவாதித்துக் கொண்டிருந்தபோது அசிங்கமான முகத்துடன் தான் இருக்கமாட்டேன் என்று மருத்துவரிடம் அந்த இளம்பெண் சொன்னாள். அந்தப்பெண் பணிபுரியும் பால்பண்ணையில் தனக்கு மாட்டம்மை நோய் தாக்கியதால் கைகளில் கொப்பளங்கள் ஏற்பட்டுள்ளதாகவும் இளம்பெண் கூறினாள். பெரியம்மைக்கும் மாட்டம்மைக்கும் உள்ள தொடர்பை டேனியல் லுட்லோ புரிந்து கொள்ளவில்லை. பிற நோயாளிகள் காத்திருக்கும் நிலையில் மருந்துகளை மருத்துவர் பரிந்துரைத்தார். இந்தச் சுருக்கமான உரையாடல் மருத்துவருக்கு உதவியாக இருந்த எட்வர்ட் ஜென்னரின் மனதைக் கவர்ந்தது. சுமார் எட்டு ஆண்டுகள் உதவி புரிந்த பிறகு ஜென்னர் கிராமப்புறங்களில் தனது பயிற்சியைத் தொடங்கினார். அவர் மக்களின் நாட்டுப்புறக் கதைகளைக் கேட்டார். மாட்டம்மை பாதித்தவர்களுக்கு, பெரியம்மை வராமல் நோய் எதிர்ப்புச் சக்தி அளிக்கிறது என்பதைப் புரிந்துகொண்டார்.

மாட்டம்மை என்பது ஒரு வகை நோய் ஆகும்; மடிக் காம்புகளில் கொப்புளங்களை ஏற்படுத்தும்; இது மனிதர்களில், கறவை மாடுகள் மூலம் அல்லது நோயால் பாதிக்கப்பட்ட மற்றவர்களிடம் இருந்து பரவுகிறது; லேசான காய்ச்சல், உடல் வலி மற்றும் சிறிய எண்ணிக்கையிலான கொப்புளங்கள் ஆகியவை இதன் அறிகுறிகளாகும்.

ஜென்னர் அறிந்த அல்லது கேட்ட கதைகள், மேலும் அவர் பார்த்த நோயாளிகள் அனைவரின் மூலம், பெரியம்மைக்கு எதிராக மாட்டம்மை பாதுகாக்கிறது என்பதை ஜென்னர் அனுமானித்தார். மாட்டம்மை ஒருவரிடம் இருந்து மற்றொருவருக்குப் பரவும் என்ற கருத்தையும் முன்வைத்து, ஜென்னர் தனது கருதுகோள்களைச் சோதிக்க முடிவு செய்தார். அவரது முதல் பரிசோதனைக்காகத் தன்னார்வலர்களை அடையாளம் கண்டார்.

சாரா நெல்ம்ஸ் என்ற பால்பண்ணைப் பணிப்பெண்ணையும், ஜேம்ஸ் ஃபிப்ஸ் என்ற எட்டு வயது அனாதை சிறுவனையும் தேர்வு செய்தார். 14 மே 1796 அன்று, ஜென்னர் சாராவின் கையில் உள்ள ஒரு கொப்பளத்தில் இருந்து சிறிய திரவத்தைப் பிரித்தெடுத்தார். ஃபிப்ஸின் கையில் சுமார் அரை அங்குல நீளமுள்ள இரண்டு மேலோட்டமான கீறல்களை விரல்களில் ஏற்படுத்தி அதில் அத்திரவத்தைச் செலுத்தினார். சிறுவனுக்குச் சிறு கொப்புளங்கள் மற்றும் லேசான காய்ச்சல் ஏற்பட்டது. பத்தாவது நாளில் அச்சிறுவன் நோயிலிருந்து குணமடைந்தான். ஜென்னர் அவரது கருதுகோளைச் சோதிக்க, ஜென்னர் மீண்டும் ஃபிப்ஸுக்குத் தடுப்பூசி போட்டார். ஆனால், 1796 ஆம் ஆண்டு ஜூலை 1 ஆம் தேதி ஒரு புதிய பெரியம்மைக் காயத்தால் ஏற்பட்ட தழும்புடன், அச்சிறுவனைச் சில நாட்கள் கவனித்தார். ஜேம்ஸ் ஃபிப்ஸ் உடலில் எவ்வித நோய் அறிகுறிகளும் காணப்படவில்லை. எனவே இதுவே உலகின் முதல் தடுப்பூசி எனலாம். இந்தச் செயல்முறைக்குத் தடுப்பூசி என்று பெயரிட்டு அழைக்கப்பட்டது. 1800 ஆம் ஆண்டில் ஜென்னரின் ஒப்புதலுடன் ரிச்சர்ட் டன்னிங் என்பவரால் தடுப்பூசி என்ற சொல் உருவாக்கப்பட்டது (இலத்தின் மொழியில் வக்கா (Vacca) என்பதன் பொருள் மாடு என்பதாகும்).

மனைவி கணவரின் சாதனையை உலகம் அறிந்திட உறுதி செய்தாள்

இங்கிலாந்தின் வடக்கு டோர்செட்டில் உள்ள யெட்மின்ஸ்டர் என்ற சிறிய கிராமத்தில் உள்ள பெஞ்சமின் ஜெஸ்டியின் கல்லறையில், “மாட்டம்மைத் தடுப்பூசியை அறிமுகப்படுத்திய முதல் நபர்” என்று எழுதி இருந்தது. யெட்மின்ஸ்டர் கிராமத்தில் ஜெஸ்டி எனும் தொழில்முனைவோர் கால்நடைகளை வளர்த்து வந்தார். 1774 ஆண்டில் ஜென்னர் தடுப்பூசியைக் கண்டுபிடிப்பதற்கு இரண்டு தசாப்தங்களுக்கு முன்னர் பெரியம்மை என்ற அரக்கன் ஜெஸ்டியின் கிராமத்தைத் தாக்கியது. ஜெஸ்டி தனது குடும்பத்தைப் பற்றிக் கவலை கொண்டார். ஆனால், இரண்டு ஆண்டுகளுக்கு முன்னதாக

ஜெஸ்டிக்கு மாட்டம்மை தாக்கியிருந்ததால் அவருக்கு ஒன்றும் பாதிப்பு வராது என நம்பினார்;

கறவை மாட்டுப் பண்ணையில் பணிபுரியும் அன்னே நோட்லி மற்றும் மேரி ரிஷி ஆகிய இருவரும் பசு அம்மையால் பாதிக்கப்பட்டிருந்ததால் ஜெஸ்டியின் உறவினர்களுக்குப் பாலூட்டப் பலமுறை அழைக்கப்பட்டனர். ஜெஸ்டி தனது மனைவி எலிசபெத் நோட்லி, மூன்று வயது ராபர்ட் மற்றும் இரண்டு வயது பெஞ்சமின் ஆகிய இரு மகன்களை எல்ஃபோர்டின் பண்ணைக்கு அழைத்துச் சென்றார். பண்ணைக்குச் சென்றதும், மந்தையின் மடியில் புண்கள் உடைய பசுவை அடையாளம் காண்பதில் ஜெஸ்டி நேரத்தை வீணடிக்கவில்லை. ஜெஸ்டி ஊசியைப் பயன்படுத்திக் காயத்தில் இருந்து திரவத்தைச் சேகரித்து, அதைத் தனது மனைவி மற்றும் மகன்களுக்குக் கையின் தோலில் செலுத்தினார். மூவரும் சில நாட்களாகக் கைகளில் வீக்கம் மற்றும் காய்ச்சலால் அவதிப்பட்டனர். ஆனால், விரைவில் குணம் அடைந்தனர். மேலும், அப்பகுதியை நாசப்படுத்திய பெரியம்மைத் தொற்றுநோயால் அவர்கள் பாதிப்பில்லாமல் இருந்தனர். 1789 ஆம் ஆண்டில் ஜெஸ்டியின் மகன்களுக்கு பெரியம்மை ஊசி போடப்பட்டது; ஆனால், எந்த அறிகுறிகளும் தென்படவில்லை. ஜெஸ்டியின் முக்கிய ஆர்வம் அவரது குடும்பத்தைப் பாதுகாப்பதில் இருந்தது. அவர், தனது முடிவுகளை வெளியிடவும் அல்லது அவரது கண்டுபிடிப்புகளை விளம்பரப்படுத்தவும் விருப்பம் காட்டவில்லை. இருப்பினும், எலிசபெத் தனது கணவரின் பங்களிப்பை உலகம் அறிய விரும்பித் தனது கணவரின் சாதனைகளை அவரது கல்லறையில் பொறிக்க வைத்தார்.

இந்தியாவின் கூற்றுகளை உலகம் ஒதுக்கித்தள்ளியது

எட்வர்ட் ஜென்னருக்கு முன் பெரியம்மைத் தடுப்பூசியை இந்தியா கண்டுபிடித்ததா என்ற வினாவிற்கு விடை ஆம் என்பதே. 1803 ஆம் ஆண்டு ஜூலை 7 ஆம் தேதி கல்கத்தா அரசிதழில் ஜான் ஸ்கூல்பிரெட் என்பவரால் வெளியிடப்பட்ட விளம்பரத்திற்குப் பதிலளிக்கும் விதமாக, 8 வது படைப்பிரிவின் உள்நாட்டுக் காலாட்படையின் அறுவைச் சிகிச்சை நிபுணரான திரு கில்மேன், சுதாசங்கிரஹா என்ற சமஸ்கிருத படைப்பின் சில பக்கங்களை வெளியிட்டார். ராஜ சின்ஹாவின் ஆதரவில் பணியாற்றிய மகாதேவா என்ற மருத்துவரால் சுதாசங்கிரஹா இயற்றப்பட்டது. மசூரிகா (பெரியம்மை) வுக்கு எதிராகப் பாதுகாப்பை வழங்குவதற்கு மாட்டம்மைத் தடுப்பூசி பயன்படுத்தப்பட்டது என்றும், ஜென்னரின் கண்டுபிடிப்புக்குக் குறைந்தது நூறு ஆண்டுகளுக்கு முன்பே இந்த நடைமுறை இருந்தது என்றும் இந்த உரை நமக்குத் தெளிவுபடுத்துகிறது. உரையில் விவரிக்கப்பட்டுள்ள தடுப்பூசிச் செயல்முறை ஜென்னரின் தடுப்பூசிச் செயல்முறையுடன் பெரும் ஒற்றுமையைக் கொண்டிருந்தது. இருப்பினும், சுதாசங்கிரத்தில் கூறப்பட்டவற்றின் உண்மைத்தன்மை

நிரூபிக்கப்படவில்லை, மேலும், இந்தியக் கூற்று இன்று வரை உலகத்தால் பெரிதாக எடுத்துக்கொள்ளப்படவில்லை.

பெரியம்மை: பயங்கரமான மரணம்

பண்டைய காலங்களில் பெரியம்மை உலகெங்கிலும் அடிக்கடி பரவும் தொற்றுநோய். இத்தகைய பயங்கரத் தொற்று நோய்கள் மக்களை அழித்து வந்தன. "புள்ளிகள் கொண்ட அசுரன்" பெரியம்மையால் உயிர் பிழைத்தவர்களில் மூன்றில் ஒரு பகுதியினரைக் குருடாக்கியது மற்றும் பாதிக்கப்பட்ட அனைவரையும் வடுக்கள் மூலம் சபித்தது. வரலாற்றாசிரியர் மெக்காலே பெரியம்மையை "அனைத்து மரணத்திலும் பெரியம்மை மிகவும் பயங்கரமானது" என்று அழைத்தார்.

பெரியம்மை நோய் எங்கு தோன்றியது என்பது பற்றிய விவரம் இல்லை. இந்நோய் முதன்முதலில் சீனாவின் குடியிருப்புகளான சிந்து சமவெளி அல்லது வட ஆப்பிரிக்காவில் சுமார் 3000 ஆண்டுகளுக்கு முன்பு தோன்றியதாக நம்பப்படுகிறது. பெரியம்மை நோய்க்கான ஆரம்பகாலச் சான்றுகளாகத் தோல் புண்கள் கிமு 1570 முதல் 1085 வரையிலான 3 இந்திய மம்மிகளில் கண்டறியப்பட்டன. மரியஸ், கிபி 570 பெரியம்மை நோயை விவரிக்க முறையாக வேரியோலா என்னும் சொல்லைப் பயன்படுத்தினார். இது தோல் குறி என்று பொருள்படும்; இச்சொல் இங்கிலாந்தில் 15ஆம் நூற்றாண்டின் இறுதியில் பயன்படுத்தப்பட்டது.

இந்தியக் கொள்ளை நோய் பெரியம்மை ஆரம்ப காலத்தில் இந்தியாவில் பரவலாக இருந்ததாக நம்பப்படுகிறது. சில வரலாற்றாசிரியர்களும் சித்த மருத்துவர்களும் பெரியம்மை நோயை இந்தியக் கொள்ளை நோய் என்று குறிப்பிட்டார்கள். கிமு 327இல் சிந்து சமவெளியில் அலெக்சாண்டரின் படைகளைப் பெரியம்மை தாக்கியதாக நம்பப்படுகிறது. கிமு முதல் மில்லினியத்தில் எகிப்திய வணிகர்களால் இந்தியாவிற்குப் பெரும் பெரியம்மை வந்ததாக அறிஞர்களும் வரலாற்று ஆசிரியர்களும் நம்பினர். இருப்பினும், இந்தியாவில் இந்நோயின் ஆரம்பகாலத் தொற்று கிபி 1545 கோவாவில் காணப்பட்டது. பெரும்பாலும் போர்ச்சுகீசியர்களால் அறிமுகப்படுத்தப்பட்டது. மேலும், 8000 குழந்தைகளின் உயிரைப் பறித்தது.

அம்மையின் நச்சு முறிவுப் பொருள்: தெய்வீகத்தின் தங்குமிடம்

பெரியம்மையின் நோய்த் தெய்வமான சீதாலாவை இந்திய மக்கள் மட்டுமல்லாமல், உலகெங்கிலும் உள்ள மக்கள் வணங்கினர். இந்நோய், தெய்வங்களின் தண்டனை எனக் கருதினர். மக்கள், பெரியம்மைத் தெய்வங்கள் மற்றும் புனிதர்களைச் சாந்தப்படுத்துவதில் மும்முரமாக இருந்தனர். சீன மக்கள் பெரியம்மையின் தெய்வமான "டோ சென்னையாங்"ஐ வணங்கினர். ஐரோப்பாவின் இடைக்காலத்தில் செயின்ட் நஸ்காஸ், பிஷப் ரைம்ஸ்

ஆகியோர் பெரியம்மையின் புரவலர் துறவியாக மதிக்கப்பட்டனர். டார் நீடோனா, 12 ஆம் நூற்றாண்டில் ஜப்பானின் கௌரவத்தைப் பெற்றார். பூமியின் ராஜா அல்லது ஓம்ஃபு என்று அழைக்கப்படும் சோனா ஆப்பிரிக்காவின் பெரியம்மைத் தெய்வமாகும்.

அம்மைப்பால் குத்துதல்: கொப்புளங்கள் கொண்ட அசுரனுக்கு எதிரான பழங்கால ஆயுதம்

கிமு 430 முதல் பெரியம்மை நோயால் பாதிக்கப்பட்டால் வாழ்நாள் முழுவதும் இந்நோய்க்கு எதிரான எதிர்ப்புச் சக்தி கிடைக்கும் என நம்பினர். பாதிக்கப்பட்ட நபரின் கொப்புளத்திலிருந்து ஒரு சிறிய அளவு திரவத்தை எடுத்து ஆரோக்கியமான நபருக்குச் செலுத்தப்பட்டது. இது லேசான காய்ச்சலை ஏற்படுத்தியது; முகத்தில் கொப்பளங்கள் ஏற்படவில்லை. கிபி 1000 ஆம் ஆண்டுகளில் பெரியம்மைக்கு எதிராக அம்மைப்பால் குத்துதல் இந்தியாவிலும் சீனாவிலும் நடைமுறையில் இருந்தற்கான சான்றுகள் உள்ளன.

அம்மை குத்துபவர்களின் உதவியோடு பெரியம்மை நோய்க்கு எதிரான இந்தியப் போராட்டம்

18 ஆம் நூற்றாண்டின் வசந்த காலத்தில் ஒரு குழந்தை அழுது கொண்டிருந்தது. அக்குழந்தையை இறுக்கமாக அவரின் தந்தை பிடித்திருந்தார். அக்குழந்தையின் மேல் கையில் இரண்டு இடத்தில் லேசான காயத்தை அம்மை குத்துபவர் ஏற்படுத்தினார். அப்பொழுது பூசாரி பெரியம்மைத் தெய்வமான சீதாலா தேவியை புகழ்ந்து சத்தமாக மந்திரங்களை உச்சரித்துக் கொண்டிருந்தார். அம்மை குத்துபவர் ஒரு பையைத் திறந்து பருத்தித் துணியால், மாட்டம்மைப் பொடியைத் தொட்டுக் கங்கை நீரைக் கொண்டு தெளித்தபின் காயம் ஏற்பட்ட இடத்தில் பருத்தித் துணியால் மூடினார். இது சில நூற்றாண்டுகளுக்கு முன்பு இந்தியாவில் பரவலாக இருந்த, பெரியமைக்கு எதிரான தடுப்பூசி அல்லது அம்மை குத்தும் செயல்முறையாகும். இந்தியாவிலிருந்து இத்தடுப்பூசி நடைமுறை சீனா மற்றும் பிற நாடுகளுக்குப் பரவியது என்று நம்பப்படுகிறது.

16 ஆம் நூற்றாண்டின் முற்பகுதியில் இந்தியாவில் அம்மைப்பால் குத்துதல் என்ற நடைமுறை பொதுவாக இருந்தது என்று நம்பப்படுகிறது. இம்முறையைச் செய்தவர்கள் பிராமணர்கள் ஆவர். இவர்கள் முந்தைய ஆண்டுகளின் நோய்த் தொற்றுகளில் இருந்து உலர்ந்த சீழ் எடுத்து, ஒரு நோயாளியின் தோலில் செலுத்துவார். தடுப்பூசி போட தோல் மற்றும் முழங்கைக்கு இடையில் உள்ள கையில் அம்மைப்பால் குத்தப்படும். வில்லியம் வார்டு, ஹிந்துஸ் பற்றிய வரலாறு, இலக்கியம் மற்றும் புராணங்களின் ஒரு பார்வை (*A view of the History, Literature and Mythology of the Hindoos*) என்ற

புத்தகத்தில், தடுப்பூசி போடும் நேரத்திலும், நோய் தீவிரமடைந்தபோதும், பெரியம்மையின் முக்கிய தெய்வமான ஷீதாலாவை வழிபடப் பெற்றோர்கள் ஒரு பிராமணப் பூசாரியை நியமித்ததாக எழுதியிருக்கிறார். ஆங்கிலேயர்கள் இந்த நடைமுறையைத் தென்னிந்தியாவிற்குக் கொண்டு சென்றனர். 1787 இல் அறுவை சிகிச்சை நிபுணர் நிகோல் மெய்ன் 20 ஐரோப்பிய துருப்புகளுக்குத் திருச்சிராப்பள்ளியில் அம்மைப்பால் குத்தினார்.

சீனர்கள் அம்மை குத்தும் முறை

1661 ஆம் ஆண்டில் சீனப் பேரரசர் ஃபு-லின் பெரியம்மை நோயால் பாதிக்கப்பட்டார். அவரது மூன்றாவது மகன் காங் என்னும் பெயருடையவர் பெரியம்மை நோயிலிருந்து தப்பித்ததால் மட்டுமே முடிசூட்டப்பட்டது. அவரது மூத்த சகோதரர்கள் பெரியம்மை நோயை எதிர் கொள்ளாததால் அவர்களுக்கு முடிசூட்டப்படவில்லை. பேரரசர் காங் பெரியம்மை செலுத்தும் முறைக்குத் தீவிர ஆதரவாளராக மாறினார். பேரரசர் காங் குழந்தைப் பேறு பெற்றார். பேரரசர் தனது படைகளுக்கு அம்மைப்பால் குத்தக் கட்டளையிட்டார். அவர் தனது சந்ததியினருக்கு அம்மைப்பால் குத்துவதால் ஏற்படும் நற்பண்புகள் பற்றிப் பரிந்துரைக்கும் கடிதத்தை எழுதினார்.

சீனாவில் அம்மைப்பால் குத்தும் நடைமுறை எப்போது தொடங்கியது என்று தெரியவில்லை. இருப்பினும், 1695 ஆண்டில் சீன மருத்துவர் ஜாங் லு எழுதிய புத்தகம் முதல் பதிவாகக் கருதப்படுகிறது. 1742 ஆம் ஆண்டு எழுதப்பட்ட மருத்துவத்தின் தங்கக் கண்ணாடி என்னும் சீன மருத்துவ நூலின் படி

1695 ஆண்டு முதல் நான்கு அம்மைப்பால் செலுத்தும் முறைகள் கடைப்பிடிக்கப்பட்டு வந்தன. பருத்தி துணியில் பெரியம்மைப் பொடியை தூவி அதை நோயாளிக்குச் செலுத்துவது; மூக்கில் பெரியம்மைப் பொடியை ஊதுவது; நோய்வாய்ப்பட்ட குழந்தையின் உள்ளாடைகளை ஆரோக்கியமான குழந்தைகள் பல நாட்கள் அணிந்துகொள்ள அறிவுறுத்துவது மற்றும் பெரியம்மைப் பொடித்து ஒப்பற்ற பருத்தித் துண்டால் மூக்கை அடைப்பது முதலிய முறைகள் சீனர்களால் கடைப்பிடிக்கப்பட்டு வந்தன. மாட்டுப் பூச்சிகளை அரைத்து வாய் வழியாக வழங்குவதும் பெரியம்மை நோய்க்கு எதிராக பின்பற்றப்பட்ட முறைகளாகும்.

அந்தப்புரங்களில் அழகைப் பாதுகாத்தல்

13 ஆம் நூற்றாண்டில் எகிப்தில் மாமேலுக்ஸால் பெரியம்மைத் தடுப்பூசி அறிமுகப்படுத்தப்பட்டது. இருப்பினும், சமூகத்தில் பெரியம்மை நோயின் தீவிரத்தைத் தணிக்கப் பெரிய அளவில் இதைப் பயன்படுத்துவதற்குப் பதிலாக, ஏகாதிபத்திய அரண்மனைகளில் பெண்களின் இளமையைப் பாதுகாக்க அம்மை குத்தும் முறை பயன்படுத்தப்பட்டது.

டாக்டர் இமானுவேல் டிமோனியின் கூற்றுப்படி, கான்ஸ்டான்டினோப்பிளில் சர்க்காசியர்கள், ஜார்ஜியர்கள் மற்றும் பிற ஆசியர்களால் பெரியம்மைக்கு எதிராகத் தடுப்பூசி அறிமுகப்படுத்தப்பட்டது. இந்த நடைமுறை கான்ஸ்டான்டினோப்பிளுக்கு சப்லைம் வழியாக ஒட்டோமான் பேரரசுக்கு 1670இல் காகசஸைச் சேர்ந்த காகஸியப் பெண்களால் கொண்டுவரப்பட்டது என்று கூறுகின்றனர். அழகுக்காக காகஸியப் பெண்களால் அறிமுகப்படுத்தப்பட்ட இந்த முறை துருக்கிய சுல்தான்களின் அரண்மனைகளில் தேவைப்பட்டது. இந்தப் பெண்களில் பலருக்கு அவர்களின் தழும்புகள் தென்படாத உடல் பகுதிகளில் தடுப்பூசி போடப்பட்டது. இந்தியாவிலும் ஒட்டோமான் பேரரசிலும் பயன்படுத்தப்பட்ட அம்மை குத்தும் முறைகள் ஒரே மாதிரியாக இருந்தன. திரிபோலியில் இருந்து செயின்ட் ஜேம்ஸ் நீதிமன்றத்தின் தூதராக இருந்த காசெம் அல்கைடா அகாவின் கூற்றுப்படி, தடுப்பூசி போடப்பட்டது. 1700க்கு முன்னரே வட ஆபிரிக்காவில் அரேபியர்களால் நடைமுறைப்படுத்தப்பட்டது. ஆகா தனது குழந்தைப் பருவத்தில் அவரது நான்கு சகோதரர்கள் மற்றும் மூன்று சகோதரிகளுடன் தடுப்பூசி போட்டுக்கொண்டார்.

லேடி மேரி வொர்ட்லி மாண்டேக்: ஐரோப்பியாவில் அம்மை செலுத்துவதை ஊக்குவித்தல்

யுனைடெட் கிங்டத்தின் தூதரான சர் எட்வர்ட் வொர்ட்லி மாண்டேக் என்பவரின் மனைவி லேடி மேரி வொர்ட்லி மாண்டேக் ஆவார். லேடி மேரி 1715 பெரியம்மை நோயால் பாதிக்கப்பட்டு இருந்ததால் அவருடைய அழகிய முகம் சிதைத்தது. இரண்டு ஆண்டுகளுக்குப் பிறகு அவர் ஒட்டோமான் பேரரசுக்கு வந்தபோது அம்மை குத்துதல் பற்றி அறிந்து மகிழ்ச்சி அடைந்தார். அவர் தன் குழந்தைகளைப் பெரியம்மையின் சாபத்தில் இருந்து காக்க மிக ஆர்வமாக இருந்தார். லேடி மாண்டேக், தூதரக அறுவை சிகிச்சை நிபுணரான டாக்டர் சார்லஸ் மைட்லேண்டிடம், தனது ஐந்து வயது மகன் எட்வர்டுக்குத் தடுப்பூசி போடச் சொன்னார். 1778 ஆம் ஆண்டு மார்ச் 18 ஆம் தேதி கான்ஸ்டான்டினோப்பிளுக்கு அருகிலுள்ள பேராவில் இந்த அம்மை குத்தும் முறைக்கு மைட்லேண்ட் ஏற்பாடு செய்தார்.

மாண்டேக் குடும்பம் ஐக்கிய ராஜ்ஜியத்திற்குத் திரும்பிய பிறகு, லேடி மாண்டேக்கின் வேண்டுகோளின் பேரில், மைட்லாண்ட் தனது நான்கு வயது மகளுக்கு ஏப்ரல் 1721 இல் தடுப்பூசி போட்டார். இதுவே தொழில்முறையில் இங்கிலாந்தில் பின்பற்றப்பட்ட முதல் தடுப்பூசி ஆகும். அரசு நீதிமன்றத்தின் மருத்துவர்கள் முன்னிலையில் இந்தச் செயல்முறை மேற்கொள்ளப்பட்டது. மேரி பின்னர் தனது மகளைப் பெரியம்மை நோயாளிகளின் வீடுகளுக்கு அழைத்துச் சென்று நோயெதிர்ப்புப் பற்றி விளக்கினார். இது தடுப்பூசி போடுவதில் உள்ள ஆர்வத்தைத் தூண்டினாலும், மக்களிடையே தயக்கம் இருந்தது. இன்னும் சில பரிசோதனைகளுக்காக மக்கள் காத்திருந்தனர்.

ராயல் மருத்துவப் பரிசோதனைகள்

வேல்ஸ் இளவரசி கரோலின் உத்தரவின்பேரில் அம்மைப்பால் செலுத்துவதற்கு ஏற்பாடு செய்யப்பட்டது லண்டனில் நியூகேட் தெரு மற்றும் பழைய பெய்லி தெருவின் மூலையில் அமைந்துள்ள நியூகேட் சிறைச்சாலையில் அம்மைப்பால் செலுத்தும் முதல் பணி தொடங்கப்பட்டது. சிறைச்சாலையில் கண்டனத்திற்குரிய குற்றவாளிகள் சோதனை எடுத்துக்கொண்டால் அரசு மன்னிப்பு வழங்கப்படும் என உறுதி அளித்த பிறகு 19 முதல் 36 வயதுடைய மேரி நார்த், ஆன் டாம்பியன் மற்றும் எலிசபெத் ஹாரிசன் ஆகிய மூன்று பெண்களுக்கும், 19-25 வயதுடைய ஜான் காத்ரி, ஜான் ஆல்காக் மற்றும் ரிச்சர்ட் எவன்ஸ் ஆகிய மூன்று ஆண்களுக்கும் அம்மைப்பால் செலுத்தப்பட்டது. 21 ஜூலை 1721 இல் இவர்கள் அனைவரும் சிறையில் இருந்து விடுவிக்கப்பட்டனர். மேலும், கைதிகளுக்கு 9 ஆகஸ்ட் 1721 அன்று சார்லஸ் மைட்லேண்டால் தடுப்பூசி போட்டார். இத்தருணத்தில் புகழ்பெற்ற நீதிமன்ற மருத்துவர்கள், ராயல் சொசைட்டி உறுப்பினர்கள் மற்றும் மருத்துவக் கல்லூரி உறுப்பினர்கள் கலந்துகொண்டனர். கைதிகள் சோதனைக்கு உட்படுத்தப்பட்ட பின்னர் பெரியம்மை நோய் எதிர்ப்புச் சக்தி கொண்டவர்களாகக் கண்டறியப்பட்டனர். மார்ச் 1722 இல் வெஸ்ட்மின்ஸ்டரில் உள்ள செயின்ட் ஜேம்ஸ் பாரிஷில் இருந்து ஐந்து அனாதைகளுக்கு அடுத்த பரிசோதனை நடத்தப்பட்டது. ஏப்ரல் 1722இல், வேல்ஸ் இளவரசியின் மன்னரின் பேத்திகளான அமெலியா மற்றும் கரோலின் ஆகியோருக்கு மைட்லாண்ட் தடுப்பூசி போட்டார். இந்தச் செயல்முறை விரைவில் இங்கிலாந்தில் பிரபலமடைந்தது ஐரோப்பாவில் உள்ள பிற நாடுகளுக்கும் பரவியது.

அமெரிக்க மக்களுக்குத் தடுப்பூசி அளிக்க காரணமானவர்

1714 ஆம் ஆண்டு மார்ச் மாதத்தில் வெயில் அதிகமாக இருந்தது. பாஸ்டனில் உள்ள ஒரு சபை ஊழியரான ரெவ் காட்டன் மாதர், காரமண்டீயைச் சேர்ந்தவர், பெரியம்மை நோயிலிருந்து முழுமையாகப் பாதுகாக்கப்பட்டதாக கூறிய பணியாளர் ஒனேசிமஸை அவநம்பிக்கையுடன் பார்த்துக் கொண்டிருந்தார். மேலும் விசாரித்ததில், பெரியம்மை நோய்க்கு எதிராக தனது பூர்வீக நிலத்தில் கடைப்பிடிக்கப்படும் அம்மை குத்துதல் நடைமுறையைப் பற்றி அவரிடம் கூறினர். ஆனால், மாதர் ஒனேசிமஸை நம்ப மறுத்தார்.

சில மாதங்களுக்குப் பிறகு, டாக்டர் இமானுவேல் டிமோனியின் கான்ஸ்டான்டினோப்பிளின் அம்மை குத்துதல் பற்றி மாதர் படித்தார். இது ராயல் சொசைட்டியால் ஏப்ரல்-ஜூன் 1714 இல் அதன் தத்துவப் பரிவர்த்தனைகளில் வெளியிடப்பட்டது. ஒனேசிமஸிடமிருந்து தான் கேட்ட அம்மை குத்துதல் பற்றி உறுதிப்படுத்த மாதர் முடிவு செய்தார்.

பெரியம்மை நோயிலிருந்து நோய் எதிர்ப்புச் சக்தி கொண்டவர்கள் பெரியம்மை நோயாளிகளுக்குச் சிகிச்சை அளிக்கலாம் என்று அவருக்குத் தெரிவிக்கப்பட்டது. மாதர், போஸ்டோனியர்களுக்குத் தடுப்பூசி போட டாக்டர் ஜப்டீல் பாய்ல்ஸ்டனைச் சமாதானப்படுத்தினார். 1721 ஆம் ஆண்டு ஜூன் 26 ஆம் தேதி, டாக்டர் பாய்ல்ஸ்டனின் ஆறு வயது மகன் மற்றும் அவரது இரண்டு பணியாளர்களுக்கு அம்மை குத்தப்பட்டது. பெரியம்மை நோய் பாதித்தவர்களை ஏற்றிக்கொண்டு வந்த கப்பலால் 1721இல் பாஸ்டன், மாசாச்சூசெட்டின் பிற பகுதிகளில் பெரியம்மை பரவ வழிவகுத்தது. மக்களைக் காப்பாற்ற மாதர் அம்மை குத்தும் முயற்சியில் இறங்கினார்.

அமெரிக்காவில் முதல் அம்மை குத்தும் திட்டம் தொடங்கியது மாதர் மற்றும் பாய்ஸ்டன் ஆகியோர் 244 பேருக்குத் தடுப்பூசி போட்டனர் இருவரும் தங்கள் செயல்முறையை மதிப்பிடுவதற்கு ஒப்பீட்டுப் பகுப்பாய்வு முறையைப் பயன்படுத்தினர். பெரியம்மை நோயால் பாதிக்கப்பட்டவர்களின் இறப்பு விகிதத்தை அம்மை குத்தியபின் பாதிக்கப்பட்டவர்களுடன் ஒப்பிட்டனர். இயற்கையாகவே நோயால் பாதிக்கப்பட்டவர்களில் 14 விழுக்காடு, அம்மை குத்தப்பட்டவர்களில் 2 விழுக்காடு நபர்கள் மட்டுமே இறந்ததாகக் கண்டறிந்தனர். எனவே நியூ இங்கிலாந்தின் காலனியில் அம்மை குத்துதல் பற்றிய புகழ் வளர்ந்தது. பெரியம்மை நோயிலிருந்து பாதுகாக்க அம்மை குத்தும் நடைமுறை பிரபலமடைந்தது. எட்வர்ட் ஜென்னர் தடுப்பூசி கண்டுபிடிக்கும் வரை உலகம் முழுவதும் அம்மை குத்துதல் தொடர்ந்தது. இது ஒரு புதிய உலகத்தின் ஆரம்பமாகும்.

உலகத்திற்கான தடுப்பூசி எழுத்தர்

முதல் தடுப்பூசியைக் கண்டுபிடித்த பிறகு, ஜென்னர் தனது வாழ்நாள் முழுவதையும் தனது கண்டுபிடிப்பைப் பிரபலப்படுத்தவும், உலகம் முழுவதும் மாட்டம்மைப் பொருட்களை வழங்கவும் செலவிட்டார். தனது கண்டுபிடிப்பு உலக நலனுக்கானது என்று அவர் கருதினார். ஹென்றி க்லைன், டாக்டர் வில்லியம் உட்வில்லே மற்றும் டாக்டர் ஜார்ஜ் பியர்சன் போன்ற சில அறுவைச் சிகிச்சை நிபுணர்கள் அவருக்கு ஆதரவளித்தனர். தடுப்பூசிச் செயல்முறை குறிப்பிடத்தக்க வேகத்தில் பரவியது மற்றும் கிட்டத்தட்ட அனைத்து ஐரோப்பிய நாடுகளையும் அடைந்தது. 1801 வாக்கில், இங்கிலாந்தில் தடுப்பூசி போட்டுக்கொண்டவர்களின் எண்ணிக்கை 100,000 ஆக உயர்ந்தது. தடுப்பூசி வழங்குவதில் தடைகள் இருந்தபோதிலும், ஜென்னர் தடுப்பூசியைக் கோரிய அனைவருக்கும் அனுப்பினார். தடுப்பூசி பற்றிய தொடர்பிலேயே அவர் மிகவும் ஈடுபாடு கொண்டவராக இருந்ததால், அவர் தன்னை 'உலகுக்கான தடுப்பூசி எழுத்தர்' என்று அழைத்துக் கொண்டார்.

ஜென்னரின் தடுப்பூசி உலகம் முழுவதும் பரப்பியது

*1803*ஆம் ஆண்டில் ஸ்பெயினின் மன்னர் சார்லஸ் IV குடிமக்களுக்குத் தடுப்பூசி அளிக்குமாறு மருத்துவர் பிரான்சிசுக்கோ சேவியர் டே பால்மிசஜ கேட்டுக்கொண்டார். 22 குழந்தைகளுக்கும் மற்றும் மருத்துவரின் உதவியாளர்களுக்கும் தடுப்பூசி அளித்துக் கப்பலில் பயணத்தை மேற்கொண்டார். இந்தக் குழு கராகஸ் அடைந்தபோது ஒரே ஒரு சிறுவனுக்கு மட்டும் மாட்டம்மைக் கொப்புளங்கள் தென்பட்டன. இது தென்னமெரிக்காவில் தடுப்பூசியை வழங்கப் போதுமானதாக இருந்தது.

ஜென்னரின் தடுப்பூசி உலகமெங்கும் பயணித்தது. டாக்டர் ஜான் ஹாய்கர்த்துக்குத் தடுப்பூசி வழங்கப்பட்டது. இவர் சில ஊசிகளைப் பேராசிரியர் பெஞ்சமின் வாட்ர்ஹவுஸ்க்கு வழங்கினார் பேராசிரியர் பெஞ்சமின் இங்கிலாந்தில் தடுப்பூசியை அறிமுகப்படுத்தினார்.

1802-ல், 19 தன்னார்வலர்களுக்குத் தடுப்பூசி அளித்தார். மேலும், தடுப்பூசிச் சோதனைக்கு நிதி உதவி செய்ய நகர சுகாதார வாரியத்தைச் சமாதானம் செய்தார். ரஷ்யாவின் பேரரசி டோவாஜ்ர் தடுப்பூசிக்கு வலுவான ஆதரவாளராக இருந்தார். ஓர் இளம் வயதுக் குழந்தைக்குப் பெரியம்மைத் தடுப்பூசி அளித்து வசின்ஆ஼ என பெயரிடப்பட்டது. அச்சிறுமிக்கு வாழ்நாள் முழுவதும் ஓய்வூதியம் வழங்கப்பட்டது.

பெரியம்மைத் தடுப்பூசி இந்தியாவிற்கு வருகை

ஜென்னர் மற்றும் பலர் மாட்டம்மைத் தடுப்பூசிப் பொருட்களைக் கடல் வழியாக இந்தியாவிற்கு அனுப்பப் பல முயற்சிகளை மேற்கொண்டனர். இருப்பினும், அதன் குறுகிய ஆயுட்காலம் காரணமாக, குறிப்பாக வெப்பமான மற்றும் ஈரப்பதமான காலநிலையில், இந்த முயற்சிகள் தோல்வியடைந்தன. ஜென்னர் சில தடுப்பூசிப் பொருட்களை சுவிஸ் மருத்துவர் ஜீன் டி கேரோவுக்கு அனுப்பினார், அவர் அதன் ஒரு பகுதியை வியன்னா மற்றும் கான்ஸ்டான்டிநோபிள் வழியாகப் பாக்தாத்துக்கு அனுப்பினார்.

பாக்தாத்தில் உள்ள பிரிட்டிஷ் அறுவை சிகிச்சை நிபுணர் உள்ளூர்க் குழந்தைகளுக்குப் புதிய தடுப்பூசியைச் செலுத்தி அடுத்தடுத்த நபருக்குத் தடுப்பூசி மூலம் இந்தியாவின் பம்பாய்க்கு கப்பல் மூலம் கொண்டு வரப்பட்டது. ஜூன் 14, 1802 அன்று, 20 குழந்தைகளுக்கு முதல் தடுப்பூசி டாக்டர் ஹ்லெனஸ் ஸ்காட் என்பவரால் பம்பாயில் செலுத்தப்பட்டது. இருப்பினும், ஒரு பிரிட்டிஷ் அதிகாரியின் பெண் உதவியாளரின் மூன்று வயது மகள் அன்னா டஸ்டலிக்கு மட்டுமே கொப்புளங்கள் ஏற்பட்டன. அவரது கொப்புளத்தின் திரவத்திலிருந்து, ஐந்து குழந்தைகளுக்குத் தடுப்பூசி போடப்பட்டது.

பூனா, சூரத், ஹைதராபாத், சிலோன், மெட்ராஸ் மற்றும் கடற்கரை மற்றும்

தக்காணத்தில் உள்ள இடங்கள் உட்படப் பல்வேறு இடங்களுக்குத் தடுப்பூசிப் பொருட்கள் சேகரிக்கப்பட்டு அனுப்பப்பட்டன. அதன் பிறகு, தடுப்பூசி பிரிட்டிஷ் இந்தியாவின் முக்கிய இடங்களுக்கு அனுப்பப்பட்டது. மே 1803 இல் இந்தியாவில் அதிகாரப்பூர்வத் தடுப்பூசி நிறுவனம் உருவாக்கப்பட்டது. இந்தியாவில் உள்ள ஐரோப்பியக் குழந்தைகளுக்குத் தடுப்பூசி விரைவில் வழங்கப்பட்டது. ஆரம்பத்தில், தடுப்பூசிக்குத் தேவையான நிணநீர் இங்கிலாந்தில் இருந்து வந்தது. தன்னார்வலர்களின் தொடர் மூலம் அது உயிர்ப்புடன் இருந்தது. பின்னர், தடுப்பூசி நிணநீர் உற்பத்திக்காக ஒவ்வோர் இந்திய மாநிலத்திலும் மாட்டுப் பண்ணைகள் நிறுவப்பட்டன.

உற்பத்தி மற்றும் பாதுகாத்தல் சவாலை சந்தித்தல்

1810 ஆம் ஆண்டில், இத்தாலியின் நேபிள்ஸில் தடுப்பூசிச் சேவையின் இயக்குனர் ஜென்னாரோ கல்பியாட்டி, மனிதத் தடுப்பூசி நிணநீர் மூலம் பசுக்களுக்குத் தடுப்பூசி போட்டார். இதன் விளைவாக விலங்கு நிணநீரில் இருந்து, அவர் மக்களுக்குத் தடுப்பூசி போட்டார். இத்தகைய தடுப்பூசிகள் அவற்றின் முடிவுகளை விரைவாக வெளிப்படுத்துகின்றன, ஆனால் மனிதமயமாக்கப்பட்ட வைரஸ்களுடன் ஒப்பிடும்போது மிகவும் ஆபத்தான அல்லது சமரசம் செய்யாத பாதுகாப்பைக் கல்பியாட்டி கண்டறிந்தார். மேலும், மாட்டு நிணநீர்த் தடுப்பூசிகள் மற்ற மனித நோய்களை நன்கொடையாளரிடமிருந்து பெறுநருக்குக் கடத்தும் அபாயத்தை ஏற்படுத்தவில்லை. பின்னர் 1836 ஆம் ஆண்டில், எட்வர்ட் பல்லார்ட் என்ற ஆங்கில மருத்துவர், மனிதர்களிடமிருந்து மனிதர்களுக்குப் பரவும் மாட்டம்மையின் வீரியம் குறைந்து வருவதாக முடிவுக்கு வந்தார்.

இந்தப் பிரச்சனையைச் சமாளிக்க அவர் இரண்டு ஆலோசனைகளை வழங்கினார். முதலில் மாட்டம்மையின் புதிய வகைகளைத் தேர்ந்தெடுப்பது. இரண்டாவது முறையில், கொப்புளப் பொருளை (நிணநீர்) மீண்டும் பசுக்களுக்குள் புகுத்துவதன் மூலம் ஆற்றலை அதிகரிக்கப் பரிந்துரைத்தார். இந்த முறைகள் போதுமான தடுப்பூசிப் பொருட்களைத் தயாரிப்பதில் பெரிதும் உதவின. 1850 களில் செய்னின் கண்டுபிடிப்புத் தடுப்பூசி விநியோகச் சங்கிலியை மேலும் வலுப்படுத்தியது. தடுப்பூசி நிணநீரைக் கிளிசராலுடன் கலப்பது அதன் சிதைவைத் தடுக்கிறது மற்றும் சேமிப்பு நேரத்தை குறைத்தது.

19ஆம் நூற்றாண்டின் இறுதியில் கிளிசரின் கொண்டு கன்றுகளின் நிணநீரை நிலையான செயல்முறையாக மாற்றியது மற்றும் கைக்குக்-கைத் தடுப்பூசி முறை நிறுத்தப்பட்டது. தடுப்பூசிகளின் நிலைத்தன்மையை மேம்படுத்துவதில் மற்றொரு மைல்கல்லாகும். குறிப்பாக வெப்பமண்டலப் பகுதிகளில், உலர்ந்த தடுப்பூசித் தயாரிப்புகளை ஜெர்மனி மற்றும் பிரான்ஸ் உருவாக்கின.

ஆய்வகங்களில் தடுப்பூசிகளை வளர்ப்பது

ஜென்னரின் கண்டுபிடிப்பு பல வரம்புகளைக் கொண்டிருந்தது. பல மனித நோய்களுக்குப் பொருத்தமான விலங்கு மாதிரிகள் இல்லை; மேலும், நோயை ஏற்படுத்தாமல் நோய் எதிர்ப்புச் சக்தியை வழங்க முடியவில்லை. வாழ்நாள் முழுவதும் பாதுகாப்பை வழங்க ஒரு தடுப்பூசி போதாது என்பதைப் பின்னர் உணர்ந்ததன் மூலம் பிரச்சனை அதிகரித்தது. எனவே, விஞ்ஞானிகள் ஆய்வகங்களில் நோய்க்கிருமிகளை வளர்ப்பதற்கான வழிகளில் பணியாற்றத் தொடங்கினர். உண்மையான நோய்த்தொற்று ஏற்பட்டால் ஒரு நச்சுயிரியை அடையாளம் கண்டு அதை நடுநிலையாக்க நோயெதிர்ப்பு மண்டலத்தைத் தூண்டும் திறனில் சமரசம் செய்யப்படவில்லை. அடுத்த அத்தியாயத்தில், தடுப்பூசியின் புதிய சகாப்தம், ஆய்வகத்தால் வளர்க்கப்படும் தடுப்பூசிகளின் சகாப்தம் பற்றி மேலும் அறிந்து கொள்வோம்.

REFERENCES

1. Parish HJ. Victory with vaccines: The story of immunization. Edinburgh: E&S Livingstone; 1968.

2. Pead PJ. Benjamin Jesty: New light in the dawn of vaccination. The Lancet. 2003 December;362(9401):2104–2109.

3. Riedel S. Edward Jenner and the history of smallpox and vaccination. Baylor University Medical Center Proceedings. 2005 January 21;18(1):21–25.

4. Willis NJ. Edward Jenner and the eradication of smallpox. Scottish Medical Journal. 1997;42:118–121.

5. Brimnes N. Variolation, vaccination and popular resistance in early colonial south India. Medical History. 2004 April;48:199–228.

6. The history of vaccines [Internet]. History of vaccines.org. 2021 [cited 17 May 2021]. Available from: https://www.historyofvaccines.org/timeline#EVT_30

7. Wujastyk D. A pious fraud: Indian claims for pre-Jennerian smallpox vaccination. In: Meulenbeld GJ, Wujastyk D, editors.

Studies on Indian medical history. Delhi: Motilal Banarsidass Publishers; 2001. 121–154.

8. Barquet N, Domingo P. Smallpox: The triumph over the most terrible of the ministers of death. Ann Intern Med. 1997;127(8 Pt 1):635–642.

9. World Health Organization. The global eradication of smallpox: Final report of the Global Commission for the Certification of Smallpox Eradication, Geneva, December 1979. World Health Organization. 1980.

10. Moore JC. The history of smallpox. London: Longman; 1815.

11. Lahariya C. A brief history of vaccines and vaccination in India. The Indian Journal of Medical Research. 2014 April;139(4):491.

12. Fenner F, Henderson DA, Arita I, Jezek Z, Ladnyi ID. The history of smallpox and its spread around the world. Smallpox and Its Eradication. 1988. 209–244.

13. Banthia J, Dyson T. Smallpox in nineteenth-century India. Population and Development Review. 1999 December;25(4):649–680.

14. Timonius E. An account of the history of procuring the small pox by incision or inoculation: as it has for some time been practised at Constantinople. Being the extract of a letter from Emanuel Timonius, Oxon and Patav. M.D. F.R.S. December 1713. Constantinople. Phil Trans 1714;29:72–82.

15. Fitchett JR, Heymann DL. Smallpox vaccination and opposition by antivaccination societies in 19th century Britain. Hist Med. 1995;2:E17

16. Needham J, Lu GD. Science and civilisation in China, Volume 6, biology and biological technology, Part VI, medicine. Cambridge: Cambridge University Press; 2000.

17. Dharampal S (editor). Indian science and technology in the eighteenth century: Some contemporary accounts. Hyderabad: Academy of Gandhian Studies; 1971.

18. Ward WA. View of the history, literature, and mythology of the Hindoos: Including a minute description of their manners and customs, and translations from their principal works. Serampore: Printed at the Mission Press; 1818.

19. Bhattacharya S, Harrison M, Worboys M. Fractured states: Smallpox, public health and vaccination policy in British India, 1800–1947. Hyderabad: Orient Longman; 2006.

20. Boylston A. The origins of inoculation. Journal of the Royal Society of Medicine. 2012 July;105(7):309–313. 21. Plotkin SA Plotkin SA, Orenstein W, Offit PA. Vaccines. Amsterdam: Elsevier Health Sciences; 2008.

22. Cassem Algaida Aga Paper relating to the inoculation of smallpox, as it is practised in the Kingdoms of Tripoli, Tunis and Algier. In: Scheuchzer JG, editor. An account of the success of inoculating the smallpox in Great Britain, for the Years 1727 and 1728. London: J. Peele; 1729. 61–63.

23. Stearns RP. Remarks upon the introduction of inoculation for smallpox in England. Bull Hist Med. 1950;24:103–122.

24. Miller G. Smallpox inoculation in England and America: A reappraisal. The William and Mary Quarterly. 1956;13:476–492.

25. Woodville W. The history of inoculation of the smallpox, in Great Britain. Vol. 1. London: James Philips; 1796.

26. Kochhar R. Smallpox in the modern scientific and colonial contexts 1721–1840. Journal of biosciences. 2011 December 1;36(5): 761–768.

27. Mather C. An account of the method and success of inoculating the small-pox in Boston in New England. London: J. Peels; 1722.

28. Gross CP, Sepkowitz KA. The myth of the medical breakthrough: smallpox, vaccination and Jenner reconsidered. Int J Infect Dis. 1998;3:54–60.

29. Beall OT, Shryock RH. Cotton Mather: First significant figure in American medicine. Baltimore: Johns Hopkins University Press; 1954.

30. Zakir F, Islam F, Jabeen A, Moni SS. Vaccine development: A historical perspective. Biomedical Research. 2019;30:452–455.

31. Underwood EA. Edward Jenner, Benjamin Waterhouse and the introduction of vaccination in the United States. Nature. 1949;163:823–828.

32. Shoolbred J. Report on the progress of vaccine inoculation in Bengal. London: Blacks and Perry; 1805.

33. Behbehani AM. The smallpox story: Life and death of an old disease. Microbiol. Rev. 1983;47:455–509.

அத்தியாயம் 2

தடுப்பூசிகளின் பரிணாமம்

தவறினால் உருவான அற்புதக் கண்டுபிடிப்பு பிரெஞ்சு வேதியியலாளரும் நுண்ணுயிரியலாளருமான லூயிஸ் பாஸ்டர் 1879இல் கோடை விடுமுறையில் இருந்து வந்திருந்தார். அவரது உதவியாளர் சார்லஸ் சேம்பர்லேண்ட் கோழிகளுக்குக் காலரா பாசிலியைச் செலுத்தாததைக்கண்டு கோபம் உற்றார். ஏனெனில் பாஸ்டுரெல்லா மல்டோசிடா என்ற உயிருள்ள நுண்ணுயிரியைக் கோழிக்கு ஊசி மூலம் செலுத்திக் கோழிக் காலராவை பற்றி ஆய்வு செய்து வந்தார். முதலாளியின் கோபத்தைக் குறைக்க சார்லஸ் சேம்பர்லேண்ட் உடனடியாகக் கோழிக்கு நுண்ணுயிரியை ஊசி மூலம் செலுத்தினார். இதனால் கோழி இன்னும் சில நாட்களில் இறந்துவிடும் என்று உதவியாளரும் லூயிஸ் பாஸ்டரும் எதிர்பார்த்தனர். ஆனால் உதவியாளரும், லூயிஸ் பாஸ்டரும் ஆச்சரியப்படும்படியாகக் கோழி, கோழிக் காலரா நோயின் லேசான அறிகுறிகள் மட்டுமே காட்டியதோடு மட்டுமல்லாமல் கோழி குணமடைந்தது. குணமடைந்த கோழிக்கு நுண்ணுயிரியின் கலவையை ஊசி மூலம் செலுத்தினார். ஆனால், அவர்கள் ஆச்சரியப்படும் விதமாக கோழி நோயின் அறிகுறிகளைக் காட்டவில்லை. நீண்ட நேரத்திற்கு எரிவளியை நுண்ணுயிர்க் கலவையில் படுமாறு செய்ததால் நுண்ணுயிரி பலவீனம் அடைந்திருந்தாலும், நோய் எதிர்ப்புச் சக்தியைத் தூண்டும் திறன் பாதிக்கப்படவில்லை. பெரியம்மை நோய்க்கு எதிராக இந்திய அம்மை குத்துபவர்கள் பயன்படுத்திய பழைய சீழ்களில் காணப்பட்ட வீரியம் குறைந்த பெரியம்மை நச்சியூரியின் பண்புகள் மேற்பட்ட கோழிக் காலரா நோய் எதிர்ப்புத் தன்மையுடன் ஒத்திருந்தது. இத்தருணத்தில் உலகத்தில் உள்ள ஆய்வகங்கள் தடுப்பூசிகளைத் தயாரிக்க ஆயத்தம் ஆகிவிட்டன.

உயிர் நீக்கிய தடுப்பூசி பற்றி முதல் பொது விளக்கக் காட்சி

5 மே 1881 ஒரு முக்கியமான நாள்

பௌஇல்லி-லே-போர்ட் என்று அழைக்கப்படும் ஒரு சிறிய பிரெஞ்சுக் கிராமத்தில் உள்ள மோன்சிஜர் ரோஸ்சிஜினோல் பண்ணையில், அரசு அதிகாரிகள், பண்ணையாளர்கள், பத்திரிகையாளர்கள், உள்ளூர்த் தலைவர்கள் மற்றும் விஞ்ஞானிகள் பண்ணையில் கூடியிருந்தனர். ஆய்வகத்தில் வளர்க்கப்பட்ட தடுப்பூசியின் முதல் செயல் விளக்கத்தைப் பற்றிய முழுமையான அறிவைப் பெறக் குழுமியிருந்தனர்.

விவசாய சங்கத்தின் தலைவரான மான்சியர் டி லா ரோச்செட் பரிசோதனைக்காக 60க்கும் மேற்பட்ட விலங்குகளை ஏற்பாடு செய்தியிருந்தார். லூயிஸ் பாஸ்டர், அடைப்பான் (ஆந்த்ராக்ஸ்) தடுப்பூசி உடன் வந்தார். அடைப்பான் எனப்படும் நுண்ணுயிரி நோய் மனிதர்களையும் விலங்குகளையும் பாதிக்கிறது. எனினும், இந்த நோய் கால்நடைகளில் இழப்பு மற்றும் உற்பத்தி இழப்பு ஏற்படுத்திப் பெரும் பொருளாதார இழப்புகளை உண்டாக்குகிறது. லூயிஸ் பாஸ்டர், விலங்குகளைச் சோதனைக் குழு மற்றும் கட்டுப்பாட்டுக் குழு என இரண்டு குழுக்களாகப் பிரித்தார். ஒவ்வொரு குழுவிலும்

21 வெள்ளாடுகள், மூன்று செம்மறியாடுகள், ஆறு மாடுகள் ஆகியவை இருந்தன. சோதனைக்கு உட்படுத்தப்பட்ட விலங்குகளுக்கு உயிர் நீக்கிய அடைப்பான் தடுப்பூசி போடப்பட்டது. அதேசமயம் கட்டுப்பாட்டுக் குழுவிலுள்ள விலங்குகளுக்குத் தடுப்பூசி அளிக்கப்படவில்லை. 17 மே 1881 அன்று மிகவும் வீரியமிக்க ஆந்த்ராக்ஸ் நுண்ணுயிரிச் சோதனை குழுவில் உள்ள விலங்குகளுக்குப் போடப்பட்டது. 31 மே 1881 அன்று சோதனைக் குழு மற்றும் கட்டுப்பாட்டுக் குழுக்களுக்கு வீரியமிக்க ஆந்த்ராக்ஸ் நுண்ணுயிரி செலுத்தப்பட்டது. பார்வையாளர்கள் 48 மணி நேரத்திற்குப் பிறகு பண்ணைக்கு வருமாறு கேட்டுக் கொள்ளப்பட்டனர். 2 ஜூன் 1881 அன்று பண்ணைக்கு வந்த பார்வையாளர்கள் வியப்படைந்தனர்.

கட்டுப்பாட்டுக் குழுவிலுள்ள 21 வெள்ளாடுகள், ஒரு செம்மறி ஆடு இறந்து விட்டன. சோதனைக் குழுவிலுள்ள அனைத்து விலங்குகளும் ஆரோக்கியமாக இருந்தன. கட்டுப்பாட்டுக் குழுவிலுள்ள இரண்டு செம்மறி ஆடுகள் பார்வையாளர்கள் முன் இறந்தன. இந்தக் குழுவில் உள்ள கடைசி ஆடும் இறந்து விட்டது. ஆனால் கட்டுப்பாட்டுக்குள் உள்ள மாடுகள் இறக்க வில்லை என்றாலும், அவை நோய்க்கான அறிகுறிகளை காட்டின. ஆய்வகத்தில் உற்பத்தியான தடுப்பூசிகளின் வீரியம் பற்றி உலகம் நம்பியது.

வெறி நோயிலிருந்து தப்பிய மரணம் / மரணத்தின் பிடிகளில் இருந்து விலகியது /தாடையின் பிடிகளிலிருந்து தப்பிய மரணம்

பிரான்சில் உள்ள அல்சேஸைச் சேர்ந்த ஒரு தாய் லூயிஸ் பாஸ்டரைத் தேடிக்கொண்டிருந்தார். அவர் கொடிய நோயான வெறிநோய்க் கடியைக் குணப்படுத்த ஆய்வு செய்கிறார் என அறிந்து அவரைத் தேடி வருகிறாள். 1885 ஆம் ஆண்டு ஜூலை 4 ஆம் தேதி அவரது 9 வயது மகன் ஜோசப் மெய்ஸ்டரை வெறிநாய் 14 முறை கடித்ததுவிட்டது. அவர் உயிர் பிழைப்பார் என்ற நம்பிக்கை இல்லை.

டாக்டர் ஜோசப் கிராஞ்சர் தாயின் கோரிக்கையின் பேரில், பாஸ்டரின் ஆய்வகத்திற்குச் சென்றார். பாஸ்டர் உருவாக்கி வந்த வெறிநாய்க்கடித் தடுப்பு மருந்து ஜோசப் மெய்ஸ்டரின் உயிரைக் காப்பாற்றும் என பாஸ்டர் நம்பினார்.

லூயிஸ் பாஸ்டர் தயக்கத்துடன் ஜூன் 6 ஜூலை 1885 ஆம் ஆண்டு இரவு 8 மணிக்கு வெறிநோய்த் தடுப்பூசியை மெய்ஸ்டருக்கு வழங்கினார். இது வெறிநாய்க் கடியால் இறந்த முயலின் முதுகுத் தண்டுவடத்தில் இருந்து 15 நாட்கள் காற்றில் உலர வைக்கப்பட்ட தடுப்பூசியாகும். மெய்ஸ்டருக்கு 13 நாட்களுக்கு ஒரு முறை இத்தடுப்பூசி அளிக்கப்பட்டது. இது ஜோசப் மெய்ஸ்டரை மரணத்தின் பிடியிலிருந்து மீட்டு எடுத்தது.

இரண்டு மாதங்களுக்குப் பிறகு, மற்றொரு சிறுவன், ஜீன் பாப்டிஸ்ட் ஜூபில், அதே சிகிச்சையைப் பெற்றுக் கொடிய நோய்க்கிருமியிலிருந்து தப்பினார். பின்னர், 1946 ஆம் ஆண்டில், ஹிலாரி கோப்ரோவ்ஸ்கி, நரம்பு மண்டலத் திசுக்களுக்குப்பதிலாக கோழிக் கருக்களில் வெறிநாய்க்கடி நச்சியூரியை வளர்த்து, கோழிக் கருக்கள் வழியாக 180 முறை அதைச் செலுத்தினார். இந்த நச்சுயிரி குறைவான பக்க விளைவுகள் மற்றும் தடுப்பூசிகளின் செயல்திறனில் குறைபாடுகளை ஏற்படுத்தியதால் தோல்வி அடைந்தது.

விஞ்ஞானியும் மற்றும் சீனப் பன்றியும்

மார்ச் 1894-ல் கல்கத்தாவின் புறநகரில் உள்ள கட்டல் பாகன் பஸ்டீயில் (குடிசைப் பகுதி) இல் ஓர் அற்புதமான காட்சி காணப்படது. ஒரு குளத்தைச் சுற்றிலும் சிறிய மண் வீடுகளுக்கு நடுவே ஏழை மக்கள் அதிசய ஊசி போடுவதற்காக காத்திருந்தனர். அது வாந்தி பேதி (Cholera) என்ற கொடிய நோயிலிருந்து மனிதர்களைக் காப்பாற்றும் என்று நம்பினர்.

ஓர் ஆங்கிலேய இளைஞன் ஜான் ஹாப்கின்ஸ் எண்ணெய் விளக்கின் அருகில் அமர்ந்து அதிகாலையிலிருந்து மக்களுக்குத் தடுப்பூசி போடுவதில் மும்முரமாக இருந்தான். அவரோடு பல இந்திய மருத்துவர்களும் இருந்தனர்.

ஜான் ஹாப்கின்ஸ், பாரிசில் உள்ள புகழ்பெற்ற பாஸ்டர் நிறுவனத்தில் பணிபுரியும் போது வாந்தி பேதிக்கு எதிராகத் தடுப்பூசியை உருவாக்கினார். அவர் ஒரு நூலகராக இருந்தபோதிலும் ஓய்வு நேரத்தில் ஆய்வகத்தில்

பரிசோதனை மேற்கொண்டார். ஜான் ஹாப்கின்ஸ், பன்றிகளின் வயிற்றுக் குழி வழியாக 39 முறை காலராபேசிலியின் வலுவூட்டப்பட்ட நுண்மக் கலவையைச் செலுத்தினார். பின்னர், அதன் வீரியத்தை வெப்பத்தைக் கொண்டு குறைத்துத் தடுப்பூசியை உருவாக்கி, இரண்டு முறை தடுப்பூசியைச் செலுத்தினார்.

1892 ஆம் ஆண்டு ஜூலை 18 ஆம் தேதி ஜான் ஹாப்கின்ஸ் கண்டுபிடிப்பு குறித்துச் செய்தித்தாள்கள் மற்றும் கல்வித் துறை வட்டாரங்களில் பெரும் பரபரப்பை ஏற்படுத்தியது. அவரது தயாரிப்புப் பாதுகாப்பானது என்பதை நிரூபிக்க, முதல் தடுப்பூசியை ஜான் ஹாப்கின்ஸ் போட்டுக் கொண்டார். பின்னர், அவருடன் பணிபுரியும் 6 பேருக்குத் தடுப்பூசியைப் போட்டுக் கொள்ளச் செய்தார். அவர்கள் அனைவருக்கும் காய்ச்சல் மற்றும் தடுப்பூசி செலுத்திய இடத்தில் சிறிய வீக்கம் காணப்பட்டது; பிறகு குணமடைந்தனர்.

இந்த ஆரம்பச் சோதனைகளுக்குப் பிறகு, பெரிய அளவிலான மனிதச் சோதனைகளை நடத்துவதற்கு வாந்தி பேதி நிறைந்த ஓர் இடம் ஹாஃப்கினுக்குத் தேவைப்பட்டது. 1893 ஆம் ஆண்டில்,பாரிஸில் பிரிட்டிஷ் தூதராக இருந்த இந்தியாவின் முன்னாள் வைஸ்ராய் லார்ட்ஃபிரடெரிக் டஃபெரின், அவர் இந்தியாவின் வங்காளத்திற்குச் செல்ல பரிந்துரைத்தார்.

கட்டல் பாகன் பஸ்டீயில் வாந்தி பேதி நோய் பரவியது, இது ஹாஃப்கினுக்கு, அவரது ஆரம்பகாலத் தடுப்பூசிக்கான சிறந்த ஆதாரத்தை வழங்கியது. சில நாட்களில், அவர் 116 பேருக்குத் தடுப்பூசி போட்டார். அடுத்த இரண்டு மாதங்களில், அவரது குழுவினர் பஸ்டீயில் 10 காலரா நோயாளிகளைக் கண்டறிந்தனர், அதில் ஏழு பேர் உயிரிழந்தனர். இதில் அனைத்து உயிரிழப்புகளும் தடுப்பூசிபோடப்படாத குழுவிலிருந்து பதிவாகி இருந்தன. எனவே, மனிதர்களுக்கு ஏற்படும் நுண்ணுயிரி நோய்க்கான முதல் பயனுள்ள தடுப்பூசி ஹாஃப்கினின் தடுப்பூசி ஆகும்.

இந்தியாவின் முதல் தடுப்பூசி

செப்டம்பர் 1896 பம்பாயின் குடிசைப் பகுதியில் கொள்ளை நோய் பரவியது. இது பிரிட்டிஷ் ஹாங்காங்கில் இருந்து வந்த வணிகக் கப்பல் மூலம் இந்தியாவில் பரவியது; நிலைமை கவலைக்கிடமாக மாறியதும் கவர்னர் உதவிக்காக ஹாஃப்கினை நாடினர்.

உலகின் கொள்ளை நோய்க்கு எதிராக முதல் தடுப்பூசியை உருவாக்கும் பணியை அவருக்கு வழங்கினார். ஹாஃப்கின் உடனடியாக பம்பாய்க்குச் சென்று ஒரு சிறிய அறை கொண்ட ஆய்வகத்தில் குறைந்தபட்ச ஊழியர்களுடன் ஓய்வின்றி உழைத்தார். அவர் மூன்று மாதங்களில் தடுப்பூசியுடன் தயாராகிவிட்டார். ஜனவரி 10, 1897-இல், தனக்குத்தானே

10 மில்லி லிட்டர் அளவுள்ள தடுப்பூசியை செலுத்திக் கொண்டார். சில நாட்களுக்குக் கடுமையான காய்ச்சலால் பாதிக்கப்பட்டு, பிறகு குணமடைந்தார். பின்னர், அவர் மனிதர்களில் பரிசோதனைகளுக்கு தயாராக இருந்தார்

ஜனவரி 1897 இன் கடைசி வாரத்தில், பைகுல்லா சிறைச்சாலைக் கைதிகள்மீது ஒரு பரிசோதனை நடத்தப்பட்டது: 147 கைதிகளுக்குத் தடுப்பூசி போடப்பட்டது; 172 கைதிகளுக்குத் தடுப்பூசி அளிக்கப்படவில்லை. பின்னர், 12 கைதிகள் கொள்ளை நோய்க் காய்ச்சலால் பாதிக்கப்பட்டனர் மற்றும் ஆறு இறப்புகள் சிறையில் பதிவு செய்யப்பட்டன; இவை அனைத்தும் தடுப்பூசி போடப்படாத குழுவில் காணப்பட்டன. இச் சோதனைகளின் வெற்றியால் தடுப்பூசிக்குப் பெரும் தேவை உருவானது. ஒரு வருடத்திற்குள், நூறாயிரக்கணக்கான மக்கள் தடுப்பூசி போட்டுக் கொண்டனர். தடுப்பூசிகள் எண்ணற்ற மனித உயிர்களை காப்பாற்றியன.

எழுச்சி மற்றும் வீழ்ச்சி

ஆரம்பத்தில், தடுப்பூசிகளின் வெற்றியால் ஜான் ஹாப்கின்ஸ்க்கு மிகப்பெரிய மரியாதை அளிக்கப்பட்டது. அவர் இங்கிலாந்து ராணியால் பட்டம் பெற்றார். டிசம்பர் 1901இல், கொள்ளை நோய் ஆராய்ச்சி ஆய்வகத்தின் தலைமை இயக்குநராக நியமிக்கப்பட்டார்.

மார்ச் 1962இல் பஞ்சாபில் உள்ள முல்கோவால் கிராமத்தில் கொள்ளை நோய்க்கு எதிராகத் தடுப்பூசி எடுத்துக் கொண்ட 10 பேர் ரணஜன்னி நோயால் இறந்தனர். ஹாஃப்கினின் பரேல் ஆய்வகத்தில் தயாரிக்கப்பட்ட தடுப்பூசி குப்பியில் மாசுபட்டதே காரணம் எனக் கண்டறியப்பட்டது. தடுப்பூசியைச் சுத்தம் செய்யும் நடைமுறையில் ஏற்பட்ட மாற்றமே இச்சம்பவத்திற்குக் காரணம் என்று விசாரணைக் குழு சுட்டிக்காட்டியது. கொள்ளை நோய் ஆய்வகத்தின் இயக்குனராக இருந்த நிலையில் இருந்து விடுப்பில் செல்லுமாறு ஹாஃப்கின்ஸ் கேட்டுக் கொள்ளப்பட்டார்.

விசாரணைக்குழுக் கண்டுபிடிப்புகள் 1976 இல் வெளியிடப்பட்டன. லண்டனில் உள்ள கிங்ஸ் கல்லூரியின் பேராசிரியரான டபிள்யூ. ஜே. சிம்ப்சனிடமிருந்து ஹாஃப்கினுக்கு ஆதரவு கிடைத்தது. சிம்ப்சன் ஆதாரத்துடன், குப்பி பஞ்சாபில் சம்பவ இடத்தில் மாசுபட்டது என்றும் ஹாஃப்கினின் ஆய்வகத்தில் இல்லை என்றும் கடுமையாக வாதிட்டார். நோபல் பரிசு பெற்ற ரொனால்ட் ரோஸ் உட்பட மற்ற முக்கிய விஞ்ஞானிகளும் ஹாஃப்கினின் காரணத்தை எடுத்துக் கொண்டனர். ஆங்கிலேய அரசு நீதி தவறிவிட்டதாக குற்றம் சாட்டினர். இறுதியாக, ஹாஃப்கின் நவம்பர் 1907 இல் விடுவிக்கப்பட்டார்.

பின்னர், கல்கத்தா உயிரியல் ஆய்வகத்தின் தலைமை இயக்குனராகச்

சேர்ந்தார் ஆனால் அவர் சோதனைகள் மேற்கொள்வதற்குத் தடை விதிக்கப்பட்டது. 1914-இல் தனது 55 வயதில் ஓய்வு பெற்று மனச் சோர்வடைந்து இந்தியாவை விட்டு வெளியேறினார். மனித குலத்தின் மீட்பரை இழிவுபடுத்துவதாக இந்திய மக்கள் இதற்குப் பெரும் விலை கொடுத்தனர்.

1904 ஆம் ஆண்டில் இந்தியாவில் கொள்ளைநோய் உச்சம் அடைந்தது 11,43,993 பேர் கொல்லப்பட்டனர். அவர்களில் பலர் ஹாப்கினின் தடுப்பூசி மூலம் காப்பாற்றப்பட்டிருக்கலாம். 1925ஆம் ஆண்டில் இந்திய அரசாங்கம் பரேல் ஆய்வகத்திற்கு ஜான் ஹாப்கின்ஸ் நிறுவனம் எனப் பெயரிட்டது.

விஷத்தில் இருந்து தடுப்பூசிகள்

ஏழாம் நூற்றாண்டைச் சேர்ந்த மக்களில் ஒரு பிரிவினர் பாம்பின் விஷத்தை பருகி வந்தனர். இது நச்சு எதிர்ப்புச் சக்தியாகும். இதை பல நூற்றாண்டுகளுக்குப் பிறகுதான் மேற்கத்திய நாடுகள் கண்டுபிடித்தது. 1890 ஆம் ஆண்டில், எமில் வான் பெஹ்ரிங் மற்றும் கிடாசாடோ ஆகியோர் குறைந்த அளவு ரணஜன்னி மற்றும் தொண்டை அழற்சி நச்சுகள் வழங்கப்பட்ட விலங்குகளின் ஊனீரில் எதிர் நச்சு இருப்பதாக தெரிவித்தனர். இந்த நோய்களின் நோய்க் கிருமிகளை செலுத்தும் போது, விலங்குகள் எந்த அறிகுறிகளையும் காட்டவில்லை. இந்த கண்டுபிடிப்பு வணிகரீதியில் தொண்டை அழற்சி நோய்க்கு எதிராக எதிர் நச்சு உற்பத்தி தொடங்கப்பட்டது. வான் பெஹ்ரிங் முயல் ஊனீரில் எதிர் நச்சு காணப்பட்டதால், நோய் எதிர்ப்பு ஊனீர் என்றும் எதிர் நச்சு தொண்டை ஊனீர் நோய்த்தடுப்பு என்றும் பெயர் சூட்டப்பட்டது. பின்னர் 1907 ஆம் ஆண்டில் ரசாயனப் உதவியோடு நச்சுக்கள் செயலிழக்கப்பட்டு வீரியம் இழந்த நச்சு உற்பத்திக்கு வழிவகுத்தது. இது பக்கவிளைவுகள் இல்லாமல் நீண்ட கால நோய் எதிர்ப்புச் சக்தி உருவாக்க வல்லது.

1923 ஆம் ஆண்டில், அலெக்சாண்டர் க்ளெனி மற்றும் பார்பரா ஹாப்கின்ஸ் ஆகியோர் தொண்டை அழற்சி நச்சுத்தன்மையை ஃபார்மலின் சேர்ப்பதன் மூலம் வீரியம் இழந்த நச்சுவாக மாற்றமுடியும் என்பதை நிரூபித்தார்கள். இது நோய் எதிர்ப்புத் தன்மையை உருவாக்கும்.

ரமோனும் கிறிஸ்டியன் ஜோல்லரும் இதே முறையில் ரணஜன்னிக்கான வீரியம் இழந்த நச்சுவை உருவாக்கி, 1926-இல் ரணஜன்னிக்கு எதிரான முதல் மனித தடுப்பூசியில் அதைப் பயன்படுத்தினார்கள்.

இந்தியாவில் மேலும் ஒரு தடுப்பூசி சோதனை

போர்களில் நுண்ணுயிரிகள் தோட்டாக்களை விட அதிகமானவர்களைக் கொல்லும் திறன் உடையவை. ஆக்ஸ்போர்டு பல்கலைக்கழகத்தின்

மருத்துவப் பேராசிரியரான சர் வில்லியம் ஓஸ்லரின் முக்கிய அறிக்கை இதுவாகும். இந்த வரிகள் ஆகஸ்ட் 1914 இல் டைம்ஸுக்கு அவர் எழுதிய கடிதத்தின் ஒரு பகுதியாகும். ஓஸ்லர் போரில் ஈடுபடும் பிரிட்டிஷ் துருப்புகளுக்குக் கட்டாயக் குடற்காய்ச்சல் தடுப்பூசியைப் பரிந்துரைத்தார். 1898 ஆம் ஆண்டு ஸ்பானிஷ்-அமெரிக்கப் போரின் தொடக்கத்தில், குடற்காய்ச்சலால் ஐந்து பயிற்சி முகாம்களில் 1,590 வீரர்கள் உயிரிழந்தனர்.

குடற்காய்ச்சலுக்கு எதிராகத் தடுப்பூசி 1896இல் பிரிட்டிஷ் நோயியல் வல்லுனரான அல்ம்ரோத்ரைட்டால் உருவாக்கப்பட்டது. அதே நேரத்தில், ரிச்சர்ட் ஃபைஃபர் மற்றும் வில்ஹெல்ம் கொல்லே ஆகிய இரட்டையர்கள் அதே ஆண்டில் டைபாய்டு நுண்ணுயிரி செயலிழக்கப்பட்ட பிறகு குடற்காய்ச்சலுக்கு எதிரான எதிர்ப்புச்சக்தியை வெளிப்படுத்தினர். பின்னர், 1909 இல், ஃப்ரடெரிக் எஃப் ரஸ்ஸல் முதல் அமெரிக்கக் குடற்காய்ச்சல் தடுப்பூசியை உருவாக்கினார்.

அல்ம்ரோத் ரைட் போயர் போருக்கு முன் பிரிட்டிஷ் துருப்புகளுக்குத் தடுப்பூசிபோட அயராத முயற்சிகளை மேற்கொண்டார். இருப்பினும், அவரது முயற்சிகள் கடுமையான எதிர்ப்பைச் சந்தித்தன, மேலும் அவர் 14,000 தன்னார்வலர்களுக்கு மட்டுமே தடுப்பூசிபோட முடிந்தது, முடிவுகள் பேரழிவை ஏற்படுத்தின. பிரிட்டிஷ் இராணுவத்தில் 58,000க்கும் மேற்பட்ட வீரர்களுக்குக் குடற்காய்ச்சல் தாக்கம் இருந்தது மற்றும் 9,000 வீரர்கள் இறந்தனர். டைபாய்டு தடுப்பூசியை ராணுவத்தில் அதிக அளவில் பயன்படுத்துவதற்கு முன்பு, பல சோதனைகள் செய்ய வேண்டிய தேவை இருந்தது.

பிரிட்டிஷ் ராணுவ மருத்துவத்துறையின் காய்ச்சலுக்கு எதிரான குழுவால் விரிவான பரிசோதனைகள் நடத்தப்பட்டன. பிரிட்டிஷ் ராணுவத்தின் 24 பிரிவுகளில் இந்தியா மற்றும் எகிப்துக்குச் சென்று தடுப்பூசிகள் அளிக்கப்பட்டன. பின்னர், தடுப்பூசி எடுத்துக்கொள்ளாத வீரர்களில் நோய்த்தாக்கம் தடுப்பூசி எடுத்துக் கொண்டவர்களை விட ஆறு மடங்கு குறைவாகக் கண்டறியப்பட்டது. மேலும், இவ்வகைப் பரிசோதனைகள் அறிவியல் பூர்வமாக இல்லை என்ற விமர்சனங்கள் எழுந்தன. பின்னர், குடற்காய்ச்சலுக்கு எதிரான தடுப்பூசி ராணுவ வாழ்க்கையின் ஒரு முக்கியமான அங்கமாக மாறியது என்பதை யாரும் மறுக்க முடியாது.

மனிதகுலத்திற்குப் பசுவின் பரிசு

நம் கையின் மேல் பகுதியில் சிறிய வட்டமான குமிழி அல்லது வடு உள்ளதா? இது காச நோய்த் தடுப்பூசிக்கான எதிர்வினையால் ஏற்பட்டது. ஆனால், அனைத்துத் தடுப்பூசி பெற்றுக் கொண்டவர்களில் இந்த எதிர்வினை காணப்படவில்லை.

1800களில் மைக்கோபாக்டீரியம் டியூபர்குளோசிஸ் நோயினால் உண்டான காசநோய் மிகக் கொடிய நோயாக இருந்தது. பெரியம்மை போலவே பசுக்களில் நோயை உண்டாக்கும் மைக்கோபாக்டீரியம் போவிஸ் நோய்க் கிருமி மனிதக் காசநோய்க்கான சாத்தியமான தடுப்பூசி மூலக்கூறாகக் கருதப்பட்டது. 1904 ஆம் ஆண்டில், பிரெஞ்சு ஆராய்ச்சியாளர் ஆல்பர்ட் கால்மெட் (1863-1933) இந்த நுண்ணுயிரியை, பாதிக்கப்பட்ட பசுவின் பாலில் இருந்து தனிமைப்படுத்தினார். இவரும் கால்நடை மருத்துவர் ஜீன் -மேரி சமில்லே குரின் என்பவரும் 1908 ஆம் ஆண்டு பிரான்சில் உள்ள லில்லியின் பாஸ்டர் நிறுவனத்தில் நுண்ணுயிரியின் வீரியத்தைக் குறைக்கத் தொடங்கிய ஆய்வில் ஈடுபட்டனர். மைக்கோபாக்டீரியம் போவிஸ் என்ற நுண்ணுயிரியை உருவாக்க அவர்களுக்கு 13 ஆண்டுகள் ஆயின. அது நோய்த் தொற்று இல்லாத மனிதனுக்கு பாதுகாப்பான மற்றும் நோய் எதிர்ப்புச் சக்தியை அளிக்கவல்லது. மாட்டிறைச்சிப் பித்தம், உருளைக்கிழங்கு மற்றும் கிளிசரால் ஆகியவற்றில் பேசிலஸின் 230 முறை வளர்க்கப்பட்டது. பிறகு இது அடையப்பட்டது.

ஆல்பர்ட் கால்மெட் மற்றும் ஜீன் -மேரி சமில்லே குரின் மைக்கோபாக்டீரியம் போவிஸ் என்ற நுண்ணுயிரியை வீரியக் குறைப்புச் செய்து மற்றும் பலவீனமான பதிப்புகளைத் தேர்ந்தெடுத்தனர். இறுதியாக வீரியம் நீக்கப்பட்ட தடுப்பூசிக்குப் பிசிஜி என்று பெயரிடப்பட்டது. இறுதியில் மனிதர்களில் சோதனைகள் 17 ஜூலை 1921இல் தொடங்கப்பட்டது. இத்தடுப்பூசி ஆறு ஆண்டுகளுக்குப் பிறகு மனிதப் பயன்பாட்டிற்கு வந்தது. இருப்பினும் நிபுணர்கள் பிசிஜி பாதுகாப்பான தடுப்பூசியாக அங்கீகரிக்க இரண்டு சகாப்தங்கள் காத்திருக்க வேண்டியிருந்தது.

ஊனமுற்றவர் பாதிப்பைக் குறைத்தல்

இருபதாம் நூற்றாண்டில் இளம்பிள்ளைவாதம் ஒரு பயங்கரமான நோயாக இருந்தது. உலகெங்கிலும் உள்ள மில்லியன் கணக்கான மக்களை இது முடக்கியது. 1930-ல் இளம்பிள்ளை வாதத் தடுப்பூசி உருவாக்க முன்னெடுக்கப்பட்ட பல முயற்சிகள் பலனளிக்கவில்லை. சோதனைக்கு உட்பட்டவர்கள் பலர் இறந்தனர் அல்லது முடங்கி முடங்கிவிட்டனர்.

நியூயார்க் பல்கலைக்கழகத்தில் உருவாக்கப்பட்ட மாரிஸ் பிராடியின் இளம்பிள்ளை வாதத் தடுப்பூசியும், பிலடெல்பியாவில் உள்ள டெம்பிள் யுனிவர்சிட்டியில் ஜான் கோல்மர் உருவாக்கிய வீரியம் நீக்கப்பட்ட இளம்பிள்ளை வாதத் தடுப்பூசியும் இதில் அடங்கும். ஆராய்ச்சியாளர்கள், குடிமக்கள், ஊடகங்கள் மற்றும் அலுவலகங்களில் உள்ளவர்கள் நோய்த் தாக்குதலுக்கு உள்ளாகினர்.

வெற்றிகரமாக 1949 ஆம் ஆண்டில், அமெரிக்காவில் உள்ள ஹார்வர்ட் மருத்துவப் பள்ளியின் ஜான் எண்டர்ஸ், தாமஸ் வெல்லர் மற்றும்

ஃபிரடெரிக்ராபின்ஸ் ஆகியோர் இறந்த கருவில் இருந்து எடுக்கப்பட்ட மனிதக் கருத்திசுக்களில் சிறப்புப் பண்புகள் கொண்ட இளம்பிள்ளை வாத லான்சிங்கை உருவாக்கியுள்ளனர் என்ற செய்தியால் விஞ்ஞான சமூகம் மீண்டும் உற்சாகமடைந்தது. மனிதக் கருவின் தோல் மற்றும் தசைகளில் நச்சுயிரியை வளர்த்துத் தடுப்பூசி உற்பத்தி செய்யும் எளிய முறையை வழங்கியது. இது இளம்பிள்ளை வாதத் தடுப்பூசியின் வளர்ச்சிக்கு மிகவும் தேவையான உந்துதலைக் கொடுத்தது.

1950 ஆம் ஆண்டில், கோப்ரோவ்ஸ் கிபிலடெல்பியாவில் உள்ள விஸ்டார் நிறுவனத்தில் இளம்பிள்ளை வாத நச்சுயிரியை நேரடியாக மனிதர்கள் மீது சோதித்தார். ஜான் ஹாஃப்கினைப் போலவே, இவர் தடுப்பூசியைத் தானே பரிசோதித்தார். இருப்பினும், ஜோனாஸ் சால்க் 1955 ஆம் ஆண்டு ஏப்ரல் 12 ஆம் தேதி மும்முனைத் திறன்கொண்ட பார்மலின் செயலிழக்கச் செய்யப்பட்ட தடுப்பூசிக்கான முதல் உரிமத்தைப் பெற்றார். அதற்கு முன், அவர் 16 மே 1953 அன்று தனக்கும், அவரது மனைவி மற்றும் அவர்களது மூன்று குழந்தைகளுக்கும் தடுப்பூசியைப் பரிசோதித்தார். இதைத்தொடர்ந்து அவர் ஏப்ரல் 25, 1954இல், 1.3 மில்லியன் குழந்தைகள் மீது சோதனையை நடத்தினார்.

ஜோனாஸ் சால்க்கின் தடுப்பூசி ஒரு மும்முனைத் திறன்கொண்ட செயலிழந்த இளம்பிள்ளை வாதத் தடுப்பூசி (IPV) ஆகும். இதுசால்க் தடுப்பூசி அல்லது ஐபிவி என்று பெயரிடப்பட்டது. சால்கின் நினைவாக, உலகம் ஒவ்வோர் ஆண்டும் அக்டோபர் 24 அன்று இளம்பிள்ளை வாத தினமாக அனுசரிக்கப்படுகிறது.

இளம்பிள்ளை வாதத் தடுப்பூசிகளை இன்னும் எளிதாக வழங்குவதற்கான தேடல் தொடர்ந்தது. ஆல்பர்ட் சபின் 1959 ஆம் ஆண்டு10மில்லியன் சோவியத் குழந்தைகளுக்கு நேரடியான வாய்வழி போலியோ தடுப்பூசியைப் (OPV) பரிசோதித்தார். தடுப்பூசி 24 ஆகஸ்ட் 1960 அன்று உரிமம் பெற்றது. அதன்பன்மடங்கு நன்மைகள் காரணமாக, OPV அதன் போட்டியாளரான IPVஐ நோய்த்தடுப்புத் திட்டங்களிலிருந்து படிப்படியாக வெளியேற்றியது.

கட்டுப்பட்ட வாழ்க்கையைப் பின்பற்றுதல்

வாழ்க்கையில் இரண்டு துளிகள் செய்! என அமிதாப் பச்சனிடமிருந்து இந்தப் பொன்னான வார்த்தைகளை நாம் கேட்டது மிக நீண்ட காலத்திற்கு முன்பு அல்ல, அமிதாப்பச்சன் அவர்கள் குழந்தைகளுடன் அருகிலுள்ள இளம்பிள்ளை வாதச் சொட்டு மருந்து முகாமுக்குச் செல்லுமாறு கூறினார். ஊனமுற்ற நோய்க்கு எதிரான இந்தியாவின் நீண்ட மற்றும் தீவிரமான போர் இறுதியில் இளம்பிள்ளை வாதம் இல்லாத இந்தியா என்ற கனவை நனவாக்க வழிவகுத்தது. 1994 ஆம் ஆண்டு அக்டோபர் 2ஆம் தேதி முதல் மாநிலம் தழுவிய

இளம்பிள்ளை வாதத் தடுப்பூசிப் பிரச்சாரத்தை டெல்லி நடத்தியது. இதைத் தொடர்ந்து 1994 டிசம்பரில் மீண்டும் தடுப்பூசிப் பிரச்சாரம் நடத்தப்பட்டது. டெல்லியின் சுகாதாரஅமைச்சராக இருந்த டாக்டர் ஹர்ஷ்வர்தன் பின்னர் இந்தியாவின்சுகாதார அமைச்சரானார்.

பின்னர் ஒவ்வோர் ஞாயிறும் இளம்பிள்ளை வாதத் தடுப்பு முகாம்களுக்கு மக்களைத் திரட்டுவதற்காக நாடு முழுவதும் பிரச்சாரம் செய்யப்பட்டது. இந்த ஒருங்கிணைந்த முயற்சிகள் பலனளித்தன, மேலும், நோய்த் தாக்க எண்ணிக்கை வேகமாகக் குறையத் தொடங்கியது. இந்தியாவில் கடைசியாக 13 ஜனவரி 2011 அன்று போலியோ பாதிப்பு பதிவாகியுள்ளது. தொடர்ந்து மூன்று ஆண்டுகளாக எந்த ஒரு நோய்த் தாக்கமும் பதிவாகாத நிலையில், உலக சுகாதார நிறுவனம் 27 மார்ச் 2014 அன்று மற்ற தென்கிழக்கு ஆசிய நாடுகளுடன் இந்தியாவைப் போலியோ இல்லாத நாடு என்று சான்றளித்தது. இப்போது, பாகிஸ்தான் மற்றும் ஆப்கானிஸ்தான் தவிர மற்ற அனைத்து நாடுகளும் இளம்பிள்ளை வாதம் இல்லாத நாடுகளாகும். இப்போது நடைமுறையில் உள்ள உத்திகள் விரைவில் பெரியம்மைக்குப் பிறகு உலகிலிருந்து ஒழிக்கப்படும் இரண்டாவது கொடிய நோய் இளம்பிள்ளை வாதம் ஆகும்.

தடுப்பூசி மூலம் கொடிய சளிக்காய்ச்சல் எதிர்த்துப் போராடும் முயற்சிகள் தோல்வி அடைந்தன

கொரோனா-19 தொற்றுநோய் 20ஆம் நூற்றாண்டின் கொடிய காய்ச்சலை மக்களுக்கு நினைவூட்டியுள்ளது. இது 'ஸ்பானிஷ் காய்ச்சல்' என்றும் குறிப்பிடப்படுகிறது. 1918-1919இல் உலக மக்கள் தொகையில் மூன்றில் ஒரு பகுதியைப் பாதித்து, 50 மில்லியன் மக்களைக் கொன்றது. இந்த சளிக் காய்ச்சல் தொற்று நோய் எச்1 என்1 நச்சுயிரியால் ஏற்பட்டது. விஞ்ஞானிகள் தொற்று நோயைச் சமாளிக்கத் தடுப்பூசியை உருவாக்க முயற்சித்தும் தோல்வியடைந்தனர். ஹீமோபிலஸ் இன்ஃப்ளூயன்ஸா, ஸ்ட்ரெப்டோகாக்கஸ், ஸ்டேஃபிளோகோகஸ், நிமோகோகஸ் மற்றும் மொராக்செல்லா கேடராலிஸ் முதலிய நுண்ணுயிரிகளை உயிரிழப்பு செய்து தடுப்பூசியைத் தயாரிக்க முயன்றனர். இருப்பினும் நோய்க்கிருமியை விஞ்ஞானிகள் சரியாகக் கண்டறியத் தவறிவிட்டனர். இந்தத் தொற்றுநோய் இன்ஃப்ளூயன்ஸா-ஏ நச்சுயிரியால் ஏற்பட்டது.

ஜோனாஸ் சளக் மற்றும் தாமஸ் பிரான்சிஸ் ஆகியோர் 1945- இல் ராணுவப் பயன்பாட்டிற்காக அமெரிக்காவில் அங்கீகரிக்கப்பட்ட சளிக் காய்ச்சலுக்கான முதல் தடுப்பூசியை உருவாக்கினார்கள்.

தடுப்பூசி மகத்துவத்தின் பொற்காலம்

இருபதாம் நூற்றாண்டைத் தடுப்பூசியின் பொற்காலம் என்றும்

அழைக்கலாம். பல நோய்களுக்கான தடுப்பூசிகள் அடுத்தடுத்து வெளிவந்தன.

1936: மாக்ஸ் டெய்லர் - மஞ்சள் காய்ச்சல் தடுப்பூசி

1939: பெர்ரி கென்ட்ரிக் மற்றும் கிரீஸ் எலெக்ட்ரிக்- கக்குவான் இருமல் தடுப்பூசி

1944: மௌரிஸ் ஹிலமன்- மூளைக்காய்ச்சல் தடுப்பூசி

1948: தொண்டை அடைப்பான் இரணஜன்னி மற்றும் கக்குவான் இருமல் தடுப்பூசி

1960: மௌரிஸ் ஹிலமன்-அடினோ நச்சுயிரி

1963: ஜான் எண்டர்-தட்டம்மை

1967: மௌரிஸ் ஹிலமன்-பொன்னுக்கு வீங்கி தடுப்பூசி

1969: மௌரிஸ் ஹிலமன்- ஜெர்மானியத் தட்டம்மைத் தடுப்பூசி

1970: மிச்சியாகி தகஹாஷி – சின்னம்மைத் தடுப்பூசி

1971: மும்முனைத் திறன்கொண்ட தட்டம்மை, பொன்னுக்கு வீங்கி மற்றும் ஜெர்மானியத் தட்டம்மை

1974: மெனிங்கோகாக்கள் பாலிசாக்கரைடு தடுப்பூசி

1981: ஹிலமன் - ஈரல் அழற்சி பி தடுப்பூசி

1985: ஹீமோபிளஸ் இன்ஃபுளுவென்சா பி

1993: ஹெரால்ட் -நச்சுக் காய்ச்சல்

1995: ஹிலமன்-விளையாட்டம்மைத் தடுப்பூசி

1995: ஹிலமன் -ஈரல் அழற்சி எ தடுப்பூசி

1999: சின்சினாட்டி- ரோட்டா நச்சுயிரித் தடுப்பூசி

2000: நீமோகோக்கள் தடுப்பூசி

2006: சின்சினாட்டி-ஐந்திணைத் திறன் உடைய ரோட்டா நச்சுயிரி வாய்வழித் தடுப்பூசி

2006: மனித சடைப்புத்துத் தீ நுண்மம்

2010: மெனிங்கோகாக்கள் தடுப்பூசி

2020: கொரோனா-19 தடுப்பூசி

*1971*இல் மும்முனைத் திறன் கொண்ட தட்டம்மை பொன்னுக்கு

வீங்கி மற்றும் ஜெர்மானியத் தட்டம்மை எம்.எம்.ஆர் (MMR) தடுப்பூசி உற்பத்தி தொடங்கியது. 1970களில் பாலிசாக்கரைடு தடுப்பூசிகள் சகாப்தம் உருவானது. தடுப்பூசி அறிவியல் இந்தப் புதிய அணுகுமுறை நேரடி அல்லது பலவீனமான நோய்க்கிருமிக்குப் பதிலாக நுண்ணுயிரின் புறப்பகுதியில் பாலிசாக்கரைடுகள் பயன்படுத்தப்படுகின்றன. மெனிங்கோகோகல் பாலிசாக்கரைடு தடுப்பூசி, 2 ஏப்ரல் 1974 இல் உரிமம் பெற்றது.

1981இல் ஹில்மேனின் மனித இரத்தத்தில் இருந்து பெறப்பட்ட ஹெபடைடிஸ் பி துணைக்குழுவுக்குத் தடுப்பூசியின் உரிமம் கிடைக்கப் பெற்றது. 1985இல் ஹீமோபிலஸ் இன்ஃப்ளுயன்ஸா வகை b (Hib) நோய்க்கு எதிரான தடுப்பூசி உற்பத்தி செய்யப்பட்டது. இங்கு, முழு நச்சுயிரிக்குப் பதிலாக, நச்சுயிரியின் மேற்பரப்புப் புரதம் பயனுள்ள தடுப்பூசியாக மாற்றப்பட்டது. இருப்பினும், மனிதனின் ஊனிரில் பயன்படுத்தப்படுவதால் எச்.ஐ.வி தொற்று பற்றிய கவலைகள் இருந்தன. இந்தச் சிக்கல் மரபணுப் பொறியியலின் வருகையால் தீர்க்கப்பட்டது.

மரபணுப் பொறியியல் ஸ்டான்லி கோஹன் மற்றும் ஹெர்பர்ட் போயர் ஆகியோரால் முன்னெடுக்கப்பட்டது இது. மறுசீரமைப்புத் தொழில்நுட்பம் என்றும் குறிப்பிடப்படுகிறது, இது 1986இல் நொதி, நுண்ணுயிரி, விலங்கு செல்கள் மற்றும் பூச்சி செல்களை அடிப்படை மூலக்கூறு கொண்டு நோய் எதிர்ப்புச் சக்தியை உருவாக்கும் புரதங்களின் உற்பத்திக்கு உதவியது. நொதி செல்கள் மாற்றப்பட்டு அதன் புரதம் ஹெபடைடிஸ் பி தடுப்பூசியின் உட்பொருளாகப் பயன்படுத்தப்படுகிறது. பின்னர், ஹில்மேன் ஹெபடைடிஸ் ஏ தடுப்பூசியை 1995 இல் இதேமுறையில் உருவாக்கினார். 2006இல் எச்பிவி தடுப்பூசிக்கு உரிமம் கிடைத்தது.

ராபின்ஸ் மற்றும் ரேச்சல் ஷ்னெர்சன் ஆகியோர் கூட்டு அல்லது இணை தடுப்பூசிகளின் சகாப்தத்தைத் தொடங்கினர். இவர்கள் தொண்டை அழற்சி வீரியமிழந்த நச்சு மற்றும் ஹெச்.ஐ.பி (Hib) வகை பி கூடுடன் இணைத்தனர். இந்த வகையில் 2000 ஆம் ஆண்டில் நியூமோகாக்கல் நோய்க்கான நிமோகோகல் கூட்டு அல்லது இணைத் தடுப்பூசி (PCV7) ஆகும். மற்றொரு கூட்டுத் தடுப்பூசி 2010இல் மெனிங்கோகோகல் குழு ஏ க்கு உரிமம் பெற்றது.

உலக சுகாதார நிறுவனத்தின் கூற்றுப்படி, தற்பொழுது 25 நோய்களுக்கான தடுப்பூசிகள் உள்ளன. மேலும், 15 நோய்க்கிருமிகளுக்கு எதிராகத் தடுப்பூசிகள் ஆராய்ச்சியில் உள்ளன. இருப்பினும், மனித குலத்திற்குச் சவாலாக உள்ள புதிய நோய்க்கிருமிகள் தோன்றுகின்றன. 2010-ல் உற்பத்தி, பாதுகாத்தல், நிர்வாகம், ஆகிய செயல் முறைகளில் தடுப்பூசி உற்பத்தித்துறை குறிப்பிடத்தக்க முன்னேற்றத்தை கண்டுள்ளது.

தடுப்பூசி இராணுவத்திற்கு முன்பு எதிரி ஓடுதல்

2009-இல் சளிக்காய்ச்சல் எச்1 என்1 நோய் பரவியது. பிப்ரவரி மற்றும் மார்ச் 2009 இல் மெக்சிகோவில் சளிக் காய்ச்சல் எச்1என்1 நோய்த் தாக்கம் காணப்பட்டது. 11 ஜூன் 2009 அன்று உலக சுகாதார நிறுவனம் சளிக் காய்ச்சல் நோயைத் தொற்று நோயாக அறிவித்தது. இத்தொற்று நோய் 60.8 மில்லியன் மக்களைப் பாதித்தது. ஆராய்ச்சியாளர்கள் விரைவாகப் பணிபுரிந்து தடுப்பூசிகளைத் தயாரித்தனர். முதல் தடுப்பூசி ஆகஸ்ட் 2010 இல் உரிமம் பெற்றது. இந்தியாவில் தடுப்பூசி உற்பத்தியாளர்களும் மின்னல் வேகத்தில் பணிபுரிந்து முதல் எச்1 என்1 காடிலா ஹெல்த்கேர் லிமிடெட் மூலம் உருவாக்கப்பட்டது. இது 4 ஜூன் 2010 அன்று அறிமுகப்படுத்தப்பட்டது. இதைத்தொடர்ந்து சீரம் இன்ஸ்டிடியூட் ஆஃப் இந்தியா (SII), பாரத் பயோடெக் மற்றும் பனேசியாபயோடெக் ஆகியவற்றால் தடுப்பூசிகள் அறிமுகப்படுத்தப்பட்டன. உலகளவில் 18,500 பேர் இந்த நோயால் இறந்துள்ளனர்; மேலும், இந்தியாவில் 1000 பேர் இறந்துள்ளனர். மில்லியன் கணக்கான தடுப்பூசிகள் பயன்படுத்தப்படாமல் இருந்தன.

உலக சுகாதார நிறுவனத்தால் 78 மில்லியன் தடுப்பூசிகள் 7 நாடுகளுக்கு அனுப்பப்பட்டன. ஸ்வீடனில், 60 சதவீதத்திற்கும் அதிகமான மக்கள் H1N1தடுப்பூசி மூலம் தடுப்பூசி பெற்றனர், பின்னர் நூற்றுக்கணக்கான மக்கள் மயக்கநோயால் பாதிக்கப்பட்டனர். மில்லியன் கணக்கான மக்கள் அதிர்ச்சியடைந்தனர்.

கொரோனா-19 தடுப்பூசிக்கான சமீபத்திய சவால்கள்

உலகம் இப்பொழுது மற்றொரு பேரழிவை எதிர்த்துப் போராடி வருகிறது. SARS-CoV-2 நச்சுயிரியால் ஏற்பட்ட காய்ச்சலான கொரோனா-19 பெரிய மற்றும் ஆபத்தான ஒரு தொற்று நோயாகும். இது டிசம்பர் 2019 இல் சீனாவின் வுஹானில் தோன்றியது. உலக சுகாதார நிறுவனத்தால், 11 மார்ச் 2020-ல் ஒரு தொற்று நோயாக அறிவிக்கப்பட்டதது.

உலகளவில் பல ஆராய்ச்சி நிறுவனங்கள் இத்தொற்று நோயைக் குறிவைத்துத் தடுப்பூசிகளை உருவாக்க வழிவகுத்தன. முடிவுகள் வேகமாக வந்தன. லண்டன் ஸ்கூல் ஆஃப் ஹைஜீன் அண்ட் ட்ராபிகல்மெடிசின் (LSHTM) உருவாக்கிய கொரோனா-19 தடுப்பூசிகளின் கண்காணிப்பின் படி,7 மார்ச் 2022 வரை, 340 தடுப்பூசி மூலக்கூறுகள் இருந்தன. இதில் தடுப்பூசி மூலக்கூறுகள் 112 சோதனைக் கட்டத்தில் இருந்தன; 30 தடுப்பூசிகள் பயன்பாட்டில் இருந்தன; 9 தடுப்பூசி மூலக்கூறுகள் IV நிலை மருத்துவப் பரிசோதனையையும் மற்றும் 36 தடுப்பூசி மூலக்கூறுகள் III நிலை மருத்துவப் பரிசோதனைகளில் இருந்தன.

4 ஆகஸ்ட் 2020இல் ஸ்புட்னிக் V என பெயரிடப்பட்ட கொரோனா-19 தடுப்பூசி ரஷ்யா முதலில் தெரிவித்தது. அடுத்து ஃபைசர்-பயோஎன்டெக்கின் கோவிட்-19 தடுப்பூசி, டிசம்பர் 11,2020 அன்று அமெரிக்காவில் அவசரகாலப்

பயன்பாட்டு அங்கீகாரத்தைப் (EUA) பெற்றது. கொரோனா-19 தடுப்பூசி மேம்பாடு மற்றும் உற்பத்தியில் இந்தியா முன்னணியில் உள்ளது. இந்திய மருந்துக் கட்டுப்பாட்டாளர் தடுப்பூசி உரிமம் வழங்கும் செயல்முறையை விரைவாகக் கண்டறிந்து, இந்திய மருத்துவ ஆராய்ச்சிக் கவுன்சில் (ICMR) உள்நாட்டுக் கொரோனா-19 தடுப்பூசியை உருவாக்கத் தடுப்பூசி உற்பத்தியாளரான பாரத் பயோடெக் உடன் இணைந்துள்ளது. அதே நேரத்தில், தனியார் தடுப்பூசி உற்பத்தியாளர்கள் தடுப்பூசிகளைத் தயாரிப்பதற்கான கூட்டு ஒப்பந்தங்களை உருவாக்கினர். இந்தியாவில் 3 ஜனவரி 2021 அன்று இரண்டு தடுப்பூசிகளுக்கு கோவாக்சின் மற்றும் கோவிஷீல்ட் அவசரகாலப் பயன்பாட்டு அங்கீகாரம் வழங்கப்பட்டது.

கோவாக்சின் ஐ.சி.எம்.ஆர் உடன் இணைந்து பாரத் பயோடெக் நிறுவனத்தால் உருவாக்கப்பட்டது. இது செயலிழந்த நச்சுயிரி மற்றும் எதிர்ப்பாற்றல் தூண்டியும் சேர்த்து உருவாக்கப்பட்டது. 11 ஜனவரி 2021 அன்று கொரோனா-19 நிலைமை மற்றும் தடுப்பூசியின் வெளியீடு குறித்து மாநில முதல்வர்கள் கூட்டத்தில் உற்சாகமாக இந்தியப் பிரதமர் அறிவித்தார் இரண்டு தடுப்பூசிகள் வழங்கப்பட்டிருப்பது நம் அனைவருக்கும் பெருமைக்குரிய விஷயம். இந்த இரண்டு தடுப்பூசிகளும் அவசரகாலப் பயன்பாட்டுக்கு அங்கீகாரம் வழங்கப்பட்டது.

2 ஜூலை 2021 அன்று இந்தியாவின் தடுப்பூசிக் கட்டுப்பாட்டாளர் பனேசியாபயோடெக் நிறுவனத்திற்கு ஸ்புட்னிக் Vஐ இந்தியாவில் தயாரிப்பதற்கான உரிமையை வழங்கியது. ஜான்சன் தயாரிப்பதற்கு உயிரியல் E-க்கு அனுமதி 8 ஆகஸ்ட், 2021 அன்று வழங்கப்பட்டது. இதைத் தொடர்ந்து இரண்டு நாட்களுக்குப் பிறகு காடிலா ஹெல்த்கேர் ZyCoV-D தயாரிப்பதற்கான ஒப்புதலை 28 டிசம்பர் 2021 அன்று வழங்கப்பட்டது. மேலும், இரண்டு கொரோனா-19 தடுப்பூசிகளான SII's Covovax மற்றும் Biological E's Corbevax ஆகியவை அவசர காலச் சூழ்நிலையில் பயன்படுத்த அனுமதிக்கப்பட்டது.

மேலும், இந்திய அரசாங்கத்தின் பணி கோவில் சுரக்ஷா 30 தடுப்பூசி உற்பத்தியாளர்களுக்கு தொழில்நுட்பம் மற்றும் நிதி உதவியை வழங்கியது. இந்தியா நிரூபித்த தடுப்பூசிகள் தயாரிப்பின் திறமை ஒரே இரவில் நிகழ்ந்ததல்ல. இந்திய விஞ்ஞானிகளின் கடின உழைப்பு, வணிகம், தொழில் முனைவு, சாதகமான அரசாங்க கொள்கைகள் மற்றும் மனித வளம் ஆகியவை பல ஆண்டுகளாக இந்தியாவை உலகின் மிகப்பெரிய தடுப்பூசி மருந்தகமாக மாற்றியுள்ளன. தடுப்பூசிகளின் இறக்குமதியைப் பெரிதும் நம்பி இருந்த ஒரு நாடு எப்படி மிகப்பெரிய தடுப்பூசி ஏற்றுமதியாளராக மாறியது என்பது குறித்து அடுத்த அத்தியாயத்தில் விளக்கப்பட்டுள்ளது.

REFERENCES

1. Timeline. The history of vaccines [Internet]. History of vaccines. org. 2021 [cited 24 May 2021]. Available from: https://www.historyofvaccines.org/ timeline#EVT_100871

2. Pasteur L, Chamberland R. Summary report of the experiments conducted at Pouilly-le-Fort near Melun on the anthrax vaccination, 1881. The Yale Journal of Biology and Medicine. 2002 January;75(1):59.

3. Misgie F, Atnaf AA, Surafel K. A review on anthrax and its public health and economic importance. Acad J Anim Dis. 2015;4(3):196–204.

4. Timeline. The history of vaccines [Internet]. Historyofvaccines. org. 2021 [cited 24 May 2021]. Available from: https://www.historyofvaccines.org/ timeline#EVT_100876

5. Plotkin SA, editor. History of vaccine development. Berlin: Springer Science & Business Media; 2011.

6. Louis Pasteur and the development of the attenuated vaccine. VBI Vaccines [Internet]. VBI Vaccines. 2021 [cited 24 May 2021]. Available from: https://www.vbivaccines.com/evlp-platform/louis-pasteur-attenuated-vaccine/

7. Barth R, Gruschkau H, Bijok U, Hilfenhaus J, Hinz J, Milcke L, Moser H, Jaeger O, Ronneberger H, Weinmann E. A new inactivated tissue culture rabies vaccine for use in man: Evaluation of PCEC vaccine by laboratory tests. Journal of Biological Standardization. 1984 January;12(1):29–46.

8. Waldemar Haffkine: The vaccine pioneer the world forgot [Internet]. BBC News. 2021 [cited 24 May 2021]. Available from: https://www.bbc.com/ news/world-asia-india-55050012

9. Löwy I. From guinea pigs to man: The development of Haffkine's anticholera vaccine. Journal of the History of Medicine and Allied Sciences. 1992 July 1;47(3):270–309.

10. Hankin EH. Remarks on Haffkine's method of protective inoculation against cholera. British Medical Journal. 1892 September 10;2(1654):569.

11. Nanobot Medical Animation Studio. First plague vaccine: Vladimir Khavkin [Internet]. Nanobot Medical Animation Studio. 2021 [cited 24 May 2021]. Available from: https://nanobotmedical.com/first_plague_vaccine/

12. Chernin E. Ross defends Haffkine: The aftermath of the vaccine. Associated Mulkowal disaster of 1902. Journal of the History of Medicine and Allied Sciences. 1991 April 1;46(2):201–218.

13. Hawgood BJ. Waldemar Mordecai Haffkine, CIE (1860–1930): Prophylactic vaccination against cholera and bubonic plague in British India. Journal of Medical Biography. 2007 February;15(1):9–19.

14. Kaufmann SH. Remembering Emil von Behring: From tetanus treatment to antibody cooperation with phagocytes. mBio. 2017 February;8(1).

15. Linton DS. Emil von Behring: Infectious disease, immunology, serum therapy. Philadelphia, PA: American Philosophical Society. 2005.

16. Plotkin SA, Plotkin SL. The development of vaccines: How the past led to the future. Nature Reviews Microbiology. 2011 December; 9(12):889–893.

17. Hardy A. Straight back to barbarism: Antityphoid inoculation and the Great War, 1914. Bulletin of the History of Medicine. 2000 July 1;74(2):265–290.

18. Osler W. Compulsory anti-typhoid vaccination. The Times. 29 August 1914. 29.

19. Gröschel DH, Hornick RB. Who introduced typhoid vaccination: Almroth Wright or Richard Pfeiffer? Reviews of Infectious Diseases. 1981 November 1;3(6):1251–1254.

20. Immunology [Internet]. Encyclopedia Britannica. 2021 [cited 24 May 2021]. Available from: https://www.britannica.com/science/history-of-medicine/Immunology

21. Lahariya C. A brief history of vaccines and vaccination in India. The Indian Journal of Medical Research. 2014 April;139(4):491.

22. Towey F. Léon Charles Albert Calmette and Jean-Marie Camille Guérin. The Lancet Respiratory Medicine. 2015 March 1;3(3):186–187.

23. Luca S, Mihaescu T. History of BCG vaccine. Maedica. 2013 March 1;8(1):53–58.

24. Bryder L. 'We shall not find salvation in inoculation': BCG vaccination in Scandinavia, Britain and the USA, 1921–60. Social Science & Medicine. 1999; 49(9):1157–1167

25. Feldberg GD. Disease and class: Tuberculosis and the shaping of modern North American society. New Brunswick: Rutgers University Press; 1995.

26. Gomber S, Taneja DK, Mohan K. Awareness of pulse polio immunisation. The Indian Journal of Pediatrics. 1996 January;63(1):99–103.

27. WHO South-East Asia region certified polio-free [Internet]. WHO. int. 2021 [cited 24 May 2021]. Available from: https://www.who.int/southeastasia/news/detail/27-03-2014-who-south-east-asia-region-certified-polio-free

28. Stratton KR, Howe CJ, Johnston RB. Adverse events associated with childhood vaccines: Evidence bearing on causality. Washington, D. C., WA: National Academy Press; 1994.

29. Hovern D. The trials and triumphs of the American polio vaccine. Glassboro, NJ: Rowan University.

30. Weller TH, Robbins FC, Enders JF. Cultivation of poliomyelitis virus in cultures of human foreskin and embryonic tissues. Proceedings of the Society for Experimental Biology and Medicine. 1949 October;72(1):153–155.

31. Koprowski H, Jervis GA, Norton TW. Immune responses in human volunteers upon oral administration of a rodent-adapted strain of poliomyelitis virus. Am J Hyg. 1952;55:108–126.

32. Salk JE, Krech U, Youngner JS, Bennett BL, Lewis LJ, Bazeley PL. Formaldehyde treatment and safety testing of experimental poliomyelitis vaccines. American Journal of Public Health and the Nations Health. 1954 May;44(5):563–570.

33. Blume S, Geesink I. A brief history of polio vaccines. Science. 2000;288:1593–1614.

34. Watanabe T, Kawaoka Y. Pathogenesis of the 1918 pandemic inuenza virus. PLoSPathog. 2011 January;7(1):e1001218.

35. Barberis I, Myles P, Ault SK, Bragazzi NL, Martini M. History and evolution of influenza control through vaccination: from the first monovalent vaccine to universal vaccines. Journal of Preventive Medicine and Hygiene. 2016 September;57(3):E115.

36. Harrison LH. Prospects for vaccine prevention of meningococcal infection. Clinical Microbiology Reviews. 2006 January 1;19(1):142–164.

37. Enserink M. WHO declares official end to H1N1 'swine flu' pandemic. Science Insider. 2010. Available from: https://www.science.org/content/article/who-declares-official-end-h1n1-swine-u-pandemic

38. Immunization, vaccines and biologicals [Internet]. Who.int. 2022 [cited 15 January 2022]. Available from: https://www.who.int/teams/immunization-vaccines-and-biologicals/diseases

39. Fineberg HV. Pandemic preparedness and response: lessons from the H1N1 influenza of 2009. New England Journal of Medicine. 2014 April 3;370(14):1335–1342.

40. COVID-19 vaccine tracker [Internet]. Vac-lshtm.shinyapps.io. 2021 [cited 24 May 2021]. Available from: https://vac-lshtm.shinyapps.io/ncov_vaccine_landscape/

41. PM's closing remarks at meeting with CMs on Covid-19 situation and vaccination rollout [Internet]. PMO India. 2021 [cited 15 January 2022]. Available from: https://www.pmindia.gov.in/en/news_updates/pms-closingremarks-at-meeting-with-cms-on-covid-19-situation-and-vaccinationrollout/?comment=disable&tag_term=pm-speech

அத்தியாயம் 3

இந்தியாவில் தடுப்பூசி வளர்ச்சி

தடுப்பூசிகளைப் பொருத்தவரை இந்தியா இறக்குமதியை நம்பியே இருந்தது. சில ஆண்டுகளுக்குப் பிறகு தொழில் முனைவோர் உள்நாட்டு உற்பத்தி மட்டுமல்லாமல் தடுப்பூசியை ஏற்றுமதியும் செய்தனர்

குழந்தைகள் முதல் தடுப்பூசி உற்பத்தியாளர்கள்

இந்தியாவில் முதல் தடுப்பூசி உற்பத்தி செய்தவர் அன்னா டஸ்தால் என்ற 3 வயது சிறுமி என்றால் ஆச்சரியமாக உள்ளதா? மற்ற 19 குழந்தைகளுடன் பாக்தாத்தில் இருந்து வந்திருந்த அன்னா டஸ்தாலுக்கு மாட்டம்மைத் தடுப்பூசி போடப்பட்டது. அன்னா டஸ்தாலுக்கு மட்டுமே அம்மைக் கொப்புளங்கள் காணப்பட்டன. அம்மைக் கொப்புளங்களிலிருந்து திரவம் சேகரிக்கப்பட்டது. மேலும் 5 குழந்தைகளுக்கு செலுத்தப்பட்டது. மீதமுள்ள திரவம் நாட்டின் பிற பகுதிகளுக்கு அனுப்பப்பட்டது. பெரியம்மைத் தடுப்பூசிகள் குழந்தைகளுக்குச் செலுத்தப்பட்டு கொப்பளங்கள் உண்டான பின் திரவங்கள் பிற குழந்தைகளுக்கு செலுத்தப்பட்டது. தொடர்ந்து குழந்தைகள் மூலம் தடுப்பூசி தயாரிக்கப்படுவது நெறிமுறையற்ற செயலாகும். மேலும் மிகக் கொடிய நோய்கள் பரவ வழிவகுத்தது. மேலும் பெற்றோர்கள் அவர்களுடைய குழந்தைகள் மீதான சோதனைகளை எதிர்த்தனர். எனினும் குழந்தைகள் ஒரு நூற்றாண்டு காலமாகத் த்டுப்பூசி உற்பத்திக்கு பயன்படுத்தப்பட்டனர். இறுதியாக 1890 இல் கைக்கு-கை தடுப்பூசி போடும் முறை நிறுத்தப்பட்டது .

தடுப்பூசி உற்பத்திக்காக விலங்குகளின் பயன்பாடு

குழந்தைகளுக்குப் பதிலாகப் பசுக்கள் தடுப்பூசி தயாரிப்பதற்காக

பயன்படுத்தப்பட்டன. விலங்குகளுக்கும் மாட்டம்மை செலுத்தப்பட்டது அதன் விளைவாக ஏற்படும் கொப்புளங்களில் இருந்து திரவம் சேகரிக்கப்பட்டுத் தடுப்பூசி தயாரிக்கப் பயன்படுத்தப்பட்டது. 1869 ஆம் ஆண்டில், பம்பாய் மருத்துவத் துறையில் துணை அறுவைச் சிகிச்சை நிபுணரான டாக்டர் ஹென்றி ஜுல்ஸ் பிளாங்க், பெல்ஜியத்திலிருந்து தடுப்பூசிகளைக் கொண்டு வந்து உள்ளூர் மக்களுக்குக் கன்றுகளுக்குத் தடுப்பூசி போடப் பயிற்சி அளித்தார். பசுக்கள் மீதான இந்துக்களின் மத உணர்வுகளைக் கருத்தில் கொண்டு, பெரியம்மைத் தடுப்பூசிதயாரிப்பதற்கு எருமைகள், ஆடுகள் மற்றும் கழுதைகள் போன்ற பிற விலங்குகளும் பயன்படுத்தப்பட்டன. மெட்ராஸ் பிரசிடென்சி 10ஆண்டுகளுக்குப் பிறகு இந்தச் செயல்முறையை ஏற்றுக்கொண்டது. தடுப்பூசி செலுத்தப்பட்ட விலங்குகள் கிராமங்களுக்குத் தடுப்பூசி போட அழைத்துச் செல்லப்பட்டன. கொப்புளங்களிலிருந்து திரவம் தந்துகிக் குழாய்கள் மூலம் சேகரிக்கப்பட்டுத் தடுப்பூசி உற்பத்திக்காக தொலை தூரங்களுக்கு அனுப்பப்பட்டது. பின்னர் ஒவ்வொரு மாகாணத்திலும் விலங்குகளிடமிருந்து பெரியம்மைத் தடுப்பூசி தயாரிக்கும் நிறுவனங்கள் நிறுவப்பட்டன. இருப்பினும் 1850 வரை உள்நாட்டுத் தேவையைப் பூர்த்தி செய்யத் தடுப்பூசி உற்பத்தி போதுமானதாக இல்லாததால் இது இறக்குமதிக்கு வழிவகுத்தது. வெப்பமான காலநிலையில் தடுப்பூசிகள் அவற்றின் சிரத்தன்மையை இழக்கும். எனவே தடுப்பூசிகளின் தரத்தைப் பாதுகாப்பது குறித்த ஆராய்ச்சி தொடங்கியது 1895 இல் தடுப்பூசிகளின் சிரத்தன்மையைப் பாதுகாக்கக் கிளிசரின் பயன்படுத்தப்பட்டது. இதுதவிர வாசலின் மற்றும் போரிக் அமிலம் போன்ற பிற செயற்கை வேதிப் பொருட்கள் பயன்படுத்தப்பட்டன.

பொதுத்துறை ஆய்வகத்தில் உற்பத்தி செய்யப்பட்ட தடுப்பூசிகள்

இந்தியாவில் பிரிட்டிஷ் ஆட்சியாளர்கள் வெப்பமண்டல நோய்களான வாந்தி பேதி மற்றும் மலேரியா முதலியவற்றால் அவர்களின் பணியாளர்களிடையே பெருகிவரும் இழப்புகளைப் பற்றிக் கவலைப்பட்டனர். மேலும் வெறிநாய் கடித்த வீரர்களைப் பாரிசில் உள்ள பாஸ்டர் நிறுவனத்திற்குச் சிகிச்சைக்காக அனுப்புவது பெரும் சுமையாக இருந்தது. எனவே, இந்தியா முழுவதும் நுண்ணுயிரி ஆய்வகங்கள் மற்றும் பாஸ்டர் நிறுவனங்களைத் தொடர்ச்சியாக நிறுவ முடிவு செய்தனர். 1881 ஆம் ஆண்டு ஆங்கிலேயர்கள் வாந்தி பேதி ஆராய்ச்சிக்காகக் கல்கத்தாவில் ஒரு சிறிய ஆய்வகத்தை நிறுவினர். 1884-ல் கசௌலி, 1892- ஆக்ராவில் நுண்ணுயிரி ஆய்வுக்கூடங்கள் நிறுவப்பட்டன. 1900 இல் இந்தியாவில் முதல் பாஸ்ச்சுவர் நிறுவனம் கசௌலியில் நிறுவப்பட்டது அதைத்தொடர்ந்து குன்னூர், ஷில்லாங் மற்றும் ரங்கூன் ஆகிய இடங்களில் பாஸ்ச்சுவர் நிறுவனங்கள் தோற்றுவிக்கப்பட்டன.

நோய்க்கிருமிகளைச் சூடுபடுத்தி விலங்குகள் வழியாக எடுத்து

அல்லது பிறர் பொருட்களைக் கலந்து நுண்ணுயிரிகளின் வீரியம் குறைக்கப்பட்டது. தடுப்பூசிகளின் பாதுகாப்பு மற்றும் தரப்படுத்துதலில் சமரசம் இருந்தபோதிலும், தடுப்பூசிகள் இறப்பைக் குறைப்பதில் வெற்றி பெற்றன. 1930 ஆண்டு வாக்கில் இந்தியாவில் 15 தடுப்பூசி நிறுவனங்கள் இருந்தன

கவர்னர் மாளிகை முதல் தடுப்பூசி நிறுவனமாக மாறியது

1896 ஆம் ஆண்டில் பம்பாய் மற்றும் பூனாவில் கொள்ளை நோய் பரவியபோது பம்பாய் ஆளுநர் டாக்டர் டபிள்யூ.எம். ஹாஃப்கினிடம் தடுப்பூசியை உருவாக்குமாறு கேட்டுக் கொண்டார். அவருக்கு ஜேஜே குழும மருத்துவமனை வளாகத்தில் ஆய்வகம் அமைக்க இரண்டு அறைகள் வழங்கப்பட்டன. ஓர் எழுத்தர் மற்றும் மூன்று உதவியாளர்கள் டாக்டர் ஹாஃப்கினுக்கு உதவி செய்யக் கேட்டுக் கொள்ளப்பட்டனர். தடுப்பூசி வெற்றிகரமாகச் சோதிக்கப்பட்டதும் தடுப்பூசி உற்பத்திக்கு அதிக இடம் தேவைப்பட்டது; பாம்பேயின் ஆளுநராக இருந்த சாண்ட்ஹர்ஸ்ட் பிரபு, ஹாஃப்கினுக்கு ஒரு மாளிகையை வழங்கினார். அது சில ஆண்டுகளுக்கு முன்பு வரை கவர்னர் மாளிகையாக இருந்தது. மும்பையின் ஆளுநர் மாளிகை 10 ஆகஸ்ட் 1899 அன்று கொள்ளை நோய் ஆராய்ச்சி ஆய்வகமாக மாறியது. பின்னர், இந்த ஆய்வகம் வாந்தி பேதித் தடுப்பூசியை உற்பத்தி செய்ய தொடங்கியது. பின்னர், இது 1950-ல் பாம்பே நுண்ணுயிரியல் ஆய்வகம் எனப் பெயரிடப்பட்டது. இந்த ஆய்வகம் 1925 இல், ஹாஃப்கின் நிறுவனம் என மறு பெயரிடப்பட்டது. இவ்வாய்வகத்தில், தொண்டை அழற்சி நோய், தொண்டை அடைப்பான் இரணஜன்னி மற்றும் வெறிநோய்த் தடுப்பூசி, வாய்வழி இளம்பிள்ளை வாதத் தடுப்பு மருந்து மற்றும் பாம்புக்கடிக்கு எதிரான ஊனீர் முதலியன தயாரிக்கப்பட்டன. கொரோனா-19, தொற்றுநோய் உலகை ஆக்கிரமித்த போது தடுப்பூசியைத் தயாரிப்பதற்கான தொழில்நுட்பப் பரிமாற்றத்திற்காக இந்திய அரசாங்கத்தால் தேர்ந்தெடுக்கப்பட்ட பொதுத்துறை நிறுவனங்களில் இதுவும் ஒன்றாகும்

சீமாட்டி லில்லி மரணம்: பல நிறுவனங்களை நிறுவுவதற்கு வழிவகுத்தது

1902 ஆம் ஆண்டில் சீமாட்டி லில்லி பேகன்ஹாம் வால்ஷ் என்ற ஆங்கிலேயப் பெண் வெறிநோய்க் கடியால் இறந்தார். சீமாட்டி லில்லி அவர்களுக்குச் சரியான நேரத்தில் வெறிநோய்ச் சிகிச்சை அளிக்க முடியவில்லை. இவரின் மரணத்தால் மனமுடைந்த அமெரிக்க வள்ளல் ஹென்றி ஃபிப்ஸ் இந்தியாவில் மருத்துவ நிறுவனங்களை மேம்படுத்த இந்திய வைஸ்ராய் க்கு 350 லட்சத்தை நன்கொடையாக வழங்கினார். இந்தத் தொகையில் ரூபாய் லட்சம், குன்னூரில் தென்னிந்தியாவின் பாஸ்ச்சுவர் ஆய்வகம் அமைக்க நிதி ஒதுக்கப்பட்டது. இந்நிறுவனம் 6 ஏப்ரல் 1907இல் செயல்படத் தொடங்கியது. இது வெறி நோய்க்கு எதிராகத்

தடுப்பூசிகளை உற்பத்தி செய்தது. அதைத்தொடர்ந்து 1957 ஆம் ஆண்டில் சளிக் காய்ச்சலுக்கான தடுப்பூசியைத் தயாரிக்கத் தொடங்கியது.1970-ல் வாய்வழி இளம்பிள்ளைவாதத் தடுப்பூசி, வெறிநோய்த் தடுப்பூசிகளை உருவாக்கியது.பின்னர், நியூக்ளிக்அமில வெறிநோய்த் தடுப்பூசி உருவாக்கப்பட்டது. 1977இல் இந்தியாவின் பாஸ்ச்சுவர் நிறுவனம் எனப் பெயரிடப்பட்டது.

இமயமலை அடிவாரத்தில் உள்ள முதல் மத்திய ஆராய்ச்சி நிறுவனம்

மருத்துவ ஆராய்ச்சி மேற்கொள்ளவும், தடுப்பூசிகளை தயாரிக்கவும், பொது சுகாதார பிரச்சினைகளை கையாள, தேசிய அளவில் பரிந்துரைகளை வழங்கவும், இந்தியாவிற்கு மத்திய ஆராய்ச்சி நிறுவனம் தேவைப்பட்டது. இமயமலையின் அடிவாரத்தில் உள்ள கசௌலி நகரம் மத்திய ஆராய்ச்சி நிறுவனத்தை அமைப்பதற்காக தேர்ந்தெடுக்கப்பட்டது. இந்தியாவின் பாஸ்டர் நிறுவனம் ஒன்று ஏற்கனவே இந்த ஊரில் அமைக்கப்பட்டிருந்தது. 1904- இல் பணி தொடங்கப்பட்டு இந்நிறுவனம் 1906 இல் செயல்படத் தொடங்கியது.

மத்திய ஆராய்ச்சி நிறுவனம் கசௌலி 1906 ஆம் ஆண்டில் பாம்பு விஷயத்திற்கு எதிரான ஊனீர் தயாரிப்பை தொடங்கியது. மேலும், குடற் காய்ச்சலுக்கான தடுப்பு ஊசியையும் உருவாக்கினர். 1911 ஆம் ஆண்டில் இது இந்நிறுவனத்தின் முதல் இயக்குனர் இயக்குனரின் நினைவாக செம்பிள் தடுப்பூசி என்று பெயரிடப்பட்ட வெறிநோய்த் தடுப்பூசியை உருவாக்கியது. இது 2000 ஆம் ஆண்டு வரை உலகில் மிகவும் பொதுவாகப் பயன்படுத்தப்பட்ட நோய்த் தடுப்பூசி ஆகும். இந்நிறுவனம் 1914 ஆம் ஆண்டில் வாந்திபேதி எதிரான தடுப்பூசியை உருவாக்கியது. அடுத்து 1953 மற்றும் 1954 ஆம் ஆண்டில் முறையே தொண்டை அழற்சி நோய் மற்றும் இரணஜன்னி எதிரான ஊனீர் உற்பத்தியை தொடங்கியது. அதனைத் தொடர்ந்து இந்நிறுவனம் மஞ்சள் காய்ச்சல் தடுப்பூசியை 1958 இல் தொடங்கியது. 10 ஏப்ரல் 1936 ஆம் ஆண்டில் வட இந்தியாவின் பாஸ்டர் நிறுவனம் மத்திய ஆராய்ச்சி நிறுவனத்துடன் இணைக்கப்பட்டது.

சிறு தொழிலாக இருந்த தடுப்பூசி உற்பத்தி உருமாற்றம் பெற்று தடுப்புமருந்து நிறுவனமாக மாற்றம்

மெட்ராஸ் பிரசிடென்சியின் சுகாதார ஆணையரானலெப்டினன்ட் கர்னல் வால்டர் கேவன் கிங் கிண்டியில் ஒரு சிறிய பெரியம்மைத் தடுப்பூசி கிடங்கை கிண்டியில் தொடங்கினார். அவரது முயற்சியின் காரணமாக, கிடங்கு ஒரு ஆராய்ச்சி நிறுவனமாக மேம்படுத்தப்பட்டது. இந்நிறுவனம் நவம்பர் 1905 இல் திறக்கப்பட்டது. கிங்கின் பங்களிப்பை அங்கீகரிக்கும் விதமாக இந்த நிறுவனம் கிங் தடுப்பூசி மருந்து நிறுவனம் என்று பெயரிடப்பட்டது. 1919

இந்நிறுவனம் முதல் முறையாக சளி காய்ச்சலுக்கு எதிரான தடுப்பூசியை பெரிய அளவில் தயாரித்தது. இது வாந்தி பேதி, குடற்புண் காய்ச்சல் முதலிய தடுப்பூசிகளையும் உற்பத்தியை தொடங்கியது. 1969 இல் நச்சுயிரி துறை இங்கு தொடங்கப்பட்டது. இது பின்னர் 1993 தேசிய இளம்பிள்ளை ஆய்வகம் என பெயரிடப்பட்டது. பெரியம்மை ஒழிப்பில் இந்த நிறுவனம் முக்கிய பங்கு வகித்தது.

வணிக ஆர்வத்தால் தேயிலைத் தோட்டக்காரர் மருந்து நிறுவனத்தை அமைத்தார்

நூற்றுக்கணக்கான தேயிலைத் தோட்டத் தொழிலாளர்கள் மலேரியா மற்றும் கருங்காய்ச்சல் நோயால் இறந்து கொண்டிருந்தனர். இது வடகிழக்கு இந்தியாவின் தேயிலைத் தோட்ட உரிமையாளர்களின் வணிகத்தை பாதித்தது. இந்த தோட்டக்காரர்கள் அசாம் மருத்துவ ஆராய்ச்சி சங்கத்தை உருவாக்க ஒன்று சேர்ந்தனர். மேலும், இம்மக்கள் ஷில்லாங்கில் கிங் எட்வர்ட் ஏர்லின் நினைவாக பாஸ்டர் நிறுவனத்தை அமைப்பதற்கு பங்களித்தனர். இந்த நிறுவனம் 1917 இல் செயல்படத் தொடங்கியது. இது வெறிநாய்க்கடி, வாந்தி பேதி, குளிர் காய்ச்சல் மற்றும் நுண்ம அழிப்புயிரி ஆகியவற்றிற்கான தடுப்பூசிகளை பெருமளவில் தயாரித்தனர். ஆகஸ்ட் 1945-ல் அசாம் மருத்துவ ஆராய்ச்சி சங்கம் கலைக்கப்பட்டு அசாம் அரசாங்கத்தின் கீழும் பின்னர் மேகாலயா அரசாங்கத்தின் கீழும் வந்தது. மத்திய அரசின் உத்தரவுப்படி 1996 வெறிநாய்க்கடி தவிர பிற தடுப்பூசி தயாரிப்புகள் நிறுத்தப்பட்டது. 2005 ஆம் ஆண்டில் நரம்பியல் திசு மூலம் தயாரிக்கப்படும் வெறிநோய்த் தடுப்பூசி தயாரிப்பதற்கு உலக சுகாதார நிறுவனம் தடைவிதித்தது. பின்னர், இந்நிறுவனம் பயிற்சி மையம், ரத்த வங்கி மற்றும் உணவுப் பரிசோதனை மையமாக மாறியது. இந்திய தடுப்பூசி நிறுவனங்கள் 20 ஆம் நூற்றாண்டின் முதல் பாதியில் ஒரு பொற்காலத்தைக்கண்டன.

தீவிர சிகிச்சை பிரிவாக மாறிய தடுப்பூசி நிறுவனங்கள்

முதல் உலகப் போரில் ராணுவத்திற்கான பணியாளர்களை உருவாக்குதல் மற்றும் வளங்களை திசைதிருப்புதல் ஆகியவை இந்தியாவில் தடுப்பூசி ஆராய்ச்சியில் குறுகிய காலத்திற்கு வழிவகுத்தன. இருப்பினும் 1930கள் வரை, தடுப்பூசி ஆராய்ச்சியில் இந்தியா தொடர்ந்து சிறப்பாக செயல்பட்டது. தடுப்பூசிகள் மற்றும் ஊனீர் தேவைகளை இந்நிறுவனங்கள் பூர்த்தி செய்தன. இரண்டாம் உலகப் போர் மற்றும் இந்தியாவின் சமூக அரசியல் சூழ்நிலை ஆகியவை தடுப்பூசி பற்றிய ஆராய்ச்சிகளை முற்றிலும் புறக்கணிக்க வழிவகுத்தது. இதன் விளைவாக தடுப்பூசி தொழில்நுட்பத்தில் இந்தியா பின்தங்க தொடங்கியது. உற்பத்தி இலக்குகளை அடைவதற்கான அழுத்தம், நிதியுதவி முதலியன குறைந்தது. இராணுவக் கடமைகளுக்கு ஆராய்ச்சியாளர்களை மடைமாற்றுவது, ஆராய்ச்சியாளர்களை

வளர்ப்பதற்கான நிறுவன வழிமுறைகள் இல்லாதது மற்றும் இடைநிலை அணுகுமுறை ஆகியவை மெதுவாக நிறுவனங்களை வழக்கற்றுப் போகச் செய்தது.

தோல்வியை நோக்கி பொதுத்துறை நிறுவனங்கள்

இந்திய தடுப்பூசி நிறுவனங்கள் சுதந்திரத்திற்குப் பிறகும் குறிப்பிட்ட மாற்றம் ஏதுமின்றி தொடர்ந்து செயல்பட்டு வந்தன. சில புதிய நிறுவனங்களும் நிறுவப்பட்டன. இந்திய அரசாங்கத்தின் முன்னுரிமை பட்டியலில் காச நோய் ஒழிப்பு முக்கியத்துவம் பெற்றது. எனவே, 1948 இந்தியில் காசநோய்த் தடுப்பூசி ஆய்வகம் அமைக்கப்பட்டது. இது நாட்டின் காச நோய்த் தடுப்பூசிகளுக்கான தேவையில் 100 சதவீதத்தை முழுமையாக பூர்த்தி செய்தது. 1971 ஆம் ஆண்டில் இந்தியாவில் 19 பொதுத்துறை தடுப்பூசி உற்பத்தி நிறுவனங்கள் இருந்தன. இருப்பினும் தடுப்பூசி நிறுவனங்கள் தொழில்நுட்பத்தை மேம்படுத்த அல்லது உற்பத்தியை அதிகரிக்கவும் தவறிவிட்டன. இதன் விளைவாக தடுப்பூசி தொழில்நுட்பத்தில் தன்னிறைவு என்று அரசாங்கத்தின் கொள்கையில் கூறப்பட்ட போதிலும் உற்பத்தி மற்றும் தேவைக்கு உண்டான இடைவெளியை விரிவடைந்தது. இது தடுப்பூசிகளின் இறக்குமதிக்கு வழிவகுத்தது. புது நிறுவனங்களுக்குத் தடுப்பூசி விநியோகத்தில் குறுக்கீடுகள் ஏற்பட்டதால் உள்நாட்டு தடுப்பூசிகளின் பற்றாக்குறை மிக மோசமடைந்தது.

சிரத்தன்மை இழந்த தடுப்பூசி நிறுவனங்கள்

1963 ஆம் ஆண்டு குன்னூரில் உள்ள இந்திய பாஸ்டர் நிறுவத்திற்கு வருகை தந்த டாக்டர் சபின் ஆலோசனையின் பேரில் குன்னூர் நிறுவனம் வாய்வழி இளம்பிள்ளைவாத நோய்க்கான தடுப்பூசி உற்பத்தியை தொடங்கியது. இருப்பினும், 1977 ஆம் ஆண்டில் ஒரு தொகுதி தடுப்பூசி எதிர்வினையாற்றியது என்று கூறி உற்பத்தியை நிறுத்துமாறு அறிவுறுத்தியது. 1977-இல் ஏற்பட்ட சிக்கலை சரி செய்ய எந்த நடவடிக்கையும் எடுக்கப்படவில்லை. ஆதலால் நுண்ணுயிரி தொடர்பான தடுப்பூசிகளை தயாரிக்க நிறுவனத்திடம் கேட்டுக்கொள்ளப்பட்டது.

ஹாஃப்கின் உயிர் மருந்து நிறுவனம் 1997 வாய்வழி இளம்பிள்ளைவாதத் தடுப்பூசி உற்பத்தியை தொடங்கியது. ஆனால், உற்பத்திசெய்யப்பட்ட வாய்வழி இளம்பிள்ளைவாதம் தடுப்பூசி மருந்து சக்தி வாய்ந்ததாக இல்லை என்ற குற்றச்சாட்டு காரணமாக உற்பத்தி நிறுத்தப்பட்டது. 2008-ல் கிண்டியில் உள்ள கிங் நிறுவனத்தில் காச நோய்த் தடுப்பூசி உற்பத்தி நிறுத்தப்பட்டது. புதிய பொதுத்துறை தடுப்பூசி நிறுவனம், பாரத் நோயெதிர்ப்புத் தடுப்பூசி தயாரிப்பு நிறுவனம் மற்றும் உயிரியல் கார்ப்பரேஷன் உயிர் தொழில்நுட்ப துறையால் 1987-இல் நிறுவப்பட்டது.

இளம்பிள்ளை வாதத்திற்கான தடுப்பூசி, நச்சுயிரியால் ஏற்படும் மூளைக் காய்ச்சலுக்கு எதிரான தடுப்பூசி உற்பத்தி செய்யும் நிறுவனத்துடன் மறு சீரமைப்பு பரிமாற்ற ஒப்பந்தம் கையெழுத்தானது. இது ஆரம்பத்தில் ரஷ்யாவில் இருந்து இறக்குமதி செய்யப்பட்ட வாய்வழி இளம்பிள்ளைவாதத் தடுப்பூசி நோய்த் தடுப்பூசியை சிப்பங்களாக மக்களின் பயன்பாட்டிற்கு அனுப்பப்பட்டது. பின்னர் ஐந்து ஆண்டுகளுக்குள் உள்நாட்டு உற்பத்தியை உருவாக்கியது. இருப்பினும், ஒரு சகாப்தத்திற்கு பிறகுதான் உள்நாட்டு தடுப்பூசி உற்பத்தி தொடங்கியது.

பாரத் இம்யூனாலஜிக்கல்ஸ் மற்றும் உயிரியல் கார்ப்பரேஷன் லிமிடெட் 2021 ஆண்டின் அறிக்கையின்படி, வாய்வழி இளம்பிள்ளை வாதத் தடுப்பூசி நிறுவனத்தால் பரிந்துரைக்கப்பட்ட ஒரே தடுப்பூசியாகும். அதுவும் பெரும் நிதி இழப்பில் செயல்பட்டது. 1984 ஆம் ஆண்டு பெங்கால் இம்யூனிட்டி லிமிடெட் என்ற தனியார் நிறுவனத்தை மூடிவிட்டது. உயிர் தொழில்நுட்ப துறையால் 1989 இல் இந்திய தடுப்பூசி கார்ப்பரேஷன் லிமிடெட் நிறுவப்பட்டது. தட்டம்மைத் தடுப்பூசி உற்பத்தியை பெருக்க பிரான்சில் உள்ள பொதுத்துறை நிறுவனமான மேரியஸ் மூலம் தொழில்நுட்ப பரிமாற்றம் செய்யப்பட்டது. இருப்பினும் பரிமாற்றம் பலனளிக்கவில்லை; மேலும் இந்நிறுவனம் மூடப்பட்டது. தடுப்பூசிகள் குறித்த ஆராய்ச்சியில் நிறுவனங்கள் கவனம் செலுத்தவில்லை. உலக சுகாதார நிறுவனம் , ஐக்கிய நாடுகளின் சர்வதேச குழந்தைகள் அவசர நிதியத்தின் கொள்கைகள், இந்திய பொருளாதாரத்தின் தாராளமயமாக்கல் மற்றும் தனியார் நிறுவனங்களின் தோற்றம் ஆகியவை பொது தடுப்பூசி நிறுவனங்களை மேலும் பின்னோக்கு பாதையில் தள்ளியது.

மூன்று தடுப்பூசி நிறுவனங்களின் உரிமங்கள் இடைநிறுத்தம்

2008ஆம் ஆண்டில் கசௌலி உள்ள மத்திய ஆராய்ச்சி நிலையம், குன்னூரில் உள்ள பாஸ்டர் இன்ஸ்டிடியூட் மற்றும் கிண்டியில் உள்ள காச நோய்த் தடுப்பூசி ஆய்வகம் முதலிய மூன்று முக்கிய பொதுத்துறை தடுப்பூசி உற்பத்தியாளர்களின் உரிமங்களை உலக சுகாதார அமைப்பின் பிரதிநிதிகளின் ஆய்வுக்கு பின் மத்திய மருந்து தரக் கட்டுப்பாடு அமைப்பு தடுப்பூசி உற்பத்தியாளர்களின் உரிமங்களை ரத்து செய்தது. தேசிய நோய்த்தடுப்பு திட்டத்திற்கு தேவைப்படும் தடுப்பூசிகளின் மொத்தத் தேவையில் 85 % விழுக்காட்டை மேற்குறிப்பிட்ட மூன்று தடுப்பூசி நிறுவனங்கள் பூர்த்தி செய்தன.ஜப்பானிய மூளைக் காய்ச்சல் மற்றும் மஞ்சள் காய்ச்சல் தடுப்பூசிகளை கௌ சிலியில் உள்ள மத்திய ஆராய்ச்சி நிறுவனம் உற்பத்தி செய்து வந்தது; அதனுடைய உரிமம் ரத்து செய்யப்பட்டதால் இத்தடுப்பூசிகளுக்கு தட்டுப்பாடு ஏற்பட்டது. இதனை சரிசெய்ய சீன நிறுவனத்திடமிருந்து ஜப்பானிய மூளைக்காய்ச்சல் தடுப்பூசிகளை அரசு இறக்குமதி செய்தது.

குன்னூரில் உள்ள காசநோய் ஆய்வகத்தின் அப்போதைய இயக்குனர் சீமைப் எலிகள் மற்றும் நன்கு பயிற்சி பெற்றவர்களை புதிய தனியார் நிறுவனத்திற்கு தாரை வார்க்கப்பட்டது. தடுப்பூசி நிறுவனங்களின் உரிமம், இடைநிறுத்தப்பட்ட செய்யப்பட்டதற்கான காரணங்களைத் தீர்மானிக்கவும், நிறுவனங்களின் மறுமலர்ச்சிக்காக பரிந்துரைகளை வழங்க சுகாதார அமைச்சகத்தால் அமைக்கப்பட்ட ஜாவித் சவுத்ரி குழு அமைக்கப்பட்டது. இது அரசாங்கத்தின் முடிவை விமர்சித்தது.

பொதுத்துறை நிறுவனங்கள் மூடப்பட்டதால் அடுத்த இரண்டு ஆண்டுகளுக்குள் முதன்மைத் தடுப்பூசியின் விலை 50 முதல் 70 சதவீதம் வரை உயர்ந்தது. இதனால் பல மாநிலங்களில் கடுமையான தடுப்பூசிகளின் பற்றாக்குறை ஏற்பட்டது. 26 பிப்ரவரி 2010 அன்று இடைநீக்கங்கள் திரும்பப் பெறப்பட்டன.

மத்திய சுகாதார அமைச்சர் டாக்டர் அன்புமணி ராமதாஸின் முயற்சியால் தமிழ்நாட்டில் செங்கல்பட்டில் ஒருங்கிணைந்த தடுப்பூசி வளாகம் அமைக்கும் திட்டத்தை சுகாதார அமைச்சகம் அறிவித்தது. ஆண்டு தோறும் ஒரு பில்லியன் தடுப்பூசிகளை உற்பத்தி செய்யும் திறன் கொண்டதாக இருந்தாலும் ஒரு குப்பையை கூட தயாரிக்கவில்லை. 2012-ல் இதன் திட்ட மதிப்பீடு ரூபாய் 594 கோடியாக இருந்தது. இத்திட்டத்தை நிறைவேற்றுவதில் ஏற்பட்ட தாமதத்தினால் ஏற்பட்ட தாமதத்தினால் அதன் செலவு ரூபாய் 904 கோடியாக அதிகரித்தது. பல பொதுத்துறை தடுப்பூசி நிறுவனங்களுக்கு மத்தியில் தனியார் துறை தடுப்பூசி தொழில் விரைவாக வளர தொடங்கியது.

1901ஆம் ஆண்டு பெங்கால் கெமிக்கல் & பார்மசூட்டிகல் ஒர்க்ஸ் லிமிடெட் நிறுவனத்தை நிறுவிய ஆச்சார்யா பிரபுல்ல சந்திர ரே என்பவரால் நிறுவப்பட்டது. பெங்கால் இம்யூனிட்டி லிமிடெட், 1919 இல் கேப்டன் நரேந்திரநாத் தத்தாவால் நிறுவப்பட்டது. சுதந்திரத்திற்கு பிறகு 1953 இல் உயிரியல் லிமிடெட் நிறுவனம் தடுப்பூசி சந்தையில் நுழைந்த முதல் தனியார் துறை நிறுவனமாகும். 1966 ஆம் ஆண்டில் சீரம்இன்ஸ்டிடியூட் ஆஃப் இந்தியா (SII) லிமிடெட் பின்பற்றப்பட்டது. பின்னர் பிஸியா பயோடெக் நிறுவனம் வாய் வலி இளம்பிள்ளை வாதத் தடுப்பூசியை மொத்தமாக இறக்குமதி செய்து மக்கள் பயன்பாட்டிற்காக சிப்பம் செய்யப்பட்டது. பல விஞ்ஞானிகள் மற்றும் பொறியாளர்கள் தலைமையிலான தொழில் முனைவோர் தடுப்பூசி துறையில் நுழைந்தனர். இருப்பினும் 1980 வரை முதன்மைத் தடுப்பூசி மேம்பாடு மற்றும் உற்பத்தியில் தனியார் துறை முக்கியத்துவம் பெற்றது. அன்னிய முதலீட்டின் மீதான கட்டுப்பாடுகள் மற்றும் தயாரிப்பு காப்புரிமைகள் இல்லாததால் இந்தியாவில் தடுப்பூசி மற்றும் மருந்து வணிகத்தில் 1990 வரை சிறிய தனியார் நிறுவனங்கள் ஊக்குவிக்கப்பட்டது.

குதிரையின் மரணம்: உலகின் மிகப் பெரிய தடுப்பூசி உற்பத்தியாளர் உருவாக்கியது

திரு. சைரஸ் பூனாவாலா ஒரு தீவிர குதிரைப் பிரியர்; 1946 ஆம் ஆண்டு புனேவிற்கு அருகில் உள்ள ஹடாப்சரில் பந்தய குதிரை வளர்ப்பு பண்ணையை வைத்திருந்தார். திரு சைரஸ் பூனாவலாவிற்கு பிடித்தமான ஆண் குதிரையை பாம்பு கடித்துவிட்டது. ஜூலை 1966-இல், சைரஸ் பூனாவாலா பாம்பு விஷத்திற்கு எதிரான ஊனீர் குப்பிக்காக நான்கு நாட்கள் காத்திருந்தார். அது வருவதற்குள் குதிரை இறந்து விட்டது; திரு சைரஸ் பூனாவாலா மனமுடைந்து போனார். அவர் தனது ஓய்வு பெற்ற பந்தயக் குதிரைகள் சிலவற்றை ஊனீர் மற்றும் தடுப்பூசியின் தயாரிப்பதற்காக ஹாப்கின் நிறுவனத்திற்கு பரிசாக அளித்தார். இந்த அனுபவம் திரு. சைரஸ் பூனாவாலாவை ஊனீர் தயாரிக்க முடிவு செய்தது.

1966 இல் திரு. சைரஸ் பூனாவாலா இந்தியாவின் சீரம் நிறுவனத்தைத் தோற்றுவித்தார். குதிரை பண்ணையிலேயே ரணஜன்னி மற்றும் பாம்புக்கடிக்கு எதிரான ஊனீரை உற்பத்தி செய்தார். பின்னர் குழந்தைப்பருவ நோய்க்கு எதிரான தடுப்பூசிகளை தயாரித்தார். 1960கள் மற்றும் 1970களில் ஹாஃப்கின் நிறுவனத்திற்கு பாம்பு விஷத்திற்கு எதிரான ஊனீர் தயாரிக்க குதிரைகளை அளித்தார். அதன்பிறகு திரு. சைரஸ் பூனாவாலா தடுப்பூசிகள் மற்றும் ரணஜன்னிக்கு எதிராக ஊனீரை குதிரையிலிருந்து தயாரிக்க தொடங்கினார்.

டாக்டர் சைரஸ் பூனாவாலா தனது புது முயற்சியை விரிவுபடுத்துவதில் பல சவால்களை எதிர்கொண்டார். மூலதனத்திற்கான அணுகல் மற்றும் அரசாங்கத்தின் கொள்கைகள் மிகவும் வலிமையான தடைகளாக இருந்தன. முதலீடு அளிக்க வங்கிகள் தயாராக இல்லை; அதே நேரத்தில் அரசாங்கத்தின் கொள்கைகள் மிகவும் கடுமையாகவும், உரிமம் பெறுவதற்கு பல ஆண்டுகள் ஆயின. தற்பொழுது உலகின் மிகப்பெரிய தடுப்பூசி தயாரிக்கும் நிறுவனமாக வளர்ந்துள்ளது. இது 170 நாடுகளுக்குத் தடுப்பூசிகளை ஏற்றுமதி செய்கிறது. உலகில் ஒவ்வொரு நொடியிலும் பிறக்கும் குழந்தைகள் ஒவ்வொன்றும் சீரம் நிறுவனத்தின் முதல் தடுப்பூசியை பெறுகிறது. இந்த அற்புத வளர்ச்சியானது பல தேசிய மற்றும் அயல்நாட்டு கொள்கையினால் தூண்டப்பட்டு இந்தியாவின் தடுப்பூசி தொழில்துறையை வெகுவாக மாற்றி தனித்துறையாக உருவெடுத்துள்ளது.

1990: ஆட்டத்தை மாற்றியமைத்தவன்

1990 களில் இந்திய பொருளாதாரத்தின் தாராளமயமாக்கல் தடுப்பூசி தொழிலுக்கு ஓர் ஆசீர்வாதமாக இருந்தது. அதே சமயத்தில் தடுப்பூசித்தொழிலுக்கு உரிமம் பெற இருந்த தடைகள் அகற்றப்பட்டு, முதலீட்டு வரத்து அதிகரித்தது. அதே நேரத்தில், இந்திய தடுப்பூசித் தொழிலுக்கு உற்சாகமான முன்னேற்றங்கள் அயல்நாடுகளில் காணப்பட்டன. உலகளாவிய தடுப்பூசி ஜாம்பவான்கள் முதன்மைத் தடுப்பூசிகளை புறக்கணிக்க தொடங்கினர்.

1998 மற்றும் 2001 இல் 14 முக்கிய உற்பத்தியாளர்களில் 10 நிறுவனங்கள் பாரம்பரிய தடுப்பூசிகளை ஓரளவு அல்லது முழுமையாக உற்பத்தி செய்வதை நிறுத்தினர். இதில் எட்டு நிறுவனங்கள் ஐக்கிய நாடுகளின் சர்வதேச குழந்தைகள் அவசர நிதியத்திற்கு தேவையான தடுப்பூசிகளை வழங்கினர். இது முதல்முறையாக தடுப்பூசிகளின் உலகளாவிய பற்றாக்குறையை உருவாக்கியது .உலக சுகாதார நிறுவனம், ஐக்கிய நாடுகளின் சர்வதேச குழந்தைகள் அவசர நிதியம் மற்றும் பிற நிறுவனங்கள் குறைந்த விலையில் குழந்தைக்கான தடுப்பூசிகளை உற்பத்தி செய்யும் நிறுவனங்களுக்காக காத்திருந்தனர்.

இந்தியாவில் தடுப்பூசிகள் உற்பத்தி நிறுத்தம் மற்றும் பொதுத்துறை தடுப்பூசி நிறுவனங்களின் தீர்க்கமான உற்பத்தி ஆகியவற்றால் இந்தியாவில் தேவை-விநியோக இடைவெளி விரிவடைந்தது. 1978 ஆம் ஆண்டில் நோய் தடுப்புக்கான விரிவாக்கப்பட்ட திட்டத்தை நாடு தொடங்கியதால், இந்தியாவின் உள்நாட்டு தடுப்பூசி தேவை அதிகரித்தது. இது பின்னர் 1985 ஆம் ஆண்டில் உலகளாவிய நோய் தடுப்பு திட்டம் என மறு பெயரிடப்பட்டது. தனியார் தடுப்பூசி நிறுவனங்கள் உற்பத்தியை அதிகரித்தனர். மேலும், சர்வதேச அமைப்புகளுடன் ஒப்பந்தங்களை மேற்கொண்டு தடுப்பூசி தேவையை பூர்த்தி செய்தனர். ஓரலகு தடுப்பூசி ஒன்றின் விலை அமெரிக்க டாலருக்கு குறைவாக இருந்தது. மலிவான தொழிலாளர்கள், திறமையான மேலாண்மை, தொழில்நுட்ப பணியாளர்கள், குறைந்த செலவில் மருத்துவப் பரிசோதனைகள், உள்ளூர் உபகரணங்கள், தொழில்நுட்பம் முன்னேற்றம், குளிர் சேமிப்பு வசதிகளில் முன்னேற்றம் ஆகியவற்றால் குறைந்த விலை தடுப்பூசிகளை உற்பத்தி செய்ய முடிந்தது. தடுப்பூசி மேம்பாட்டிற்கான அரசாங்கத்தின் நிதியுதவி, மக்களிடம் காணப்பட்ட விழிப்புணர்வு காரணமாக உள்நாட்டு தேவை அதிகரிப்பு தேவை, மக்கள் தொகை அதிகரிப்பு, இந்தியாவின் உலகளாவிய நோய்த் தடுப்பூசி திட்டத்தின் விரிவாக்கம், குறைந்த செலவில் தடுப்பூசிகளை தயாரிக்க கடுமையான முயற்சிக்கும் தனியார் நிறுவன எண்ணிக்கை அதிகரிப்பு முதலியன இந்திய தடுப்பூசி துறையை முன்னோக்கிச் செல்ல முக்கிய காரணிகளாக அமைந்தன.

ஆரம் காலத்தில், தனியார் இந்திய தடுப்பூசி உற்பத்தியாளர்கள் வெளிநாடுகளில் இருந்து உரிமம் பெற்ற தொழில்நுட்பங்களை நம்பியிருந்தனர். காப்புரிமை சட்டங்களால் உள்நாட்டு கண்டுபிடிப்புகளுடன் புதிய தடுப்பூசிகளை உருவாக்கினர். புறக்கணிக்கப்பட்ட வெப்பமண்டல நோய்களுக்கான தடுப்பூசிகளை உருவாக்குவதன் மூலம் இந்திய தடுப்பூசி தொழில் மிகவும் எளிமையான இருமுனை அணுகு முறையைப் பின்பற்றியது. வலுவான அறிவியல் அடித்தளம் மற்றும் உற்பத்தி திறன்களின் அடிப்படையில், இந்திய தனியார் தடுப்பூசி துறையானது உலகளாவிய நிதியளிப்பு நிறுவனங்கள் மற்றும் வெளிநாட்டு ஆராய்ச்சி நிறுவனங்களின்

உதவியுடன் புதுமையான கூட்டாண்மைகளில் ஈடுபட்டது. இதன் விளைவாக புதிய மற்றும் சிக்கலான தடுப்பூசி உற்பத்தி செய்யப்பட்டது.

1) சஹாரா கீழமை ஆப்பிரிக்காவிற்கு சீரம் நிறுவனத்தால் உருவாக்கப்பட்ட மூளைக்காய்ச்சல்-A தடுப்பூசி.

2) சாந்தா உயிரியல் தொழில்நுட்ப நிறுவனத்தால் தயாரிக்கப்பட்டு சர்வதேச தடுப்பூசி நிறுவனத்தால் மாற்றியமைக்கப்பட்ட வாய்வழி காலரா தடுப்பூசி, தேசிய காலரா மற்றும் குடற்புழு நோய்களுக்கான துறையில் சோதனை செய்யப்பட்டது.

3) புது டெல்லியில் உள்ள அகில இந்திய மருத்துவ அறிவியல் நிறுவனத்தால் (AIIMS) தனிமைப்படுத்தப்பட்ட ரோட்டோர நச்சுயிரி தடுப்பூசி சர்வதேச உயிரியல் தொழில்நுட்ப நிறுவனத்திற்கு மாற்றப்பட்டு, அமெரிக்க தேசிய சுகாதார நிறுவனம் மற்றும் அமெரிக்க நோய் கட்டுப்பாட்டு மையம் ஆகியவற்றுடன் இணைந்து சோதனை செய்யப்பட்டது.

தடுப்பூசி தயாரிப்பில் அரசாங்கத்தின் வினையூக்க செயல்பாடுகள்

உலகளாவிய நோய்த் தடுப்பூசி திட்டத்தின் விரிவாக்கம் மற்றும் ஒருங்கிணைந்த விழிப்புணர்வு பிரச்சாரங்கள் மூலம் தடுப்பூசிகளுக்கான உள்நாட்டு தேவை அதிகரித்தது. தொய்வில்லா ஆராய்ச்சி, நிதி உதவி மற்றும் ஒழுங்குமுறை வசதிகள் மூலம் தடுப்பூசி தொழில்துறை பெருக பெரும் ஆதாரமாக இருந்தது.

விரைவான தொழில்நுட்ப முன்னேற்றங்களை கருத்தில் கொண்டு மத்திய அரசு 1986 இல் உயிரி தொழில்நுட்பத் துறையை உருவாக்கியது. தடுப்பூசி தயாரிப்பில் தன்னிறைவை மேம்படுத்துவதற்காக இது உருவாக்கப்பட்டது. இது பொது மற்றும் தனியார் துறைகளில் தடுப்பூசி தொடர்பான ஆராய்ச்சி மற்றும் மேம்பாட்டு திட்டங்களுக்கு நிதி உதவி அளித்தது. உயிரி தொழில் நுட்பவியல் தொழில் ஆராய்ச்சி உ தவி சபை,

உயிர் தொழில் நுட்ப துறையில் புதிய தொழில் தொடங்க, தொழில் முனைவு மற்றும் தடுப்பூசி உருவாக்கத்தில் பல்வேறு நிலைகளுக்கு நிதி அளிக்கிறது. உயிரி தொழில்நுட்பவியல் களஞ்சியங்களை உருவாக்கியும் உயிர் பாதுகாப்பு 4 நான்காவது நிலைகளை உருவாக்கியும் தடுப்பூசி உற்பத்தியில் நிலை 2 வரை உருவாக்க வழி ஏற்படுத்தப்பட்டது.

தேசிய உயிர் மருந்துகளின் இயக்கத் திட்டம், தொழில் கல்வி துறையோடு கூட்டு முயற்சி, தடுப்பூசி உற்பத்தியின் பல்வேறு நிலைகளில் துணை நிற்பது, கருத்தாக்கம், நச்சுத்தன்மை ஆய்வுகள் மற்றும் மருத்துவப் பரிசோதனைகள் ஆகியவற்றை உள்ளடக்கியது. அறிவியல் மற்றும் தொழில்நுட்பத் துறையின் தடுப்பூசி உற்பத்தி செய்வதற்கு நிதியை வழங்குகிறது. உயிர் தொழில்

நுட்பவியல் தொழில் கூட்டாண்மை திட்டமும் தடுப்பூசியை உற்பத்தி செய்வதற்கு ஊக்கம் அளிக்கிறது.

பயன்பாடு சார் சுகாதார அறிவியல் தொழில்நுட்ப நிறுவனம் மருத்துவத்திற்கு முந்தைய மற்றும் மருத்துவ மேம்பாடு தொடர்பான ஆதரவை வழங்குகிறது; மருத்துவப் பரிசோதனை திறனை மேம்படுத்த பயிற்சியும் அளிக்கிறது; இந்திய மருத்துவ ஆராய்ச்சிக் குழுமம் மற்றும் அறிவியல் மற்றும் தொழில்துறை ஆராய்ச்சி குழுமம் ஆகியவை இந்தப் பணிகளை எளிதாக்குகின்றன. மத்திய உயிரியல் தொழில் மற்றும் சிறு வணிக கண்டுபிடிப்பு ஆராய்ச்சி புதுமையான யோசனைகள் மற்றும் அபாயங்களை தவிர்க்கும் புதிய தொழில்களை ஆதரிக்கிறது. புதிய மில்லினியம் இந்திய தொழில்நுட்ப தலைமை முன் முயற்சி கல்வி மற்றும் தொழில் துறையின் புதிய திட்டங்களை அவற்றின் வளர்ச்சியின் ஆரம்பித்திலேயே ஊக்குவிக்கிறது மற்றும் ஆதரிக்கிறது. கூடுதலாக சுகாதார ஆராய்ச்சித்துறை, இந்திய மருத்துவ ஆராய்ச்சி குழுமம், சுகாதாரம் மற்றும் குடும்ப நல அமைச்சகம் பிற அறிவியல் அமைச்சகங்களும் தடுப்பூசி உற்பத்தி முன்னேற்றத்திற்கு நிதியளிக்கின்றன.

இந்திய அரசாங்கத்தின் உயிரி தொழில்நுட்பத் துறை பல இருதரப்பு மற்றும் பல தரப்பு ஒத்துழைப்பு ஒப்பந்தங்களையும் மேற்கொண்டுள்ளது. ஜூலை 1987-இல் தொடங்கப்பட்ட இந்திய- அமெரிக்க தடுப்பூசிச் செயல்திட்டம், தடுப்பூசி உற்பத்தி தரக்கட்டுப்பாடு மற்றும் விநியோக முறை ஆகியவற்றில் கவனம் செலுத்தி 27 மார்ச் 2019 அன்று அங்கீகரிக்கப்பட்டது. இத்திட்டத்தின் மூலம் விரைவான தடுப்பூசி உருவாக்கத்தின் தொற்று நோய்க்கான தயார் நிலையை அடைவதே இதன் நோக்கமாகும்.

இந்திய மருத்துவ ஆராய்ச்சி குழுமம், தடுப்பூசியில் கூட்டு ஆராய்ச்சிக்காக சர்வதேச தடுப்பூசி நிறுவனத்துடன் புரிந்துணர்வு ஒப்பந்தத்தில் கையெழுத்திட்டது. தடுப்பூசி உற்பத்தியில் முன்னேற்றம் குறித்து உயிர் தொழில்நுட்பத் துறை மற்ற நாடுகளுடன் இருதரப்பு ஒத்துழைப்பிலும் கையெழுத்திட்டுள்ளது. இந்திய அரசாங்கத்தின் முயற்சிகள் தடுப்பூசி துறையின் வளர்ச்சிக்கு பங்களித்ததோடு, குறைந்த செலவில் ரோட்டா நச்சுயிரி மற்றும் வாந்தி பேதி தடுப்புத் தடுப்பூசிகளின் வளர்ச்சிக்கு வழிவகுத்தது. மலேரியா, டெங்கு மற்றும் எச்.ஐ.வி தடுப்பூசி உருவாக்கத்திலும் முக்கியமாக செயல்பட்டன. மேலும், இந்தியாவில் முதலீடு செய்ய உலகளாவிய தடுப்பு தொழில் நிறுவனங்களை ஈர்க்க அரசாங்கம் அன்னிய நேரடி முதலீட்டு கொள்கையில் திருத்தங்களை மேற்கொண்டது. உயிரி தொழில்நுட்பம் மற்றும் அறிவியல் துறைகளில் தொழில் பூங்காக்களை உருவாக்க 100 சதவீத அன்னிய நேரடி முதலீட்டை அனுமதித்தது.

இந்தியாவின் தடுப்பூசி சகாப்தம்

இந்திய அரசாங்கம் மற்றும் தொழில் துறையின் ஒருங்கிணைந்த முயற்சிகள் இந்தியாவை தடுப்பூசி தயாரிப்பின் உலகின் மையமாக மாற்றியுள்ளது. உலகளவில் தடுப்பூசிகளுக்கான தேவையில் 65 சதவீதத்தை இந்தியா பூர்த்தி செய்கிறது. முதல் 10 தடுப்பூசி ஏற்றுமதியாளர்களில் இந்தியாவும் அடக்கம்; இந்தியா உலக சுகாதார அமைப்பின் உற்பத்திக்கான மிகப்பெரிய உலகளாவிய உற்பத்தி திறனை கொண்டுள்ளது. நாட்டில் உற்பத்தி செய்யப்படும் 77 விழுக்காடு, 170க்கும் மேற்பட்ட நாடுகளுக்கு ஏற்றுமதி செய்யப்படுகின்றன. உலக சுகாதார அமைப்பின் தட்டம்மைக்கான தேவையில் 90%, தொண்டை அடைப்பான், கக்குவான் ரணஜன்னி தடுப்பூசிகளுக்கான தேவையில் 40- 70 சதவீதத்தை இந்தியா பூர்த்தி செய்கிறது. வர்த்தகம் மற்றும் தொழில்துறை அமைச்சகத்தின் கூற்றுப்படி, இந்தியாவிலிருந்து ஏற்றுமதி தடுப்பூசிகளின் மதிப்பு 1996 முதல் 1997 வரை 3.94 மில்லினியத்திலிருந்து 2020-21- 64.916 பில்லியனாக அதிகரித்துள்ளது.

அமெரிக்காவிற்கு வெளியே, உலகில் அதிக எண்ணிக்கையிலான

உணவு மற்றும் மருந்து நிறுவனத்தால் அங்கீகரிக்கப்பட்ட தடுப்பூசி ஆலைகள் இந்தியாவில் அதிகம் உள்ளன. ஐக்கிய நாடுகளின் சர்வதேச குழந்தைகள் அவசர நிதியத்தின் தடுப்பூசி தேவையில் 60 சதவீதத்தை இந்திய தடுப்பூசி தொழில்துறை பூர்த்தி செய்கிறது. உலக சுகாதார நிறுவனம், தொண்டை அடைப்பான், கக்குவான் இருமல் ரண ஜன்னி, மற்றும் காச நோய்த் தடுப்பூசிகளுக்கான தேவையில் 65 சதவீதத்தையும், தட்டம்மைத் தடுப்பூசிக்கான தேவையில் 80 சதவீதத்தையும் பூர்த்தி செய்தது. இந்திய தடுப்பூசிகளின் தனித்துவமான விற்பனை முன்மொழிவு, குறைந்த விலையுடன் கூடிய அதிக அளவு தடுப்பூசிகளை உற்பத்தி செய்தது.

உலகின் மிகப் பெரிய தடுப்பூசி தயாரிப்பாளரான ஆடர் பூனாவாலா கூற்றுப்படி, தடுப்பூசி துறையின் தனித்துவமான விற்பனை, தரம் மற்றும் நம்பகத்தன்மை குறிப்பிடத்தக்கதாகும். நல்ல தரம் மற்றும் மலிவு விலை காரணமாக இந்திய மருந்துகள் மற்றும் தடுப்பூசிகளை அயல்நாடுகள் அதிகம் நம்பி இருப்பதாக கூறினார். சிக்கலான தடுப்பூசி உருவாக்குவதிலும், சந்தைப்படுத்தலும் இந்திய தொழில் துறை பன்னாட்டு நிறுவனங்களுடன் கடுமையான போட்டியை அளிக்கிறது. பல இந்திய தடுப்பூசி தயாரிக்கும் நிறுவனங்கள், குறைந்த வளர்ச்சியடைந்த நாடுகளில் உள்ள நோய்களுக்கான புதிய தடுப்பூசிகளை உருவாக்க சர்வதேச நிறுவனங்களுடன் கூட்டு சேர்ந்து உள்ளன. சர்வதேச கூட்டாண்மை புதிய தொழில்நுட்பத்திற்கான கதவுகள் திறந்து உள்ளது. தங்கள் இருப்பை அதிகரிக்கவும், உலகளாவிய

தேவையை பூர்த்தி செய்யும் இந்திய நிறுவனங்கள் தொழில்மயமான நாடுகளில் தடுப்பூசி தயாரிப்பை தொடங்கியுள்ளது. தடுப்பூசிகளின் உற்பத்தி மற்றும் சந்தைப்படுத்தல், சர்வதேச நிறுவனங்களுடன் கூட்டு முயற்சியில் இறங்கியுள்ளது.

இந்திய மற்றும் உலகளாவிய தடுப்புத் தயாரிப்பாளர்களுக்கு இடையேயான ஒத்துழைப்பு அதிகரித்துள்ளது. ஆக்ஸ்போர்ட் பல்கலைக்கழகத்தின் தடுப்பூசியை சீரம் நிறுவனத்துடன் அஸ்ட்ராஜெனெகாவுடன் சேர்ந்து ஒரு மில்லியன் தடுப்பூசிகளை தயாரித்து குறைந்த மற்றும் நடுத்தர வருமானம் கொண்ட நாடுகளுக்கு ஏற்றுமதி செய்துள்ளது. ஜான்சன் கொரோனா தடுப்பூசி தயாரிப்பதற்காக ஜான்சன் ஜான்சன் நிறுவனம் பயலஜி நிறுவனத்துடன் கூட்டு சேர்ந்தது; டாக்டர் ரெட்டியின் ஆய்வகங்கள், ரஷ்யாவில் நேரடி முதலீட்டு நிறுவனத்துடன் மருத்துவப் பரிசோதனை நடத்தவும் மற்றும் ஸ்புட்னிக் தடுப்பூசி உற்பத்தி செய்யவும் ஒன்று சேர்ந்தன. வலுவான தடுப்பூசி உற்பத்தித்திறன் மற்றும் கொரோனா-19 தடுப்பூசிகளுக்கான உலகளாவிய தேவையை பூர்த்தி செய்வதில் இந்தியா முக்கிய பங்கு வகிக்கிறது.

கூட்டு வருடாந்திர வளர்ச்சி விகிதம் 12.5 விழுக்காடாகவும் மற்றும் 2027களில் அமெரிக்க டாலர் மதிப்பு 108.2 பில்லியனை தொடும். இந்திய தடுப்பூசி துறையானது இந்தியாவின் மாநில அரசாங்கங்களின் தடுப்பு சுகாதார திட்டங்களின் தேவையை பூர்த்தி செய்கிறது. இது 12 தடுப்பூசிகளுக்கான ஒரு பில்லியன் தடுப்பூசிகளை வழங்குகிறது.

மத்திய அரசின் உயிரி தொழில்நுட்ப நிறுவனத்தின் மனித வளம், குறைந்த செலவில் தடுப்பூசி உற்பத்தி செய்ய கல்விசார் சிறந்த ஆராய்ச்சி மையங்கள் மற்றும் ஆய்வகங்கள், உயிரி தொழில்நுட்ப பூங்காக்கள், 3500 மேற்பட்ட உயிர் தொழில்நுட்ப புதிய தொழில்கள் ஆகியவை அடங்கும். அமெரிக்காவிற்கு வெளியே அதிக எண்ணிக்கையிலான உணவு மருந்து அங்கீகரிக்கப்பட்ட பல தடுப்பூசி ஆலைகள் இந்தியாவின் வலிமையை மேலும் அதிகரிக்கின்றன. ஆராய்ச்சி மற்றும் மேம்பாட்டிற்கான செலவினங்களை தொழில்துறையின் விற்பனையின் சதவீதமாக அதிகரிப்பதன் மூலம் இந்தியா தனது தடுப்பூசித் தொழிலை மேலும் விரைவுபடுத்த முடியும். நிதி அபாயத்தைத் தணிப்பதற்கான வழி முறையை வழங்குதல், அதிநவீன ஆராய்ச்சி வசதிகளை உருவாக்குதல், வலுவான ஆராய்ச்சி-கல்வி கூட்டாண்மையை உருவாக்குதல், ஆராய்ச்சிக்கும் வணிக மயமாக்கலுக்கும் இடையிலான தொடர்பை எளிதாக்குதல் மற்றும் இந்தியப் பொருட்களின் தரத்தை மேம்படுத்துதல் மூலம் தடுப்பூசி உற்பத்தித் துறையை மேலும் முன் நோக்கி நகர்த்தலாம்.

2009-இ ஒரு புதிய நச்சுயிரி எச்1 என்1 தொற்று நோயை ஏற்படுத்தியது;

190 நாடுகளை இது பாதித்தது; தடுப்பூசிகள் வளர்ச்சியை ஊக்குவிக்க உலக சுகாதார நிறுவனம் இந்தியாவிற்கு அச்சமயத்தில் உதவியாக இருந்தது. 14 ஆகஸ்ட் 2009 அன்று டிஎன்ஏ நாளிதழில் வெளியிடப்பட்ட அறிக்கையின் படி 3 இந்திய தடுப்பூசி நிறுவனங்கள் சீரம் நிறுவனம், பாரத் உயிரியல் நிறுவனம், பானசா பயோடெக் ஏப்ரல் 2009 இல் எச்1 என்1 தடுப்பூசியை உருவாக்க உலக சுகாதார நிறுவனத்தால் தேர்ந்தெடுக்கப்பட்டது. இந்திய தடுப்பூசித்துறை 12 மாதங்களுக்குள் மூன்று தடுப்பூசிகளை உருவாக்கியது. 2020இல் கொரோனா-19 தொற்றுநோய் தாக்கியபோது 10 மாதங்களுக்குள் இரண்டு தடுப்பூசிகளை இந்தியா தயாரித்தது.

இந்திய தடுப்பூசி துறையின் எதிர்காலம் நம்பிக்கைக்குரியதாகத் தெரிகிறது.தொழில்துறையின் வளர்ச்சிக்கான மூலதனம் மற்றும் மனித வளம் போன்ற முக்கிய காரணிகள் இந்தியாவில் அதிகம் இருக்கிறது. இந்திய தடுப்பூசி துறையின் முன்னேற்றம், அதற்கான அரசு அனுமதிகள், உரிமங்கள் வழங்கப்படும் வேகம், ஒற்றை சாளர அனுமதிகள் மற்றும் விரைவான ஒப்புதலுக்கு ஒரு கட்டமைப்பு இருந்தால் புதுமை சாத்தியமாகும் என ஆடர் பூனாவாலா கூறினார். தடுப்பூசிகள் தொற்று நோய்களுக்கு எதிரான போராட்டத்தில் மிகவும் சக்தி வாய்ந்த ஆயுதங்கள் மட்டுமல்ல; தடுப்பூசி உற்பத்தியாளர்களின் கருவூலங்களையும் நிரப்புகின்றன. அடுத்த அத்தியாயத்தில் தடுப்பூசியின் இரண்டு சுவாரசியமான அம்சங்களைப் பற்றி விளக்குகிறது.

REFERENCES

1. Mushtaq MU. Public health in British India: A brief account of the history of medical services and disease prevention in colonial India. Indian Journal of Community Medicine: Official Publication of the Indian Association of Preventive and Social Medicine. 2009 January;34(1):6.

2. Bhattacharya S, Harrison M, Worboys M. Fractured states: Smallpox, public health and vaccination policy in British India 1800–1947. Hyderabad: Orient Blackswan; 2005.

3. Lahariya C. A brief history of vaccines and vaccination in India. The Indian Journal of Medical Research. 2014 April;139(4):491.

4. Katoch CD, Mathur SJ, Shah B, Roy M, Kumar V, Arora R, Srivastava VK. India with contributions of Indian Council of Medical

Research (ICMR) over last hundred years. ICMR Bulletin. 2011 November.

5. Report of the committee dated 5 March 1928 on the Organization of Medical Research under the. Government of India, constituted under Mr Walter M. Fletcher. Available from: https://dspace.gipe.ac.in/xmlui/bitstream/handle/10973/40184/GIPE-008578-01.pdf?sequence=3&isAllowed=y

6. Madhavi Y. Transnational factors and national linkages: Indian experience in human vaccines. Asian Biotech Dev Rev. 2007;9:1–43.

7. Haffkine Institute. History [Internet]. Haffkineinstitute.org. 2022 [cited 20 January 2022]. Available from: http://www.haffkineinstitute.org/instiprofile.htm

8. Pasteur Institute of India, Coonoor, Nilgiris. [accessed on 30 May 2012]. Available from: http://www.pasteurinstituteindia.com

9. Government of India. The Imperial Gazetteer of India. Vol. IV Administrative. New ed., published under the authority of His Majesty's Secretary of State for India in Council. Oxford: Clarendon Press; 1909. 457–480.

10. Milestones of C. R. I., Kasauli [Internet]. Crikasauli.nic.in. 2022 [cited 20 January 2022]. Available from: https://crikasauli.nic.in/Milestones

11. Parthasarathy A. King's prescription [Internet]. The Hindu. 2013 [cited 20 January 2022]. Available from: https://www.thehindu.com/features/fridayreview/history-and-culture/kings-prescription/article4550980.ece

12. Raman R, A Raman. The pioneers of the King Institute [Internet]. Madrasmusings.com. 2015 [cited 20 January 2022]. Available from: http://www.madrasmusings.com/vol-25-no-9/the-pioneers-of-the-king-institute/

13. Main objectives and responsibilities of the Pasteur Institute, Shillong [Internet]. Megrti.gov.in. 2022 [cited 20 January 2022]. Available from: http://megrti.gov.in/19/04_2.pdf

14. Madhavi Y. Vaccine research: A case for national innovation strategy. Curr Sci. 1997;73:25–30.

15. Vashishtha VM, Kumar P. 50 years of immunization in India: Progress and future. Indian Pediatrics. 2013 January ;50(1):111–118.

16. Madhavi Y. Vaccine policy in India. PLoS Medicine. 2005 May 2;2(5):e127.

17. Madhavi Y. The issue of equity in primary vaccine technology development and its implications on the implementation of vaccine policy in India. Social Sciences and Health News Letter. 2001;2:5–17.

18. Madhavi Y. Research and production in the Haffkine Institute: A century and beyond. Association for Consumers Action on Safety and Health (ACASH) News 14. 2000: 13–15.

19. Ramachandran R. Vaccine project: In need of a booster. The Economic Times. 1995 July 6. Delhi. p. 10.

20. Ministry of Health and Family Welfare. Chaudhary committee report. Government of India. Available from: http://www.mfcindia.org/main/bgpapers/bgpapers2011/am/bgpap2011s.pdf

21. Madhavi Y. Vaccine PSUs: Chronicle of an attenuation wilfully caused. Vaccine. 2008 June.

22. Thirty-eighth report on major issues concerning the three vaccine-producing PSUs, namely, the Central Research Institute (CRI), Kasauli, the Pasteur Institute of India (PII), Coonoor. the BCG Vaccine Laboratory (BCGVL), Chennai [Internet]. Hsrii.

org. 2009 [cited 20 January 2022]. Available from: http://hsrii.org/wp-content/uploads/2014/04/38th20 Committee20 Report20-20HFW.pdf

23. Alexander J. Vaccine prices stabilise after PSUs back in production, but after immunisation deaths rise [Internet]. Pharmabiz.com. 2015 [cited 20 January 2022]. Available from: http://www.pharmabiz.com/PrintArticle.aspx?aid=65007&sid=1

24. Shortlisting vaccine/pharmaceutical manufacturers for use of HBL's facilities at Integrated Vaccines Complex (IVC), Chengalpattu, on 'as is where is basis' for production of Covid-19 and other vaccines. 2021. Available from: http://www.lifecarehll.com/tender/view/reference/210b7ec74fc9cec6fb838 8dbbdaf23f7jYO-DeQ

25. Tandon T. Collective L. Drug Policy in India. IDPC briefing paper, February 2015.

26. The Conversation: In-depth analysis, research, news and ideas from leading academics and researchers. [Internet]. The Conversation. 2022 [cited 20 January 2022]. Available from: https://theconversation.com /

27. Madhavi Y. New combination vaccines: Backdoor entry into India's universal immunization programme? Current Science. 2006 June 10;90(11):1465–1469.

28. Ministry of Health and Family Welfare, Government of India. Minutes of the meeting of the National Technical Advisory Group on Immunization. June 2014. Available from: https://mohfw.gov.in/sites/default/files/3468372833141818740.pdf

29. Ministry of Health and Family Welfare, Government of India. Minutes of the meeting of the National Technical Advisory Group on Immunization. December 2016. Available from: https://mohfw.gov.in/sites/default/files/48798238911486636162.pdf

30. IMARC. Indian vaccine market report and forecast 2020–2025 [Internet]. Imarcgroup.com. 2017 [cited 20 January 2022]. Available from: https://www.imarcgroup.com/indian-vaccine-market#:~:-text=According%20to%20a%20new%20report,INR%2094%20Billion%20in%202019.&text=Moreover%2C%20with%20advancement%20in%20technology,facilities%20have%20also%20been%20improved.

31. Indian vaccine market report and forecast 2022–2027 [Internet]. Expertmarketresearch.com. 2021 [cited 20 January 2022]. Availablefrom:https://www.expertmarketresearch.com/reports/indian-vaccine-market

32. Swarup R, Sharma A, Logani JM. Building a robust ecosystem for vaccine research in India. International Journal of Infectious Diseases. 2019 July 1;84:S7–9.

33. Sur D, Lopez AL, Kanungo S, Paisley A, Manna B, Ali M, et al. Efficacy and safety of a modified killed whole-cell oral cholera vaccine in India: an interim analysis of a cluster-randomised, double-blind, placebo-controlled trial. Lancet. 2009 November;374 (9702)):1694–1702.

34. Glass RI, Bhan MK, Ray P, Bahl R, Parashar UD, Greenberg H, et al. Development of candidate rotavirus vaccines derived from neonatal strains in India. J Infect Dis. 2005 September;192 (Suppl. 1)):S30–35.

35. Gupta SS, Nair GB, Arora NK, Ganguly NK. Vaccine development and deployment: opportunities and challenges in India. Vaccine. 2013 April 18;31:B43–53.

36. McSweegan E. A quarter-century of Indo-US vaccine research collaborations. Microbe. 2012;7:561–565.

37. Bhandari NT, Rongsen-Chandola T, Bavdekar A, John J, Antony

K, Taneja S, et al. Efficacy of a monovalent human bovine (116E) rotavirus vaccine in Indian infants: A randomized double blind placebo controlled trial. Lancet. 2014;383: 2136–2143.

38. Chauhan VS. Development and licensing of first ever vaccine against malaria. Indian J Med Res. 2015;142:637–639.

39. Swaminathan S, Khanna N. Dengue vaccine development: global and Indian scenarios. Int J Infect Dis. 2019;84:S80–S86.

40. Pharma industry in India: Invest in Indian pharma sector [Internet]. Investindia.gov.in. 2022 [cited 20 January 2022]. Available from: https://www.investindia.gov.in/sector/pharmaceuticals

41. IVMA Team. The Indian vaccine industry: A brief overview. Indian Vaccine Manufacturers Association (IVMA) [Internet]. Ivma. in. 2020 [cited 20 January 2022]. Available from: http://ivma.in/the-indian-vaccineindustry-a-brief-overview/

42. Export Import Data Bank [Internet]. Tradestat.commerce.gov.in. 2022 [cited 15 January 2022]. Available from: https://tradestat.commerce.gov.in/eidb/ecomq.asp

43. Pricewaterhouse Coopers. Global pharma looks to India: Prospects for growth. Pricewaterhouse Coopers; 2010. Available from: https://www.pwc.com/gx/en/pharma-life-sciences/pdf/global-pharma-looks-to-india.pdf

44. Horner R. The world needs pharmaceuticals from China and India to beat coronavirus [Internet]. The Conversation. 2020 [cited 20 January 2022]. Available from: https://theconversation.com/the-world-needspharmaceuticals-from-china-and-india-to-beat-coronavirus-138388

45. Fortune. Vaccine market size, share, growth. Global Industry Report [2027; Internet]. Fortunebusinessinsights.com. 2020 [cited 15 January 2022]. Available from: https://www.fortunebusinessin-

sights.com/industry-reports/vaccines-market-101769

46. Top 10 manufactures in vaccine market [Internet]. Meticulousblog.org. 2022 [cited 20 January 2022]. Available from: https://meticulousblog.org/top-10-companies-in-vaccines-market/

47. Avian flu takes backseat as WHO wants work on swine flu vaccine first [Internet]. DNA. 2009 [cited 15 January 2022]. Available from: https://www.seruminstitute.com/news_21.php

48. Goel MK, Goel M, Khanna P, Mittal K. Pandemic influenza A (H1N1) 2009 vaccine: an update. Indian J Med Microbiol. 2011;29:13–18.

49. Wilson P, Rao A. India's role in global health R&D [Internet]. R4d.org. 2012 [cited 20 January 2022]. Available from: https://www.r4d.org/wp-content/uploads/R4D-Indias-Role-in-Global-Health-RD-Final.pdf

அத்தியாயம் 4

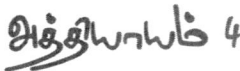

தடுப்பூசிப் பொருளாதாரம்:

உயிர்காப்பான் மற்றும் பணம் கொழிக்கும் இயந்திரம் தடுப்பூசிகள் தொற்று நோய்களைத் தடுப்பதற்கான செலவு குறைந்த மற்றும் சக்தி வாய்ந்த ஆயுதமாகும். அவை ஆண்டுதோறும் மில்லியன் கணக்கான உயிர்களைக் காப்பாற்றும்; அதே வேளையில், அவை பொருளாதார வளர்ச்சியின் வலுவான இயந்திரங்களாகவும் உள்ளன.

மனிதகுலத்தின் இரட்சகர்

மனிதகுலத்தின் இரட்சகர் பூமியிலிருந்து தொற்றுநோயை ஒழிப்பது மனிதனின் சக்திக்கு உட்பட்டது. பயங்கரமான பெரியம்மை ஒழிப்பு மற்றும் உலகில் இருந்து போலியோ அழிந்து வருவது இவை இரண்டும் தடுப்பூசி மகத்துவத்தின் சாட்சிகளாகும்.

தடுப்பூசிகள் கொடிய மற்றும் பலவீனப்படுத்தும் தொற்று நோய்களைத் தடுக்கின்றன. தடுப்பூசிககளின் உற்பத்திக்கு பிறகு, மனிதர்கள் 30க்கும் மேற்பட்ட நோய்க்கிருமிகளின் தாக்குதல்களை சமாளிக்க முடிகிறது. நோய் ஒழிப்புக்கான சர்வதேச பணிக்குழு (International Task Force for Disease Eradication-ITFDE) படி, தடுப்பூசிகள் கிரகத்தில் இருந்து தட்டம்மை, பொன்னுக்கு வீங்கி, கினிப் புழு, நிணநீர் வாதக் காய்ச்சல், நாடாப்புழு இடைப்பருவம் பாதித்த தசை மற்றும் ஜெர்மானிய தட்டம்மை உட்பட பல நோய்களை அழிக்கலாம் அல்லது அகற்றலாம். தடுப்பூசிகள் ஏப்ரல் 2019 க்குள் உலகின் குழந்தைகளில் 86 சதவிகிதம் அல்லது 135 மில்லியனை எட்டியுள்ளது. பல புதிய தடுப்பூசிகள் இப்போது அசுர வேகத்தில் உருவாக்கப்படுகின்றன. இரண்டு தசாப்த கால உலகளாவிய ஒழிப்பு பிரச்சாரத்திற்குப் பிறகு, உலக சுகாதார சபை மே 8 1980அன்று பெரியம்மை நோயிலிருந்து உலகம்

விடுபட்டதாக அறிவித்தது. 20ஆம் நூற்றாண்டில் மட்டும், இந்த நோய் சுமார் 500 மில்லியன் மனித உயிர்களைக் கொன்றது. எண்ணிலடங்கா பலர் சிதைக்கப்பட்டு ஊனமுற்றரர்கள். இந்தியாவில், ஒரு மில்லியனுக்கும் அதிகமான உயிர்களைக் காப்பாற்றியுள்ளது மற்றும் ஆண்டுதோறும் பல மக்கள் சிதைந்து போவதையோ அல்லது பார்வையற்றவர்களாக போவதை தடுத்தது. ஆண்டுதோறும் பல சந்தர்ப்பங்களில், இளம்பிள்ளைவாதம் பல்வேறு உடல் பாகங்களில் மீளமுடியாத முடக்கத்திற்கு இட்டுச் சென்றது மற்றும் இறுதியில் நோயாளியின் சுவாச தசைகளை அசைக்க முடியாமல் மரணத்திற்கு இட்டுச் சென்றது. 1981இல், முடக்குவாத இளம்பிள்ளைவாத நோயாளிகளின் எண்ணிக்கை 450,000ஐத் தாண்டியது. உலகளாவிய தடுப்பூசி பிரச்சாரத்தின் மூலம் நச்சுயிரியை எதிர்த்துப் போராட 1988 ஆம் ஆண்டில் உலகளாவிய இளம்பிள்ளைவாத ஒழிப்பு முயற்சி (Global Polio Eradication Initiative-GPEI) தொடங்கப்பட்டது. இது 2018ஆம் ஆண்டில் இளம்பிள்ளைவாத நோயாளிகளின் எண்ணிக்கை (வெறும் 33 ஆக) ஒரு குறைய வழி வகுத்தது."பாகிஸ்தான் மற்றும் ஆப்கானிஸ்தானில் மட்டுமே இளம்பிள்ளைவாத நச்சுயிரி இப்போதும் பரவுகிறது. இளம்பிள்ளைவாத நச்சுயிரியின் மூன்று குருதிநீரியல் வகைமைகளில் இரண்டு அழிக்கப்பட்டுள்ளன. இந்தியாவில் இருந்து இளம்பிள்ளைவாதத்தை ஒழித்ததன் மூலம் 3.94 மில்லியன் முடக்குவாத இளம்பிள்ளைவாதம், 393,918 இளம்பிள்ளைவாத இறப்புகள் மற்றும் 1.48 பில்லியன் இயலாமை சரிசெய்யப்பட்டது என்று மதிப்பிடப்பட்டுள்ளது. இந்தியாவும் பச்சிளங்குழந்தைகளில் இரணஜன்னி யை ஒழித்துள்ளது

1974இல் தொடங்கப்பட்ட உலக சுகாதார நிறுவனம் நோய்த்தடுப்புக்கான விரிவாக்கப்பட்ட திட்டம் மில்லியன் கணக்கான குழந்தைகளைக் காப்பாற்றியுள்ளது என்று மதிப்பிடப்பட்டுள்ளது. தடுப்பூசிகளால் குழந்தை இறப்பு 1990இல் 5.1 மில்லியனிலிருந்து 2017 இல் 1.8 மில்லியனாகக் குறைந்துள்ளது. பாதுகாப்பான குடிநீரைத் தவிர, வேறு எதுவும் மனித குலத்தின் இறப்பைக் குறைக்க போவதில்லை. உலகளாவிய நோய்த்தடுப்பு (UIP) திட்டம் இந்தியாவில் ஐந்துவயதுக்குட்பட்ட குழந்தைகளின் இறப்பு விகிதத்தைக் குறைப்பதது. இத்திட்டத்தின் கீழ், 12 நோய்களுக்கு எதிராக இந்திய அரசு தடுப்பூசிகளை இலவசமாக வழங்குகிறது. இந்தியப் பதிவாளர் ஜெனரலால் வெளியிடப்பட்ட மாதிரி பதிவுக் கணக்கெடுப்பின்படி, 1,000 பிறந்த குழ்ந்தைகளில் இறப்பு விகிதம் 60 ஆக 2005இல் இருந்தது, 2019இல் இறப்பு விகிதம் 30 ஆகக் குறைந்தது. ஐந்து வயதுக்குட்பட்ட குழந்தைகளின் இறப்பு எண்ணிக்கை, 77லிருந்து (2005ஆம் ஆண்டு) 39 ஆக (2016ஆம் ஆண்டு) குறைந்துள்ளது. இந்தியாவில் ஐந்துவயதுக்குட்பட்ட குழந்தைகளின் இறப்பு எண்ணிக்கை, 2019இல் 3.4 மில்லியலிருந்து 1990இல் மில்லியன் 8,24,000 ஆக குறைந்துள்ளது.

தடுப்பூசி கவசத்தில் சில ஓட்டைகள்

நோய் தடுப்பு கொள்கை 2030இன் படி, அனைவர்க்கும் தடுப்பூசி என்று உலக சுகாதார நிறுவனம் தயாரித்த கொள்கை உலக சுகாதார சபையால் அங்கீகரிக்கப்பட்டது. உலகில் சுமார் 20 மில்லியன் குழந்தைகளுக்கு ஆண்டுதோறும் அடிப்படை தடுப்பூசிகள் கிடைப்பதில்லை. இந்த எண்ணிக்கையில் 60 சதவீதத்திற்கும் அதிகமானோர் இந்தியா உட்பட வெறும் 10 நாடுகளில் உள்ளனர். உலகளவில் 13 மில்லியன் குழந்தைகளுக்கு ஒரு தடுப்பூசி கூட கிடைப்பதில்லை. தடுப்பூசிகளால் தடுக்கக்கூடிய நோய்களால் ஒவ்வொரு ஆண்டும் மூன்று மில்லியனுக்கும் அதிகமான உயிர்கள் இறக்கின்றன." வயிற்றுப்போக்கு நோய்களால் மட்டும் ஆண்டுதோறும் 5,00,000 க்கும் மேற்பட்ட ஐந்து வயதுக்குட்பட்ட குழந்தைகளின் உயிரைக் கொல்கின்றன. உலக சுகாதார நிறுவனம் வெளியிடப்பட்ட தரவு, புள்ளிவிவரங்கள் மற்றும் கிராபிக்ஸ் படி, நான்கு தசாப்தங்களுக்கும் மேலாக தேசிய நோய்த்தடுப்பு திட்டம் இருந்தபோதிலும், இந்தியாவில் 65 சதவீத குழந்தைகள் மட்டுமே சரியான நேரத்தில் முழுமையாக தடுப்பூசிகளை பெறுகிறார்கள். நாட்டில் ஒவ்வொரு ஆண்டும் சுமார் ஒரு மில்லியன் குழந்தைகள் தடுப்பூசி கிடைக்காதலால் மற்றும் அவற்றாள் ஏற்படும் நோய்களால் இறக்கின்றனர். உலக அளவில் ஐந்து வயதிற்குட்பட்ட தட்டம்மை இறப்புகளால் 44 சதவிகிதம், தொண்டையடைப்பான் இறப்புகளால் 60 சதவிகிதம், ஜப்பானிய மூளைக்காய்ச்சளால் 44 சதவிகிதம், டெட்டனஸ் இறப்புகளால் 40 சதவிகிதம் மற்றும் கக்குவான் இருமலால் 18 சதவிகிதம் இறப்பு ஏற்பட்டது.

உயிர்வாழ்தல்: குழந்தைப் பருவத்தை மலரச் செய்தல்

தடுப்பூசிகள் நோய்களைத் தடுப்பதற்கு மட்டுமல்ல, குழந்தைகளின் வளர்ச்சிக்கும் இன்றியமையாததாகும். தொற்று நோய்கள் பள்ளி வருகை குறைவதற்கு வழிவகுக்கிறது; அறிவாற்றல் குறைதல் மற்றும் உடல் ஊனம் உண்டாகிறது. நுரையீரல் அழற்சி குழந்தைகளின் அறிவாற்றல் வளர்ச்சி மற்றும் கற்றலைத் தடுக்கிறது; இதனால் பள்ளிக்கு செல்ல இயலாமல் போகிறது. ஹீமோபிலஸ் காய்ச்சலால் காது கேளாமை, குருட்டுத்தன்மை, பக்கவாதம், வலிப்பு மற்றும் அறிவுசார் குறைபாடுகள் போன்ற நிரந்தர குறைபாடுகள் ஏற்படலாம். இக்குழந்தைகளின் கற்றுக் கொள்ளும் திறன் குறைக்கிது. தட்டம்மை குருட்டுத்தன்மைக்கு வழிவகுக்கும்; சளி காதுகேளாமைக்கு காரணமாக இருக்கலாம் மற்றும் ஜெர்மானிய தட்டம்மை அறிவாற்றல் குறைவதற்கு வழிவகுக்கும். தடுப்பூசிகள் குழந்தைகளின் அறிவாற்றல் திறன், உடல் வலிமை மற்றும் பள்ளியில் செயல்திறன் ஆகியவற்றின் வளர்ச்சியில் தொற்று நோய்களின் தாக்கத்திலிருந்து பாதுகாக்க உதவுகின்றன. பாரம்பரிய தடுப்பூசிகளால் முழுமையாக நோய்த்தடுப்பு செய்யப்பட்ட குழந்தைகள் அதிக அறிவாற்றல் திறன்கள்,

மொழி, கணிதம் மற்றும் நுண்ணறிவுத்தேர்வு மதிப்பெண்கள் பெற்றிருந்தாக ஆய்வுகள் கண்டறிந்துள்ளன. ஆனால், இந்தத் தடுப்பூசிகளைப் பெறாத குழந்தைகளின் திறன் குறைந்து காணப்படது. தடுப்பூசிகளின் சுரக்ஷா கவாச் (பாதுகாப்பு கவசம்) மூலம் பலன் பெற்ற குழந்தைகள் தொடர்ச்சியாக பள்ளிப்படிப்பைக் மேற்கொள்ளகின்றனர். இதன் மூலம் தடுப்பூசிகளில் முதலீடு செய்வது பலவிதமான பொருளாதார மற்றும் சமூக நன்மைகளை வழங்குகிறது.

முதலீட்டின் மீதான வருமானம்

தடுப்பூசிகள் மூலம் நேரடி சிகிச்சைச் செலவுகளை குறைத்தல், தடுப்பூசிகள் தனிநபர்கள், குடும்பங்கள் மற்றும் சமூகங்களுக்கு குழந்தைகளின் மேம்பட்ட அறிவாற்றல் வளர்ச்சியின் மூலம் திருப்பிச் செலுத்துகின்றன. அத்துடன் அவர்களின் உயர்கல்வி பெறுதல், திறன் மேம்பாடு, அதிகரித்த வாழ்நாள் உற்பத்தித்திறன்,மேம்பட்ட வருமானம், அதிக நுகர்வு, ஆரோக்கியத்தின் மீதான சுமை குறைதல்; குடும்பங்களில் உள்ள நோய்வாய்ப்பட்டவர்களைக் கவனித்துக் கொள்ளும் திறன். கூடுதலாக, தடுப்பூசிகள் இயலாமையைத்தடுக்கின்றன, சேமிப்பை அதிகரிக்கின்றன; அதிக முதலீடு மற்றும் மொத்த உள்நாட்டுஉற்பத்திக்கு வழிவகுக்கின்றன

தடுப்பூசிகளில் முதலீடு செய்வதன் நன்மைகள் மீண்டும் மீண்டும் மற்றும் நீண்டகாலத்திற்கு அறுவடை செய்யப்படுகின்றன. சில சந்தர்ப்பங்களில், வருமானம் வாழ்நாள் முழுவதும் சேரும். தடுப்பூசிகள் மக்களின் ஆரோக்கியத்தை மேம்படுத்துகின்றன; இது பல வழிகளில் பொருளாதார வளர்ச்சிக்கு வழிவகுக்கிறது ஆரோக்கியமான குழந்தைகள் மற்றும் இளைஞர்கள் பள்ளிக்குச் செல்வதற்கும் முன்னேறுவதற்கும் அதிகவாய்ப்புள்ளது, அவர்கள் உடல் ரீதியாக வலுவாகவும் கடினமாக உழைக்கக்கூடியவர்களாகவும் உள்ளனர்.

தடுப்பூசி மூலம் நோய்களை ஒழிப்பதன் நன்மைகள் மிகப்பெரியவை. பெரியம்மை நோயை ஒழிக்க 300 மில்லியன் அமெரிக்க டாலர்கள் முதலீடு செய்யப்பட்டது. 1980ஆம் ஆண்டு முதல் ஒவ்வொரு ஆண்டும் 1 பில்லியன் அமெரிக்க டாலர்கள் சேமிப்பை ஈட்டியுள்ளது என்று மதிப்பிடப்பட்டுள்ளது. இந்தியாவைப் பொறுத்தவரை, பெரியம்மை ஒழிப்பு முயற்சிகளில் நாட்டின் மொத்த முதலீடு 17 மில்லியன் அமெரிக்க டாலர்களாக இருந்தது, அதில் 150 மில்லியன் அமெரிக்க டாலர்கள் ஆண்டு தோறும் பலன்கள் கிடைக்கப்பெற்றது இளம்பிள்ளை வாத ஒழிப்பு முயற்சிகளில் 73 பில்லியன் அமெரிக்க டாலர்கள் முதலீடு செய்யப்பட்டது. இதன் மூலம் மருத்துவச் செலவுகளில் மட்டும் இதுவரை 129 பில்லியன் அமெரிக்க டாலர்கள் அரசாங்கங்களுக்கு திருப்பி கிடைக்கப்பெற்றது; நிகர ஆண்டு பலன்கள் 40-50 பில்லியன் அமெரிக்க டாலர்கள் என மதிப்பிடப்பட்டுள்ளது. இதன் மூலம் ஆண்டுக்கு

39.6 மில்லியன் மீதமானது. நாட்டில் இளம்பிள்ளை வாத ஒழிப்பு காரணமாக இந்தியாவிற்கு கிடைக்கும் நன்மைகள் 1.7 டிரில்லியன் அமெரிக்க டாலர்கள் என மதிப்பிடப்பட்டுள்ளது.

2011 மற்றும் 2020க்கு இடையில், தடுப்பூசிகளின் தசாப்தம் என்று அழைக்கப்படுகிறது, தடுப்பூசிகள் 1.5 டிரில்லியன் அமெரிக்க டாலர்களுக்கும் அதிகமான வருமானத்தை அளித்தன. ஆகஸ்ட் 2019இல் முதலீட்டு பகுப்பாய்வு மீதான தடுப்பூசியின் தசாப்த (Decade of Vaccine Economics -DOVE) ஆய்வில், தட்டம்மைத் தடுப்பூசிக்காக முதலீடு செய்த ஒவ்வொரு 1 அமெரிக்க டாலருக்கும் 76.538 அமெரிக்க டாலர்கள் வருமானம் கிடைக்கப்பெற்றதாக 94 நாடுகள் மதிப்பிடப்பட்டுள்ளது. அதுபோல, தொண்டை அடைப்பான், கக்குவான் இருமல் மற்றும் இரணஜன்னி தடுப்பூசிகளுக்கு முதலீடு செய்த வகையில் 24 அமெரிக்க டாலர்கள் வருமானம் கிடைக்கப்பெற்றது; காய்ச்சலுக்ககான தடுப்பூசி முதலீட்டில் 1.35 அமெரிக்க டாலர்களும் ஈட்ட வழி வகுத்தது. தடுப்பூசிகளால் ஆயுட்காலம் அதிகரித்தது; வருடாந்த பொருளாதார வளர்ச்சியில் 0.3-0.5 சதவிகிதம் அதிகரித்துள்ளன.

தடுப்பூசியின் காரணமாக குழந்தை இறப்பு குறைந்து மற்றும் ஆயுட்காலம் அதிகரித்தது. வருவாய் மற்றும் வயது வந்தோருக்கான உழைப்பு உற்பத்தி அதிகரித்தது. தடுப்பூசிகள் நோய்களைத் தடுக்கின்றன மற்றும் அதன் மூலம் நுண்ணுயிர் எதிர்ப்பிகளின் தேவையைத் தவிர்க்கின்றன மற்றும் நுண்ணுயிர்க்கொல்லிகள்-எதிர்ப்பு விகாரங்களின் பரவலைக் குறைக்கின்றன.

கருவுறுதல் விகிதங்கள் குறைவதால், வயது வந்த தொழிலாளர்களின் அளவுடன் ஒப்பிடும் போது இளம் வயதினரை சார்ந்திருப்பவர்களின் எண்ணிக்கை குறைகிறது. வயது கட்டமைப்பில் ஏற்படும் இந்த மாற்றம் அதிக சேமிப்பிற்கு வழிவகுக்கும், இது உடல் மற்றும் மனித மூலதனத்தில் முதலீடு செய்யவும் பொருளாதாரவளர்ச்சியைத் தூண்டவும் பயன்படுகிறது. அதிக அளவில் தடுப்பூசிகள் அளிக்கப்பட்டதால் நோய் பரவுதல் குறைந்தால் உள்நாட்டு மற்றும் வெளிநாட்டு முதலீட்டிற்கு ஒரு நாட்டை ஈர்க்கும். இது பொருளாதார உற்பத்தியை மேம்படுத்தும். கூடுதலாக, நோயற்ற சூழல், சுற்றுலா மற்றும் குடியேற்றத்தை ஊக்குவிக்கிறது.

சுற்றுலாவை மேலும் நிலையானதாக மாற்றுதல்: ஐக்கிய நாடுகளின் சுற்றுச்சூழல் திட்டத்தால் வெளியிடப்பட்ட கொள்கை வகுப்பாளர்களுக்கான வழிகாட்டியில் சுற்றுலாத் துறை குறிப்பாக நோய்களால் பாதிக்கப்படக்கூடியது என குறிப்பிடப்படுள்ளது. கொரோனா -19 தொற்று நோய்களின் போது, ஐக்கிய நாடுகளின் உலக சுற்றுலா அமைப்பு 2020 ஆம் ஆண்டில் சுற்றுலாத்துறையின் ஏற்றுமதி வருவாயில் $910 பில்லியனாக இருந்து $1.2 டிரில்லியன் வீழ்ச்சியை மதிப்பிட்டுள்ளது. இது ஒரு பரந்த பொருளாதார தாக்கத்தை ஏற்படுத்தும் மற்றும் உலகளாவிய அளவில் 1.5-2.8% குறையும்

என எதிர்பார்க்கப்பட்டது.

புதிய அணுகுமுறை: தடுப்பூசிகளினால் அதிகரித்த பொருளாதார நன்மைகள்

ஆரம்பத்தில், தடுப்பூசிகளின் பொருளாதார நன்மைகளை மதிப்பிடுவதற்கு அறிஞர்கள் ஒரு குறுகிய கண்ணோட்டத்தில் லாபத்தை மட்டுமே கணக்கிட்டனர். சிகிச்சை செலவுகள் மற்றும் குறுகிய கால உற்பத்தித் திறன் இழப்புகளை சேமிப்பதன் மூலம் திரட்டப்படுகிறது. நோய்கள், இயலாமை மற்றும் உற்பத்தி அதிகரிப்பு ஆகியவற்றின் நீண்டகால பொருளாதார நன்மைகளை அவர்கள் புறக்கணித்தனர். மேலும்,முந்தைய மதிப்பீடுகள் தடுப்பூசி போடப்பட்ட நபர்கள் மற்றும் அவர்களுடன் நெருங்கிய தொடர்புடைய மக்கள் மீது தடுப்பூசி-தடுக்கக்கூடிய நோய்களின் தாக்கத்துடன் மட்டுப்படுத்தப்பட்டது; பெரிய மக்கள் தொகையை கணக்கில் எடுத்துள்கொள்ளவில்லை. தடுப்பூசிகளின் பொருளாதாரப் பலன்களை மதிப்பிடுவதற்கான சமீபத்திய புதிய கட்டமைப்புகளில் தடுப்பூசிகளின் முழுமையான பொருளாதார தாக்கம், குறுகிய மற்றும் பரந்த இரண்டும் அடங்கும். புதிய கட்டமைப்புகள் விளைவு-தொடர்புடைய உற்பத்தித்திறன் ஆதாயங்கள், நடத்தை தொடர்பான உற்பத்தித்திறன் ஆதாயங்கள் மற்றும் சமூக வெளிப்புறங்களின் நன்மைகளை மதிப்பிடுகின்றன.

பலன் தொடர்பான உற்பத்தி ஆதாயங்கள்

தடுப்பூசிகள் நோய்களின் எதிர்மறையான விளைவுகளைத் தடுக்கவும், அதன் விளைவாக மக்களின் உடல் மற்றும் மன ஆரோக்கியத்தை மேம்படுத்தவும் உதவுகின்றன. இது பள்ளிகளில் சேர்க்கை மற்றும் வருகை அதிகரிப்பு, உயர் கல்வியில் சாதனைகள் மற்றும் வாழ்நாள் உற்பத்தித்திறனை அதிகரிக்கிறது. வயது வந்தவர்களில் நோய் தடுப்பு உற்பத்தி திறனை அதிகரிக்கிறது. புதிய அளவீட்டு கட்டமைப்புகள், மருத்துவம், அறிவுத்திறன் மற்றும் உயர்கல்வி சாதனைகள், மேம்படுத்தப்பட்டதன் காரணமாக தடுப்பூசிகளின் தாக்கத்தை கருத்தில் கொள்ளவில்லை.

நடத்தை தொடர்பான உற்பத்தி ஆதாயங்கள்

நோய்களைத் தடுப்பது, அதன் விளைவாக மேம்பட்ட ஆரோக்கியம் மற்றும் குழந்தைகளின் உயிர்வாழ்வதற்கான வாய்ப்புகள் சமூகத்தில் நடத்தை மாற்றங்களுக்கு வழிவகுக்கிறது. இது புதிய பொருளாதார கட்டமைப்புகளால் ஏற்படும் மாற்றங்களால் பொருளாதார நன்மைகளைக் கொண்டு வருகிறது.

தடுப்பூசியால் சிசு மற்றும் குழந்தை இறப்பு குறைவது, குழந்தைகளின் உயிர்வாழ்வில் பெற்றோருக்கு நம்பிக்கையை அதிகரிக்கிறது. இது கருவுறுதல் விகிதங்களைக் குறைப்பதற்கும், அதன் விளைவாக,

ஒவ்வொரு குழந்தைக்கும் பெற்றோர்கள் முதலீடுகளை அதிகரிப்பதற்கும், குழந்தைகளின் கல்வி மற்றும் ஆரோக்கியத்தின் முன்னேற்றத்திற்கு வழிவகுக்கிறது. தொழிலாளர் சக்தியில் பெண்களின் பங்களிப்பும் உயர்கிறது. இது பொருளாதார வளர்ச்சிக்கு பங்களிப்பு செய்கிறது.

சமூக வெளிப்புறங்கள்

தடுப்பூசியின் நன்மைகள் தடுப்பூசி போடாதவர்களுக்கும் கூட பரவுகிறது. தடுப்பூசிகளின் பொருளாதார மதிப்பை மதிப்பிடுவதற்கான புதிய அணுகுமுறை, தடுப்பூசி போடப்பட்ட நபர்கள் மற்றும் அவர்களின் பராமரிப்பாளர்களுக்கு அப்பாற்பட்ட சமூக வெளித்தன்மையையும் கருத்தில் கொள்கிறது. தடுப்பூசி மூலம் உருவாக்கப்பட்ட சமூக நோய் எதிர்ப்புச் சக்தி இதில் அடங்கும். இது தடுப்பூசி போடப்படாதவர்களுக்கும் பாதுகாப்பை வழங்குகிறது. அதிகரித்த தடுப்பூசி விகிதங்கள் பேரியல் பொருளாதார செயல்திறன், சமூக மற்றும் அரசியல் ஸ்திரத்தன்மையை பாதிக்கலாம். எதிர்கால விளைவுகளைப் பற்றிய நிச்சயமற்ற தன்மை குறைவதால், தனி நபர்கள் நலனிலும் ஆதாயங்கள் உள்ளன. உதாரணமாக, வீட்டு நுகர்வு, குறைந்த ஆபத்து, நிச்சயமற்ற தன்மை காரணமாக அதிகரித்த வெளிநாட்டு முதலீடு, மக்கள்தொகை மாற்றங்கள் காரணமாக மேம்பட்ட தொழிலாளர் நலன் போன்றவற்றிலும் தடுப்பூசிகள் பேரியல் பொருளாதார விளைவுகளை ஏற்படுத்துகின்றன என்பதை பகுப்பாய்வு ஆய்வுகள் வெளிப்படுத்துகின்றன.

புதிய பொருளாதார மதிப்பீட்டு அணுகுமுறைகளில், குறைக்கப்பட்ட நுண்ணுயிர்க்கொல்லிகள் பயன்பாடு மற்றும் நுண்ணுயிர்க்கொல்லிகள் எதிர்ப்பு போன்ற தடுப்பூசிகளின் சுற்றுச்சூழல் தாக்கத்தையும் கருத்தில் கொள்கின்றன. மேலும், தடுப்பூசிகளை வழங்குவதற்காக உருவாக்கப்பட்ட தளங்களின் நன்மைகள், சுகாதார அல்லது சமூகப் பாதுகாப்பு தகவல் தொடர்புகளுக்குப் பயன்படுத்துவதன் மூலம் மதிப்பீடு செய்யப்படுகின்றன.

பெரியவர்களுக்கான பாதுகாப்பு கவசம்

வயது வந்தோருக்கான நோய்த்தடுப்பு, தொற்று நோய்கள் மற்றும் புற்று நோய்களைத் தடுக்கிறது. வயது வந்தோருக்கான பல தடுப்பூசிகள் இப்போது கிடைக்கின்றன. இரணஜன்னி, பாப்பிலோமா தடுப்பூசிகள், கல்லீரல் அழற்சி, குடற்புண் காய்ச்சல், ஜப்பானிய மூளைக்காய்ச்சல், நுரையீரல் அழற்சி மற்றும் சளிக்காய்ச்சல் போன்ற முக்கியமான நோய்களுக்கு எதிராக இவைகள் பாதுகாப்பை வழங்குகின்றன.

கல்லீரல் அழற்சி-பி 2015 இல் 257 மில்லியன் மக்களைப் பாதித்து உலகளவில் 8,87,000 உயிர்கள் இறந்ததாக மதிப்பிடப்பட்டுள்ளது. இந்நோயினால் உயிரிழப்புகள் தொடர்கின்றன. கல்லீரல் அழற்சியை தடுப்பூசி மூலம் தடுக்கலாம். இது தொற்றுநோயைத் தடுப்பதிலும்,

நாள்பட்ட நோய் மற்றும் கல்லீரல் புற்றுநோயை தடுப்பதிலும் 98 சதவீதம் பயனுள்ளதாக இருக்கும். மேலும், தடுப்பூசிமூலம் நுரையீரல் அழற்சி நோயால் ஏற்படும் இறப்புகளில் 50 சதவீதமும், வயதானவர்களில் காய்ச்சல் தொடர்பான சிக்கல்களால் ஏற்படும் இறப்புகளில் 80 சதவீதமும் தடுக்க முடியும் என்று மதிப்பிடப்பட்டுள்ளது.

மனித பாப்பிலோமா நச்சுயிரி (Human papillomavirus virus-HPV) என்பது பெண்களுக்கு கர்ப்பப்பை வாய்ப் புற்றுநோயை ஏற்படுத்தும். மிகவும் பொதுவான இனப்பெருக்க பாதை நச்சுயிரி தொற்று ஆகும். ஒவ்வொரு ஆண்டும் சுமார் ஒரு லட்சம் பெண்கள் கர்ப்பப்பை வாய்ப் புற்றுநோயால் பாதிக்கப்படுகின்றனர், அவர்களில் 60 சதவீதம் பேர் இந்த நோயால் இறக்கின்றனர். கர்ப்பப்பை வாய்ப் புற்று நோய் பாதித்தவர்களில் நடத்தை மாற்றங்கள் காணப்படும். இந்த மாற்றங்கள் கல்வி கற்றல் மற்றும் வருவாயில் எதிர்மறையான தாக்கத்தை ஏற்படுத்துகின்றன. பாப்பிலோமா தடுப்பூசி 13-19 வயதுடைய பெண்களில் பாப்பிலோமா கர்ப்பப்பை வாய்ப் புற்றுநோயை பரவலை 83 சதவிகிதம் குறைத்துள்ளது என்று ஆராய்ச்சி வெளிப்படுத்தியுள்ளது.

இரணஜன்னி தடுப்பூசி 75 சதவீத நாடுகளில் தாய் மற்றும் பிறந்த குழந்தைகளில் இரணஜன்னியை அகற்ற உதவியது. இது பிறந்த குழந்தைகளின் இறப்பு விகிதத்தில் குறிப்பிடத்தக்க தாக்கத்தை ஏற்படுத்தியது. இருப்பினும், ஆப்ரிக்கா மற்றும் ஆசியாவில் உள்ள 12 நாடுகளில் தாய் மற்றும் பிறந்த குழந்தைகளில் இரணஜன்னி இன்னும் ஒரு பொது சுகாதார பிரச்சனையாக உள்ளது. குழந்தைப் பருவம், இளமைப் பருவம், இளமைப் பருவம் மற்றும் முதுமைப் பருவம் வரை தடுப்பூசியை அளிப்பதில் கவனம் அதிகரித்து வருகிறது. நோய் எதிர்ப்புச்சக்தி குறைவதைத் தடுக்க, நோய்த்தடுப்பு மற்றும் ஊக்கமளிக்கும் அளவுகளுக்கான தடுப்பூசிகள் இதில் அடங்கும்.

வயது வந்தோருக்கான தடுப்பூசிகளால் நோயுறும் தன்மை மற்றும் இறப்பு குறைக்கின்றன. இருப்பினும், வயது வந்தோருக்கான தடுப்பூசிகள் இன்னும் வரவேற்பையும் பிரபலத்தையும் பெறவில்லை. கொரோனா-19க்கு முன், இரணஜன்னிக்கு எதிராக புதிதாகப் பிறந்த குழந்தைகளைப் பாதுகாப்பதற்காக, கர்ப்ப காலத்தில் போடோப்பட்ட தடுப்பூசி இரணஜன்னி தடுப்பூசி மட்டுமே.

வறுமையின் பிடியில் இருந்து மக்களை விடுவித்தலில் தடுப்பூசிகள்

தடுப்பூசிகள், மக்களுக்கு நிதிப் பாதுகாப்பை அளிக்கின்றன. இந்தியா உள்ளிட்ட நாடுகளில், உடலை பேணிக்காக்க கணிசமான செலவுகள் உண்டாகும். பெரும்பான்மையான மக்கள் குறைவான சேமிப்புகளைக் கொண்டிருப்பதால், உடலை பேணிக்காக்க உண்டாகும் செலவுகள்

வீட்டை வறுமையில் இழுத்துச் செல்கிறது. இந்தியாவில் ஒவ்வொரு ஆண்டும் 63 மில்லியன் மக்கள் சுகாதாரச் செலவுகளால் வறுமையில் தள்ளப்படுவதாக மதிப்பிடப்பட்டுள்ளது; தடுப்பூசிகள், தடுப்பூசி போடப்பட்ட நபர்களுக்கு தொற்று நோயைத் தடுப்பது மட்டுமல்லாமல், நோய்கள் பரவும் அபாயத்தையும் குறைக்கின்றன. குறைந்த நோய்த்தொற்று விகிதங்கள் குடும்பங்களை வறுமையில் தள்ளப்படுவதைத் தடுக்கின்றன; நோய் மற்றும் அதன் விளைவாக வெளிநோயாளி பிரிவு வருகைகள் மற்றும் மருத்துவமனையில் சேர்க்கப்படுவது குறைகிறது. இறப்பு மற்றும் இயலாமை காரணமாக ஏற்படும் இழப்புகளைத் தடுப்பதன் மூலமும், உற்பத்தித் திறனை அதிகரிப்பதன் மூலமும் வறுமையை ஒழிப்பதில் தடுப்பூசிகள் முக்கியப் பங்காற்றுகின்றன.

தடுப்பூசிகள் பணம் ஸ்பின்னர்களா?

மிக நீண்ட காலமாக, தடுப்பூசிப் பிரிவு மருந்துத் துறையில் இலாப நோக்கற்ற துறையாகக் கருதப்பட்டது. தடுப்பூசிகளை கையிருப்பில் வைத்திருக்கவும், இலவச தடுப்பூசி திட்டங்களை மேற்கொள்ளவும் நாடுகளுக்கு நியாயமான விலை நிர்ணயம் செய்யப்பட வேண்டும் என்ற எதிர்பார்ப்பின் காரணமாக, 1990களின் ஆரம்பம் வரை, பல மருந்து நிறுவனங்கள் தடுப்பூசி உற்பத்தியை கைவிட்டன. இருப்பினும், பெரிய நிறுவனங்கள் உலகளாவிய தடுப்பூசி துறையின் நிலப்பரப்பை மாற்றத் தொடங்கின. அவர்கள் வணிகத் தடுப்பூசி சந்தையில் விலைகளை உயர்த்தி, லாபகரமான பிரீமியம் தடுப்பூசிகளுக்கான ஆராய்ச்சி மற்றும் மேம்பாட்டில் (R&D) முதலீடுசெய்து, தங்கள் போட்டித் திறன் மற்றும் லாபத் திறனை விரிவுபடுத்த புதிய திருப்புமுனைத் தொழில்நுட்பங்களை ஏற்றுக்கொண்டனர். நாள்பட்ட நோய்களை எதிர்த்துப் போராடுவதற்கும், பெரியவர்களைக் குணப்படுத்துவதற்கும், பல்வகை தடுப்பூசிகளைப் பயன்படுத்துவதற்கும் சந்தை முன்னோக்கி நகர்ந்தது. மனித நோய் எதிர்ப்புச்சக்தி பற்றிய தீவிர ஆய்வுகள் மூலம் நோயை உண்டாக்கும் உயிரினங்கள் மீது அதிக கவனம் செலுத்துவது, தொற்று அல்லாத நோய்கள் மற்றும் புற்று நோய்களுக்கு எதிரான தடுப்பூசிகளின் முன்னேற்றத்திற்கான கதவுகளைத் திறந்துள்ளது. எனவே, பல ஆண்டுகளாக புறக்கணிக்கப்பட்ட, பெரிய மருந்தகங்கள் தடுப்பூசிகளை ஒரு பெரிய வாய்ப்பாக மீண்டும் கண்டுபிடித்தது. உலகளாவிய தடுப்பூசி சந்தை 2019இல் 33 பில்லியன் அமெரிக்க டாலராக இருந்தது. ஐரோப்பாவிலும் அமெரிக்காவிலும் அதிக வருமானம் கொண்ட நாடுகள் (HICs) மொத்த சந்தை மதிப்பில் 68 சதவீதத்தைக் கொண்டிருந்தன. தடுப்பூசிகளுக்கான உலகளாவிய தேவை 2018இல் 3.5 பில்லியன் தடுப்பூசி கள் என மதிப்பிடப்பட்டுள்ளது.

தடுப்பூசிகளின் வளர்ச்சியால் பங்குச்சந்தைகளில் ஏற்படும் தாக்கம்

தொற்று நோய்களின் தாக்குதல் மற்றும் அவற்றை எதிர்த்துப் போராடுவதற்கான தடுப்பூசிகளின் வளர்ச்சி பற்றிய செய்திகள் உலகளவில் பங்குச் சந்தைகளில் பெரும்தாக்கத்தை ஏற்படுத்தியுள்ளன. கொரோனா-19 கால கட்டத்தில், ஆய்வாளர்கள், தொற்று நோயைப் பற்றிய எழுத தொடங்கியபோது, பிப்ரவரி 2020இல் பங்குச் சந்தைகள் உலகம் முழுவதும் சரிந்தன. பொதுவாக, தடுப்பூசி தயாரிப்பாளர்கள் உட்பட மருந்து நிறுவனங்களின் பங்குகள் தொற்று நோய்களின் போது ஆதாயமடைகின்றன. கொரோனா-19க்கு முன், ஹச்1என்1 தொற்றுநோய் காய்ச்சலுக்கு எதிரான மருந்துககளை தயாரிக்கும் இந்திய மருந்து நிறுவனங்களின் பங்குகளில் ஒரு முன்னேற்றம் காணப்பட்டது. மெக்ஸிகோவில் நடைபெற்ற ஹச்1என்1 தடுப்பூசி மருத்துவப் பரிசோதனையில் ஊக்கமளிக்கும் முடிவுகள் வந்ததால் நோவாவாக்ஸின் பங்கு விலை ஏற்றத்தை கண்டது.

மேலும், கோவிட்-19க்கு எதிரான போராட்டத்தில், அத்தியாவசிய மருந்துகளின் உற்பத்திக்கு இந்தியாவை நாடியவுடன் பாம்பே பங்குச் சந்தை (Bombay Stock Exchange-BSE) சுகாதார பாதுகாப்பு குறியீடு 2020ஆம் ஆண்டின் இறுதியில் 36 சதவீதம் உயர்ந்துள்ளது. அதற்க்கு முன், 2020ஆம் ஆண்டில் தொடக்கத்தில் பங்குச் சந்தை 25 சதவிகிதம் குறைந்திருந்தது. தேசிய பங்குச் சந்தையின் (National stock exchange FIFTY –NIFTY) இன் மருந்துக் குறியீடும் இந்தகாலகட்டத்தில் குறிப்பிடத்தக்க 12 பங்கு விலை உயர்வைப் பதிவு செய்துள்ளது. தடுப்பூசி மருந்துகள் அல்லது புதிய மாறுபாடுகளின் தோற்றம் பற்றிய எந்தவொரு செய்திக்கும் பங்கு விலைகள் அதிக உணர்திறன் கொண்டவை. ஃபைசர் மற்றும் பயோஎன்டெக் நிறுவனங்கள் கொரோனா-19 தடுப்பூசி சோதனைகளில் 90 சதவீதம் பயனுள்ளதாக இருந்தது என்று அறிவித்தவுடன், உலக சந்தைகளின் பங்குகள் சாதனை உச்சத்தை எட்டின. 2020ஆம் ஆண்டின் தொடக்கத்தில் இருந்து, கொரோனா-19 தடுப்பூசி தயாரிப்பாளர்களின் பங்குகள் தொடர்ந்து உயர்ந்தன. ஜூன் 2021வாக்கில், மாடர்னாவின் பங்குகள் 850 சதவீதமும், பயோஎன்டெக் 510 சதவீதமும், நோவாவாக்ஸ் 3,620 சதவீதமும் உயர்ந்துள்ளன. மக்கள் தடுப்பூசி கூட்டணியின் கூற்று படி, தடுப்பூசி தயாரிப்பில் தொடர்புடைய குறைந்தது 9 நிறுவனங்கள் அதிக லாபம் ஈட்டி புதிய பில்லியனர்களின் பட்டியலில் நுழைய வழி வகுத்தது. கொரோனா-19 தடுப்பூசிகள் தயாரிப்பில் இருப்பினும், பங்கு விலைகள் நிலையற்றவை மற்றும் கொள்கை தொடர்பான அறிவிப்புகள் மற்றும் பிற காரணிகளால் பங்கு விலைகள் பரவலான ஏற்ற இறக்கங்களை எதிர்கொள்கின்றன. எடுத்துக்காட்டாக, தடுப்பூசிகள் மற்றும் பிற உயிர்காக்கும் பொருட்களுக்கான அறிவுசார் சொத்து பாதுகாப்பை தள்ளுபடி செய்ய உலக வர்த்தக அமைப்பில் (WTO) இந்திய முன்மொழிவை அமெரிக்கா ஆதரித்த

பிறகு, அமெரிக்க கொரோனா-19 தடுப்பூசி தயாரிப்பாளர்களின் பங்குகள் சரிந்தன. கடுமையான சுவாச நோய்க்குறியான கொரோனா வைரஸ் 2 (SARS-CoV-2) பங்குச்சந்தையில் ஒரு குறைபாட்டிற்கு வழி வகுத்தது. ஓமிக்ரான் மாறுபாட்டிற்கு எதிராகத் தடுப்பூசி மிகவும் பயனுள்ளதாக இருக்காது என்று ஒரு தடுப்பூசி நிறுவனத்தின் தலைமை நிர்வாக அதிகாரியின் அறிக்கை பங்குச் சந்தைகளில் பீதியை ஏற்படுத்தியது., ஆனால், முக்கிய தடுப்பூசி தயாரிப்பாளர்களின் பங்குகள் ஏற்றம் பெற்றன.

தடுப்பூசி சில்லோர் முற்றுரிமை (OLIGOPOLY)

பாதுகாப்பு மற்றும் உயிரியலின் முக்கியத்துவம் தடுப்பூசித் தொழிலுக்கு வலுவான விதி முறைகளைக் கொண்டுவருகிறது. தடுப்பூசிகளின் வளர்ச்சி மிகவும் அதிகமாக உள்ளது. தடுப்பூசிகளின் வளர்ச்சி அதிக அறிவு சார்ந்த செயல்முறைகளை உள்ளடக்கியது மற்றும் ஆபத்தானது. இது அதிக மூலதனத்தை உள்ளடக்கியது. தடுப்பூசி தயாரிக்க விண்ணப்பம் செய்பவர்களில் பத்தில் ஒருவருக்கும் குறைவானவர்கள் மட்டுமே உரிமம் பெறுகின்றனர். இதனால், தடுப்பூசித் தொழில் துறையில் நுழைய அதிக தடைகள் உள்ளது. புதிதாக வருபவர்களுக்கு உழைப்பது கடினமாகவும் உள்ளது. மேலும், புதிய தடுப்பூசிகளை உருவாக்க தேவையான முதலீடு, தடுப்பூசிகளின் பாதுகாப்பை நிரூபிக்க பெரிய அளவிலான மருத்துவப் பரிசோதனைகள், உற்பத்தியை அதிகரிப்பது மற்றும் தொழில்நுட்பத்தை கையகப்படுத்துதல், உள்ளூர் உற்பத்தியாளர்களை பெரிய நிறுவனங்கள் வாங்குவதற்கு வழி வகுத்தது, இத்தகைய காரணிகள் போட்டியை மேலும் மட்டுப்படுத்தியது. இது தடுப்பூசி சந்தையை சில்லோர் முற்றுரிமையாக மாற்றியுள்ளது. நான்கு பெரிய உற்பத்தியாளர்கள், கிளாஸோ ஸ்மித் க்ளீன் ப்ளக் (GlaxoSmithKline plc.) பைசர் இன்க் (Pfizer Inc.) மெர்க் காகா (MerckKGaA) மற்றும் சனோபை (Sanofi) மதிப்பு அடிப்படையில் உலகளாவிய தடுப்பூசி சந்தையில் 90 சதவீதத்தைக் கொண்டுள்ளது. உலக அளவில் தொகுதி அடிப்படையில், இந்திய சீரம் நிறுவனம் (Serum Institute of India), பாரத் பயோடெக் (Bharat Biotech), சனோபை (Sanofi) மற்றும் கிளாஸோ ஸ்மித் க்ளீன் ப்ளக் (Glaxo SmithK line plc.) கிளாஸோ ஸ்மித்க் லைன் (Glaxo SmithK line) ஆகியவை 60 சதவீத தடுப்பூசிகளை உற்பத்தி செய்கின்றன. சில குறிப்பிட்ட தடுப்பூசி சந்தைகளில், ஒரே ஒரு வழங்குபவர் மட்டுமே உள்ளனர், எனவே இவை உண்மையான ஏகபோகமாகும். முப்பத்தாறு தடுப்பூசிகளில், ஒன்று அல்லது இரண்டு முன்-தகுதியான வழங்குபவர்கள் மட்டுமே உள்ளனர். பத்தொன்பது தடுப்பூசிகளுக்கு மூன்று வழங்குபவர்கள் உள்ளனர். தடுப்பூசி தயாரிப்பு பெரிய உற்பத்தியாளர்களுக்கு மட்டுமே பயனளிக்கிறது, இந்தியாவில் தடுப்பூசி உற்பத்தி (அளவின்) அடிப்படையில் மட்டுமே உள்ளது; மதிப்பின் அடிப்படையில் எதுவுமில்லை. எனவே, இந்திய தடுப்பூசி தயாரிப்பாளர்கள் தடுப்பூசி விலையை உயர்த்தும் நிலையில் இல்லை.

தடைகளை உடைத்தல்

கடந்த சில ஆண்டுகளில், தடுப்பூசி துறையில் உள்ள தடைகள் குறையத் தொடங்கியுள்ளன. நுண்ணுயிரிகளை வளர்க்காமல் தடுப்பூசி வளர்ச்சிக்கும் மரபணு தகவலைப் பயன்படுத்தும் தடுப்பூசி தொழில் நுட்பம், தடுப்பூசி உற்பத்தி செயல் முறையை மாற்றியுள்ளது; விலையுயர்ந்த மற்றும் விலங்கு மாதிரிகளில் தீவிர சோதனைகளின் தேவையை இது குறைத்துள்ளது. தடுப்பூசி ஆராய்ச்சி மற்றும் மேம்பாட்டில் மறுமலர்ச்சி உண்டானது. புதுமையான தடுப்பூசி வடிவமைப்புகளான புரோட்டியோமிக்ஸ், ஜெனோமிக்ஸ், இம்யூனோமிக்ஸ் முதலிய தடுப்பூசி தொழில் நுட்பங்கள் அதிகரித்து வருகின்றன, அதே நேரத்தில், தடுப்பூசி உற்பத்தியாளர்களுக்கு அரசு ஆதரவு அதிகரித்துள்ளது. இது சிறிய தடுப்பூசி உற்பத்தியாளர்களுக்கு நல்ல வாய்ப்பாகும். நடுத்தர அளவிலான தடுப்பூசி உற்பத்தியாளர்கள், பெரும்பாலும் ஆசியாவில், தடுப்பூசி தொழில் விரிவாக்கப் பாதையில் இறங்கியுள்ளனர்; புதிய தடுப்பூசி சந்தைகள் மற்றும் பிராந்திய சந்தைகளில் போட்டியிடுகின்றனர். நடுத்தர அளவிலான தடுப்பூசி உற்பத்தியாளர்கள் பெரும்பாலும் மலிவான தடுப்பூசிகளை வழங்குகிறார்கள். தடுப்பூசி தொழில், மொத்த மருந்து நிறுவனங்களின் வருவாயில் 2 சதவீதத்தை மட்டுமே கொண்டுள்ளது.

புதிய தொற்றுகள் மற்றும் தொற்று நோய்கள் தொடர்ந்து தடுப்பூசிப் பொருளாதாரத்தை அதிகரிக்கிறது

புதிய நோய்கள் மற்றும் தொற்று நோய்களின் தோற்றம், உயிரி-பயங்கரவாதத்தின் அச்சுறுத்தல்கள் மற்றும் புதிய தொழில்நுட்பங்களின் தோற்றம் ஆகியவற்றின் காரணமாக, தடுப்பூசிப் பொருளாதாரம் நிலையான வளர்ச்சியைக் காணும். எதிர்காலத்தில் தொழில்துறையின் வலுவான வளர்ச்சிக்கான மற்ற காரணங்கள், புதிய கருத்துக்கள் மற்றும் பலதரப்பட்ட ஒருங்கிணைப்பு ஆகியவை அடங்கும். இது குறைந்த விலை, செயல்திறன் மிக்க மற்றும் பாதுகாப்பான தடுப்பூசிகளின் வளர்ச்சிக்கு வழி வகுக்கும். மேலும், முன்பே உருவான நோய்களுக்கான கூட்டு தடுப்பூசிகளை உருவாக்குதல் மற்றும் தற்போது நிலவும் நோய்களுக்கான தடுப்பூசிகளை உருவாக்க வழி வகுக்கின்றன. எச்.ஐ.வி / எய்ட்ஸ் (ஈதகுறி), மலேரியா மற்றும் லீசுமேனியா ஒட்டுண்ணி நோய் ஆகிய நோய்களுக்கான பயனுள்ள தடுப்பூசிகள் இல்லை.

சுகாதார உள்கட்டமைப்பு வளர்ச்சிகள், நோய்த்தடுப்பு மருந்துகளின் நன்மைகள் பற்றிய விழிப்புணர்வு, செலவழிக்கக்கூடிய வருமானம் அதிகரிப்பு, அதிகரித்த விழிப்புணர்வு மற்றும் நோய்த்தடுப்புமீது அதிகரித்து வரும் கவனம் ஆகிய காரணிகள் தடுப்பூசிப் பொருளாதாரத்தின் எதிர்கால வளர்ச்சியில் சாதகமான தாக்கத்தை ஏற்படுத்தும். தோல் திட்டுகள்,

தூசிப்படலம் மற்றும் தாரை செலுத்துகலன் முதலிய அமைப்புகள் மூலம் தடுப்பூசிகள் புதிய செலுத்தும் முறைகள் தீவிரமாக உருவாக்கப்பட்டு வருகின்றன. தொற்று அல்லாத நோய்களுக்கான சிகிச்சை தடுப்பூசிகள் மற்றும் தடுப்பூசிகளின் தோற்றம் போதைப்பொருள், ஒவ்வாமை, மன இறுக்கம் மற்றும் புற்றுநோய் போன்ற நோய்கள் தடுப்பூசித்துறையின் விரிவாக்கத்திற்கு மேலும் பங்களிக்கும்.

பார்ச்சூன் வணிக நுண்ணறிவு வெளியிட்ட சந்தை ஆராய்ச்சி அறிக்கையின்படி, உலகளாவிய தடுப்பூசி சந்தை 2020 முதல் 2027 வரை 10.7 சதவீதம் வளரும் என கூட்டு வருடாந்திர வளர்ச்சி விகிதம் (Compound Annual Growth Rate -CAGR) மூலம் மதிப்பிடப்பட்டுள்ளது. 2019 இல் 46.88 பில்லியன் அமெரிக்கா டாலர் இருந்து சந்தையின் அளவு 2027இல் 104.87 பில்லியன் அமெரிக்கா டாலர் எட்டும் என்று கணிக்கப்பட்டுள்ளது. கூட்டு வருடாந்திர வளர்ச்சி விகித அறிக்கையின்படி, தடுப்பூசி துறையின் வளர்ச்சி 6.5 சதவிகிதம் ஆகவும், 2020ஆம் ஆண்டு முதல் 5.6பில்லியன் தடுப்பூசிகளை உற்பத்தி செய்யும் என மதிப்பிடப்பட்டுள்ளது. 2025ஆம் ஆண்டில் தடுப்பூசித் தொழில் 7.67 பில்லியன் தடுப்பூசிகளை உற்பத்தி செய்யும் என்று மதிப்பிடப்பட்டுள்ளது. இந்தியா, பிரேசில் மற்றும் சீனாவில் தடுப்பூசி சந்தைகளில் விரிவாக்கம் ஏற்பட்டாலும், தடுப்பூசி உட்கொள்ளல் விகிதம் இன்னும் குறைவாக உள்ளது. மேலும், இது தடுப்பூசி வளர்ச்சியின் முக்கிய உந்துதலாக இருக்கும்.

நோய்களின் பரிணாமம் மற்றும் பரவுவதற்கான சாத்தியக்கூறுகள் இன்று அதிகரித்து வருகின்றன. தொற்று நோய்கள் பரவுவதற்கான அபாயமும் அதிகரித்து வருகிறது. மக்கள்தொகை வளர்ச்சி, உலகளாவிய இயக்கம், நகரமயமாக்கல், காலநிலை மாற்றம், அதிகரித்த மனித-விலங்கு தொடர்பு மற்றும் சுகாதார பணியாளர்களின் பற்றாக்குறை போன்ற காரணிகளால் வரும் ஆண்டுகளில் தடுப்பூசி சந்தையின் வளர்ச்சியைத் தூண்டும் என்று எதிர்பார்க்கப்படுகிறது.

வலுவான அரசாங்க நிதி உதவி, போட்டி பைப்லைன் வேட்பாளர்கள், தடுப்பூசியின் முக்கியத்துவம் பற்றிய விழிப்புணர்வு, தேசிய தடுப்பூசி திட்டங்களை செயல்படுத்துதல், புதிய தயாரிப்புகளை அறிமுகப்படுத்துவதற்கான வலுவான ஆராய்ச்சி மற்றும் மேம்பாடு ஆகியவை தடுப்பூசி சந்தையை இயக்கும் மற்ற காரணிகளாகும். தடுப்பூசிகளின் வளர்ச்சியின் காரணமாக வயது வந்தோருக்கான தடுப்பூசிகள் அதிகரிக்கும் என்று எதிர்பார்க்கப்படுகிறது. மறுஇணைப்புத் தடுப்பூசி (Recombinant vaccine), இணைவு தடுப்பூசி (Conjugate vaccine), துணை அலகு தடுப்பூசி (Subunit vaccine) மற்றும் நியூக்ளிக் அமில தடுப்பூசிகள் எதிர்கால சந்தையில் முன்னணியில் இருக்கும்.

கொரோனா-19 தொற்றுநோய் ஏற்கனவே தடுப்பூசித் துறையின் வளர்ச்சியை கணிசமாக உயர்த்தியுள்ளது. தடுப்பூசி உருவாக்கம் மற்றும் கொள் முதலுக்கான அரசாங்க ஆதரவு அதிகரித்து வருதல், நோய்த் தொற்றின் பல அலைகள் மற்றும் போதுமான தடுப்பூசியை உருவாக்குவதில் சர்வதேச நிறுவனங்களின் ஈடுபாடு தடுப்பூசி சந்தையின் வளர்ச்சியைத் தூண்டும் என்று எதிர்பார்க்கப்படுகிறது. உலகளாவிய கொரோனா நச்சுயிரி தடுப்பூசி வருவாய் 2021இன் இறுதிக்குள் 5.75 பில்லியன் அமெரிக்கா டாலர் எட்டும் என்று எதிர்பார்க்கப்பட்டது மற்றும் 2022இல் விற்பனை 124 பில்லியன் அமெரிக்கா டாலர் என மதிப்பிடப்பட்டது.

மதிப்பீட்டு நிறுவனம் பராமரிப்பு மதிப்பீடுகள் அறிக்கையின்படி

இந்தியாவின் மருந்துத் துறைக்கு அடுத்த மூன்று ஆண்டுகளில் 10 முதல் 11 பில்லியன் அமெரிக்கா டாலர் மதிப்புள்ள கொரோனா-19 தடுப்பூசிகளை இந்தியாவிலும், ஏற்றுமதி சந்தைகளிலும் விற்க வாய்ப்பு உள்ளது. இருப்பினும், இந்திய தடுப்பூசிகள் உலகளாவிய தடுப்பூசி சந்தையில் விலை குறைக்கப்படலாம்.

இந்திய அரசாங்கத்தின் மருந்துத் துறை, உற்பத்தி இணைக்கப்பட்ட ஊக்கத்தொகை (Production Linked Incentive-PLI) 2.0 திட்டத்தைத் தொடங்கியுள்ளது, இந்திய அரசாங்கத்தின் மருந்து நிறுவனங்களின் இணைச் செயலர் டாக்டர் யுவராஜ் கருத்துப்படி, இந்தத் திட்டம் வெளிப்புற காரணிகளுக்கு ஆட்கொள்ளாமல், அதிக மருந்துப் பாதுகாப்பைச் செயல்படுத்தும் மற்றும் ஊக்கமளிக்கும். தடுப்பூசிகள் மற்றும் அதிக மதிப்புள்ள தயாரிப்புகளின் உள்நாட்டு உற்பத்திக்கான திறன். தடுப்பூசி துறையில் முதலீடு மற்றும் உற்பத்தியை அதிகரிக்க உலக மற்றும் உள்நாட்டு தடுப்பூசி உற்பத்தியாளர்களை இத்திட்டம் ஊக்குவிக்கிறது. இந்தியாவின் உற்பத்தி திறன் மற்றும் 10 துறைகளில் ஏற்றுமதியை மேம்படுத்துவதற்கான ஆத்மநிர் பார் பாரத் (சுய-சார்பு இந்தியா) முன் முயற்சியின் அடிப்படையில் உற்பத்தி இணைக்கப்பட்ட ஊக்கத்தொகை (PLI) திட்டம் அமைந்துள்ளது.

இந்திய தடுப்பூசிப் பொருளாதாரம்

தற்போது தடுப்பூசி தொழில், மொத்த மருந்து நிறுவனங்களின் வருவாயில் 2 சதவீதத்தை மட்டுமே கொண்டுள்ளது. உலகளாவிய நோய்த்தடுப்பு திட்டத்தின் (UIP) பெரும்பகுதி இந்திய நிறுவனங்களால் தேவை பூர்த்தி செய்யப்படுகிறது. தனியார் சந்தை பன்னாட்டு உற்பத்தியாளர்களால் ஆதிக்கம் செலுத்தப்படுகிறது என்று டாக்டர் யுவராஜ் கூறினார். உயர் விலை தடுப்பூசிகளான பாப்பிலோமா தடுப்பூசிகள், ஜப்பானிய மூளைக்காய்ச்சல், நுரையீரல் அழற்சி மற்றும் சளிக்காய்ச்சல் மொத்த மதிப்பில் 63 சதவீத பங்கைக் வெளிநாட்டு தடுப்பூசி உற்பத்தியாளர்கள் கொண்டுள்ளனர்.

இந்திய தடுப்பூசி சந்தை அறிக்கை மற்றும் முன்னறிவிப்பு 2020-2025 இன் படி, 2020 ஆம் ஆண்டில் இந்திய தடுப்பூசி சந்தையின் மதிப்பு ரூ.95 பில்லியன் ஆகும். இது 2022 முதல் 2027 வரை 18 சதவீதம் வளரும் என எதிர்பார்க்கப்படுகிறது. இந்திய மருந்துத் துறையை விட தடுப்பூசி சந்தையின் வளர்ச்சி அதிகமாக இருக்கும் என மதிப்பிடப்பட்டுள்ளது.

2026ஆம் ஆண்டிற்குள் சந்தையின் மதிப்பு ரூ.256.50 பில்லியன் எட்டும் என்பது உறுதியானது.

உலக சுகாதார அமைப்பு, முன்-தகுதி பெற்ற தடுப்பூசிகளை அதிகம் உற்பத்தி செய்யும் நாடு இந்தியா. தடுப்பூசிகளை அதிகம் வாங்கும் நாடாகவும் உள்ளது. அதிகரித்த விழிப்புணர்வு, புதிய வினைத் திறனுக்கான அரசாங்கத்தின் ஆதரவு, புதியதலை முறையின் பங்ககளிப்பு அதிகரிப்புத் தடுப்பூசி சந்தையின் வளர்ச்சியைத் தூண்டும் என்று எதிர்பார்க்கப்படுகிறது. மேலும், தடுப்பூசிகள் மற்றும் முன்நிரப்பப்பட்ட பீற்றுக்குழல், ஊசிகள் இல்லாத பயன்படுத்த தயாராக இருக்கும் விளக்கக்காட்சிகள் விநியோகம் செய்யப்படுகிறது. இந்திய அரசின் மருந்துத் துறையின் கூற்றுப்படி, இந்திய தடுப்பூசி உள்நாட்டு வர்த்தக சந்தை, அரசு வணிகம் மற்றும் ஏற்றுமதி சந்தை என பிரிக்கப்பட்டுள்ளது. அதன் மதிப்பின்படி, ஏற்றுமதி சந்தை சுமார் 50 சதவீதமாகவும், உள்நாட்டு வர்த்தகச் சந்தை 30 சதவீதமாகவும், அரசு வணிகம் 20 சதவீதமாகவும் உள்ளது.

இந்தியாவில் உள்நாட்டு வர்த்தக சந்தையில் ஃபைசர், கிளாக்சோஸ் மித்க் லைன் மற்றும் எம்எஸ்டி போன்ற பன்னாட்டு நிறுவனங்கள் ஆதிக்கம் செலுத்துகின்றன. இந்திய உற்பத்தியாளர்கள் வழக்கமான தடுப்பூசிகளை வைத்திருக்கிறார்கள். இருப்பினும், இந்திய தடுப்பூசி உற்பத்தியாளர்கள் புதிய தயாரிப்புகளை அறிமுகப்படுத்துவதன் மூலம் தங்கள் நிலையை ஒருங்கிணைக்க வாய்ப்புள்ளது. இது ஐந்து ஆண்டுகளில் தற்போதைய தடுப்பூசி சந்தையை 2 பில்லியன் அமெரிக்கா டாலராக இரட்டிப்பாக்க வாய்ப்புள்ளது. வரும் ஆண்டுகளில், பெரிய இந்திய மருந்து நிறுவனங்கள் தடுப்பூசி சந்தையில் நுழைய வாய்ப்புள்ளது. அரசாங்க நிறுவனங்களின் முதலீடுகள் அதிகரிப்பு, உலகளாவிய நோய்த்தடுப்பு திட்டத்தின் விரிவாக்கம், குளிர் சங்கிலி சேமிப்பு, தடுப்பூசி தயாரிப்பு வசதிகளில் முன்னேற்றம், தொழில்நுட்ப முன்னேற்றம், புதுமை மற்றும் குறைந்த விலை தீர்வுகளில் கவனம் செலுத்தும் பல தனியார் நிறுவனங்களின் வருகை, செலவழிப்பு-வருமானம் அதிகரிப்பு, மக்களின் விழிப்புணர்வு, மக்கள்தொகை வளர்ச்சி, சாதகமான அரசாங்க விதிமுறைகள், தொழில்நுட்பத்தில் விரைவான முன்னேற்றங்கள், வளர்ந்து வரும் முதலீடுகள் முதலிய காரணிகள் இந்திய தடுப்பூசி சந்தையின் வலுவான வளர்ச்சியை உருவாக்கும்.

தொற்றுநோய்களின் பொருளாதார தாக்கத்திற்கு எதிரான பாதுகாப்பிற்கான கவசம்

தொற்று நோய்கள் பெரும் பொருளாதார இழப்புகளை ஏற்படுத்துகிறது; உயிர் இழப்புகள் மற்றும் சுகாதார சேவைகளை சீர்குலைக்கிறது. தொற்றுநோயைக் கட்டுப்படுத்த கடுமையான பொது சுகாதார நடவடிக்கைகள், இயல்பு வாழ்க்கையை சீர்குலைத்து, பொருளாதாரத்தில் பெரும் தாக்கத்தை ஏற்படுத்துகின்றன. பயணம், வர்த்தகம், தொழில்துறை உற்பத்தி மற்றும் ஒட்டுமொத்த வளர்ச்சி பாதிக்கப்படுகிறது.

1918இல் ஸ்பானிஷ் காய்ச்சலைத் தொடர்ந்து மந்தநிலை ஏற்பட்டது, மேலும், முதல் உலகப் போர் அதில் குறிப்பிடத்தக்க பங்கைக் கொண்டிருந்தது. ஆசிய இன்·ஃப்ளூயன்ஸா மற்றும் ஹாங்காங் தொற்று நோய்களும் குறுகிய பொருளாதார வீழ்ச்சிகளை ஏற்படுத்தின. இருப்பினும், மீட்பு மிகவும் விரைவாக இருந்தது. 21ஆம் நூற்றாண்டில் தொற்று நோய்களால் கடுமையான பொருளாதார தாக்கத்தை ஏற்படுத்தியுள்ளது.

2002இல் SARS-கடுமையான சுவாச நோய்க்குறி (Severe Acute Respiratory Syndrome -SARS) தொற்று நோய் உலகளாவிய மொத்த உள்நாட்டு உற்பத்தியில் 33 அமெரிக்கா டாலர் குறைப்புக்கு வழி வகுத்தது என்று மதிப்பிடப்பட்டது. சிங்கப்பூர் மற்றும் கனடாவில் சுற்றுலாத் துறையில் தொற்றின் தாக்கம் இழப்புக்கான முக்கிய காரணமாகும். மேற்கு ஆப்பிரிக்காவில் 2014 முதல் 2016 வரை எபோலா தொற்றால் 53.2 பில்லியன் அமெரிக்கா டாலர் பொருளாதார மற்றும் சமூகச் சுமை ஏற்பட்டது. தொற்று நோய்களால் ஏற்படும் பொருளாதார வீழ்ச்சிகள் பங்குச் சந்தையிலும் தெளிவாகத் தெரியும். உலகளவில், கொரோனா-19 தொற்றுநோய் உலகை பேரழிவிற்கு உட்படுத்தத் தொடங்கியதால், பங்குச் சந்தைகள் நசுங்கின. தடுப்பூசிகள் பற்றிய அறிவிப்புகள் உறுதியளிக்கும் தாக்கத்தை ஏற்படுத்திய அதே வேளையில், நச்சுயிரி மாறுபாடுகளின் தோற்றம் பற்றிய செய்திகள் பங்குச் சந்தைகளில் பாதிப்பை ஏற்படுத்தியது. மாறுபாடுகளின் தோற்றம், கொரோனா-19க்கு தனித்துவமானது அல்ல; ஆனால் SARS, H1N1 மற்றும் எபோலா தொற்று நோய்களில் காணப்பட்டது. தடுப்பூசிகள், தொற்று நோய் மற்றும் தொற்று மாறுபாடு நோய்களை எதிர்த்துப் போராடுவதற்கான மிகவும் சக்திவாய்ந்த ஆயுதமாகும். மேலும், அவை பொருளாதாரத்தை மீட்சிப் பாதையில் பின்னுக்குத் தள்ளுவதில் சக்தி வாய்ந்த பங்கை அளித்தன.

கொரோனா -19க்கான தடுப்பூசி தொடர்பான பதில்கள்

தொற்று நோயின் பொருளாதார தாக்கம் மோசமாக உள்ளது. தொற்று நோயைக் கட்டுப்படுத்த, அனைத்து செயல்பாடுகளையும் கட்டுப்பாட்டுடன் இயக்கியது; உலகம் முழுவதும் பொருளாதார மந்தநிலைக்கு வழி வகுத்தது.

மிகவும் பாதிக்கப்படக்கூடிய சமூகங்கள் கடுமையாக பாதிக்கப்பட்டுள்ளன. வேலைகள் அழிக்கப்பட்டன, அத்தியாவசிய சேவைகள் சீர்குலைந்தன, பட்டினியால் வாடும் மக்களின் எண்ணிக்கை அதிவேகமாக அதிகரித்தது. SARS-CoV-2க்கு எதிராக மலிவு மற்றும் பயனுள்ள தடுப்பூசியை வெளியிடுவதே உயிர்கள், வாழ்வாதாரங்கள் மற்றும் பொருளாதாரங்களைப் பாதுகாத்து, வழக்கமான வாழ்க்கைக்குத் திரும்புவதற்கான ஒரே வழியாகும்.

அடுத்த அத்தியாயம், முன்னோடியில்லாத வேகத்தில் கொரோனா-19 தடுப்பூசிகளை உருவாக்க வழிவகுத்த, முன்னோடியில்லாத உலகளாவிய முயற்சிகள், சர்வதேச ஒத்துழைப்பு மற்றும் புதுமைகளைப் பற்றி விளக்குகிறது.

REFERENCES

1. IA2030 Consortium. Immunization Agenda 2030. A global strategy to leave no one behind. Geneva: World Health Organization; 2019. Available from: https://cdn.who.int/media/docs/default-source/immunization/strategy/ia2030/ia2030-draft-4-wha_b8850379-1fce-4847-bfd1-5d2c9d9e32f8.pdf?sfvrsn=5389656e_69&download=true

2. World Health Organization. Vaccines and diseases. Geneva: World Health Organization; 2019. Available from: https://www.who.int/immunization/ diseases/en

3. Plotkin S, Orenstein W, Offit P. Vaccines. Philadelphia, PA: Elsevier; 2018.

4. Immunization coverage [Internet]. WHO.int. 2021 [cited 20 January 2022]. Available from: https://www.who.int/en/news-room/fact-sheets/detail/ immunization-coverage

5. Strategic Advisory Group of Experts on Immunization. The global vaccine action plan 2011–2020: Review and lessons learned. Geneva: World Health Organisation; 2019 Available from: https://apps.who.int/iris/bitstream/ handle/10665/329097/WHO-IVB-19.07-eng.pdf?ua=1

6. Ochmann S, Roser M. Smallpox [Internet]. Our World in Data. 2018 [cited 20 January 2022]. Available from: https://ourworldindata.org/smallpox#citation

7. Gelfand HM. A critical examination of the Indian smallpox eradication program. American Journal of Public Health and the Nations Health. 1966 October; 56(10):1634–1651.

8. Poliomyelitis [Internet]. WHO.int. 2019 [cited 20 January 2022]. Available from: https://www.who.int/news-room/fact-sheets/detail/poliomyelitis

9. Tebbens RJ, Pallansch MA, Cochi SL, Wassilak SG, Linkins J, Sutter RW, Aylward RB, Thompson KM. Economic analysis of the global polio eradication initiative. Vaccine. 2010; December 16;29(2):334–343.

10. GPEI-polio eradication and endgame strategic plan 2013–2018 [Internet]. Polioeradication.org. 2012 [cited 20 January 2022]. Available from: https://polioeradication.org/who-we-are/strategic-plan-2013-2018/

11. Nandi A, Barter DM, Prinja S, John TJ. The estimated health and economic benefits of three decades of polio elimination efforts in India. Indian Pediatrics. 2016 August;7:53.

12. LSHTM Vaccine Centre. The power of vaccines [Internet]. LSHTM. 2022 [cited 20 January 2022]. Available from: https://www.lshtm.ac.uk/research/centres/vaccine-centre/about-us

13. Vanderslott S. How is the world doing in its fight against vaccine preventable diseases? [Internet] Our World in Data. 2018 [cited 20 January 2022]. Available from: https://ourworldindata.org/vaccine-preventable-diseases

14. Rhee JH. Towards Vaccine 3.0: New era opened in vaccine research and industry. Clinical and Experimental Vaccine Research. 2014 January;3(1):1.

15. SRS Bulletin, Central Registration System [Internet]. Censusindia.gov.in. 2021 [cited 15 January 2022]. Available from: https://censusindia.gov.in/vital_statistics/SRS_Bulletins/SRS%20Bulletin%202019.pdf

16. UNICEF. Levels and trends in child mortality 2020. New York, NY: United Nations Inter-agency Group for Child Mortality Estimation. 2020.

17. History of Smallpox [Internet]. CDC.gov. 2022 [cited 20 January 2022]. Available from: https://www.cdc.gov/smallpox/history/history.html

18. Abubakar II, Tillmann T, Banerjee A. Mortality and causes of death collaborators. Global, regional and national age-sex specific all-cause and cause-specific mortality for 240 causes of death, 1990–2013: A systematic analysis for the Global Burden of Disease Study 2013. Lancet. 2015 January 10;385(9963):117–171.

19. Ozawa S, Clark S, Portnoy A, Grewal S, Brenzel L, Walker DG. Return on investment from childhood immunization in low-and middle-income countries, 2011–20. Health Affairs. 2016 February 1;35(2):199–207.

20. World Health Organization. Data, statistics and graphics. Available from:https://www.who.int/immunization/monitoring_surveillance/data/en/

21. Megiddo I, Colson AR, Nandi A, Chatterjee S, Prinja S, Khera A, Laxminarayan R. Analysis of the Universal Immunization Programme and introduction of a rotavirus vaccine in India with IndiaSim. Vaccine. 2014 August 11;32:A151–161.

22. Bärnighausen T, Bloom DE, Cafiero ET, O'Brien JC. Economic evaluation of vaccination: capturing the full benefit, with an application to human papillomavirus. Clinical Microbiology and Infection. 2012 October;18:70–76. https://doi.org/10.1111/j.1469-0691.2012.03977.x

23. Bärnighausen T, Bloom DE, Cafiero-Fonseca ET, O'Brien JC. Valuing vaccination. Proceedings of the National Academy of Sciences. 2014 August 26;111(34):12313–12319.

24. Bärnighausen T, Bloom DE, Canning D, Friedman A, Levine OS, O'Brien J, Privor-Dumm L, Walker D. Rethinking the benefits and costs of childhood vaccination: The example of the Haemophilus inuenzae type b vaccine. Vaccine. 2011 March 16;29(13): 2371–2380.

25. Chandran A, Herbert H, Misurski D, Santosham M. Long-term sequelae of childhood bacterial meningitis: an underappreciated problem. The Pediatric Infectious Disease Journal. 2011 January 1;30(1):3–6.

26. Value of vaccination [Internet]. Gavi.org. 2022 [cited 20 January 2022]. Available from: https://www.gavi.org/vaccineswork/value-vaccination

27. Bloom DE, Canning D, Shenoy ES. The effect of vaccination on children's physical and cognitive development in the Philippines. Applied Economics. 2012 July 1;44(21):2777–2783.

28. Postma M, Carroll S, Brandão A. The societal impact of direct and indirect protection from lifespan vaccination. Journal of Market Access Health Policy. 2015;3:26962.

29. Bonanni P, Picazo J, Rémy V. The intangible benefits of vaccination: What is the true economic value of vaccination? J Market Access Health Policy. 2015;3:26964.

30. Quilici S, Smith R, Signorelli C. Role of vaccination in economic growth. Journal of Market Access & Health Policy. 2015 January 1;3(1):27044. Available from: https://doi.org/10.3402/jmahp.v3.27044

31. Vergara E. The economic impact of vaccination: more than meets the eye. Available from: https://www.bactivax.eu/blog/the-economic-impact-of-vaccinationmore-than-meets-the-eye 32. Sin-

clair D, Walker T. Immune response. Adult immunisation in the UK. The International Longevity Centre. November 2013.

33. Lessons from 40-year 'victory over smallpox' can be used to combat coronavirus today [Internet]. UN News. 2020 [cited 20 January 2022]. Available from: https://news.un.org/en/story/2020/05/1063582

34. Brilliant LB. The management of smallpox eradication in India. Ann Arbor, MI: University of Michigan Press; 1985. Available from: http://www.zeropox.info/other_docs/brilliant_mgmt_spox_india.pdf

35. Ochmann S, Roser M. Polio: Our world in data. 10 October 2017.

36. Khan MM, Ehreth J. Costs and benefits of polio eradication: a long-run global perspective. Vaccine. 2003 January 30;21(7-8):702–705. [5.3]

37. Ochmann S, Roser M. Polio: Our world in data [Internet]. 2017 [cited 20 January 2022]. Available from: https://ourworldindata.org/polio

38. Johns Hopkins University, International Vaccine Access Center.

    Methodology report: Decade of vaccines economics (DOVE). Return on investment analysis

39. Bloom DE, Canning D, Fink G, Finlay JE, Fertility, female labor force participation, and the demographic dividend. Journal of Economic Growth. 2009 June;14(2):79–101.

40. Alsan M, Bloom DE, Canning D. The effect of population health on foreign direct investment inflows to low-and middle-income countries. World Development. 2006 April 1;34(4):613–630.

41. UNEP. Making tourism more sustainable: A guide for policy makers. United Nations Environment Programme, Division of Technology, Industry and Economics. 2005. Paris. Available from: https://wedocs.unep.org/bitstream/handle/20.500.11822/8741/-Mak-

ing%20Tourism%20More%20Sustainable_%20A%20Guide%20 for%20Policy%20Makers-2005445.pdf?sequence=3&isAllowed=y

42. Tourism and COVID-19: Unprecedented economic impact [Internet]. Unwto.org. 2022 [cited 14 January 2022]. Available from: https://www.unwto.org/tourism-and-covid-19-unprecedented-economic-impacts

43. Sharma R. Health and economic growth: Evidence from dynamic panel data of 143 years. PloS One. 2018 October 17;13(10):e0204940.

44. Luyten J, Beutels P. The social value of vaccination programs: beyond costeffectiveness. Health Affairs. 2016 February 1;35(2):212–218.

45. Tan L. Adult vaccination: now is the time to realize an unfulfilled potential. Human Vaccines & Immunotherapeutics. 2015 September 2;11(9):2158–2166.

46. Dash R, Agrawal A, Nagvekar V, Lele J, Di Pasquale A, Kolhapure S, Parikh R. Towards adult vaccination in India: a narrative literature review. Human Vaccines & Immunotherapeutics. 2020 April 2;16(4):991–1001.

47. Philippidis A. Top 15 vaccines of 2012 [Internet]. GEN—Genetic Engineering and Biotechnology News. 2013 [cited 20 January 2022]. Available from: http://www.genengnews.com/insight-and-intelligenceand153/top-15-vaccines-of-2012/

48. HPV Information Centre. India. Human papillomavirus and related cancers, fact sheet 2018. Available from: http:// hpvcentre.net/statistics/reports/IND_FS.pdf?t=1546505768606

49. Arrossi S, Matos E, Zengarini N, Roth B, Sankaranayananan R, Parkin M. The socio-economic impact of cervical cancer on patients and their families in Argentina, and its influence on radiotherapy compliance. Results from a cross-sectional study. Gyneco-

logic Oncology. 2007 May 1;105(2):335–340.

50. Drolet M, Bénard É, Pérez N, Brisson M, Ali H, Boily MC, Baldo V, Brassard P, Brotherton JM, Callander D, Checchi M. Population-level impact and herd effects following the introduction of human papillomavirus vaccination programmes: updated systematic review and meta-analysis. The Lancet. 2019 August 10;394(10197): 497–509.

51. Garland SM, Skinner SR, Brotherton JM. Adolescent and young adult HPV vaccination in Australia: achievements and challenges. Preventive Medicine. 2011 October 1;53:S29–S35.

52. World Health Organization. World report on ageing and health. 2015. Available from: http://www.who.int/ageing/ events/worldreport-2015-launch/en/

53. Chang AY, Riumallo-Herl C, Perales NA, Clark S, Clark A, Constenla D, et al. The equity impact vaccines may have on averting deaths and medical impoverishment in developing countries. Health Affairs (Millwood). 2018;37(2):316–324.

54. Rhee JH. Towards Vaccine 3.0: New era opened in vaccine research and industry. Clinical and Experimental Vaccine Research. 2014 January 1;(1):1.

55. Greco M. Development and supply of vaccines: an industry perspective. In: Levine M, J B Kaper, R Rappuoli, M A Liu, M F Good, editors. New generation vaccines. 4th ed. New York, NY: Marcel Dekker; 2004. 75–87.

56. Global vaccine market report [Internet]. WHO.int. 2020 [cited 14 January 2022]. Available from: https://www.who.int/immunization/programmes_systems/procurement/mi4a/platform/module2/2020_Global_Vaccine_Market_Report.pdf?ua=1

57. Patton M. How stocks reacted during past flu pandemics and steps you can take to minimize losses [Internet]. Forbes. 2022 [cited 14 January 2022]. Available from: https://www.forbes.com/sites/mikepatton/2020/02/28/how-stocks-reacted-during-

past-flu-pandemics-and-steps-you-can-taketo-minimize-losses-/?sh=551e79f2448d

58. Chakraborty C. Market movers: Pharma stocks surge, banks sink; 37 stocks blink sell [Internet]. The Economic Times. 2022 [cited 14 January 2022]. Available from: https://economictimes.indiatimes.com/markets/stocks/news/market-movers-pharma-stocks-surge-banks-sink-37-stocksblink-sell/articleshow/82144865.cms?utm_source=contentofinterest&utm_medium=text&utm_campaign=cppst

59. Reuters. Pharma stocks with swine flu panacea jump [Internet]. Mint. 2009 [cited 14 January 2022]. Available from: https://www.livemint.com/Money/4dstrqf7lowZZKpIePSbKM/Pharma-stocks-with-swine-flupanacea-jump.html

60. Carroll J. Novavax shares surge on promising H1N1 trial data [Internet]. FiercePharma. 2010 [cited 14 January 2022]. Available from: https://www.fiercepharma.com/vaccines/novavax-shares-surge-on-promisingh1n1-trial-data

61. Presswalla R. Pharma sector outperforms in 2020 so far; 4 stocks surge over 50% [Internet]. Moneycontrol. 2020 [cited 14 January 2022]. Available from: https://www.moneycontrol.com/news/business/markets/pharmasector-outperforms-in-2020-so-far-4-stocks-surge-over-50-5262011.html62. Mascarenhas F. [Internet]. 2021 [cited 14 January 2022]. Available from: https://www.reuters.com/world/india/indian-shares-rise-pharma-stockslead-gains-2021-10-04/

63. Jolly J, Wearden G. Global stock markets surge after Pfizer Covid vaccine news [Internet]. The Guardian. 2020 [cited 14 January 2022]. Available from: https://www.theguardian.com/business/2020/nov/09/stock-markets-covid-vaccine-ftse-100-coronavirus

64. Zuckerman G. Vaccine makers face challenge in sustaining winning streak [Internet]. WSJ. 2021 [cited 14 January 2022]. Available from: https://www.wsj.com/articles/stocks-of-covid-19-vac-

cine-makers-need-afresh-push-11622539800

65. Oxfam. COVID vaccines create 9 new billionaires with combined wealth greater than cost of vaccinating world's poorest countries [Internet]. Oxfam International. Oxfam International. 2021 [cited 14 January 2022]. Available from: https://www.oxfam.org/en/press-releases/covid-vaccines-create-9-new-billionaires-combined-wealth-greater-cost-vaccinating

66. Feuer W. Shares of COVID vaccine makers plummet after US backs IP waiver [Internet]. New York Post. 2021 [cited 14 January 2022]. Available from: https://nypost.com/2021/05/06/shares-of-covid-vaccine-makersfall-after-us-backs-ip-waiver/

67. Financial Times. News updates from November 26: Coronavirus variant concerns send global stocks lower, nations restrict travel from southern Africa, Black Friday sales grow as shoppers return to stores [Internet]. Ft.com. 2022 [cited 14 January 2022]. Available from: https://www.ft.com/content/8245c992-4a4d-4110-b10c-b294c41d501c

68. CBS News. Stocks slide on Moderna warning about Omicron, Powell comments on inflation [Internet]. Cbsnews.com. 2021 [cited 14 January 2022]. Available from: https://www.cbsnews.com/news/covid-omicronvariant-vaccines-moderna-stock/

69. Monica P. Covid vaccine makers' stocks soar on Omicron variant concerns [Internet]. CNN. 2021 [cited 14 January 2022]. Available from: https://edition.cnn.com/2021/11/29/investing/vaccine-omicron-variant-covidstocks/index.html

70. ltd R.Vaccines market—Global industry analysis (2017–2020), growth trends and market forecast (2021–2025) [Internet]. Researchandmarkets.com. 2021 [cited 13 June 2021]. Available from:https://www.researchandmarkets.com/reports/5315023/vaccines-market-global-industry-analysis-2017?utm_source=GNOM&utm_medium=PressRelease&utm_code=wlg3tz&utm_campaign=1531451+-+Global+Vaccines+Market+Analysis+Report+2021%3a+Forecast+to+2025+Featur-

ing+Sinopharm%2c+Serum+Institute%2c+Novavax%2c+Moderna%2c+Mitsubishi+Tanabe+Pharma%2c+Emergent+BioSolutions%2c+and+CSL&utm_exec=chdo54prd

71. Bagnoli F, Baudner B, Mishra RP, Bartolini, E, Fiaschi L, Mariotti P, et al. Designing the next generation of vaccines for global public health. OMICS. 2011;15:545–566.

72. Vaccines and market—Forecast to 2024 [Internet]. Marketsandmarkets.com. 2022 [cited 20 January 2022]. Available from: https://www.marketsandmarkets.com/Market-Reports/vaccine-technologiesmarket-1155.html

73. Fortune. Vaccines market size, share, growth: Global industry report [2027; Internet]. Fortunebusinessinsights.com. 2020 [cited 15 January 2022]. Available from: https://www.fortunebusinessinsights.com/industry-reports/vaccines-market-101769

74. Brandessence Market Research And Consulting Private Limited.

'Coronavirus vaccine market size is projected to reach 75.75 billion by the end of 2021', says Brandessence Market Research [Internet]. Prnewswire.com. 2022 [cited 20 January 2022]. Available from: https://www.prnewswire.com/in/news-releases/-corona-virus-vaccine-market-size-isprojected-to-reach-75-75-billion-by-end-of-2021-says-brandessencemarket-research--873560019.html

75. Dunleavy K. Pfizer, Moderna will rake in a combined $93 billion next year on COVID-19 vaccine sales: report [Internet]. FiercePharma. 2021 [cited 15 January 2022]. Available from: https://www.fiercepharma.com/pharma/pfizer-moderna-will-rake-a-combined-93-billion-next-year-covid-19-salessays-analytics-group

76. COVID-19 vaccine: $11 billion global market opportunity for India, says report [Internet]. The Hindu. 2021 [cited 14 January 2022]. Available from: https://www.thehindu.com/business/Industry/covid-19-vaccine-11-billionglobal-market-opportunity-for-india-says-report/article35951758.ece

77. Imarc. Indian Vaccine Market Report and Forecast 2020–2025 [In-

ternet]. Imarcgroup.com. 2017 [cited 20 January 2022]. Available from: https://www.imarcgroup.com/indian-vaccine-market

78. Vashishtha VM, Kumar P. 50 years of immunization in India: Progress and future. Indian Pediatrics. 2013 January 1;50(1):111–118.

79. EMR. Indian vaccine market report and forecast 2022–2027 [Internet]. Expertmarketresearch.com. 2022 [cited 14 January 2022]. Available from: https://www.expertmarketresearch.com/reports/indian-vaccine-market

80. Ip G, Dougherty D, Debarros A. Lessons for the coronavirus crisis from six other disasters. WSJ Newsletter. 2020.

81. Begley S. Flu-conomics: The next pandemic could trigger global recession. Reuters. Available from: https://www.reuters.com/article/us-reutersmagazine-davos-flu-economy/flu-conomics-the-next-pandemiccould-trigger-global-recession-idUS-BRE90K0F820130121

82. Huber C, Finelli L, Stevens W. The economic and social burden of the 2014 Ebola outbreak in West Africa. J Infect Dis. 2018;218. suppl. 5: S698–704.

83. Jones L, Palumbo D, Brown D. Coronavirus: How the pandemic has changed the world economy. BBC News. 24 January 2021.

84. Anyiam-Osigwe T. Is there an economic case for global vaccinations? [Internet]. Gavi.org. 2021 [cited 20 January 2022]. Available from: https://www.gavi.org/vaccineswork/there-economic-case-globalvaccinations#:~:text=In%20this%20more%20optimistic%20scenario, more%20than%20US%24%202%20trillion.

அத்தியாயம் 5

தொற்று நோய் வேகத்தில் தடுப்பூசிகளை உருவாக்குதல்

மனிதகுலத்தைத் தாக்கும்: புதிய தொற்று 31 டிசம்பர் 2019 அன்று மகிழ்ச்சியான மதியத்தில், மக்கள் புத்தாண்டை உற்சாகமான கொண்டாட்டங்களுடன் வரவேற்கத் தயாராகிக் கொண்டிருந்தனர். ஆனால், சீன குடியரசில் உள்ள சில மக்கள் உலக சுகாதார அமைப்பு (WHO) அலுவலகத்தில் கவலையுடன் அமர்ந்திருந்தனர். வுஹான் நகராட்சி சுகாதார ஆணையம், அறியப்படாத இயல்புடைய நுரையீரல் அழற்சி (Pneumonia) நோயாளிகளை கண்டறிந்ததாக அறிவித்தது.

ஜனவரி 7, 2020அன்று, சீன அதிகாரிகள் இறுதியாக நுரையீரல் அழற்சிக்கு காரணமான ஒரு புதிய கொரோனா நச்சுயிரியை தனிமைப்படுத்தினர். இது பின்னர் SARS-CoV-2 என்று பெயரிடப்பட்டது மற்றும் நோய் கொரோனா-19 என்றும் அழைக்கப்பட்டது. நச்சுயிரின் மரபணு வரிசை முறை 12 ஜனவரி 2020 அன்று மேற்கொள்ளப்பட்டு உலகத்துடன் பகிர்ந்து கொள்ளப்பட்டது. ஜனவரி 20, 2020க்குள், இந்த நோய் தாய்லாந்து, ஜப்பான் மற்றும் கொரியா குடியரசு ஆகிய நாடுகளில் பரவியது. உலக சுகாதார அமைப்பு (WHO) இதை 30 ஜனவரி 2020 அன்று சர்வதேச பொது சுகாதார அவசர நிலையாகவும், 11 மார்ச் 2020 அன்று ஒரு தொற்று நோயாகவும் அறிவித்தது. அதன் புதிய இயல்பு காரணமாக, உலகில் SARS-CoV-2க்கு எதிரான தடுப்பூசிகள் மற்றும் மருத்துவ சிகைச்சைகள் அளிக்கப்படவில்லை.

மிகவும் தொற்று நோயான நச்சுயிரி மனி தகுலத்தை அதிக சக்தியுடன் தாக்கியது மற்றும் இணையற்ற நெருக்கடியை உருவாக்கியது. ஆரம்பத்தில், நச்சுயிரியை ஆராய்தல், தனிமைப்படுத்தல் மற்றும் சமூக இடைவெளி

போன்ற மென்மையான பொது சுகாதார நடவடிக்கைகளுடன் மக்கள் பயணித்தனர். இந்த நடவடிக்கைகளால் நோய் பரவுவதைத் தடுக்க முடியாதபோது, பாதிக்கப்பட்ட பகுதிகள் அடைக்கப்பட்டு, பொது முடக்கம் அறிவிக்கப்பட்டது. பொருளாதார நடவடிக்கைகள் தடைபட்டது; வாழ்வாதாரங்கள் நசுக்கப்பட்டது. 11ஏப்ரல்,2022க்குள், உலகம் குறைந்தது கொரோனா தொற்று மூன்று அலைகளைக் கண்டது. உலக சுகாதார அமைப்பின் கூற்றுப்படி உலகில் 61,79,104 இறப்புகள் உட்பட உறுதிப்படுத்தப்பட்ட கொரோனா பாதிக்கப்பட்டவர்கள் எண்ணிக்கை 49,70,57,239 ஆகவும், இந்தியாவில் 5,21,710 இறப்புகள் உட்பட உறுதிப்படுத்தப்பட்ட கொரோனா பாதிக்கப்பட்டவர்கள் எண்ணிக்கை 4,30,36,928 ஆக பதிவாகியுள்ளது.

கொரோனா-19 முதல் நோயாளிக்கான மாயையான தேடல்

ஜீரோ நோயாளி / பூஜ்யம் நோயாளி அல்லது நோய் குறியீட்டு என்று அழைக்கப்படும் நச்சுயிரியால் பாதிக்கப்பட்ட முதல் மனிதனைத் தேடும் பணி புதிய நச்சுயிரி கண்டுபிடிக்கப்பட்டவுடன் தொடங்கியது. புதிய விலங்குகளிடமிருந்து பரவும் நோய் பற்றிய விவரங்களை சேகரிக்கவும், மீண்டும் தொற்றுநோயைத் தடுப்பதற்கும் இது மிகவும் முக்கியமானது. ஆரம்பகால கணிப்புகள் சீனாவின் வுஹானில் உள்ள ஹுவானன் கடல் உணவு மொத்த விற்பனை சந்தையுடன் தொடர்பை வெளிப்படுத்தி, மனித-விலங்குகளுக்கு இடை யே உள்ள தொடர்ப்பை பரிந்துரைத்தது. எவ்வாறாயினும், 2019 டிசம்பர் 1 அன்று மருத்துவமனைக்குப் புகாரளித்த கொரோனா-19 இன் முதல் நோயாளிக்கு ஹுவானன் சந்தையுடன் எந்தத் தொடர்பும் இல்லை என்று பின்னோக்கிய ஆய்வுகள் முடிவு செய்தன. அடுத்த மரபணு பகுப்பாய்வு மற்றும் ஆய்வுகள் செப்டம்பர் 2019இல் விலங்குகளிடமிருந்து மனிதர்களுக்கு நச்சுயிரி பரவியதாகக் கூறியது. தொற்று எப்படி, எப்போது மனிதர்களுக்கு பரவியது என்பதற்கான உறுதியான ஆதாரம் இன்னும் வெளிவரவில்லை. இணையத்தில் எண்ணற்ற சர்ச்சைக்குரிய கோட்பாடுகள் இருந்தபோதிலும், கொரோனா-19 நோயாளி பூஜ்ஜியத்தைக் கண்டுபிடிப்பது மழுப்பலாகவே உள்ளது.

அசுரன் இயற்கையாக உருவானதா?

SARS-CoV-2 இயற்கையிலேயே தோன்றியது என்ற கோட்பாட்டிற்கு வலுவான ஆதரவாளராக சீனா உள்ளது; பல்வேறு நாடுகளில் ஒரே நேரத்தில் தொற்று பரவியதாக கூறியது. 2014 ஆம் ஆண்டு சீனாவில் உள்ள குகையில் வௌவாலில் இருந்து வந்த நச்சுயிரி இந்த கொரோனா நச்சுயிரியுடன் நெருங்கிய தொடர்புடையது என்று சில நச்சுயிரி மரபணு நிபுணர்கள் கருதுகின்றனர். விலங்குகளிடமிருந்து மனிதர்களுக்கு பரவும் நச்சுயிரி ஆதாரம் மற்றும் அதன் அறிமுக பாதையை அடையாளம் காண 18 மே 2020 அன்று உலக சுகாதார சபை முடிவு செய்தது. ஆனால்,

சீனாவின் கடுமையான எதிர்ப்பின் காரணமாக, கூட்டுக் குழு ஜனவரி 2021இல் கடுமையான கட்டுப்பாடுகளின் கீழ் சீனா நாட்டிற்குச் செல்ல முடிந்தது. மார்ச் 30, 2021 அன்று வெளியிடப்பட்ட குழுவின் அறிக்கை, SARS-CoV-2 வெளவால்களில் இருந்து மனிதர்களுக்கு இடைநிலை விலங்கு வழியாக நோய் பரவியது என்று வெளிப்படுத்தியது. பரிசீலிக்கப்பட்ட நான்கு சூழ்நிலைகளில் ஒரு ஆய்வகத்திலிருந்து நச்சுயிரி தப்பிப்பதற்கான வாய்ப்புகள் மிகக் குறைவு. இருப்பினும், ஆய்வு செய்ய தரவு போதுமானதாக இல்லை என்று அறிக்கை திட்டவட்டமாக கூறியது.

குழுவில் 17 சீன விஞ்ஞானிகள் சேர்த்தது, ஆரம்ப நிலைகள் பற்றிய முழுமையான, அசல் தரவு மற்றும் மாதிரிகளை சேகரிக்க முடியாமை, இடைநிலை விலங்கை கண்டுபிடிக்க இயலாமை மற்றும் வுஹான் ஆய்வகத்தில் உள்ள விஞ்ஞானிகளின் செயல்பாட்டு பதிவை சீனா பகிர்ந்து கொள்ள மறுத்தது இவை அனைத்தும் அறிக்கையின் நம்பகத்தன்மையை பாதித்தது. நிபுணர்களின் ஒரு பிரிவின்படி, முடிவுகளில் அறிவியல் நியாயம் இல்லை மற்றும் ஆய்வக கசிவு பற்றி ஒரு மேலோட்டமான தோற்றம் மட்டுமே கொடுக்கப்பட்டது. இந்தியா உள்ளிட்ட நாடுகள் தொற்று நோயின் தோற்றத்தைத் தீர்மானிக்க ஒரு விரிவான, சுதந்திரமான நிபுணர் தலைமையிலான விசாரணையைக் கோரின.

வைரஸ் ஆய்வகத்தில் இருந்து தப்பித்ததா?

ஆய்வகத்தின் மூலம் கொரோனா நச்சுயிரி கசிவு ஏற்பட்டதாக அறிவியல் ஆதாரங்களை வழங்க பல முனைப்புகள் காட்டப்பட்டது. கொரோனா -19 இன் ஆரம்ப மையமான ஹுனான் சந்தை, வுஹான் நச்சுயிரி நிறுவனத்திலிருந்து (Wuhan Institute of Virology-WIV) 25-30 கிலோமீட்டர் தொலைவில் உள்ளது. இந்த நிறுவனத்தில் உள்ள விஞ்ஞானிகள் SARS-CoV-2 குடும்பம், உட்பட கொரோனா நச்சுயிரிகள் குறித்த ஆராய்ச்சியை மேற்கொண்டுள்ளனர். இடைநிலை விலங்கு அடையாளம் காண இயலாமை, வுஹான் நச்சுயிரி நிறுவனத்துக்கான மொத்த அணுகல் இல்லாமை மற்றும் மனிதர்களுக்குத் தொற்றும் வகையில் வெளவாலின் நச்சுயிரியில் ஏற்பட்ட போதுமான பிறழ்வுகள் ஆகியவை ஆய்வக-கசிவு கோட்பாட்டிற்கு துணைபுரிந்தன. SARS-CoV-2 இன் ஆதாரமாக நம்பப்படும் வெளவால் இனங்கள் வுஹானில் இருந்து சுமார் 1,500 கிலோமீட்டர் தொலைவில் உள்ளது. எனவே, வழியில் மக்களைப் பாதிக்காமல் வுஹானில் தொற்று தோன்றியிருக்க முடியாது.

ஒரு ஆய்வறிக்கையில், இரண்டு சீன ஆராய்ச்சியாளர்களான பொட்டாவோ சியாவோ மற்றும் லீசியாவோ, கொரோனா நச்சுயிரி வுஹான் ஆய்வகத்திலிருந்து தோன்றியது என்றும் கூறியுள்ளனர். இருப்பினும், அவர்களின் முடிவுகள் அனுமானங்களை அடிப்படையாகக் கொண்டவை

மற்றும் அறிவியல் சான்றுகள் இல்லை. SARS-CoV-2 ஐ சுமந்து செல்லும் வௌவால்கள் முதலில் வுஹானில் இருந்து 900 கிமீ தொலைவில் உள்ள யுனான் அல்லது செஜியாங் மாகாணங்களில் கண்டுபிடிக்கப்பட்டதாகக் கூறிய அவர்கள், வௌவால்கள் வுஹானை அடைவதற்கான சாத்தியக் கூறுகள் குறைவு என்ற முடிவுக்கு வந்தனர். மே 2021 இல், அமெரிக்க ஹவுஸ் நிரந்தரத் தேர்வுக் குழுவின் (*US House Permanent Select Committee on Intelligence-HPSCI*) குடியரசுக் கட்சி உறுப்பினர்கள் கொரோனா-19 மற்றும் வுஹான் நச்சுயிரி நிறுவனம் என்ற தலைப்பில் ஒரு அறிக்கையை வெளியிட்டனர். வுஹான் நச்சுயிரி நிறுவனத்திலிருந்து நச்சுயிரி கசிவுக்கு குறிப்பிடத்தக்க சூழ்நிலை ஆதாரங்கள் இருப்பதாக அறிக்கை கூறியது.

அமெரிக்க உளவுத்துறை அறிக்கையின்படி, வுஹான் நச்சுயிரி நிறுவனத்தில் பணிபுரியும் பல ஆராய்ச்சியாளர்கள் நவம்பர் 2019இல் மருத்துவமனையில் அனுமதிக்கப்பட வேண்டியிருந்தது, ஆராய்ச்சியாளர்களுக்கு கொரோனா-19 உடன் ஒத்த அறிகுறிகளுடன், காணப்பட்டனர். இயற்கை மற்றும் செயற்கை மூலம் மனிதனுக்கு SARS-CoV-2 ஏற்பட வாய்ப்புள்ளதாக தேசிய புலனாய்வு இயக்குனர் கூறினார். நச்சுயிரி கசிவு மூலம் தொற்றுநோய் தோன்றுவதற்கான சாத்தியக்கூறுகள் குறித்து பிரிட்டிஷ் உளவுத்துறை நிறுவனங்களும் ஒப்புக் கொண்டன.

சில அறிக்கைகளின்படி, நச்சுயிரி வௌவால்களுக்குள் வளர்வது கடினமாக இருந்தது, இது ஆய்வகத்தில் மரபணு ரீதியாக வடிவமைக்கப்பட்டது என்பதெற்கு இதுவே ஆதாரமாகும் என்று கூறுகிறது. SARS-CoV-2 தொற்று 'செயல்பாட்டின் ஆதாயம்' எனும் ஆராய்ச்சியில் இருந்து உருவானது என்று விஞ்ஞானிகளில் ஒரு பகுதியினர் நம்புகின்றனர். அத்தகைய ஆராய்ச்சியில், நோய்க்கிருமிகள் மரபணு ரீதியாக வடிவமைக்கப்படுகின்றன, அவை மேலும் தொற்று நோயாக மாறும். இதற்க்கு காரணமான 'சீனாவின் பேட் வுமன்' என்றும் அழைக்கப்படும் சீன நச்சுயிரியில் விஞ்ஞானி ஷி ஜெங்லி என்பவரே.

பாதுகாப்பான மற்றும் பயனுள்ள தடுப்பூசியைத் தேடுங்கள்

பொது சுகாதாரத் தலையீடுகள் பெரும் வளங்களின் அர்ப்பணிப்புகளால் தொற்று நோயை வெல்ல முடியவில்லை. தொற்றுநோய் அதிகரிக்கும்போது, தடுப்பூசிகள் உயிர்களைக் காப்பாற்றவும், உலகப் பொருளாதாரத்தை மீட்சிப் பாதையில் எடுக்கவும் தடுப்பூசிககள் பயன்படுகிறது. எனவே, கொரோனா-19 தடுப்பூசிகளுக்கான உலகளாவிய தேடுதல் தொடங்கியது. இருப்பினும், தடுப்பூசிகளை உருவாக்க அதிக செலவாகும்; மேலும் பல ஆண்டுகள் தேவைப்படும்; தடுப்பூசி உற்பத்திக்கு மிகவும் ஒழுங்குபடுத்தப்பட்ட மற்றும் விலையுயர்ந்த வசதிகள் தேவைப்படுகின்றன.

துரிதப்படுத்தப்பட்ட தடுப்பூசி வளர்ச்சி: கொரோனா -19க்கு முந்தைய கால முயற்சிகள்

விஞ்ஞானிகள் மற்றும் உற்பத்தியாளர்கள் கடந்த கால நோய் தொற்றுகளின் போது மேற்கொள்ளப்பட்ட தடுப்பூசி மேம்பாட்டு காலக்கெடுவை பரிசோதித்தனர். 2009இல் H1N1/பன்றிக் காய்ச்சல் பரவிய நிலையில், தடுப்பூசிகள் விரைவாக உருவாக்கப்பட்டன. முன்பே உள்ள, நன்கு வளர்ந்த சளி காய்ச்சல் தடுப்பூசி தொழில்நுட்பங்கள் மற்றும் தடுப்பூசிகளுக்கு உரிமம் வழங்குவதன் மூலம் இது சாத்தியமானது.

2014ஆம் ஆண்டு மேற்கு ஆபிரிக்காவில் எபோலா தொற்று நோய் பரவலில், விஞ்ஞானிகள் எச்ஐவி தடுப்பூசிக்காக உருவாக்கப்பட்ட தொழில்நுட்பத்தை விரைவான விளைவுக்காகப் பயன்படுத்தினர். கட்டம் 3 பரிசோதனைகள் தொற்றுநோய் பரவிய ஒரு வருடத்திற்குள் தொடங்கியது. 2018இல் காங்கோவில் தொற்றுநோயைக் கட்டுப்படுத்த 'கருணை' அடிப்படையில் தடுப்பூசி பயன்படுத்தப்பட்டாலும், 2019இல் மட்டுமே உரிமம் பெற்றது.

கடுமையான சுவாச நோய்க்குறி (*Severe Acute Respiratory Syndrome-SARS*) மற்றும் மத்திய கிழக்கு சுவாச நோய்க்குறி (*Middle East Respiratory Syndrome -MERS*) நச்சுயிரிகளுக்கான தடுப்பூசிகளின் வளர்ச்சியும் விரைவான வேகத்தில் தொடங்கியது. ஆனால், அவை எதுவும் முதல் கட்டங்களைத் தாண்டிச் செல்லவில்லை; அதற்க்கு முன் நச்சுயிரிகள் மறைந்துவிட்டன.

சில மாதங்களில் தடுப்பூசியை உருவாக்குதல்

கொரோனா-19 விஷயத்தில், உலகளாவிய மனிதாபிமான நெருக்கடி மற்றும் வலுக்கட்டாயமான நிலையை உருவாக்கியது. இது தடுப்பூசி வளர்ச்சியில் உள்ள மரபுவழிக்கு சவாலாக இருந்தது மற்றும் அதிக வேகத்தில் தடுப்பூசிகளை கலக்க வழிவகுத்தது.

அரசாங்கங்கள், விஞ்ஞானிகள் மற்றும் உற்பத்தியாளர்கள் பலர் பல வழிகளைக் கண்டறிந்து தடுப்பூசிகள் வெற்றிக்கு வழி வகுத்தது. கண்டுபிடிப்பு கட்டம், நோய் தடுப்பு மருந்துக்கு உகந்த காரணிகளை தேர்வு செய்தல், முன் மருத்துவ ஆய்வுகள் மற்றும் மருத்துவப் பரிசோதனைகளின் ஆரம்பம் ஆகியவை தொற்றுநோய் தொடங்கிய இரண்டு மாதங்களுக்குள் நடந்தேறியது. சர்வதேச பொது சுகாதார அவசர நிலை (தொற்று நோய்) அறிவிக்கப்பட்ட ஒரு வருடத்திற்கும் குறைவான காலத்தில் தடுப்பூசிகள் பயன்பாட்டிற்கு தயாராக இருந்தது.

தனித்துவமான ஒத்துழைப்பு

கொரோனா-19 தடுப்பூசி வளர்ச்சிக்கான தீவிர உலகளாவிய ஒத்துழைப்பு

வரலாற்றில் நினைவு கூறப்படும். தொழில் துறை கல்வியாளர்கள், ஒழுங்குமுறை அமைப்புகள், பங்களிப்பாளர் மற்றும் அரசாங்கங்கள் பல பாதுகாப்பான மற்றும் பயனுள்ள தடுப்பூசிகளை உருவாக்க கைகோர்த்தன. அமெரிக்கா தடுப்பூசி திட்டத்தை போர் வேகத்தில் தொடங்கிய போது, இந்திய அரசாங்கம் கோவிட் சுரக்ஷா என்ற திட்டத்தைக் கொண்டு வந்தது. பல அரசாங்கங்களும் ஐரோப்பிய ஆணையமும் தடுப்பூசி நோய் தடுப்பு மருந்துக்கு உகந்த காரணிகளுக் நிதியளித்துள்ளன. கொரோனா-19ஐ எதிர்த்துப் போராடுவதற்காக, கொரோனா-19 கருவிகள் முடுக்கிக்கான அணுகல் (ACT-A) என்ற உலகளாவிய கூட்டுத் திட்டம் ஏப்ரல் 2020இல் தொடங்கப்பட்டது. இது நான்கு தூண்களைக் கொண்டுள்ளது. அவை: தடுப்பூசிகள், சிகிச்சை முறைகள், நோய்கண்டறிதல் மற்றும் அடிப்படை சுகாதார அமைப்பு இணைப்பான் முதலியவற்றை உள்ளடக்கியது.

உலகளாவிய கொரோனா -19 தடுப்பூசிகள் பற்றிய அணுகல், உலக சுகாதார அமைப்பு, பொது-தனியார் உலகளாவிய சுகாதார கூட்டாண்மை (GAVI அலையன்ஸ்), தொற்றுநோய்க்கான தயார்நிலை கண்டுபிடிப்புகளுக்கான கூட்டணி (Coalition for Epidemic Preparedness Innovations' (CEPI's) மற்றும் பில் & மெலிண்டா கேட்ஸ் அறக்கட்டளைகள் சேர்ந்து கொரோனா-19 கருவிகள் முடுக்கிக்கான அணுகல் மற்றும் அதன் 4 தடுப்பூசி தூண்களை நிறுவின. இது கொரோனா-19 தடுப்பூசி விண்ணப்பதாரர்களின் ஆராய்ச்சி, மேம்பாடு மற்றும் உற்பத்தியை ஆதரிக்கிறது, கலந்து பேசி விலைகளை முடிவு செய்ய பேச்சுவார்த்தை நடத்துகிறது மற்றும் தடுப்பூசிகளின் சமமான விநியோகத்தை எளிதாக்குகிறது. இன்னும் ஒரு படி மேலே சென்று, அறிவுசார் சொத்துரிமை விதிகளின் வர்த்தகம் தொடர்பான அம்சங்களை தற்காலிகமாக கைவிடுவதற்கான திட்டத்தை அக்டோபரில் 2020இல் உலக வர்த்தக மையத்துக்கு இந்தியா அனுப்பியது. நிகழ் நேர அடிப்படையில் அறிவைப் பகிர்ந்து கொரோனா-19 தடுப்பூசி மேம்பாட்டிற்கான முயற்சிகள் தனிச்சிறப்பாகும்.

கொரோனா-19 மரபணு தொற்று வரிசைப்படுத்தப்பட்டு விரைவாக வெளியிடப்பட்டது, தடுப்பூசிகளை உருவாக்குவதற்கான முக்கிய மூலப்பொருளான ஸ்பைக் புரதத்தை (spike protein) உருவாக்குவதற்கான மரபணு வழி முறைகளை ஆராய்ச்சியாளர்களுக்கு இது வழங்கியது. கொரோனா தொடர்புடைய நச்சுயிரி பற்றிய விவரங்கள், SARS மற்றும் MERS பற்றிய தகவல்களை பகிர்வும் உதவியது.

பல புதிய தொழில்நுட்பங்கள்

கொரோனா-19 தடுப்பூசி மேம்பாடு புதுமையான தொழில் நுட்பங்களைப் பயன்படுத்துகிறது. இதில் மெசஞ்சர் ஆர்என்ஏ (எம்ஆர்என்ஏ) குறிப்பிட தக்க ஒரு தளமாகும். இங்கு நச்சுயிரிகளை உற்பத்தி செய்ய தேவையில்லை.

ஆய்வகத்தில் நச்சுயிரி நோய் தடுப்பு மருந்துக்கு உகந்த காரணிகளை ஒருங்கிணைக்க குறியீட்டின் சரியான துண்டுகளை ஒன்றாக இணைக்க நச்சுயிரியின் மரபணு வரிசையை மட்டுமே விஞ்ஞானிகள் அறிந்திருந்தால் போதுமானது. உட்செலுத்தப்படும் போது, *SARS-CoV-2* இன் மேற்பரப்பில் காணப்படும் புரதத்தை உருவாக்க, *mRNA* புரதத்தை உருவாக்கும் ஒரு அறிவுறுத்தல் புத்தகமாக செயல்படுகிறது. இந்த ஸ்பைக் புரதம் நோய் எதிர்ப்புச் சக்தியைத் தூண்டுகிறது. முன்பு, பொருத்தமான உடற்காப்பு ஊக்கிககளை அடையாளம் காண பல ஆண்டுகள் ஆகும், ஆனால், மரபியல் மற்றும் கட்டமைப்பு உயிரியலில் ஏற்பட்ட முன்னேற்றங்கள் கொரோனா-19 உடற்காப்பு ஊக்கிகளின் விரைவான ஒருங்கிணைப்பிற்கு/படமிடலுக்கு (*mapping*) வழி வகுத்தது. மரபணு வரிசை வெளியிடப்பட்ட நான்கு வாரங்களுக்குப் பிறகு, 7 பிப்ரவரி 2020 அன்று முதல் தொகுதி மருத்துவ-தர தடுப்பூசிப் பொருட்களின் உற்பத்திக்கு வழிவகுத்தது. முதல் தடுப்பூசி நோயாளிக்கு 16 மார்ச் 2020 அன்று வழங்கப்பட்டது. மற்றொரு புதிய தொழில் நுட்பமான ஏந்துயிரி மூலம் எபோலா தடுப்பூசி உருவாக்கப்பட்டது. வீரியம் அழிக்கப்பட்ட நச்சுயிரியின் ஆர்.என்.ஏ மரபணு வரிசையில் நோய் தடுப்பு மருந்துக்கு உகந்த காரணிகளை சேர்ப்பதன் மூலம் நோய் எதிர்ப்புச் சக்தி தூண்டப்படுகிறது.

பழக்கமான குடும்பம்: ஒரு பெரிய வரம்

கொரோனா-19 நோய் தொற்று, முன்னரே அறிமுகமான கொரோனா நச்சுயிரி குடும்பத்தினால் உருவானதாகும்; எனவே, தடுப்பூசி தயாரிக்க எளிதான இலக்காக இருந்தது. மேலும், கொரோனா நச்சுயிரி குடும்பம் பல தசாப்தங்களாக ஆய்வு செய்யப்பட்டு வருகிறது. நச்சுயிரி ஸ்பைக் புரதத்தை தடுப்பூசி மூலம் எளிதாக குறிவைக்க முடியும் என்று விஞ்ஞானிகள் அறிந்திருந்தனர். இது கொரோனா-19 தடுப்பூசியை உருவாக்கும் விஞ்ஞானிகளுக்கு ஒரு தொடக்கத்தை அளித்தது. *SARS* மற்றும் *MERS* உடனான *SARS-CoV-2* இன் மரபணு ஒற்றுமை விஞ்ஞானிகளுக்கு ஒரு பெரிய முன்னேற்றத்தை அளித்தது, மேலும், நடைமுறையில் உள்ள தடுப்பூசி திட்டங்களை விரைவாக மறுசீரமைக்க விஞ்ஞானிகளுக்கு உதவியது.

புத்திசாலியின் முதல் தொடக்கம்

தடுப்பூசி உருவாக்கம் என்பது பல வருட கல்வி ஆராய்ச்சி மற்றும் முன்-மருத்துவப் பணிகளை உள்ளடக்கியது, ஆனால் ஹச்1என்1, இன்ஃப்ளூயன்ஸா, எபோலா, ஜிகா மற்றும் *SARS* போன்ற தொற்று நோய்களுக்கு பதிலளிப்பதில் முன் அனுபவம் பயன்படுத்தப்பட்டது. அவை தடுப்பூசி உற்பத்தி மற்றும் மேம்பாடு தளங்களுக்கு வழி வகுத்தன; தடுப்பூசி நோய் தடுப்பு மருந்துக்கு உகந்த காரணிகளின் விரைவான வளர்ச்சிக்கு ஏற்றது மற்றும் உற்பத்தியின் விரைவான அளவை அதிகரித்தது.

இந்த தொழில் நுட்பங்கள் ஏற்கனவே பயன்பாட்டில் இருந்ததால், முன் மாதிரி தடுப்பூசிகளை விரைவாக உருவாக்க முடிந்தது. இத்தகைய தடுப்பூசிகளில் சில பாதுகாப்பு தரவுகளும் இருந்தன. அடுத்த தலைமுறை வரிசை முறை மற்றும் மரபியல் தடுப்பூசிகளின் வளர்ச்சி தடுப்பூசி உருவாக்கும் நேரத்தை மேலும் குறைக்க வழிவகுத்தது.

SARS-CoV-2 வரிசைப் படுத்தப்பட்டவுடன், விஞ்ஞானிகள் அதன் ஸ்பைக் புரதத்தின் மரபணுக் குறியீட்டை முன்பே இருக்கும் தொழில்நுட்பத்தில் செருகி, சில நாட்களுக்குள் *mRNA* தடுப்பூசி உடற்காப்பு ஊக்கியை கண்டுபிடித்தனர். சில கொரோனா-19 தடுப்பூசிகளில் பயன்படுத்தப்படும் நச்சுயிரி ஏந்துயிரி தொழில் நுட்பம் பல ஆண்டுகளாக ஆய்வு செய்யப்பட்டுள்ளது. இது எபோலா, ஜப்பானிய மூளையழற்சி, *SARS*, *MERS* மற்றும் மலேரியா போன்ற பல தடுப்பூசிகளை உருவாக்கப் பயன்படுத்தப்பட்டது. இந்த தொழில் நுட்பத்தைப் பற்றிய அறிவு கொரோனா -19 தடுப்பூசிகளின் விரைவான வளர்ச்சிக்கு உதவியது. கடந்த கால தொற்று நோய்களுக்கான உலகளாவிய ஒருங்கிணைப்புக்கு வழி வகுத்தன. தடுப்பூசி உருவாக்கம் மற்றும் உற்பத்திக்கான உலகளாவிய மற்றும் தேசிய உள்கட்டமைப்பை ஆராய்ச்சியாளர்கள் உருவாக்கினர். தடுப்பூசி வளர்ச்சியின் வேகத்தை விரைவுபடுத்த அடிப்படை மரபியல்,நோயெதிர்ப்பு மற்றும் கட்டமைப்பு உயிரியலில் புதுமை ஆகியவற்றை நம்பியிருந்தனர்.

அதிக நிதியளிக்கும் அமைப்புகள்

தடுப்பூசி உருவாக்கம் மற்றும் உற்பத்தி என்பது வெறும் அறிவியல் முயற்சி மட்டுமல்ல; அது பணம் விழுங்கும் பெரும் முதலையாகும். எனவே, வெற்றி பெறுவதற்கு முன், நிறுவனங்கள் தங்கள் நிதிகளை தடுப்பூசி உருவாக்கத்தின் முதல் நிலையில் வீணடிக்காது. இதை அங்கீகரித்து, அரசாங்கங்கள், அறக்கட்டளைகள், பங்களிப்பாளர்கள் மற்றும் பிற நிதியளிப்பு முகவர் நிறுவனங்கள், தடுப்பூசி உருவாக்குபவர்கள் மற்றும் உற்பத்தியாளர்களுக்கு பில்லியன் கணக்கான டாலர்களை வழங்கினர். கொரோனா-19க்கான தடுப்பூசியை உருவாக்குவதற்கான ஆராய்ச்சி மற்றும் மேம்பாட்டு முயற்சிகளில் மருந்து நிறுவனங்களை ஊக்கப்படுத்தியது. தடுப்பூசி உருவாக்கத்தில் பெரும் பகுதியாக மெதுவான சோதனைக்காக செலவிடப்படுகிறது. தடுப்பூசி நிறுவனங்கள் ஒரே நேரத்தில் விலங்குகள் மற்றும் மனிதர்கள் மீது செயல்திறன் மற்றும் பாதுகாப்பு சோதனைகளை நடத்துவதை சாத்தியமாக்கியது. ஆனால், எபோலா விஷயத்தில் இது ஏன் நடக்கவில்லை? ஏனென்றால், எபோலா ஆப்பிரிக்காவில் உள்ள ஏழை சமூகங்களை பேரழிவிற்கு உட்படுத்தியது. கொரோனா-19 தடுப்பூசியை உருவாக்க பல நாடுகள் பணத்தை கொட்டியது, ஏனெனில் இந்த முறை பணக்கார நாடுகள் தான் மனித மற்றும் பொருளாதார துயரங்களை எதிர் கொண்டன.

ஏராளமான சக்தி

*SARS-CoV-2*இன் தாக்கம் மற்றும் அதைத் தணிக்க வேண்டியதன் அவசியத்தால், உலகெங்கிலும் உள்ள ஆராய்ச்சி குழுக்கள் 'பெரிய தடுப்பூசி வேட்டையில்' சேர ஊக்கமளித்தது. பாதுகாப்பான மற்றும் பயனுள்ள தடுப்பூசி எங்கிருந்து வரும் என்பது குறித்து யாருக்கும் உறுதியாக தெரியவில்லை. இது பல்வேறு தொழில் நுட்பங்களைக் கொண்ட நூற்றுக்கணக்கான தடுப்பூசிகளின் ஒரே நேரத்தில் வளர்ச்சி மற்றும் சோதனைக்கு வழி வகுத்தது. இது வெற்றிகரமான தடுப்பூசி வளர்ச்சியின் நிகழ் தகவை மேம்படுத்தியது. ஆய்வு மருந்துகளின் பன்முகத்தன்மை, பல்வேறு சூழல்களிலும் மக்கள் தொகையிலும் வேலை செய்வதை உறுதி செய்தது.

இணையாக நடிப்பு, படிகளைத் தவிர்த்தல்

தொற்று நோயின் அளவு மற்றும் தீவிரத் தன்மைக்கு ஏற்ப மற்ற படிகளின் வெற்றிகரமான முடிவை உறுதிப்படுத்தாமல் கூட, அடுத்து தொடங்க வேண்டிய நடவடிக்கைகளை வேகமாகவும் மற்றும் இணையாகவும் செயல்படுத்த வேண்டும். விலங்கு மாதிரிகளில் சோதனை செய்தல் மற்றும் மருத்துவப் பரிசோதனைகளை ஒரே நேரத்தில் செயல்படுத்த வேண்டும். கட்டம்-1, கட்டம்-2 மற்றும் கட்டம்-3 மனித சோதனைகள் ஒன்றுடன் ஒன்று, செயல் முறையை விரைவுபடுத்த வேண்டும். சில சோதனைகள் கட்டம் 1 மற்றும் 2 அல்லது கட்டம் 2 மற்றும் 3 என சுருக்கப்பட்டன.

தகவல் தொழில்நுட்பம் மற்றும் தரவுத் தளங்கள் பெரிய அளவில் இணைக்கப்பட்டன. தொற்று நோயியல் மாதிரிகள் வளர்ந்து வரும் இடங்களை அடையாளம் காணவும், தடுப்பூசிகளின் செயல் திறனை மதிப்பிடுவதற்கான நேரத்தை குறைக்கவும் தொற்று காணப்படும் இடங்களில் மருத்துவ தளங்கள் அமைக்கப்பட்டன. மருத்துவப் பரிசோதனைகளின் முன்னேற்றத்தை கண்காணிக்க ஒரு கட்டுப்பாட்டு கோபுர உத்தி பயன்படுத்தப்பட்டது. கொரோனா-19 தடுப்பூசிகளின் வளர்ச்சியில் மற்றொரு புதிய அம்சம் என்னவென்றால், தடுப்பூசி உருவாக்கத்தின் முழு செயல்முறையையும் விரைவுபடுத்துவதற்கு விஞ்ஞானிகள் கட்டுப்பாட்டாளர்களுடன் இணைந்து பணியாற்றினார்கள். தோல்வியின் அபாயத்தைத் தடுக்க, பல தடுப்பூசிகள் இணையாக உருவாக்கப்பட்டன.

பெரிய ஆபத்தில் உற்பத்தி

ஆராய்ச்சி மற்றும் சோதனைகளுக்கு பணம் தேவைப்படுவது மட்டுமல்லாமல், தடுப்பூசி உற்பத்தியைத் தொடங்கவும் பணம் தேவைப்படுகிறது. தற்போதுள்ள தடுப்பூசி-உற்பத்தி வசதிகள் மற்ற வழக்கமான தடுப்பூசிகளுக்கான தேவையை பூர்த்தி செய்ய உறுதி பூண்டதால், கொரோனா-19 தடுப்பூசிகளின் உற்பத்தித் திறனை அதிகரிக்க வேண்டும்.

தடுப்பூசி தயாரிக்கும் ஆலையை அமைக்க அதிக முதலீடு செய்யவேண்டும். மேலும், நோய் தடுப்பு மருந்துக்கு உகந்த காரணிகளின் மருத்துவப் பரிசோதனை கட்டத்தை அடைந்த பிறகும் வெற்றிக்கான வாய்ப்பு சில நேரங்களில் 20 சதவீதம் மட்டுமே. தடுப்பூசி உரிமம் பெறுவதற்கு முன்பே தொற்று நோய் முடிந்துவிடலாம். எனவே, உற்பத்தியாளர்கள் உரிமம் பெற்ற மற்றும் சந்தைப்படுத்தக்கூடிய தடுப்பூசிகளிலே முதலீடுகளைச் செய்ய விரும்புகின்றனர். ஆனால் பேரழிவு தரும் தொற்றுநோய் சூழ்நிலையில் இது சாத்தியமா? உற்பத்தி வசதிகளை விரிவாக்கம் செய்ய தள்ளிப்போடுவது உயிர் இழப்புகளுக்கு வழி வகுக்கும். முன்கூட்டிய பதிவு மற்றும் நிதியுதவியை எதிர்பாராமல், தடுப்பூசி உற்பத்தியாளர்கள், தடுப்பூசி உற்பத்தி வசதிகள் மற்றும் மருத்துவப் பரிசோதனைகள் முடிவதற்கு முன்பே தடுப்பூசி உற்பத்தியை தொடங்கலாம்.

நோய் கிளர்ச்சி யின் அளவு

வேகமாக பரவும் தொற்று நோய் விரைவான தடுப்பூசி வளர்ச்சிக்கு ஒரு வரமாக இருந்தது. தடுப்பூசி தயாரிக்கும் நிறுவனங்களுக்குத் தடுப்பூசிகளின் செயல்திறனை நிரூபிக்க நோய்த் தொற்றுகள் தேவை. எனவே, ஒரு நோய் பரவலாக இல்லாதபோது, செயல்திறன் சோதனைகள் ஒரு நீண்ட செயல் முறையாக மாறும். கொரோனா-19 விஷயத்தில், நச்சுயிரி வேகமாக பரவியாதல் நோய் தடுப்பு மருந்துக்கு உகந்த காரணிகள் மாற்றத்தை ஏற்படுத்தியதா என்பதை விரைவாகச் சரிபார்க்க இதுகட்டுப்பாட்டாளர்களுக்கு உதவியது. கட்டம்-3 சோதனைகளில், பல்லாயிரக்கணக்கான தன்னார்வலர்கள் தேவை. இருப்பினும், பரவலான பொது ஆர்வத்தின் காரணமாக, மக்கள் விரைவாக சோதனைகளுக்கு பதிவு செய்தனர். மேலும், மருத்துவப் பரிசோதனைகளை நடத்துவதற்கு விரிவான உள்கட்டமைப்பு உள்ள நாடுகளில் உள்ள மக்களையும் நச்சுயிரி பாதித்தது. பணக்கார நாடுகளில் தொற்று நோயின் பாதிப்பு அதிகமாக இருந்ததால், தடுப்பூசிகளை பரிசோதிக்கும் வேகம் துரிதப்படுத்தப்பட்டது.

ஒழுங்குபடுத்தும் வேகம்

தேசிய மருந்து கட்டுப்பாட்டாளர்களின் ஒத்துழைப்பு இல்லாமல் ஆய்வகங்களிலிருந்து தடுப்பூசிகள் மக்களின் கைகளை சென்றடையுமா என்றால் இல்லை என்றே கூறலாம். மருத்துவப் பரிசோதனைகளை விரைவு படுத்துவதிலும், தடுப்பூசியின் செயல் திறன் மற்றும் பாதுகாப்பின் இறுதி மதிப்பீட்டிலும் கட்டுப்பாட்டாளர்கள் முக்கிய பங்கு வகிக்கின்றனர். கொரோனா -19 ஒழுங்குமுறை செயல் முறைகளில் முன்னெப்போதும் இல்லாத வேகத்தைக் கண்டது. கட்டுப்பாட்டாளர்கள் வலுவான ஆதரவாளர் ஈடுபாடுகளை கட்டாயப்படுத்துகின்றனர். தேசிய கட்டுப்பாட்டாளர்கள், கொரோனா -19 தடுப்பூசி சோதனைகள் பற்றிய தகவல்களை சர்வதேச மருந்துகள் ஒழுங்குமுறை ஆணையங்களின் (*International Coalition of*

Medicines Regulatory Authorities) சின்னத்தின் கீழ் பரிமாறிக்கொண்டனர். கொரோனா-19 தடுப்பூசிகளை தயாரிப்பதற்காக பல கட்டுப்பாட்டாளர்கள் அறிமுகப்படுத்திய மற்றொரு கண்டுபிடிப்பு 'ரோலிங் ரிவ்யூ' (பொது சுகாதார அவசரநிலையின் போது ஒரு மருந்து அல்லது தடுப்பூசிக்கான தரவின் மதிப்பீட்டை விரைவுபடுத்துதல்) ஆகும். தரவு சமர்ப்பிக்கப்பட்ட பிறகு மதிப்பிடும். மேலும், அவசரகால பயன்பாட்டு அங்கீகார (Emergency Use Authorization-EUA) விதிகளும் தாராளமாகப் பயன்படுத்தப்பட்டன. முழு உரிமத்திற்குத் தேவையான கூடுதல் பாதுகாப்பு, செயல் திறன் தொடர்பான தகவல்களை நிறுவனங்கள் சேகரிக்கும் போது, இது தடுப்பூசிகளின் பயன்பாட்டை உறுதிசெய்யும்.

பதிவு செய்யப்பட்ட நேரத்தில் கிடைக்கக்கூடிய தடுப்பூசிகளின் பதிவு எண்ணிக்கை

கொரோனா-19 தொற்றுநோய், முடுக்கப்பட்ட தடுப்பூசி ஆராச்சியை தூண்டியதோடு பயன்படுத்தக்கூடிய தடுப்பூசிகளின் எண்ணிக்கையில் ஆதீத வளர்ச்சியைக் கண்டது. மார்ச் 16, 2020 அன்று, புதிய கொரோனா நச்சுயிரி கண்டறியப்பட்ட இரண்டு மாதங்களுக்குப் பிறகு, முதல் தடுப்பூசியின் மருத்துவப் பரிசோதனைகள் தொடங்கப்பட்டன. 24 ஜுன், 2020அன்று, இராணுவத்தில் வரையறுக்கப்பட்ட பயன்பாட்டிற்காக கேன்சினோ தடுப்பூசிக்கு சீனா ஒப்புதல் அளித்தது. ரஷ்யா, 11 ஆகஸ்ட் 2020அன்று ஸ்புட்னிக் தடுப்பூசிக்கு அவசரகால பயன்பாட்டு அங்கீகாரத்தை வழங்கியது. ஃபைசர்-பயோஎன்டெக் கூட்டாண்மை 2 டிசம்பர், 2020அன்று ஐக்கிய பேரரசு தற்காலிக ஒழுங்குமுறை அங்கீகாரத்தைப் பெற்றது. 19 ஜுலை 2021 நிலவரப்படி, உலகம் முழுவதும் 18 தடுப்பூசிகள் பயன்பாட்டில் உள்ளன மற்றும் 307 தடுப்பூசிகள் பல்வேறு வளர்ச்சி நிலைகளில் உள்ளன. புதிய தடுப்பூசிகளின் உற்பத்தி 2021ஆம் ஆண்டு முழுவதும் தொடர்ந்தது. 2022ஆம் ஆண்டின் தொடக்கத்தில், 26 கோவிட்-19 தடுப்பூசிகள் பயன்பாட்டில் இருந்தன மற்றும் 308 தடுப்பூசிகள் வளர்ச்சியின் வெவ்வேறு நிலைகளில் இருந்தன. தொற்று நோய்களின் வரலாற்றில், ஒரே நேரத்தில் பல நோய் தடுப்பு மருந்துக்கு உகந்த காரணிகள் பல்வேறு வளர்ச்சி நிலைகளில் இருந்ததில்லை.

இந்தியாவின் கொரோனா-19 தடுப்பூசி மேம்பாட்டுப் பயணம்: கூட்டுக்கு கிடைத்த வெற்றி

கொரோனா-19ஐ எதிர்த்துப் போராடுவதற்கு குறைந்த விலையில் தடுப்பூசி உற்பத்திக்கான உலகளாவிய மையமாக இருப்பதில் இந்தியா முக்கிய பங்கு வகிக்கிறது. தடுப்பூசி தயாரிப்பில் இந்தியாவை உலகளாவிய தலைமைத்துவ நிலைக்கு உயர்த்துவதற்கான வாய்ப்பாகவும் இது அமைந்தது.

ஒரு செயல்படுத்தும் ஆராய்ச்சி அமைப்பை வழங்கியதன் மூலம் இந்திய அரசாங்கம் விரைவாக வினையாற்றியது. கொரோனா-19 தடுப்பூசிகள் பற்றிய ஆராய்ச்சிக்கான தேசிய பணிக்குழு ஏப்ரல் 2020இல் அமைக்கப்பட்டது. கொரோனா -19 தடுப்பூசியை உருவாக்கும் செயல்முறையை வழி நடத்த தேசிய பணிக்குழு கட்டாயப்படுத்தப்பட்டது. கொரோனா-19 தடுப்பூசிகள், நோயறிதல் மற்றும் சிகிச்சை முறைகள் விரைவாக மேம்படுத்தப்பட்டன. உள்நாட்டு வளங்கள், தயாரிப்புகள் மற்றும் சேவைகளை ஒருங்கிணைக்க ஒரு தேசிய உயிரியல் மருத்துவ வள உள்நாட்டு மயமாக்கல் கூட்டமைப்பு (National Biomedical Resource Indigenisation Consortium) அமைக்கப்பட்டுள்ளது. கொரோனா-19 தடுப்பூசி வளர்ச்சியை விரைவு படுத்துவதில் முழுமையான அணுகுமுறையை உறுதி செய்வதற்காக கொரோனா-19 தடுப்பூசி நிபுணர்குழு (Vaccine Expert Committee -VEC) உருவாக்கப்பட்டது. இது கொரோனா-19 தடுப்பூசி மேம்பாட்டு திட்டங்களையும் கண்காணித்தது ஒழுங்குமுறைப் படுத்தியது. விண்ணப்பதாரர்களுக்கு வழிகாட்டுவதற்கும் சம்பந்தப்பட்ட துறைகளில் வல்லுநர்களைக் கொண்ட ஒரு அதிகாரமளிக்கப்பட்ட குழு அமைக்கப்பட்டது. இதன் மூலம் ஒழுங்கு முறை ஒப்புதல், செயல் முறைகளை விரைவாகக் கண்காணிக்கவும் முடிவு செய்யப்பட்டது. இதற்கான காலக்கெடும் பரிந்துரைக்கப்பட்டது. 2020 ஆம் ஆண்டு சுதந்திர தினத்தை முன்னிட்டு நாட்டு மக்களுக்கு உரையாற்றிய இந்திய பிரதமர் நரேந்திர மோடி அவர்கள், நமது விஞ்ஞானிகள் ஆய்வகங்களில் அர்ப்பணிப்புடன் ஈடுபட்டுள்ளனர் என்பதை எனது நாட்டு மக்களுக்கு தெரிவித்துக்கொள்கிறேன் என்றார். தற்போது, நாட்டில் மூன்று தடுப்பூசிகளுக்கான சோதனை பல்வேறு கட்டங்களில் உள்ளது என்றார்.

இந்தியாவில் தடுப்பூசி தயாரிப்பை விரைவுபடுத்தவும், இந்திய நிறுவனங்கள் மற்றும் வெளிநாட்டு ஆராய்ச்சி நிறுவனங்களுக்கு இடையேயான ஆராய்ச்சி தொடர்பான ஒத்துழைப்பைக் கருத்தில் கொண்டு, இந்தியாவிற்கு வெளியே ஏற்கனவே நடத்தப்பட்ட முன் மருத்துவ ஆய்வுகளை ஒழுங்குமுறை சமர்ப்பிப்பிற்காக பரிசீலிக்க முடிவு செய்யப்பட்டது. விண்ணப்பதாரர்களுக்கு பொருத்தமான கட்ட சோதனைகளை நடத்துவதற்கு இணையான விண்ணப்பங்களைச் சமர்ப்பிப்பதற்கான வசதிகளும் வழங்கப்பட்டன. தற்போதுள்ள சட்டப்பூர்வ விதிகளில் பொது சுகாதார அவசர நிலைகள் அல்லது அவசரகால பயன்பாட்டு அங்கீகாரம் வழங்க வெளிப்படையான விதிகள் இல்லாவிட்டாலும், இந்திய மருந்து கட்டுப்பாட்டாளர் கட்டுப்படுத்தப்பட்ட அவசரகால பயன்பாட்டை அனுமதித்தார்.

தடுப்பூசி ஆராய்ச்சி மற்றும் மேம்பாட்டுத் திட்டத்தை பிரதமர் நரேந்திர மோடி அவர்கள் முன்னின்று நடத்தினார். ஆத்மநிர்பர் பாரதத்தின் சுழற்சியில் தடுப்பூசி உற்பத்தியாளர்களுக்கு விரைவான ஆராய்ச்சி மற்றும் மேம்பாடு மற்றும் தடுப்பூசிகளின் உற்பத்தியை ஊக்குவிப்பதற்காக அவர்

ஒரு சாதகமான சூழல் ஏற்படுத்தி கொடுக்கப்பட்டது. தொற்று நோய்க்கு மத்தியில், தடுப்பூசி தயாரிக்கும் ஆலைகளை அவர் பார்வையிட்டார். அவர் உற்பத்தியாளர்களுடன் நேரடியாக கலந்துரையாடி, தேவையான தடுப்பூசிகளை விரைவாகத் தயாரிக்கத் தூண்டினார். இந்திய அரசாங்கமும் உள்நாட்டு தடுப்பூசி உற்பத்தியாளர்களுக்கு நிதி ரீதியாக ஆதரவளித்தது. மத்தியசுகாதார செயலாளர் ராஜேஷ் பூஷன் கூறியதாவது: உள்நாட்டு தடுப்பூசி உற்பத்தியாளர்களிடம் கொள் முதல் உத்தரவுகளுக்கு 100% முன்பணத்தை இந்திய அரசு வழங்கியுள்ளது. இந்த நிதியை உற்பத்தியாளர்கள் திறன் பெருக்கத்திற்கு பயன்படுத்திக் கொண்டனர்.

23 ஏப்ரல் 2021அன்று சுகாதார அமைச்சகம், உள்நாட்டு தடுப்பூசி உற்பத்தியாளர்களில் ஒருவருக்கு கொரோனா-19 தடுப்பூசியை தயாரிப்பதற்கு நிதியுதவி அளிக்கப்பட்டதாக நாடாளுமன்றத்தில் தெரிவித்தது. உலகளாவிய தேவையின் எழுச்சி காரணமாக மூலப்பொருட்கள் மற்றும் நுகர்பொருட்களின் பற்றாக்குறையால் பெரும் சவால்கள் ஏற்பட்டன.

முக்கியமான மூலப்பொருட்களில் வடிப்பான்கள், ஒரு முறைபயன்படுத்தும் உயிரியக்கப் பைகள், நுண்ணுயிரி ஊடகங்கள், துணைப் பொருட்கள், குழாய்கள், வடிகட்டலுக்கான பிசின்கள் மற்றும் துணைப்பொருட்கள் ஆகியவை அடங்கும். தடுப்பூசி உற்பத்தியாளர்களுடன் தொடர்பு கொண்டு, அதிக அளவு சார்ந்திருக்கும் மூலப்பொருட்களை அடையாளம் கண்டு, அமெரிக்கா, இங்கிலாந்து, ஜெர்மனி, பிரான்ஸ், சிங்கப்பூர் மற்றும் ஜப்பான் போன்ற நாடுகளிடமிருந்து பெறப்பட்டது. உள்நாட்டு உற்பத்தியாளர்களை தேடி தடுப்பூசி உற்பத்திக்கு ஊக்குவித்தோம் என மருந்துத்துறை இணை செயலாளர் டாக்டர் யுவராஜ் தெரிவித்தார். நீண்ட கால நடவடிக்கையாக, இந்தியாவை தன்னிறைவு அடையச் செய்வதற்கான அரசாங்கத்தின் உற்பத்தியுடன் இணைக்கப்பட்ட ஊக்கத்தொகை (Production Linked Incentive-PLI) திட்டத்தில், செயலில் உள்ள மருந்து பொருட்கள் (Active Pharmaceutical Ingredients-API) மற்றும் தடுப்பூசி தயாரிப்பிற்கான பிற முக்கியமான மூலப்பொருட்கள் சேர்க்கப்பட்டுள்ளன. இத்திட்டத்தின் கீழ், தடுப்பூசி தயாரிப்புகளின் கூடுதல் விற்பனைக்கு 10 சதவீதம் ஊக்கத்தொகை வழங்கப்பட்டது.

இறுதியாக, தடுப்பூசிகள் வெளிவரத் தயாராக இருந்தபோது, அனைவரும் பரவசமடைந்தனர். 11 ஜனவரி 2021 அன்று அனைத்து மாநில முதல்வர்களிடமும் பிரதமர் மோடி, அவசரகால பயன்பாட்டு அங்கீகாரம் பெற்ற இரண்டு தடுப்பூசிகளும் இந்தியாவில் தயாரிக்கப்பட்டது என்பது நம் அனைவருக்கும் பெருமைக்குரிய விஷயம் என்று கூறினார்.மேலும், 30 இந்திய நிறுவனங்கள் கொரோனா-19 தடுப்பூசிகளை உருவாக்கும் பயணத்தைத் தொடங்கியுள்ளன. தடுப்பூசி உற்பத்தியாளர்களில் பலர் இந்திய அரசாங்கத்தால் ஆதரிக்கப்பட்டனர். ஆரம்பத்திலிருந்தே, இந்தியா நாட்டின்

தடுப்பூசிகள் முழு உலகிற்கும் கிடைக்கும் என்று தெளிவுபடுத்தியது. ஐக்கிய நாடுகள் சபையின் 75வது பொதுச் சபை அமர்வு 2020இல் உரையாற்றிய பிரதமர் மோடி அவர்கள் தொற்று நோய் நெருக்கடியை எதிர்த்துப் போராடுவதற்கு இந்தியாவின் தடுப்பூசி உற்பத்தி மற்றும் விநியோக திறன் அனைத்து மனித இனத்திற்கும் உதவும்" என்று கூறினார். கனடாவில் நடந்த “இந்தியாவில் முதலீடு” மாநாட்டில், பிரதமர் மோடி இதை மீண்டும் வலியுறுத்தினார்.

மிஷன் கோவிட் சுரக்ஷா: இந்தியாவின் கொரோனா-19 தடுப்பூசி மேம்பாட்டுத் திட்டம்

கொரோனா-19 தொற்று நோயால் பாதிக்கப்பட்டுள்ள பொருளாதாரத்தை மீட்டு வருவதற்காக ஆத்மநிர்பர் பாரத் திட்டத்தின் கீழ் மூன்றாவது பொருளாதார ஊக்கப் பொதியின் ஒரு பகுதியாக இந்திய அரசு கோவிட் சுரக்ஷாவை அறிமுகப்படுத்தியது. இது இந்தியாவிற்குப் பொருந்தக்கூடிய குணாதிசயங்களுடன் பாதுகாப்பான, பயனுள்ள மற்றும் மலிவு விலையில் கொரோனா-19 தடுப்பூசிகள் தயாரிப்பதை நோக்கமாகக் கொண்டுள்ளது. ஐந்து முதல் ஆறு நோய் தடுப்பு மருந்துக்கு உகந்த காரணிகளின் வளர்ச்சியை விரைவுபடுத்துவதே இதன் நோக்கமாகும். குறைந்தது இரண்டு முதல் நான்கு தடுப்பூசி உற்பத்தியாளர்கள் உரிமம் பெற்று சந்தைப்படுத்தப்படுத்த வழி வகுக்கிறது.

உயிரி தொழில்நுட்பவியல் துறையின் (*Department of Biotechnology*) பொதுத்துறை நிறுவனமான (*PSU*) உயிரி தொழில்நுட்பவியல் தொழில் ஆராய்ச்சி உதவி கவுன்சில் (*Biotechnology Industry Research Assistance Council-BIRAC*) மூலம் இந்த பணி செயல்படுத்தப்படுகிறது. இது மருத்துவப் பரிசோதனை தளங்கள் நிறுவுவதை ஆதரிக்கிறது. விலங்குகளில் நோய் எதிர்ப்புச் சக்தியை சோதிக்க ஆய்வுக்கூடங்கள் மற்றும் வசதிகள், உற்பத்தி மற்றும் சோதனை வசதிகள், பயிற்சி, தரவு மேலாண்மை அமைப்புகள், ஒழுங்குமுறை சமர்ப்பிப்புகள் மற்றும் அங்கீகாரம் ஆகியவற்றிற்கு நிதியுதவி அளித்தன. இந்திய அரசின் உயிரி தொழில்நுட்பவியல் துறையின் புதிய தடுப்பூசி மேம்பாட்டு சுற்றுச்சூழல் அமைப்பை உருவாக்க முயற்சித்தது. இதன் முதல் ஆண்டில், செய்டஸ் கட்டிலாவின் (*Zydus Cadila*) நோய் தடுப்பு மருந்துக்கு உகந்த காரணியான *ZyCoVD*; *Biological E* வின் நோய் தடுப்பு மருந்துக்கு உகந்த காரணியான *Corbevax*; பாரத் பயோடெக்கின் நோய் தடுப்பு மருந்துக்கு உகந்த காரணியான *BBV-154*; ஜென்னோவா பயோஃபார்மாசூட்டிகல்ஸின் நோய் தடுப்பு மருந்துக்கு உகந்த காரணியான *HGCO-19*; ஜெனியூ லைப்சயின்சஸின் நோய் தடுப்பு மருந்துக்கு உகந்தகாரணியான *VLP* தடுப்பூசிகளுக்கு ரூபாய் 4.07 பில்லியன் நிதியுதவியை வழங்கியது. கூடுதலாக, விலங்குகளில் ஆய்வுகளின் திறன்களை மேம்படுத்தவும்,

நோயெதிர்ப்பு-மதிப்பீட்டு ஆய்வகங்களை மேம்படுத்தவும் மூன்று தடுப்பூசி உற்பத்தியாளர்களுக்கு ரூபாய் 528.16 மில்லியன் நிதி உதவியை வழங்கியது.

19 இந்தியா முழுவதும் உள்ள நல்ல மருத்துவ ஆராய்ச்சி நடைமுறைகளை (Presence Across Nation-PAN) ஆதரிக்கும், இணக்கமான தொடர்புடைய மருத்துவப் பரிசோதனைக்காக ரூபாய் 318.22 மில்லியன் செலவிட்டுள்ளது. மேலும், இது கோவாக்சின் உற்பத்தியை அதிகரிக்க பாரத் பயோடெக் நிறுவனத்திற்கும் மற்றும் மூன்று பொதுத்துறை நிறுவனங்களுக்கு (தி ஹாஃப்கின் பயோ ஃபார்மாசூட்டிகல் கார்ப்பரேஷன் லிமிடெட், இந்தியன் இம்யூனாலஜிகல்ஸ் லிமிடெட் மற்றும் பாரத் நோய்த் தடுப்பு உயிரியல் லிமிடெட்) ரூபாய் 2.2 பில்லியன்களை நிதி வழங்கியது.

உயிரி தொழில்நுட்பவியல் துறையின், இந்திய தடுப்பூசி தொற்றுநோய் ஏற்பாடு ஆதாரத்தின் கீழ் விரைவான மருத்துவப் பரிசோதனைகளை எளிதாக்க 11 நல்ல மருத்துவ ஆய்வக பயிற்சி (Good clinical laboratory practice-GCLP) தளங்கள் நிறுவப்பட்டுள்ளன. ஒவ்வொரு தளமும் சுமார் 50,000–100,000 ஆரோக்கியமான தன்னார்வலர்கள் அணுக ஏற்பாடு செய்யப்பட்டது.

உயிரி தொழில்நுட்பவியல் துறையின் (Department of Biotechnology) உயிரி தொழில்நுட்பவியல் தொழில் ஆராய்ச்சி உதவி கவுன்சில் (Biotechnology Industry Research Assistance Council-BIRAC) கோவாக்ஸின் (Covaxin) க்கான உற்பத்தி தொழில் நுட்பத்தை குஜராத் கோவிட் தடுப்பூசி கூட்டமைப்புக்கு மாற்றுவதற்கும் வசதி செய்துள்ளது. இக்கூட்டமைப்பு, ஹெஸ்டர் பயோசயின்சஸ், ஓம்னிபிஆர்எக்ஸ் பயோடெக்னாலஜிஸ் பிரைவேட் லிமிடெட் மற்றும் குஜராத் பயோடெக்னாலஜி ஆராய்ச்சி மையம் ஆகியவற்றைக உள்ளடக்கியது. கோவாக்சின் மாதத்திற்கு 10 மில்லியன் தடுப்பூசியிலிருந்து 100 மில்லியன் தடுப்பூசி உற்பத்தியை அதிகரிப்பதை நோக்கமாகக் கொண்டுள்ளது.

உயிரி தொழில்நுட்பவியல் துறையின் (DBT) விஞ்ஞானி டாக்டர் ஜோதி லோகனி கருத்துப்படி, ஹைதராபாத்தில் உள்ள தேசிய விலங்கு உயிரி தொழில்நுட்ப நிறுவன (National Institute of Animal Biotechnology-NIAB) துறையின் ஆய்வகங்கள் மற்றும் புனேவில் உள்ள தேசிய உயிரணு அறிவியல் மையம் (National Centre for Cell Science-NCCS) ஆகியவை மத்திய மருந்து ஆய்வகங்களாக (Central Drug Laboratories -CDLs) மேம்படுத்தப்பட்டுள்ளன. பிரதம மந்திரியின் குடிமக்கள் உதவி மற்றும் அவசரகால சூழ்நிலைகளுக்கான நிவாரணம் (Prime Minister's Citizen Assistance and Relief in Emergency Situations Fund- PM-CARES) நிதியின் ஆதரவுடன், DBT-NCCS மற்றும் DBT-NIAB ஆகியவற்றில் தடுப்பூசி-பரிசோதனை வசதிகளையும் உயிரி தொழில்நுட்பவியல் துறை அமைத்துள்ளது என்று அவர் கூறினார். இப்பணிக்கு 12 மாதங்களுக்கு

ரூபாய் 900 கோடி ஒதுக்கப்பட்டது. தடுப்பூசி-மேம்பாடு முயற்சிகளுக்கு ஆதரவாக பிரதம மந்திரியின் குடிமக்கள் உதவி மற்றும் அவசரகால சூழ்நிலைகளுக்கான நிதியிலிருந்து ரூபாய் 100 கோடியை அரசாங்கம் ஒதுக்கீடு செய்தது.

இந்தியாவின் வெளிவிவகார அமைச்சகம் மற்றும் உயிரி தொழில்நுட்பவியல் துறை ஆகியவை அண்டை நாடான கீழ் நடுத்தர வருமான (Lower Middle Income Countries-LMICs) கூட்டு நாடுகளில் மருத்துவப் பரிசோதனை திறனை உருவாக்க கைகோர்த்தது. சாத்தியமான நோய் தடுப்பு மருந்துக்கு உகந்த நோயெதிர்ப்பு காரணி திறனாய்வு சோதனை மற்றும் இந்திய தடுப்பூசி-மேம்பாடு சுற்றுச் சூழலுக்கான அனுமதிகள் வழங்கப்பட்டது.

அண்டை நாடுகளில் மருத்துவப் பரிசோதனை ஆராய்ச்சி திறனை வலுப்படுத்த பயிற்சிகளுக்கும் ஏற்பாடு செய்யப்பட்டன. இந்த நிகழ்ச்சிகளில் ஆப்கானிஸ்தான், பஹ்ரைன், பூட்டான், பங்களாதேஷ், காம்பியா, கென்யா, மியான்மர், மாலத்தீவு, மொரிஷியஸ், ஓமன், நேபாளம், சோமாலியா, இலங்கை மற்றும் வியட்நாம் ஆகிய நாடுகளைச் சேர்ந்த பங்கேற்பாளர்கள் கலந்து கொண்டனர்.

தடுப்பூசி வளர்ச்சிக்கான தனியார் துறை முயற்சிகள்

பல இந்திய தடுப்பூசி உற்பத்தியாளர்கள், உலகளாவிய மற்றும் இந்திய நிறுவனங்களுடன் தொழில்நுட்ப பரிமாற்றம், இணை-மேம்பாடு மற்றும் கொரோனா-19 தடுப்பூசிகளின் உற்பத்தி ஆகியவற்றில் ஒத்துழைத்தனர். அவர்களின் முயற்சிக்கு நல்லபலன் கிடைத்தது. 4 ஜனவரி 2021 அன்று, அவசரகால சூழ்நிலைகளில் கோவாக்சின் மற்றும் கோவிஷீல்டு ஆகிய இரண்டு கொரோனா-19 தடுப்பூசிகளை கட்டுப்படுத்த இந்திய மருந்து கட்டுப்பாட்டாளர் ஒப்புதல் அளித்தார்.

கொரோனா-19 தடுப்பூசி உற்பத்தி செய்த ஐந்து நாடுகள்: அமெரிக்கா, இங்கிலாந்து, ரஷ்யா சீனா மற்றும் இந்தியா. அதன்பிறகு, செடில்லா சுகாதார அமைப்பு, உயிரியல் E (Biological E) மற்றும் பானசா பையோடெக் உள்ளிட்ட பல தனியார் இந்திய தடுப்பூசி உற்பத்தியாளர்கள் 2021இல் கொரோனா-19 தடுப்பூசிகளை வெளியிட்டனர்.

இந்தியாவின் சுகாதார செயலாளர் ராஜேஷ் பூஷன் பேசுகையில், கொரோனா-19 தடுப்பூசிகளை உருவாக்குவதில் இந்தியா பெற்ற வெற்றிக்கு பிரதமர் மோடியின் தலைமையும், ஆத்மநிர்பார் பாரத் திட்டத்தின் கீழ் மேற்கொள்ளப்பட்ட இடைவிடாத முயற்சிகளும் காரணம் என்று கூறினார். இந்திய தடுப்பூசி உற்பத்தியாளர்களுக்கு நன்றி தெரிவித்தார்.

கோவிஷீல்ட்: சர்வதேச ஒத்துழைப்பு

பிரிட்டிஷ்-ஸ்வீடிஷ் நிறுவனமான அஸ்ட்ராஜெனெகா மற்றும் ஆக்ஸ்போர்டு பல்கலைக்கழகம் ஆகியவை பிரதிபலிப்பில்லாத நச்சுயிரி ஏந்துயிரி கொண்டு கொரோனா-19 தடுப்பூசியை உருவாக்கியுள்ளன. இந்திய சீரம் நிறுவனம், தடுப்பூசி மேம்பாடு, உற்பத்தி, விநியோகம் ஆகியவற்றிற்காக ஜூன் 2020இல் ஒப்பந்தத்தில் கையெழுத்திட்டது. இந்திய அரசு ஒழுங்கு முறையில் சீர்திருத்தங்களை மேற்கொண்டு ஒப்புதல் காலக்கெடுவைக் குறைத்தது. இந்திய சீரம் நிறுவனம் நோவாவாக்ஸ் கொரோனா-19 தடுப்பூசியை தயாரிக்க ஒப்பந்தத்தில் நுழைந்தது.

கோவாக்சின்: இந்தியாவின் முதல் முழுமையான உள்நாட்டு கொரோனா-19 தடுப்பூசி

மார்ச் 2020 இல், இந்திய மருத்துவ ஆராய்ச்சி குழுமம் விஞ்ஞானிகள் கொரோனா நச்சுயிரியை (SARS-CoV-2) தனிமைப்படுத்தினர். இச்சாதனையை எட்டிய உலகின் ஐந்தாவது நாடாக இந்தியா ஆனது. தடுப்பூசியை உருவாக்குவதில் இந்திய மருத்துவ ஆராய்ச்சி குழுமம் பாரத் பயோடெக் லிமிடெட் உடன் இணைந்து முழு செயலிழந்த வைரியன் (நச்சுயிரி) தடுப்பூசியை உருவாக்கினர். சளிக்காய்ச்சல், வெறிநாய்க்கடி நோய் மற்றும் கல்லீரலழற்சிக்கான தடுப்பூசிகளைத் தயாரிப்பதற்கும் இந்தத் தொழில்நுட்பம் பயன்படுத்தப்படுகிறது. ஜனவரி 2021 இல், தடுப்பூசி 'கட்டம்-3 மருத்துவப் பரிசோதனைத் தரவு நிலுவையில் உள்ள நிலையில் மருத்துவப் பரிசோதனை முறையின் கீழ் அவசர நிலைகளில் கட்டுப்படுத்தப்பட்ட பயன்பாட்டிற்கான அங்கீகாரத்தைப் பெற்றது. ஆரம்பத்தில், கொரோனா-19க்கு எதிரான இந்தியாவின் போராட்டத்திற்கு தடுப்பூசி ஒரு முக்கியபங்களிப்பைச் செய்துள்ளது.

இந்த புத்தகம் எழுதும் வரை உரிமம் பெற்ற அனைத்து இந்திய தடுப்பூசிகளும் இந்தியாவில் பயன்படுத்த ஏற்றது. அவை சாதாரண குளிர்சாதன பெட்டிகளில் 2-8 டிகிரி செல்சியஸில் சேமிக்கலாம். அவை +20 - +8 டிகிரி செல்சியஸில் கொண்டு செல்லப்படலாம். மறுபுறம், பெரிய உற்பத்தியாளர்களால் வெளிநாட்டில் தயாரிக்கப்பட்ட கொரோனா-19 தடுப்பூசிகள் -70 டிகிரி செல்சியஸில் சேமிக்கப்பட வேண்டும். இந்திய தடுப்பூசிகள் அவற்றின் வெளிநாட்டு தடுப்பூசிகளை விட மலிவானவை. எனவே, இத்தடுப்பூசிகள் கீழ் நடுத்தர வருமான (Lower Middle Income Countries-LMICs) கூட்டு நாடுகளிலுள்ள மக்களின் மீட்பர்களாகும்.

இந்தியாவின் தடுப்பூசி அங்காடி

கோவாக்சின் மற்றும் கோவிஷீல்டு தவிர, இந்தியா தனது கொரோனா-19 தடுப்பூசி அங்காடியில் பல தடுப்பூசிகளைக் கொண்டுள்ளது. மேலும், சர்வதேச அமைப்புகள் மற்றும் பிற தடுப்பூசி கட்டுப்பாட்டாளர்களால் அவசரகால பயன்பாட்டிற்காக ஏற்கனவே உரிமம் பெற்ற தடுப்பூசிகளுக்கு

இந்திய அரசாங்கம் விரைவான அங்கீகாரத்தை அளித்துள்ளது.

இறக்குமதி செய்யப்பட்ட ஸ்புட்னிக் மற்றும் மாடர்னா மற்றும் ஜான்சன்& ஜான்சன் தடுப்பூசிகளுக்கு அவசரகால பயன்பாட்டு அங்கீகாரத்தை மத்திய மருந்துகள் நிலையான கட்டுப்பாட்டு அமைப்பு (Central Drugs Standard Control Organisation- CDSCO) வழங்கியுள்ளது. இது இந்தியாவின் கொரோனா-19 தடுப்பூசி கூடையை ஐந்து தடுப்பூசிகளாக விரிவுபடுத்தியுள்ளது. 20 ஆகஸ்ட் 2021 அன்று, அவசரகால பயன்பாட்டிற்காக உலகின் முதல் டிஎன்ஏ (DNA) கொரோனா-19 தடுப்பூசிக்கு ஒப்புதல் அளித்ததன் மூலம் இந்தியா வரலாற்றை உருவாக்கியது. ZyCoV-D என்று பெயரிடப்பட்ட இந்தத் தடுப்பூசி காடிலா ஹெல்த்கேர் நிறுவனத்தால் தயாரிக்கப்பட்டது மற்றும் கோவிட் சுரக்ஷாதிட்டத்தின் கீழ் உயிரி தொழில்நுட்பவியல் துறையுடன் இணைந்து உருவாக்கப்பட்டது. இந்திய சீரம் நிறுவனத்தின் Covovax மற்றும் Biological E.'s Corbevax ஆகியவை 28 டிசம்பர் 2021அன்று பாதுகாப்பான அங்கீகாரத்தைப் பெற்றன. Corbevax ஒரு துணைப்பிரிவு தடுப்பூசி (Subunit vaccine).

எனவே, 2021 ஆம் ஆண்டின் இறுதியில், இந்தியாவில் 7-வகை கொரோனா-19 தடுப்பூசிகள் அவசரகால பயன்பாட்டிற்காக அங்கீகரிக்கப்பட்டது. மருத்துவப் பரிசோதனைகளில் பல இந்திய தடுப்பூசிகள் இருப்பதால், இந்தியாவின் கொரோனா-19 தடுப்பூசி வகைகள் 2022 ஆம் ஆண்டில் பெருகும்.

ஜென்னோவா பயோஃபார்மாசூட்டிகல்ஸின் HGCO-19 எம்ஆர்என்ஏ தடுப்பூசி,பாரத் பயோடெக்கின் உள்நாசி தடுப்பூசி- BBV-154; இன்டாஸின் நூதனமான செயலில் சீகல் மறுசீரமைப்பு அடினோ-தொடர்புடைய வைரசோம்; ஜெனியூ லைப்சயின்சஸின் VLP இந்திய சீரம் நிறுவனத்தின் மறு பயன்படுத்தப்பட்ட BCG தடுப்பூசி ஆகியவை மருத்துவப் பரிசோதனைகளின் மாறுபட்ட நிலைகளில் உள்ளன. கூடுதலாக, பல நோய் தடுப்பு மருந்துக்கு உகந்த காரணிகள் ஆரம்ப அல்லது மேம்பட்ட முன் மருத்துவச் சோதனைக் கட்டங்களில் உள்ளனர். செயின்ட் லூயிஸில் உள்ள வாஷிங்டன் பல்கலைக்கழகத்தின் மருத்துவப் பள்ளியுடன் பாரத் பயோடெக் இணைந்து உருவாக்கி வரும் உள்நாசி தடுப்பூசி கொரோனா-19 தடுப்பூசி அதன் பல நன்மைகள் காரணமாக தற்போதைய சூழலை மாற்றியமைக்கும் என நம்பப்படுகிறது.

கொரோனா-19 தொற்று நோய், புதிய நோய்களுக்கு எதிராக வேகமாக தடுப்பூசிகளை உருவாக்க முடியும் என்பதை நிரூபித்துள்ளது. எதிர்காலத்தில் ஏற்படும் தொற்று நோய்களை சமாளிக்கவும், தற்போதுள்ள நோய்களை எதிர்த்துப் போராடவும் இது உலகிற்கு வழி காட்டியுள்ளது. அடுத்த அத்தியாயத்தில், கொரோனா வைத் தோற்கடிக்க இந்தியா மேற்கொண்டுள்ள உலகின் மிகப்பெரிய தடுப்பூசி இயக்கத்தைப் பற்றி விளக்கப்பட்டுள்ளது.

REFERENCES

1. Listings of WHO's response to COVID-19 [Internet]. WHO.int. 2021 [cited 31 July 2021]. Available from: https://www.who.int/news/item/29-06-2020-covidtimeline
2. Wu YC, Chen CS, Chan YJ. The outbreak of COVID-19: An overview. Journal of the Chinese Medical Association. 2020 March;83(3):217.
3. WHO statement regarding cluster of pneumonia cases in Wuhan, China [Internet]. WHO.int. 2021 [cited 31 July 2021]. Available from: https://www.who.int/china/news/detail/09-01-2020-who-statement-regardingcluster-of-pneumonia-cases-in-wuhan-china
4. Novel coronavirus (2019-nCoV) situation report. 21 January 2020. WHO.int. 2021 [cited 31 July 2021]. Available from: https://www.who.int/docs/default-source/coronaviruse/situation-reports/20200121-sitrep-1-2019-ncov.pdf
5. WHO coronavirus (COVID-19) dashboard [Internet]. Covid19.who.int. 2021 [cited 31 July 2021]. Available from: https://covid19.who.int/
6. MoHFW. Home [Internet]. Mohfw.gov.in. 2021 [cited 31 July 2021]. Available from: https://www.mohfw.gov.in/
7. World Health Organization. WHO-convened global study of origins of SARS-CoV-2: China Part.
8. Lu D. The hunt to find the coronavirus pandemic's patient zero. New Scientist (1971). 2020 April 4;245(3276):9.
9. Huang C, Wang Y, Li X, Ren L, Zhao J, Hu Y, Zhang L, et al. Clinical features of patients infected with 2019 novel coronavirus in Wuhan, China. The Lancet. 2020 February 15;395(10223):497–506.
10. Leung GM, Leung K. Crowdsourcing data to mitigate epidemics. The Lancet Digital Health. 2020 April 1;2(4):e156-7.
11. Li X, Zai J, Wang X, Li Y. Potential of large 'first generation' human-to-human transmission of 2019-nCoV. Journal of Medical Virology. 2020 April;92(4):448–454.
12. Wuhan lab staff went to hospital before COVID-19 outbreak was

disclosed: Report. The Wire, Science [Internet]. The Wire Science. 2021 [cited 31 July 2021]. Available from: https://science.thewire.in/health/wuhan-lab-staff-hospital-covid-19-origins/
13. Origin of Covid-19: Why Wuhan lab in China continues to be prime suspect [Internet]. India Today. 2021 [cited 31 July 2021]. Available from: https://www.indiatoday.in/coronavirus-outbreak/story/covid-19-origin-wuhan-lab-china-britain-us-investigation-1809059-2021-05-31
14. Seventy-third world health assembly agenda item-3. 18 May 2020. COVID19 response. Apps.who.int. 2021 [cited 31 July 2021]. Available from: https://apps.who.int/gb/ebwha/pdf_files/WHA73/A73_CONF1Rev1-en.pdf
15. We may never find 'patient zero' of Covid-19: WHO [Internet]. @businessline. 2021 [cited 31 July 2021]. Available from: https://www.thehindubusinessline.com/news/science/we-may-never-find-patient-zeroof-covid-19-who/article33607229.ece
16. Drew H, McKay B. WHO report into Covid-19 origins leaves key questions unanswered [Internet]. WSJ. 2021 [cited 31 July 2021]. Available from: https://www.wsj.com/articles/who-report-into-covid-19-origins-leaveskey-questions-unanswered-11617027920
17. Wilkie C, R Mendez. Biden orders closer review of Covid origins as U.S. intel weighs Wuhan lab leak theory. [Internet]. 2021 [cited 31 July 2021]. Available from: https://www.cnbc.com/2021/05/26/biden-orders-usintelligence-to-intensify-investigation-into-covid-19-origins.html
18. Laskar R H. India backs WHO chief's call for further investigations into Covid-19 origin [Internet]. Hindustan Times. 2021 [cited 31 July 2021]. Available from: https://www.hindustantimes.com/india-news/indiaresponds-to-who-study-on-covid-19-origin-calls-for-comprehensivemechanism-101617295739356.html
19. Kramer J, 2021. Here's what the WHO report found on the origins of COVID-19. National Geographic. https://www.nationalgeographic.com/science/article/heres-what-the-who-report-found-on-the-origins-Covid-19
20. Regalado A. No one can find the animal that gave people Covid-19

[Internet]. MIT Technology Review. 2021 [cited 31 July 2021]. Available from:https://www.technologyreview.com/2021/ 03/26/ 1021263/bat-covid-coronavirus-cause-origin-wuhan/

21. What do we know about investigation into Covid origin: All you need to know [Internet]. Times of India. 2021 [cited 31 July 2021] Available from: https://timesofindia.indiatimes.com/world/us/what-do-weknow-about-investigation-into-covid-origin-all-you-need-to-know/articleshow/83429101.cms

22. Mishra A. Significant evidence that Covid originated from Wuhan lab [Internet] Sunday Guardian Live. 2021 [cited 31 July 2021] Available from: https://www.sundayguardianlive.com/news/significant-evidencecovid-originated-wuhan-lab

23. Ghosh P. Is Wuhan's 'Patient Su' Covid's patient zero? Report reveals new timeline of infection. [Internet]. Hindustan Times. [cited 31 July 2021] Available from: https://www.hindustantimes.com/world-news/is-wuhan-s-patient-su-covid-s-patient-zero-report-reveals-new-timelineof-infection-101622360922716.html

24. Researchers from Wuhan lab sought hospital care before Covid-19 outbreak disclosed: Report. [Internet]. ANI News. [Cited 31 July 2021]. Available from: https://www.aninews.in/news/world/asia/researchers-fromwuhan-lab-sought-hospital-care-before-covid-19-outbreak-disclosedreport20210524095126/

25. British Intelligence believes Covid-19 lab leak theory 'feasible': Report. [Internet] Business Standard [Cited 31 July 2021. Available from: https://www.business-standard.com/article/international/british-intelligencebelieves-covid-19-lab-leak-theory-feasible-report-121053000903_1.html

26. Wade N. The origin of COVID: Did people or nature open Pandora's box at Wuhan. Bulletin of the Atomic Scientists. 2021. Available from:https://thebulletin.org/2021/05/the-origin-of-covid-did-people-or-natureopen-pandoras-box-at-wuhan/

27. Ghosh, A. Wuhan lab's deleted data, unreported pneumonia cases: Challenges to 'natural' origins of Covid. 4 June 2021. Available from :https://theprint.in/science/wuhan-labs-deleted-data-unreported-pneumonia-caseschallenges-to-natural-origins-of-covid/671984/

28. Niewijk G. Controversy aside, why the source of COVID-19 matters. Geneng News. 21 September 2020. Available from: https://www.genengnews.com/insights/controversy-aside-why-the-source-of-covid-19-matters/
29. A coordinated global research roadmap: 2019 novel coronavirus. WHO [Internet] 2021. [cited 31 July 2021] Available from: https://www.who.int/blueprint/priority-diseases/key-action/Coronavirus_Roadmap_V9.pdf
30. Pregelj L, Hine DC, Oyola-Lozada MG, Munro TP. Working hard or hardly working? Regulatory bottlenecks in developing a COVID-19 vaccine. Trends in Biotechnology. 2020 September 1;38(9):943–947.
31. How did the COVID-19 vaccine get developed so quickly? [Internet] 2021 [cited 31 July 2021. Available from: https://portal.ct.gov/-/media/ Coronavirus/Community_Resources/Vaccinations/Print-Materials/FactSheets/Development_English.pdf
32. Fast-forward: Will the speed of COVID-19 vaccine development reset industry norms? McKinsey & Company. [Internet] 2021 [cited 31 July 2021. Available from: https://www.mckinsey.com/industries/life-sciences/ourinsights/fast-forward-will-the-speed-of-covid-19-vaccine-developmentreset-industry-norms
33. Byrd A. How the COVID-19 vaccines were made so quickly—from the lab to clinical trials to FDA Authorization. Explore Health. [Internet] 2021.[cited 31 July 2021]. Available from: https://www.health.com/condition/infectious-diseases/coronavirus/how-covid-19-vaccine-was-made-quickly
34. McCallum K. How was the COVID-19 vaccine developed so fast? Houston Methodist. [Internet] 2021 [cited 31 July 2021] Available from: https://www.houstonmethodist.org/blog/articles/2020/dec/how-was-the-covid-19-vaccine-developed-so-fast/
35. Cassata C. Here's how it was possible to develop COVID-19 vaccines so quickly. Healthline. [Internet] 2021 [cited 31 July 2021] Available from: https://www.healthline.com/health-news/hereshow-it-waspossible-to-develop-covid-19-vaccines-so-quickly
36. Joseph A. A huge experiment: How the world made so much progress on a Covid-19 vaccine so fast. Statnews [Internet] 2021

[cited 31 July 2021]. Available from: https://www.statnews.com/2020/07/30/a-huge-experimenthow-the-world-made-so-much-progress-on-a-covid-19-vaccine-so-fast/

37. Ball P.The lightning-fast quest for COVID vaccines—and what it means for other diseases. Nature. [Internet] 2021 [cited 31 July 2021] Available from: https://www.nature.com/articles/d41586-020-03626-1

38. Were the COVID-19 vaccines rushed? Here's how the vaccines were developed so fast. Nebraska Medicine. [Internet] 2021 [cited 31 July 2021.Available from: https://www.nebraskamed.com/COVID/were-the-covid-19-vaccines-rushed

39. How did scientists manage to develop safe COVID-19 vaccines in just ten months? GAVI. The Vaccine Alliance. [Internet] 2021 [cited 31 July 2021] Available from: https://www.gavi.org/vaccineswork/how-did-scientistsmanage-develop-safe-covid-19-vaccines-just-ten-months

40. FAQs for healthcare workers and front-line workers. Ministry of Health and Family Welfare Government of India. [Internet] 2021 [cited 31 July 2021] Available from https://www.mohfw.gov.in/

41. Krammer F. SARS-CoV-2 vaccines in development. Nature. 2020 October;586(7830):516–527.

42. COVID-19 vaccine tracker. London School of Hygiene and Tropical Medicine. [Internet] 2021 [cited 31 July 2021] Available from: https://vac-lshtm.shinyapps.io/ncov_vaccine_landscape/

43. Dutt A. Indian Covid-19 vaccine development to be backed by PM-CARES Fund. Hindustan Times [Internet] 2021 [cited 31 July 2021]. Available from: ttps://www.hindustantimes.com/india-news/indian-vaccine-developmentto-be-backed-by-pm-cares/story-RLUxmlAlPnheClpTLbaSEK.html

44. Kapoor A. India's vaccine development journey: A triumph of the collective. The Economic Times [Internet] 2021 [cited 31 July 2021] Available from: https://economictimes.indiatimes.com/industry/healthcare/biotech/healthcare/indias-vaccine-development-journey-a-triumph-of-thecollective/articleshow/83788567.cms?from=mdr

அத்தியாயம் 6

உலகின் மிகப்பெரிய தடுப்பூசி இயக்கம்

கொரோனா-19 தடுப்பூசி உற்பத்தியாளர்களின் சமூகத்தில் இணைந்த உடனேயே, இந்தியா உலகின் மிகப்பெரிய மற்றும் வேகமான தடுப்பூசி இயக்கத்தில் இறங்கியது. இருப்பினும், பெரிய கேள்வி: இந்தியா அதை எப்படிச் செய்ய முடிந்தது?

பரந்த அனுபவம் பெற்ற மிகப் பெரிய தடுப்பூசியியக்கம்

இந்தியா கடந்த காலங்களில் வெகுஜன தடுப்பூசி பிரச்சாரங்களை நடத்தியதில் பரந்த அனுபவம் பெற்றுள்ளது. பெரியம்மை மற்றும் இளம்பிள்ளை வாதம் உலகளாவிய நோய்த்தடுப்பு திட்டத்தின் (Universal Immunization Programme- UIP) கீழ் வெகுஜன தடுப்பூசி இயக்கங்கள் மூலம் ஒழிக்கப்பட்டது. இந்தியா ஆண்டு தோறும் 390 மில்லியன் தடுப்பூசிகளை கர்ப்பிணிப் பெண்களுக்கும் குழந்தைகளுக்கும் வழங்கியுள்ளது.

இந்தியா உலகளாவிய நோய்த்தடுப்பு திட்டத்தை கையாள 2.5 மில்லியன் சுகாதார பணியாளர்கள் மற்றும் 50,000 குளிர் சங்கிலி தொழில்நுட்ப வல்லுநர்கள் (Cold Chain Technicians-CCTs) பயிற்சி பெற்ற பணியாளர்களை கொண்டுள்ளது. வழக்கமான நோய்த்தடுப்புக்கு நாடு தழுவிய குளிர் சங்கிலி அமைப்பு கிடைத்தது. எவ்வாறாயினும், வழக்கமான நோய்த்தடுப்பு மருந்துகளில் இந்தியாவின் வெற்றி, அதன் மிகப்பெரிய கொரோனா-19 தடுப்பூசி இயக்கத்தில் அதே வெற்றியை உறுதிப்படுத்த முடியுமா?

வலிமையான சவால்கள் நிறைந்த பணி

இந்தியாவின் கொரோனா-19 தடுப்பூசி பிரச்சாரம் அதன் செயல்பாடுகளின் அளவு, விநியோக காலக்கெடு, உள்கட்டமைப்புத் தேவைகள் மற்றும் அதிக

எண்ணிக்கையிலான மக்களுக்கு நோய்த்தடுப்பு மருந்து தேவைப்படுவதால் தனித்துவமாக விளங்கியது.

டெல்லியின் வடமேற்கு மாவட்டத்தின் மாவட்ட மாஜிஸ்திரேட் திருவாளர் செஸ்டா யாதவ் அவர்கள் 'வழக்கமான நோய்த்தடுப்புக்கு இலக்கான மக்கள் தொகைக்கு மாறாக கொரோனா தடுப்பூசியின் அளவு மிகப்பெரியது' என்று ஒப்புக்கொண்டார். உலகளாவிய நோய்த்தடுப்பு திட்டம் பெரும்பாலும் அரசாங்க சுகாதார மையங்களில் மட்டுமே இருந்தபோதிலும், இத்திட்டம் மற்ற பொது மற்றும் தனியார் இடங்களிலும் செயல்பட தடுப்பூசி மையங்கள் தேவை என்று கூறினார்.

மூத்தோருக்கான நோய்த்தடுப்பு தேவை இதுவரை இந்தியாவில் வழக்கத்தில் இல்லை. குறிப்பிட்ட மாதங்களில் 1.4 பில்லியன் தடுப்பூசி மக்களுக்கு போடுவதற்கான விரைவான வேகம் மற்றொரு அச்சுறுத்தும் சவாலாகும். தடுப்பூசிகள் இருப்பைதைத் தவிர, குளிர் சங்கிலி மற்றும் பிற தளவாடங்களின் விரைவான விரிவாக்கம், மனித வளங்களைத் திரட்டுதல் மற்றும் அவற்றின் பயிற்சி ஆகியவை முக்கியமானவையாகும்.

தடுப்பூசிகளை சரியான வெப்பநிலையில் கொண்டு செல்வது ஒரு மாபெரும் பணியாக இருந்தது. இது குறிப்பாக நாட்டின் தொலை தூர மற்றும் மலைப்பாங்கான பகுதிகளில் அச்சுறுத்தலாக இருந்தது' என்று அருணாச்சல பிரதேசத்தின் சாங்லாங் மாவட்டத்தின் துணை ஆணையர் டாக்டர் தேவன்ஷ் யாதவ் அவர்கள் கூறினார். இம்மாவட்டம், அடர்ந்த காடுகள், புலிகள் காப்பகம் மற்றும் ஏராளமான ஆறுகள் மற்றும் ஓடைகள் 4,500 சதுர கிலோமீட்டர் பரப்பளவில் பரவியுள்ளது.

இலக்கு குழுக்களின் முன்னுரிமை, மக்களிடையேயே காணப்படும் தடுப்பூசி தயக்கத்தைக் கையாளுதல் மற்றும் ஆர்வம், தடுப்பூசி பற்றிய தவறான தகவல்களைத் தடுத்தல், சமூகத்தை உருவாக்குதல் உரிமை மற்றும் தடுப்பூசிகளுக்கான தேவையை உருவாக்குதல் ஆகியவை எதிர்கொள்ள வேண்டிய சவால்களாகும். தடுப்பூசியின் பாதுகாப்பு மற்றும் செயல்திறன் குறித்து குடிமக்களின் அச்சங்கள் மிகவும் வலிமையான சவாலாக உள்ளது என தாத்ரா மற்றும் நாகர் ஹவேலி மற்றும் டாமன் மற்றும் டையூவின் நல்வாழ்வு துறை செயலாளர் டாக்டர் ஏ. முத்தம்மா அவர்கள் மதிப்பிட்டார்.

ஆரம்ப கட்டத்தில் கோவின் (CoWIN) இணைய முகப்பில் சுகாதாரப் பணியாளர்கள் பற்றிய தரவைப் பதிவேற்றுவது அருணாச்சலப் பிரதேசத்தின் பெரும்பகுதியில் நிலையான இணைய இணைப்பு இல்லாததால் பெரும் சவாலாக இருந்தது என்று மாநிலசு காதாரச் செயலர் டாக்டர் பி. பார்த்திபன் அவர்கள் கூறினார். இதை ராஜஸ்தான் அரசின் சுகாதாரத்துறை முதன்மை செயலாளர் அகில் அரோரா மீண்டும் வலியுறுத்தினார்.

ராஜஸ்தானின் கிராமப்புறங்களில் உள்ள மக்கள் கோவின் இணைய முகப்பு பற்றிய அணுகல் மற்றும் புரிதல் குறைவாகவே உள்ளது என்று தெரிவித்தார். இந்தச் சவால்களை இந்தியா எவ்வாறு சமாளித்தது?

பயனுள்ள ஒருங்கிணைப்பு மற்றும் விரைவான கண்காணிப்பு முடிவுகள்

இந்திய சுகாதார செயலர் ராஜேஷ் பூஷண் அவர்கள் கருத்துப்படி, மத்திய அரசின் பல்வேறு அமைச்சகங்கள், மாநில அரசுகள், அரசு சாரா நிறுவனங்கள் மற்றும் சமூக அமைப்புகள் உட்பட அனைத்து பங்குதாரர்களுடனும் சிறந்த ஒத்துழைப்பு மற்றும் ஒருங்கிணைப்புகள் தடுப்பூசி இயக்கத்தை வெற்றிகரமாகச் செயல்படுத்த முக்கியமான காரணிகளாகும். தடுப்பூசி இயக்கத்திற்கான முழு-அரசு மற்றும் முழு-சமூக அணுகு முறையை இந்திய அரசு ஏற்றுக்கொண்டது என்று கூறினார்.

பயனுள்ள ஒருங்கிணைப்பு மற்றும் விரைவான முடிவெடுப்பதற்காக ஒரு வலுவான ஆளுகை நெறி முறை வடிவமைக்கப்பட்டுள்ளது. தேசிய அளவில், கொரோனா-19 (*National Expert Group on Vaccine Administration for COVID-19: NEGVAC*) க்கான தடுப்பூசி அளித்தல் குறித்த தேசிய நிபுணர் குழு தடுப்பூசி சோதனைகள், தடுப்பூசி அளித்தலை திட்டமிடல், துறைகளுக்கிடையேயான ஒருங்கிணைப்பு, நிதியுதவி, கொள்முதல் மற்றும் விநியோகம், முன்னுரிமை அடிப்படையில் தடுப்பூசி அளித்தல், விநியோகச் சங்கிலி உள்கட்டமைப்பு, தடுப்பூசி பாதுகாப்பு கண்காணிப்பு, சமூக ஈடுபாடு மற்றும் விழிப்புணர்வு உருவாக்கம் ஆகியவற்றில் ஒழுங்கு முறை வழி காட்டுதலை வழங்கியது.

மாநிலங்களில், தலைமைச் செயலாளர் தலைமையிலான மாநில அளவிலான வழி நடத்தல் குழுவுக்கு கொள்கை வழி காட்டுதல், ஒருங்கிணைப்பு மற்றும் மேற்பார்வை செயல்பாடுகள் ஒதுக்கப்பட்டன. தடுப்பூசி அமர்வுகளைத் திட்டமிடுதல் மற்றும் விளக்கப்படத்தை உருவாக்குதல், குளிர் சங்கிலி உள்கட்டமைப்பை வலுப்படுத்துதல், மனிதவளத்தைக் கண்டறிதல், உயிரி மருத்துவக் கழிவுகள் பற்றி பயிற்றுவித்தல் மற்றும் மேலாண்மை, தடுப்பூசி பற்றிய அச்சம் மற்றும் தவறான தகவல்களைப் போக்க ஊடகத்தின் வாயிலாக விழிப்புணர்வை உருவாக்குதல், தடுப்பூசி மையங்களுக்கு மக்களை ஈர்ப்பது, முன்னேறத்தை கண்காணிக்க மாநில அளவிலான பணிக்குழு அமைக்கப்பட்பு பொறுப்பேற்றுள்ளது.

ஒவ்வொரு மாவட்டத்திலும் மாவட்ட மாஜிஸ்திரேட்டின் கீழ் ஒரு மாவட்ட பணிக்குழு செயல்படுகிறது. இதே போன்ற பணிக் குழுக்கள் தொகுதி மற்றும் நகராட்சி மட்டங்களிலும் அமைக்கப்பட்டன. தீவுகளில் துணை ஆட்சியர் தலைமையில் கண்காணிப்புக் குழுக்கள் அமைக்கப்பட்டன. லட்சத்தீவு சுகாதார செயலாளர் திருவாளர் அமித் சதிஜா அவர்கள் லட்சத்தீவு என்பது 36 சிறிய தீவுகளை உள்ளடக்கிய இந்தியாவின் கூட்டாட்சி நிர்வாகத்தின்

பிரதேசமாகும், இவற்றின் பல தீவுகளில் மக்கள் வசிக்கவில்லை என்று கூறினார்.

உலகின் மிகப் பெரிய ஜனநாயகத்தின் தேர்தல் அனுபவத்தைப் பயன்படுத்துதல் இந்தியா முழுமையும் மேற்கொள்ளும் ஒரே அளவு மற்றும் சிக்கலான பணி எதுவென்றால் அது தேர்தலை நடத்துவதுதான். பொதுத் தேர்தல் முதல் மக்களவை தேர்தல் வரை 900 மில்லியனுக்கும் அதிகமான வாக்காளர்களை சென்றடைய, ஒரு மில்லியனுக்கும் அதிகமான வாக்குச்சாவடிகள் அமைக்கப்பட்டு, ஐந்து மில்லியன் பணியாளர்கள் பணியில் ஈடுபடுத்தப்பட்டுவர். மக்களவைக்கு. இச்செயல்முறைகள் ஓரிரு வாரங்களில் முடிவடையும்.

கொரோனா-19 தடுப்பூசித் திட்டத்தின் நிர்வாகிகள், தேர்தல்களை நடத்துவதற்கான நிபுணத்துவம், அனுபவம் மற்றும் உள்கட்டமைப்பு ஆகியவற்றின் மீது பெரிதும் ஈர்க்கப்பட்டனர். வாக்காளர் பட்டியல் மூலம் தகுதியானவர்களைக் கண்டறிந்து, தடுப்பூசி மையங்கள் அமைக்கப்படும்.

தடுப்பூசி மையங்களை வடிவமைத்தல், பணியாளர்களை நியமித்தல் மற்றும் மக்கள் நடமாட்டம் அனைத்தும் தேர்தல் சாவடியின் வடிவத்தை அடிப்படையாகக் கொண்டது. வாக்குப்பதிவு நாள் பொறுப்புகளைப் போலவே, தடுப்பூசி குழுவின் ஒவ்வொரு உறுப்பினரின் பங்கும் துல்லியமாக வரையறுக்கப்பட்டது. 2021ஆம் ஆண்டின் இறுதிக்குள் 1.6 மில்லியன் மக்களுக்கு இரண்டு முறை தடுப்பூசிபோடும் வல்லமை மிக்க இலக்கைக் கொண்டிருந்த டெல்லியின் வடமேற்கு மாவட்டத்தின் மாவட்ட மாஜிஸ்திரேட் திருவாளர் செஸ்டா யாதவ் அவர்கள் "நாங்கள் மிகவும் நம்பகமான மற்றும் உண்மையான முறையியல் தேர்தல்களை நடத்தினோம்" என்று கூறினார், வாக்குச் சாவடிகளில் தடுப்பூசி மையங்களை அமைத்தல், மனிதவளப் பயிற்சி, தடுப்பூசிகளின் பாதுகாப்பை உறுதி செய்தல் தேர்தல்களை நடத்தும் அதே துல்லியத்துடன் நிறைவேற்றினோம் என்று மேலும் கூறினார்.

கோவின் (*Co-Win*) இணைய முகப்பு இலக்கமுறையின் மூலம் தடுப்பூசி பணிகளை நிர்வகித்தல் இந்தியாவின் உலகளாவிய நோய்த்தடுப்பு திட்டத்தின் கீழ் ஆண்டுதோறும் 390 மில்லியன் தடுப்பூசிகளை அளிப்பது மிக பெரிய பணியாகும். எனவே, 2015இல், ஒரு இணைய அடிப்படையிலான மின்னணு தடுப்பூசி நுண்ணறிவு வலைப்பணி (*Electronic Vaccine Intelligence Network-eVIN*) என்ற அமைப்பு உருவாக்கப்பட்டது. ஒரு ஸ்மார்ட்போன் பயன்பாட்டின் மூலம், தடுப்பூசி இருப்புக்கள் மற்றும் நாட்டில் உள்ள அனைத்து குளிர் சங்கிலிப் புள்ளிகளிலும் (*Cold Chain Points- CCPs*) சேமிப்பு வெப்பநிலை பற்றிய நிகழ் நேர தகவலை மின்னணு தடுப்பூசி நுண்ணறிவு வலைப்பணி அமைப்பு வழங்கியது. இந்த செயல்முறையில் ஈடுபட்டுள்ள மக்களுக்கு தேவையான பயிற்சியும் அளிக்கப்பட்டது.

2020ஆம் ஆண்டின் இரண்டாம் பாதியில், சுகாதாரம் மற்றும் குடும்ப நல அமைச்சகம் தடுப்பூசி இயக்கத்தைத் திட்டமிடத் தொடங்கியபோது, தடுப்பூசி இருப்பு மற்றும் குளிர் சங்கிலி மற்றும் தடுப்பூசி நிர்வாகத்தை நிர்வகிக்க ஒரு ஆரம்ப முன்-இறுதி இலக்கமுறை அணுகு முறையை பின்பற்ற முடிவு செய்யப்பட்டது. ஒவ்வொரு தடுப்பூசியும் விலை மதிப்பற்றது என்பதால், ஒவ்வொரு தடுப்பூசி அளவை கண்காணித்து, வீணாவதைக் குறைக்க வேண்டியது அவசியம் என்று பிரதமர் மோடி பின்னர் 5 ஜூலை 2021 அன்று நடந்த உலகளாவிய மாநாட்டில் கூறினார். மேலும், மக்களுக்கு எப்போது, எங்கு, யாரால் தடுப்பூசி போடப்பட்டது போன்ற பதிவை வழங்குவது அவசியம்.

இது மின்னணு தடுப்பூசி நுண்ணறிவு வலைப்பணியின் மறு உருவாக்க முயற்சிகளுக்கு வழிவகுத்தது, இது கோவின் என பெயரிடப்பட்டது, மேலும், தேசிய கொரோனா-19 தடுப்பூசி திட்டத்தின் தொழில்நுட்ப முதுகெலும்பாக மாறியது. பயனாளிகளின் பதிவு மற்றும் மேலாண்மை, தடுப்பூசி விநியோகம், தளவாட மேலாண்மை, அமர்வு தள திட்டமிடல், குழு ஒதுக்கீடு, தடுப்பூசி திட்டமிடல், தடுப்பூசி சான்றிதழ்களை உருவாக்குதல், தடுப்பூசியினால் ஏற்படும் பாதகமான நிகழ்வுகளை (Adverse Event Following Immunization-AEFI) கண்காணித்தல் முதலிய பணிகளை கோவின் (CoWIN) இணைய முகப்பு எளிதாக்கியது.

கோவின் (Co-WIN) என்பது கிளவுட் (cloud based) அடிப்படையிலான, திறந்த இணைய தளம், அளவிடக்கூடிய, மத்திய அரசாங்கத்தால் உருவாக்கப்பட்ட நிகழ்நிலை தளமாகும். இது புதுதில்லியில் உள்ள மத்திய அரசு தொடங்கி மாநில அரசுகள், மாவட்ட நிர்வாகம் மற்றும் தனிப்பட்ட தடுப்பூசி போடுபவர்கள் வரை அனைத்து பங்குதாரர்களாலும் பயன்படுத்தப்படுகிறது. கோவின் பற்றி திரு. ராஜேஷ் பூஷன் அவர்கள் "இந்த உள்நாட்டு இணைய முகப்புத் தடுப்பூசி இயக்கத்தின் நிலை, தடுப்பூசிகள் கிடைக்கக்கூடிய தன்மை மற்றும் பயன்பாடு ஆகியவற்றின் நிகழ்நேர கண்காணிப்பை செயல்படுத்தியது. கோவின் (Co-WIN) மூலம் பயனாளிகளை பதிவு செய்யவும், அமர்வுகளின் அட்டவணை பற்றிய தகவல் அளிக்கவும், தடுப்பூசிகளின் இருப்பு மற்றும் விலை, தடுப்பூசி அட்டவணைகளை திட்டமிடுதல் மற்றும் தடுப்பூசி செலுத்திய பிறகு சான்றிதழ்களை உருவாக்குதல் முதலிய பணிகளை இணைய முகப்பு மூலம் கண்காணிக்கலாம்.

ஜூன் 2021 இல், இந்திய அரசின் சுகாதாரம் மற்றும் குடும்ப நல அமைச்சகத்தின் கூடுதல் செயலாளரான டாக்டர் மனோகர் அக்னானி அவர்கள், இந்திய உச்சநீதிமன்றத்தில் தாக்கல் செய்த பிரமாணப் பத்திரத்தின்படி, பொதுவான இணைய முகப்பு உருவாக்கப்பட்டு இலக்கமுறையின் மூலம் தடுப்பூசியி பற்றிய தகவல்களை பராமரித்தது; இது பல நன்மைகளைக் கொண்டுள்ளது. தடுப்பூசி செலுத்தப்பட்ட குடிமக்களின்

எண்ணிக்கையை சரிபார்க்கக்கூடிய தரவை வழங்கியது; இரண்டாவது தடுப்பூசியை மக்கள் பெற்றுள்ளதை உறுதி செய்தது; முதல் மற்றும் இரண்டாவது தடுப்பூசிக்கு இடையில் தேவையான நேர இடைவெளியை பராமரித்தது மற்றும் பரிந்துரைக்கப்பட்ட எண்ணிக்கையை விட அதிகமாக வழங்குவதைத் தடுத்தது.

இந்த அமைப்பு, தடுப்பூசி பெறப்பட்ட நபர் சான்றிதழ்களை எந்த நேரத்திலும், எங்கிருந்தும் பெறலாம். ஒட்டுமொத்தமாக மற்றும் குறிப்பிட்ட புவியியல் பிரிவுகளுக்கான தடுப்பூசியின் முன்னேற்றத்தைக் கண்காணிக்கவும், தடுப்பூசிகளின் இருப்பு மற்றும் பயன்பாட்டைச் சரிபார்த்து, எதிர்கால தடுப்பூசி திட்டங்களைத் திட்டமிடவும், தடுப்பூசிகளின் விரயத்தை மதிப்பிடவும், அதைக்குறைக்கவும், கொள்கைகளை உருவாக்கவும் கோவின் (Co-WIN) நிர்வாகிகள் மற்றும் திட்ட மேலாளர்கள் ஒருங்கிணைத்தனர்.

வசுதைவ குசுதைவ (உலகம் முழுவதுமே எனது குடும்பம்) என்ற உணர்வில், இந்தியா அனைத்து நாடுகளுக்கும் இந்த இலக்கமுறை தளத்தை வழங்கியது. தேவையான தொழில்நுட்ப உதவிகளுடன் தடுப்பூசி இயக்கங்களை நடத்த உதவியது.

ஜூலை 2021 அன்று கோவின் உலகளாவிய மாநாட்டில் பேசிய பிரதமர் மோடி கூறினார்கள், 'இந்திய நாகரிகம், முழு உலகையும் ஒரே குடும்பமாக கருதுகிறது. அதனால்தான், இந்தியாவின் தொழில்நுட்பத் இணைய தளமான கோவின் (Co-WIN) திறந்த இணைய தளமாகும். மேலும், இதை அனைத்து நாடுகளுக்கும் பயன்படுத்படுத்தி கொள்ளலாம்.

திரு. பூஷனின் அவர்கள் கூற்றுப்படி, 100 க்கும் மேற்பட்ட நாடுகள் தங்கள் தடுப்பூசி இயக்கங்களுக்கு கோவின் (Co-WIN) பெறுவதற்கும் செயல்படுத்துவதற்கும் ஆர்வம் காட்டியுள்ளன. இந்தியாவின் சுகாதாரம் மற்றும் குடும்ப நல அமைச்சகமும் உலக சுகாதார அமைப்பும் கொரோனா-19 தொழில் நுட்ப அணுகல் குழுவில் இணைந்துள்ளது. உலக சுகாதார அமைப்பு, தொழில்நுட்ப அணுகல் தொகுப்பில் (COVID-19 Technology Access Pool:C-TAP) இந்தியாவின் கோவின் தளத்தைப் பகிர முன் முயற்சி எடுக்கப்பட்டது. இருப்பினும், கோவின் (Co-WIN) இணைய முகப்பை பயன்படுத்த எந்த நாடும் முன்வரவில்லை.

கோவின் நாடு முழுவதும் தனி நபர் விவரங்களை பதிவு செய்து தடுப்பூசி செலுத்துவதற்க்கான வழி; தடுப்பூசி இயக்கங்களை நடத்துவதற்கும் இணைய முகப்பு பயன்படுகிறது. வன்பொருள், பயிற்சி பெற்ற மனிதவளம் மற்றும் இணைய இணைப்பு இல்லாதது கோவின் (Co-WIN) இணைய தளத்தை பயன்படுத்துவது பெரும் சவலாகவுள்ளது.

குளிர் சங்கிலியை வலுப்படுத்துதல்

வெப்பநிலை-கட்டுப்பாட்டு உபகரணங்கள், தடுப்பூசிகளின் ஆற்றலையும் பாதுகாப்பையும் பராமரிக்கின்றன. உலகளாவிய நோய்த்தடுப்பு திட்டத்திற்காக, இந்தியா நாடு தழுவிய குளிர் சங்கிலி வலையமைப்பை அமைத்துள்ளது. அதில் இருந்து தடுப்பூசிகள் எட்டு மில்லியன் தடுப்பூசி தளங்களுக்கு கொண்டு செல்லப்படுகின்றன. இருப்பினும், கொரோனா-19 தடுப்பூசி இயக்கத்திற்கு குளிர் சங்கிலித் திறனை கணிசமாக அதிகரிக்க வேண்டும்.

டாக்டர் மனோகர் அக்னானியின் அவர்கள் கூற்றுப்படி, நாடு முழுவதும் 29,116 குளிர் சங்கிலிப் புள்ளிகளிலும் (Cold Chain Points- CCPs) பரிந்துரைக்கப்பட்ட வெப்பநிலையில் தடுப்பூசிகள் சேமிக்கப்படுகின்றன. இதில் நான்கு தேசிய அளவிலான சேமிப்பு கூடங்கள், 37 மாநில தடுப்பூசி சேமிப்பு கூடங்கள், 114 பிராந்திய தடுப்பூசி சேமிப்பு கூடங்கள், 723 மாவட்ட தடுப்பூசி சேமிப்பு கூடங்கள் மற்றும் 28,268 துணை மாவட்ட தடுப்பூசி சேமிப்பு கூடங்கள் ஆகியவை அடங்கும். குளிர் சங்கிலிப் புள்ளிகளில், நடந்து செல்லக்கூடிய குளிரூட்டிகள் (Walk in coolers-WICs), நடந்து செல்லக்கூடிய உறைவிப்பான்கள் (Walk in freezers-WIF), மின்சாரம் இல்லாமல் $0^{\circ}C$ முதல் $8^{\circ}C$ வரை வெப்பநிலை கொண்ட குளிர்காப்பக பெட்டி (Ice lined Refrigerators-ILRs), ஆழமான உறைவிப்பான்கள் (Deep freezers-DFS) மற்றும் தடுப்பூசிகளை சேமித்து வைப்பதற்கும் குளிர்பான பெட்டிகள் போன்ற குளிர் சங்கிலி உபகரணங்கள் (Cold Chain Equipment-CCE) உள்ளன.

கொரோனா-19 தடுப்பூசியை அறிமுகப்படுத்துவதற்கு முன்பாக தடுப்பூசியின் திறனை மேம்படுத்துவதற்கும் அதிகரிப்பதற்கும், நாடு முழுவதும் உள்ள குளிர்சங்கிலி உள்கட்டமைப்பு பற்றிய விரிவான பகுப்பாய்வு நடத்தப்பட்டதாக நாடாளுமன்றத்தில் 23 ஜூலை 2021அன்று இந்திய அரசாங்கம் தெரிவித்தது. குளிர் பெட்டிகள், தடுப்பூசி தாங்கிகள், வெப்பநிலை பதிவு செய்பவர்கள் மற்றும் தடுப்பூசி குப்பி கண்காணித்தல் போன்ற குளிர் சங்கிலி உபகரணங்களின் தேவையும் மதிப்பிடப்பட்டது.

டாக்டர் அக்னானியின் அவர்கள் கூற்றுப்படி, இந்திய அரசாங்கம் குளிர் சங்கிலி உபகரணங்களை மத்திய அரசு கொள்முதல் செய்து மாநிலங்களுக்கு வழங்கியது. நடந்து செல்லக்கூடிய குளிரூட்டிகளின் எண்ணிக்கை 243இலிருந்து 280 ஆகவும், நடந்து செல்லக்கூடிய உறைவிப்பான்கள் 73 இலிருந்து 103 ஆகவும், குளிர்காப்பக பெட்டிகள் 41,985 இலிருந்து 50,529 ஆகவும், ஆழமான உறைவிப்பான்கள் 39,036இலிருந்து 54,101ஆகவும் மற்றும் குளிர் பெட்டிகள் 60,405 முதல் 69,650 ஆகவும் ஜூன் 2021க்குள் அதிகரிக்கப்பட்டுள்ளன. மேலும், தேசிய சுகாதார இயக்கத்தின் (National

Health Mission-NHM) கீழ் மாநிலங்களுக்கு குளிர் சங்கிலி உபகரணங்களின் பராமரிப்பு மற்றும் அவற்றின் பழுது மற்றும் பராமரிப்புக்காக குளிர் சங்கிலி தொழில்நுட்ப வல்லுநர்களை பணியமர்த்துவதற்கு நிதி ஒதுக்கப்பட்டது.

குளிர் சங்கிலி மற்றும் பிற தளவாட தேவைகளை மதிப்பிடுவதற்கு மாநில அளவிலான, குளிர் சங்கிலிப் புள்ளிகளிலும் கடுமையான கண்காணிப்பு மேற்கொள்ளப்பட்டது. குறைபாடுகள் உடனடியாக சரி செய்யப்பட்டு மதிப்பாய்வு செய்யப்பட்டன என்று ராஜஸ்தானின் சுகாதாரத் துறையின் முதன்மைச் செயலர் திருவாளர் அகில் அரோரா அவர்கள் பகிர்ந்து கொண்டார். குளிர் சங்கிலி தொழில்நுட்ப வல்லுநர்கள் மற்றும் மேலாளர்களுக்கான குளிர் சங்கிலி மற்றும் தடுப்பூசி மேலாண்மை குறித்த பயிற்சி நிகழ்ச்சிகளுக்கும் ஏற்பாடு செய்யப்பட்டன.

மாவட்ட ஆட்சியாளர்கள் நீதிபதிகள் தங்கள் மாவட்டங்களில் குளிர் சங்கிலி உள்கட்டமைப்பை மறுபரிசீலனை செய்யுமாறு கேட்டுக் கொள்ளப்பட்டனர். உள்ளூர் நிலைமைகள் மற்றும் தேவைகளின் அடிப்படையில் இது அதிகரிக்கப்பட்டது. மின்சாரம் இல்லாத தொலைதூரப் பகுதிகளில் தடுப்பூசி சேமிப்புக்காக தனித்தனி சூரிய ஒளியில் இயங்கக்கூடிய (மின்சாரம் இல்லாமல்) $0°C$ முதல் $8°C$ வரை வெப்பநிலை கொண்ட குளிர்காப்பக பெட்டி வழங்கப்பட்டன என்று டாக்டர் தேவன்ஷ் அவர்கள் கூறினார்.

மாநில அரசுகளும் களமிறங்கியுள்ளன என்று உத்தரகாண்டில் உள்ள உத்தர்காசி மாவட்ட மாஜிஸ்திரேட் திருவாளர் மயூர் தீட்சித் அவர்கள் கூறினார். கிடைக்கும் உபகரணங்கள் பழுது பார்க்கப்பட்டதாக ஆந்திர பிரதேசத்தின் தேசிய சுகாதார இயக்கத்தின் இயக்குனர் திரு.பாஸ்கர் கடம்நேனி அவர்கள் தெரிவித்தார். மின்சாரம் இல்லாத நேரத்தில் பல நாட்களுக்கு $2°$ முதல் $8°$ செல்சியஸ் வரை வெப்பநிலையை பராமரிக்கக்கூடிய குளிர்சாதன பெட்டிகள் வடிவமைக்கப்பட்டன.

போக்குவரத்து சவாலை சந்தித்தல்: காற்று, நீர் மற்றும் நிலத்தை கடந்து செல்லுதல்

இந்தியாவின் பரந்த நிலப்பரப்பில் வெப்பநிலை கட்டுப்பாட்டுடன் தடுப்பூசிகளை கொண்டு செல்வது ஒரு சவாலாக இருந்தது. தடுப்பூசிகள், விமானங்கள், லாரிகள், ரயில்கள் மற்றும் கால்கள் மூலம் ஆயிரக்கணக்கான மைல்கள் பயணித்தன. புவியியல் ரீதியாக அணுக முடியாத பகுதிகள், மலைப்பாங்கான நிலப்பரப்பு, பனி மூடிய மலைகள் மற்றும் அடர்ந்த காடுகள் வழியாக சென்று தடுப்பூசிகள் செலுத்த வேண்டிய நிலை ஏற்பட்டது. ஒவ்வொரு தடுப்பூசியின் பாதுகாப்பு மற்றும் பாதுகாப்புக்கு சிறப்பு முக்கியத்துவம் கொடுக்கப்பட்டது. தடுப்பூசி சேமிப்பு புள்ளிகள், தடுப்பூசி மையங்கள் மற்றும் போக்குவரத்தின் போது 24 மணி நேரமும் பாதுகாப்பு வழங்கப்பட்டது.

போக்குவரத்து நேரத்தைக் குறைக்க, கொரோனா-19 தடுப்பூசிகளுக்கான அங்கீகரிக்கப்பட்ட வெப்பநிலை அளவுகோலைப் பராமரிக்கும் குளிரூட்டப்பட்ட கூண்டு வண்டி மூலம் தடுப்பூசிகளை வீடு வீடாக விநியோகம் செய்யும் கொள்கை பின்பற்ப்பட்டது. இந்த செலவுகள் தடுப்பூசியின் விலையில் சேர்க்கப்பட்டது. இந்தியா முழுவதும் உள்ள சரக்குப் புள்ளிகளின் எண்ணிக்கை 41ல் இருந்து 60ஆக உயர்த்தப்பட்டது. இது போக்குவரத்து நேரத்தைக் கணிசமாகக் குறைத்தது." உலகளாவிய நோய்த்தடுப்பு திட்டத்திற்கு வெப்பநிலை கட்டுப்பாட்டுடன் கூடிய போக்குவரத்து வசதி இருந்ததாக திரு.ராஜேஷ் பூஷன் அவர்கள் கூறினார்.

இருப்பினும், மாநில அரசுகளின் கூற்றுப்படி, தேவைப்படும் வெப்பநிலையில் தடுப்பூசிகளை கொண்டு செல்வது மிகப்பெரிய சவாலாக இருந்தது. திரு. பாஸ்கர் அவர்கள் கூறியதாவது: தேவையான எணிக்கைக்கு குறைவான குளிர்சாதன வாகனங்கள் கிடைத்தன. தற்போதுள்ள கடற்படைகளுடன் கூடுதலாக, தனியார் குளிரூட்டப்பட்ட வாகனங்கள், மாநில தடுப்பூசி கிடங்கிலிருந்து, பிராந்திய தடுப்பூசி கிடங்கு மற்றும் மாவட்டங்களுக்கும், ஆரம்ப சுகாதார நிலையங்கள் மற்றும் அனைத்து குளிர் சங்கிலி புள்ளிகளுக்கும் தடுப்பூசிகளைக் கொண்டு செல்ல வாடகைக்கு அமர்த்தப்பட்டன.

இந்திய-சீனா எல்லையில், இந்தியாவின் வடகிழக்கு மூலையில் அமைந்துள்ள அருணாச்சலப் பிரதேசத்தின் சுகாதாரச் செயலர் டாக்டர் பி. பார்த்திபன் அவர்கள் கூறியதாவது: அணுக முடியாத பகுதிகளுக்குத் தடுப்பூசிகளைக் கொண்டு செல்வது ஒரு பெரிய சவாலாக இருந்தது. போக்குவரத்து நேரத்தை குறைக்க உலங்கு ஊர்திகளை (ஹெலிகாப்டர்) அனுப்ப வேண்டியிருந்தது.

இந்தியாவின் தொலைதூர மாவட்டத்தில் ஒரு மேல் நோக்கிப் பணியை மேற்கொண்ட டாக்டர் தேவன்ஷ் அவர்கள் கூறியதாவது: தடுப்பூசிகள் மற்றும் தடுப்பூசி குழுவை படகுகள், ஜேசிபிகள் மற்றும் கால்நடையாக கொண்டு சென்றோம். ஆறுகளை கடக்க கரும்பு மற்றும் மூங்கில் கொண்டு தற்காலிக தொங்கு பாலங்களை உருவாக்க வேண்டியிருந்தது. மணிப்பூரில் அணுக முடியாத இடங்களுக்குத் தடுப்பூசிகளை கொண்டு செல்ல வலவனிலா வானூர்தி (ட்ரோன்) திட்டத்தை இந்திய மருத்துவ ஆராய்ச்சி கழகம் கொண்டு வந்தது.

துணை பொருட்கள்களை அனுப்புவதில் ஏற்பட்ட தடைகள்

தடுப்பூசிகளை செலுத்துவதற்கான துணை பொருட்கள்களை ஏற்பாடு செய்வது மற்றொரு கடினமான பணியாகும். மருந்தேற்று குழல், ஊசிகள், கண்ணாடி குப்பிகள், ஆல்கஹால் துடைப்பான்கள், ஊசி அழிப்பான்,

உயிரியல் மருத்துவ கழிவு பைகள் முதலியன இதில் அடங்கும். "தடுப்பூசிகளுடன், மத்திய சுகாதாரம் மற்றும் குடும்ப நல அமைச்சகம் மருந்தேற்று குழல்கள் மற்றும் பிற தேவையான பொருட்களை கொள்முதல் செய்யத் தொடங்கியது.

திரு. ராஜேஷ் பூஷன் அவர்கள் செய்த ஏற்பாடுகளாவன: கொரோனா-19க்கான மருந்தேற்று குழல்களை வாங்கத் தொடங்கினோம். 2020இல் மருந்தேற்று குழல்களின் இருப்பு மற்றும் தேவை பற்றிய கணிப்புகள் தொடர்ந்து மதிப்பாய்வு செய்யப்பட்டு, திருத்தப்பட்ட தடுப்பூசி கொள்கைகளுடன் சீரமைக்கப்பட்டது. அதிக எண்ணிக்கையிலான மக்களுக்குத் தடுப்பூசி போடுவதற்கு தேவையான அளவு மருந்தேற்று குழல்களை வாங்குவதற்காக ஜூலை 2021இல் உலகளாவிய புதிய ஒப்பந்த புள்ளிகள் கோரப்பட்டன. தலைவர் மற்றும் மூத்த அதிகாரிகளின் கீழ் மருந்தேற்று குழல்களை வழங்குவதற்கு வழக்கமான கூட்டங்கள் நடத்தப்பட்டன. பல்வேறு நிலைகளில் தடுப்பூசி கிடங்கிலிருந்து மருந்தேற்று குழல்கள் மற்றும் பிற பொருட்களை சேமிக்க பிரத்யேக உலந்த இடம் ஏற்பாடு செய்யப்பட்டுள்ளது.

இவை அனைத்தையும் மீறி, சில மாநிலங்களில் தடுப்பூசி இயக்கங்களின் உச்சத்தில் மருந்தேற்று குழல்கள் பற்றாக்குறைப் பற்றி புகார்கள் எழுந்தன. தடுப்பூசி இயக்கத்தின் போது சில இடங்களில் ஒரு முறை பயன்பாட்டு மருந்தேற்று குழல்கள்களுக்கு பற்றாக்குறை ஏற்பட்டது. மேலும், இவை அரசால் கொள்முதல் செய்யப்பட வேண்டும் என்று திரு. பாஸ்கர் ஒப்புக்கொண்டார். ஆரம்பத்தில், அரசாங்க தடுப்பூசி மையங்களில் கொரோனா-19 தடுப்பூசிக்கு 0.5 மில்லி அளவுள்ள ஒரு முறை பயன்பாட்டு மருந்தேற்று குழல்கள் பயன்படுத்தப்பட்டன. இருப்பினும், மருந்தேற்று குழல்களின் பற்றாக்குறையை சமாளிக்க, 1 மிலி, 2 மிலி மற்றும் 3 மிலி அளவுகளில் உள்ள மருந்தேற்று குழல்களை பயன்படுத்த அரசாங்கம் முடிவு செய்தது. பெரிய அளவிலான உயிரியல் மருத்துவ கழிவுகளை அகற்றுவது சமமான வலிமையான பணியாக இருந்தது.

தடுப்பூசி மையங்களை அடையாளம் காணுதல்

தடுப்பூசி மையங்களை கண்டறியும் பொறுப்பு, மாவட்ட ஆட்சியர்களிடம் ஒப்படைக்கப்பட்டது. பொருத்தமான தடுப்பூசி இடங்களை அடையாளம் காண பல ஒழுங்கு குழுக்கள் உருவாக்கப்பட்டன. ஆரம்ப சுகாதார நிலையம், சமூக சுகாதார மையங்கள், சமுதாயக் கூடங்கள், பள்ளிகள் மற்றும் அரசு அலுவலகங்களில் கொரோனா தடுப்பூசி மையங்கள் நிறுவப்பட்டன என திரு. பாஸ்கர் அவர்கள் கூறினார். காத்திருப்பு அறை, தடுப்பூசி அறை மற்றும் கண்காணிப்பு அறை என ஒவ்வொரு தடுப்பூசி மையமும் மூன்று அறைகளைக் கொண்டிருக்க வேண்டும்.

தனித்தனி தடுப்பூசி மையத்தில் உள்ளே நுழைதல், வெளியேறுதல் மற்றும் தடுப்பூசிகளைப் பெற்றவர்களின் குறுக்கு நகர்வைத் தவிர்க்க முயற்சிகள் மேற்கொள்ளப்பட்டன. நிழலான இடம் மற்றும் பாதுகாப்பான குடிநீர் ஆகிய வசதிகள் தடுப்பூசி மையங்ககளில் இடம் பெற முயற்சிகள் மேற்கொள்ளப்பட்டன.

டாக்டர் பார்த்திபன் அவர்கள் கருத்துப்படி: தடுப்பூசி மையங்களின் அமைப்பு கட்டிடத்தின் கட்டமைப்பின் மாற்றி அமைக்கப்பட்டது. உள்கட்டமைப்பு வசதிகள் குறைந்த இருந்த இடங்களில் கூடாரங்கள் அமைக்கப்பட்டன.

ஒவ்வொரு தடுப்பூசி மையமும் ஒரு நாளைக்கு100 பயனாளிகளுக்குத் தடுப்பூசி போடவேண்டும். தடுப்பூசி அமர்வுகள் காலை 9 மணி முதல் மாலை 5 மணி வரை திட்டமிடப்பட்டது. தடுப்பூசி மையங்களில் இணைய இணைப்பு உறுதி செய்யப்பட்டது. தடுப்பூசி மையங்களில், சுகாதார வசதிகள் மட்டுமே அளிக்கப்பட்டன. அதைத் தொடர்ந்து, அரசு மற்றும் தனியார் கட்டிடங்களில் தடுப்பூசி மையங்கள் அமைக்கப்பட்டு களப்பணி இடம் என்று அழைக்கப்பட்டன,

மேலும், நடமாடும் தடுப்பூசி குழுக்களும் அனுமதிக்கப்பட்டன. முதியோர் மற்றும் மாற்றுத்திறனாளிகளின் சிறப்புத் தேவைகளைக் கவனத்தில் கொண்டு, இந்திய அரசு தடுப்பூசிக்கான சமூக அடிப்படையிலான அணுகு முறையைக் கொண்டு வந்தது, இது வீட்டிற்கு அருகில் உள்ள கொரோனா-19 தடுப்பூசி மையங்கள் (Near to Home COVID Vaccination Centres-NHCVCs) என்று அழைக்கப்பட்டன. இது சமூக மையங்கள், குடியிருப்போர் நலச் சங்கங்களின் அலுவலகங்கள் (Resident Welfare Associations-RWAS), வீட்டு வளாகங்கள், பஞ்சாயத்து அலுவலகங்கள், பள்ளி கட்டிடங்கள், விடுதிகள் மற்றும் முதியோர் இல்லங்கள் ஆகியவற்றில் அமைக்கப்பட்டன. கிராம மக்களை அருகில் உள்ள தடுப்பூசி மையங்களுக்கு கொண்டு வருவதற்காக டெல்லி போக்குவரத்து கழக பேருந்துகளை திருவாளர் செஸ்டா யாதவ் அவர்கள் அனுப்பினார். மாவட்ட நிர்வாகம் நகர்ப்புறங்களில் உள்ள குடியிருப்போர் நலச் சங்கங்களின் அலுவலகங்களுடன் மிக பெரிய ஒத்துழைப்புடன் வேலை செய்தன. இது கணினி பயன்படுத்த இயலாத குடிமக்களுக்கான பதிவு மையங்களாகப் பயன்படுத்தப்பட்டன. அங்கன்வாடி மற்றும் சஹேலிசமன்வே கேந்திராக்கள் (Saheli Samanvay Kendras-SSKS) முழுநேர தடுப்பூசி முகாம்களாக மாற்றப்பட்டன' என்று டாக்டர் தேவன்ஷ் அவர்கள் கூறினார்.

மனித சக்தியை அணி திரட்டுதல்

திறமையான சுகாதார பணியாளர்கள் மற்றும் துணை பணியாளர்கள் கிடைப்பது மற்றொரு சவாலாக இருந்தது. இந்தியாவின் உலகளாவிய

நோய்த்தடுப்பு திட்டம், 1.2 மில்லியன் மருத்துவர்கள் மற்றும் 3.07 மில்லியன் செவிலியர்களால் இயக்கப்பட்டது. இருப்பினும், ஒருபுறம் வழக்கமான நோய்த்தடுப்பு பணி தவிர, சர்வதேச தொற்று நோய் பரவலால் அதிக சுமை மற்றும் அழுத்தத்திற்கு ஆளாகினர்.

டாக்டர் மனோகர் அக்னானியின் அவர்கள் கூற்றுப்படி, மருத்துவப் பயிற்சியாளர்கள், இறுதியாண்டு இளங்கலை மருத்துவ மாணவர்கள் மற்றும் இறுதியாண்டு முதுகலை மாணவர்களின் சேவைகளைப் பயன்படுத்துவதற்கான வழிகளை ஆராயுமாறு மாநிலங்களுக்கு அறிவுறுத்தப்பட்டது. தகுந்த வழிகாட்டுதலின் கீழ் இளங்கலை இறுதியாண்டு செவிலியர் (நர்சிங்) மாணவர்களின் சேவைகளைப் பயன்படுத்தவும் அறிவுறுத்தப்பட்டது.

திரு.ராஜேஷ் பூஷன் அவர்கள் மேலும் கூறியதாவது: மூன்றாம் நிலை மருத்துவமனைகள், பல்வேறு துறைகளின் கீழ் உள்ள சுகாதார கட்டமைப்புகள் மற்றும் தனியார் துறை மருத்துவ மனைகளில் இருந்து தடுப்பூசி போடுபவர்களை அடையாளம் கண்டு பயிற்சியளிப்பதன் மூலம் மனிதவள இருப்பு அதிகரிக்கப்பட்டது. சுகாதார வசதிகளின் மாறிவரும் தேவைகளுக்கு ஏற்றவாறு தற்போதுள்ள மனிதவளங்களும் மீண்டும் உருவாக்கப்பட்டுள்ளதாக திரு.ராஜேஷ் பூஷன் அவர்கள் மேலும் கூறினார்.

தடுப்பூசி செலுத்துபவர்களின் எண்ணிக்கையை அதிகரிக்க 2,39,000 துணை செவிலியர்கள் மற்றும் மருத்துவச்சிகள் (Auxiliary Nnurses and Midwives-ANMs) தடுப்பூசிகளை வழங்க பயிற்சி அளிக்கப்பட்டது. பயிற்சி மற்றும் சான்றிதழுக்கு உட்பட்டு, தடுப்பூசிகளை செலுத்த, 0.8 மில்லியன் மருந்தாளுனர்கள் உட்பட, ஏனைய சுகாதாரப் பணியாளர்களும் தடுப்பூசிகளை செலுத்த பயிற்சிகள் அளிக்கப்பட்டு சான்றிதழ்கள் வழங்கப்பட்ட பின்னர் தடுப்பூசிகளை செலுத்த அங்கீகாரம் அளிக்கும் வகையில் விதிகள் திருத்தப்பட்டன. ஓய்வுபெற்ற சுகாதார ஊழியர்களும் நியமிக்கப்பட்டனர். இந்த நோக்கத்திற்காக தேசிய சுகாதார செயல் இலக்கு மற்றும் இந்தியா கொரோனா-19 அவசரகால மற்றும் சுகாதார அமைப்புகளின் தயார்நிலை தொகுப்பின் கீழ் மாநிலங்களுக்குத் தேவையான நிதியுதவி வழங்கப்பட்டது.

ஏராளமான ஏஎன்எம்கள் உடனடியாக நியமிக்கப்பட்டு பயிற்சி அளிக்கப்பட்டதாக திரு. அகில் அரோரா அவர்கள் கூறினார். கூடுதலாக, 25,000 சமூக சுகாதார உதவியாளர்கள் (Community Aealth Assistants- CHAs) மற்றும் 1,000 சமூக சுகாதார ஆலோசகர்கள் உடனடியாக கொரோனா-19 தடுப்புக்கான இரட்டை நோக்கத்திற்காகவும் தடுப்பூசி இயக்கத்திற்கு ஆதரவளிக்கவும் நியமிக்கப்பட்டனர்.

தடுப்பூசி போடுபவர்களைத் தவிர, ஒவ்வொரு தடுப்பூசி மையத்திக்கும் தடுப்பூசி பெற்றவர்களின் ஆவணங்கள் சரிபார்ப்பு, கூட்டத்தை நிர்வகித்தல்

மற்றும் ஒட்டுமொத்த ஒருங்கிணைப்பு ஆகியவற்றிற்கு மனிதவளம் தேவைப்பட்டது. இவர்கள் பல்வேறு அரசு துறைகளில் இருந்து நியமனம் செய்யப்பட்டனர்.

ஒவ்வொரு தடுப்பூசி மையத்திலும் ஐந்து பேர் நியமனம் செய்யப்பட்டனர். தடுப்பூசி அதிகாரி1 தடுப்பூசி பெற்றவர்களின் பதிவு நிலை மற்றும் புகைப்பட அடையாளத்தை முன்கூட்டியே சரிபார்த்தார்; தடுப்பூசி அதிகாரி 2 (CoWIN) இணைய முகப்பில் ஆவணங்ககளை சரிபார்ப்பார், தடுப்பூசி அதிகாரிகள் 3 மற்றும் மக்கள் 4 கூட்டத்தை நிர்வகித்தனர். தடுப்பூசி அதிகாரிகள் 5, தடுப்பூசியினால் ஏற்படும் பாதகமான நிகழ்வுகளை (Adverse Event Following Immunization-AEFI) கண்காணித்தனர் மற்றும் பதிவு செய்யாத நபர்களுக்கு வழிகாட்டினர். மூன்று முதல் ஐந்து தடுப்பூசி குழுக்களுக்கு ஒரு மேற்பார்வையாளர் நியமிக்கப்பட்டார்.

தடுப்பூசிக் குழுக்களை உருவாக்க அனைத்து வகை முயற்ச்சிகளும் மேற்கொள்ளப்பட்டன. ஆந்திராவில் போதுமான தடுப்பூசிகள் இருப்பினும், தடுப்பூசி மையங்களை நிர்வகிக்க மகிளா காவல்துறை (காவல்துறையினர்), வார்டு மற்றும் கிராம செயலக தன்னார்வலர்கள் மற்றும் தகவல்களை உள்ளிடு செய்பவர்கள் முதலானோர்களை பயன்படுத்தினோம்' என்று திரு. பாஸ்கர் அவர்கள் கூறினார்.

அங்கீகாரம் பெற்ற சமூக சுகாதார ஆர்வலர்கள் (Accredited Social Health Activists-ASHAs), அங்கன்வாடி பணியாளர்கள், கிராம சுகாதாரம் மற்றும் சத்துணவுக் குழுக்களின் உறுப்பினர்கள் மற்றும் நகர்ப்புற உள்ளாட்சி அமைப்பு ஊழியர்கள் உட்பட தடுப்பூசி குழுக்களை உருவாக்க ஆதரவளித்தனர். திரு. அகில் அரோராவின் கூற்றுப்படி, 'கல்வி, காவல்துறை மற்றும் ஒருங்கிணைந்த குழந்தைகள் மேம்பாட்டு சேவைகள் போன்ற துறைகளைச் சேர்ந்த பல்வேறு பணியாளர்கள் கொரோனா-19 தடுப்பூசியை செயல்படுத்துதல் மற்றும் மேலாண்மை அம்சங்கள் குறித்து பயிற்சி அளிக்கப்பட்டது. எந்தவொரு எதிர்பாராத சூழ்நிலையையும் நிர்வகிக்க ஒரு காப்பு திட்டமும் தயாரிக்கப்பட்டது.

பயிற்சி மற்றும் திறன்-வளர்ப்பு

கொரோனா-19 தடுப்பூசியை தடுப்பூசிகளை செலுத்தவதற்கான மனிதவளங்களின் திறன்-வளர்ப்பு மற்றும் பணியாளர்களுக்கு பயிற்சியளிப்பது முதலியன மிகப்பெரிய பணியாக இருந்தது. கொரோனா-19 தடுப்பூசி பிரச்சாரத்தின் ஒரு முக்கியமான வெற்றிக் காரணி தடுப்பூசி மையங்களில் பணியமர்த்தப்பட்ட தடுப்பூசியாளர்கள் மற்றும் குழுக்களின் பிற உறுப்பினர்களுக்கு வழங்கப்படும் பயிற்சியின் தரம் ஆகும். தடுப்பூசி குழுக்களுக்கான பயிற்சியானது தொடர்பெருக்கி முறையில் ஏற்பாடு செய்யப்பட்டது, மேம்படுத்தப்பட்ட தொழில்நுட்பம் மற்றும் புதுமையான

பயிற்சி முறைகளை மேம்படுத்தப்பட்டது.

பயிற்றுவிப்பாளர்களின் பயிற்சியிலிருந்து தொடங்கி அடுக்கடுக்கான முறையில் பயிற்சி திட்டமிடப்பட்டு நடத்தப்பட்டது. தேசிய அளவில் தடுப்பூசி குழுக்கள் மற்றும் துணை மாவட்ட அளவில் முன்னணி சுகாதார பணியாளர்களுக்கு பயிற்சி அளிக்கப்பட்டது என திரு.ராஜேஷ் பூஷன் அவர்கள் இந்திய அரசின் பயிற்சி உத்தியை பற்றி விரிவாகக் கூறினார்.

தொற்று நோயைக் கருத்தில் கொண்டு, தேசிய மற்றும் மாநில அளவில் இணையவழி பயிற்சி முறை மட்டுமே பயன்படுத்தப்பட்டாலும், மாவட்ட மற்றும் துணை மாவட்ட அளவில் நேரடி மற்றும் இணையவழி முறைகளின் கலவை பயன்படுத்தப்பட்டது. வெபெஸ் (WebEx), மைக்ரோசாப்ட் டீம்ஸ் (Microsoft Teams) , கூகிள் (Google) மற்றும் அரசு இணையவழி தளங்கள் பயிற்சிக்கு பயன்படுத்தப்பட்டன.

தடுப்பூசி இயக்கத்தில் தனியார் துறையும் ஈடுபட்டுள்ளதால், தனியார் துறை பணியாளர்களுக்குத் தடுப்பூசி திட்டத்தின் செயல்பாடு மற்றும் கொரோனா-19 தடுப்பூசிகளை சேமித்தல் மற்றும் பதிவு செய்தல் குறித்து பயிற்சி அளிக்கப்பட்டது என்று திரு.ராஜேஷ் பூஷன் அவர்கள் கூறினார்.

அறிவுப் பகிர்வுக்கான இலக்கமுறை உள்கட்டமைப்பு பற்றிய ஒருங்கிணைந்த அரசு இணையவழி (iGOT) பயிற்சிக்காகப் பயன்படுத்தப்பட்டது. தடுப்பூசி பாதுகாப்பு, தடுப்பூசி தளவாட மேலாண்மை, கண்காணிப்பு மற்றும் மேற்பார்வை, தடுப்பூசியினால் ஏற்படும் பாதகமான நிகழ்வுகளை (Adverse Event Following Immunization-AEFI) கண்காணித்தல், பயனுள்ள தகவல் தொடர்பு மற்றும் கோவின் (CoWIN) பயன்பாடு குறித்து குழுக்களுக்கு பயிற்சி அளிக்கப்பட்டது

ஆந்திரப் பிரதேசம் இரண்டு நாள் மாநில அளவிலான பயிலரங்கு மற்றும் அனைத்து மருத்துவ அதிகாரிகளுக்கும் பயிற்சியுடன் தொடங்கியது. கோவிட்-19 தடுப்பூசி குளிர் சங்கிலி பராமரிப்பு, பாதுகாப்பான ஊசி நடைமுறைகள் மற்றும் தடுப்பூசியினால் ஏற்படும் பாதகமான நிகழ்வுகளை (Adverse Event Following Immunization-AEFI) கண்காணித்தல் குறித்து பயிற்சி நடத்தப்பட்டது திரு.பாஸ்கர் அவர்கள் கூறினார்.

காணொலிக் கருத்தரங்கு (video conference) மூலம் பயிற்சியில் கலந்து கொண்டோம். இதில் குளிர் சங்கிலி கையாளுதல் முதல் தடுப்பூசியினால் ஏற்படும் பாதகமான நிகழ்வுகளை (Adverse Event Following Immunization-AEFI) கண்காணித்தல் வரை அனைத்தையும் பற்றியது என்று டையூவில் உள்ள கோக்லாவில் உள்ள சமூக சுகாதார மையத்தின் பொறுப்பு மருத்துவ அதிகாரி டாக்டர் மோஹித் ரத்தோட் அவர்கள் கூறினார்.

தடுப்பூசிகளின் நிர்வாகம் மற்றும் தடுப்பூசி மையங்களை நிர்வகிப்பது

தவிர, கோவின் (CoWIN) இணைய முகப்பை இயக்க பயிற்சியும் தேவைப்பட்டது. கோவின் (CoWIN) இணைய முகப்பில் பல்வேறு அம்சங்களைப் பயன்படுத்துவதில் எதிர்கொள்ளும் சிரமங்களைத் தீர்க்க பலருக்கு பயிற்சி அளித்துள்ளோம் என்று தாத்ரா மற்றும் நகர் ஹவேலி மற்றும் டாமன் மற்றும் டையூவின் மருத்துவ மற்றும் சுகாதார சேவைகள் இயக்குநர் டாக்டர் வி.கே.தாஸ் அவர்கள் கூறினார்.

மென்பொருளை சோதித்து தயாராயிருத்தல் தடுப்பூசி இயக்கம் தொடங்குவதற்கு முன், டிசம்பரில் 2020 டிசம்பரில் மென்பொருள்கள் பலமுறை சோதனைக்கு உட்படுத்தப்பட்டது. கொரோனா-19 தடுப்பூசி நடைமுறைக்கான அனைத்து முக்கிய படிகளும் சோதிக்கப்பட்டன மற்றும் கற்றுக் கொண்ட முறைகள் மற்றும் திறன்கள் ஒத்திகை பார்க்கப்பட்டன. கோவின் (CoWIN) இணைய முகப்பின் பயன்பாட்டைப் பயன்படுத்துவதற்கான செயல்பாட்டு சாத்தியத்தையும் மதிப்பீடு செய்யப்பட்டன. பல்வேறு நிலைகளில் உள்ள பணிக்குழுக்கள், சரியான நடவடிக்கைகளை எடுக்க உலர் ஓட்டங்களின் அவதானிப்புகளை மதிப்பாய்வு செய்தன,

முழு செயல்பாட்டுத் திட்டமிடல் மற்றும் தகவல் தொழில்நுட்பத் தளத்தை களச் சோதனை செய்வதற்காக மென்பொருள் சோதிப்புகள் நடத்தப்பட்டன. இது முதன் முதலில் ஆந்திரா, அசாம், பஞ்சாப் மற்றும் குஜராத் ஆகிய நான்கு மாநிலங்களில் 2020 டிசம்பர் 28 மற்றும் 29 ஆகிய தேதிகளில் மேற்கொள்ளப்பட்டது, அதைத் தொடர்ந்து மொத்தம் 286 அமர்வுகளில் அனைத்து மாநிலங்கள் மற்றும் யூனியன் பிரதேசங்களில், 125 மாவட்டங்களில் தடுப்பூசி இயக்கங்கள் ஆரம்ப முன்-இறுதி இலக்கமுறை பின்பற்றப்பட்டு மென்பொருள் சோதனைகள் நடைபெற்றன என்று திரு. ராஜேஷ் பூஷன் அவர்கள் கூறினார்.

ஒவ்வொரு மாவட்டமும் மூன்று தளங்கள் அல்லது அதற்கு மேற்பட்ட இடங்களில் கொரோனா-19 தடுப்பூசித் திட்டத்தைச் செயல்படுத்துவதற்குத் தேவையான வழி முறைகளைச் சோதிப்பதற்கும், கொரோனா-19 தடுப்பூசி நடைமுறையின் அனைத்து அம்சங்களையும் மாநில, மாவட்டம், தொகுதி மற்றும் மருத்துவமனை அளவிலான அதிகாரிகளுக்குத் தெரியப்படுத்துவதற்கும் மென்பொருள் சோதனைகள் நடைபெற்றன. மென்பொருள் சோதனைகள், செயல்பாட்டு முறைகள் மற்றும் கோவின் (CoWIN) இணைய முகப்பின் மென்பொருளுடன் இணைப்புகளை உள்ளடக்கியதாகும்.

தொடர்ந்து, உண்மையான செயல்பாட்டின் உருவகமாக, அனைத்து மாவட்டங்களிலும் மற்றொரு சுற்று மென்பொருள் சோதனைகள் 8 ஜனவரி 2021 அன்று நடத்தப்பட்டது. இது தடுப்பூசி விநியோகத்தின் திறமையான திட்டமிடல் மற்றும் நிர்வாகத்தை உறுதி செய்வதை நோக்கமாகக் கொண்டது. ஒவ்வொரு மாவட்டமும் ஒரு பொது சுகாதார வசதி, ஒரு தனியார் சுகாதார

வசதி மற்றும் ஒரு கிராமப்புற அல்லது நகர்ப்புற களப்பணி தளம் உட்பட மூன்று வகையான அமர்வு தளங்களை அடையாளம் கண்டுள்ளது' என்று திரு.ராஜேஷ் பூஷன் அவர்கள் கூறினார்.

மாநில மற்றும் யூனியன் பிரதேச அலுவலர்கள் மென்பொருள் சோதனைகளை நடத்துவதில் வழிகாட்டப்பட்டனர். டாக்டர் பார்த்திபன் அவர்கள் கூறியதாவது: தடுப்பூசி இயக்கத்தின் முழு திட்டமிடல், பயனாளிகள் பதிவு, நுண் திட்டமிடல் மற்றும் திட்டமிட்ட அமர்வு தளங்கள், மாவட்ட ஆட்சியர் தலைமையில் சோதனை செய்யப்பட்டது. திருவாளர் மயூர் தீட்சித் அவர்கள் கூற்றுப்படி: இந்த திட்டமிடல், செயல்படுத்துதல் மற்றும் அறிக்கையிடல் வழி முறைகள் மற்றும் எஞ்சியிருக்கும் சவால்களை அடையாளம் கண்டு இணைப்புகளை வலுப்படுத்த உதவியது.

தொடர்பு மற்றும் பரிந்துரைத்தல் உலகின் மிகப்பெரிய தடுப்பூசி இயக்கத்தின் மற்றொரு முக்கிய கூறுபாடு மக்களுக்கு சரியான நேரத்தில் தகவல்களைப் பரப்புவதற்கான பயனுள்ள உத்தி தகவல் தொடர்பு ஆகும்; அச்சங்கள், தவறான எண்ணங்கள் மற்றும் கட்டுக்கதைகளைத் தணிக்கவும், தடுப்பூசிகளின் பாதுகாப்பு மற்றும் செயல் திறனில் நம்பிக்கையை மக்களிடையே வளர்த்தல் மிக முக்கியமானதாகும்.

ஒரு விரிவான கொரோனா-19 தடுப்பூசி தகவல் தொடர்பு உத்தி 30 டிசம்பர்2020 அன்று சுகாதாரம் மற்றும் குடும்ப நல அமைச்சகத்தால் தொடங்கப்பட்டது. உத்திகள் மாநிலங்களுடன் பகிர்ந்து கொள்ளப்பட்டது. இது தெளிவான, நிலையான மற்றும் வெளிப்படையான செய்தி மூலம் தடுப்பூசி பற்றிய நம்பிக்கையை வளர்ப்பதில் கவனம் செலுத்தியது. கொரோனா-19 தடுப்பூசிகள் பற்றிய சரியான தகவலை வழங்குதல், தடுப்பூசி பற்றிய தயக்கத்தை நிவர்த்தி செய்தல் மற்றும் தடுப்பூசி ஆர்வத்தை அதிகரித்தல் ஆகியவற்றுக்கு முக்கியத்துவம் அளிக்கப்பட்டது.

அனைத்து மாநிலங்கள் மற்றும் யூனியன் பிரதேசங்களில் இருந்து மாநில நோய்த்தடுப்பு மற்றும் தகவல், கல்வி மற்றும் தகவல் தொடர்பு (Information, Education and Communication-IEC) அதிகாரிகளின் கொரோனா-19 தடுப்பூசி தகவல் தொடர்பு பற்றிய உத்திகள் வகுக்கப்பட்டது. அனைத்து ஊடகங்கள்-அச்சு, சமூக மற்றும் மின்னணு ஊடகங்களுக்கான பொருள் மற்றும் முன் மாதிரிகளை அமைச்சகம் தயாரித்து, மாநிலங்கள் மற்றும் யூனியன் பிரதேசங்களுடன் அவற்றின் பொருத்தமான தழுவலுக்கு அவற்றை பகிர்ந்துகொண்டதாக திரு.ராஜேஷ் பூஷன் அவர்கள் கூறினார். 13 துறை அமைச்சகங்களுடன் நெருங்கிய ஒருங்கிணைப்பு இருந்தது, அவற்றின் தளங்கள் மூலம் சரியான செய்திகளைப் பரப்பவும், தடுப்பூசி மற்றும் அணி திரட்டல் நடவடிக்கைகளை மேற்கொள்ள அவற்றின் கீழ் உள்ள கட்டமைப்புகள் பயன்படுத்தப்பட்டது என்று அவர் மேலும் கூறினார்.

பிரதமரைத் தவிர அரசியல் தலைவர்கள், மத்திய அமைச்சர்கள் மற்றும் மாநில முதல்வர்கள், டாக்டர் வினோத் பால், நிதி ஆயோக் உறுப்பினர், டாக்டர் ரன்தீப் குலேரியா, இயக்குநர், அகில இந்திய மருத்துவ அறிவியல் நிறுவனம், புது தில்லி மற்றும் டாக்டர் பல்ராம் பார்க், தலைமை இயக்குனர், இந்திய மருத்துவ ஆராய்ச்சி கழகம் ஆகியோர் தொழில்நுட்ப வல்லுநர்களாகவும், பொது சுகாதார நிபுணர்கள், மருத்துவர்கள், அரசு அதிகாரிகள் தடுப்பூசிகளின் செயல்திறன் மற்றும் பாதுகாப்பை உறுதி செய்ய இணைக்கப்பட்டனர். சமூக அணி திரட்டுபவர்கள் மற்றும் முன்னணி பணியாளர்கள் முக்கிய பங்கு வகித்தனர்.

தடுப்பூசியை ஊக்குவிப்பதற்காக, இந்திய அரசு நடிகர் அமிதாப் பச்சனை இணைத்துக்கொண்டது. சில மாநில அரசுகள் திரைப்படத் துறையைச் சேர்ந்த வணிக தூதர்கள் (*brand ambassadors*) நியமித்தது. கொரோனா-19 தடுப்பூசியின் அவசியத்தைப் பற்றிய விழிப்புணர்வை ஏற்படுத்த மகாராஷ்டிரா திரு. சல்மான் கான் அவர்களையும், பஞ்சாப் அரசு திருவாளர் சோனு சூட்டை அவர்களையும் நியமித்தது.

புது தில்லியில் தேசிய ஊடக விரைவு பொறுப்பு பிரிவு (*National Media Rapid Response Cell - NMRRC*) அமைக்கப்பட்டது. தடுப்பூசி தயக்கம், தடுப்பூசி ஆர்வத்தைப் பற்றிய செய்திகள் மற்றும் பொது சொற்பொழிவு மற்றும் கொரோனா-19 தடுப்பூசி தொடர்பான ஏதேனும் தவறான அல்லது தவறான தகவல்கள் அரசாங்கத்தால் உன்னிப்பாகக் கண்காணிக்கப்பட்டன. மாநிலங்களும் இதையே பின்பற்றுமாறு கேட்டுக் கொள்ளப்பட்டன.

சமூக ஊடகங்களுக்கு சிறப்பு முக்கியத்துவம் கொடுக்கப்பட்டது. வாட்ஸ்அப் (*WhatsApp*) மூலம் மிகவும் பிரபலமான தளம், உண்மை தகவல்களை அதிகரிக்கவும் மற்றும் நேர்மறையான செய்திகளை, வதந்திகளை அகற்றவும் பயன்படுத்தப்பட்டது. வாட்ஸ்அப் (*WhatsApp*) மூலம் வழிகாட்டி மற்றும் உள்ளடக்க தொகுப்பு உ ருவாக்கப்பட்டு பரப்பப்பட்டது. துண்டறிக்கைகள், பதாகைகள், தெரு நாடகங்கள், தகவல், கல்வி மற்றும் தகவல் தொடர்பு (*Information, Education and Communication-IEC*) ரதங்கள் மற்றும் சமூக ஊடகங்கள் மூலம் தடுப்பூசி இயக்கம் தொடங்குவதற்கு முன்பே பொதுமக்களுக்கு விழிப்புணர்வு ஏற்படுத்தப்பட்டது' என்று டாக்டர் முத்தம்மா அவர்கள் கூறினார்.

கவர்ச்சிகரமான தகவல், கல்வி மற்றும் தகவல் தொடர்பு பொருட்களை உருவாக்குவதைத் தவிர, கிராம பஞ்சாயத்துகள் மற்றும் சமூக சுகாதார உதவியாளர்களை கொண்டு ஒவ்வொரு நபரையும் சென்றடையும் வகையில் மிகவும் திறம்பட பயன்படுத்தியது என ராஜஸ்தானின் திரு. அகில் அரோரா அவர்கள் கூறினார்.

தொலைக்காட்சி அலைவரிசை மற்றும் வானொலியில் பணியாற்றுபவர்கள்

தடுப்பூசி செலுத்துவதை ஊக்குவித்ததனர். பத்திரிகையின் தலையங்கப் பக்கத்திற்கு எதிரே அடையாளம் காணப்பட்ட நிபுணர்களின் தடுப்பூசி குறித்த தகவல்கள் வெளியிடப்பட்டன. முக்கிய நிபுணர்களின் வீடியோக்களும் பொதுமக்களிடையே பரப்பப்பட்டன. இந்தியாவின் தடுப்பூசி இயக்கத்தை உலக சமூகம் ஆவலுடன் பார்த்துக் கொண்டிருந்ததால், சர்வதேச ஊடகங்களும் சரியான தகவல்களைப் பிரச்சாரம் செய்வதிலும், எதிர்மறையான அல்லது தவறான செய்திகளை எதிர்கொள்வதிலும் ஈடுபட்டுள்ளன.

தடுப்பூசி கொள்முதல்

தடுப்பூசிகளை பாதுகாப்பான முறையில் விநியோகம் செய்வது மிகவும் சவாலாக பணியாக இருந்தது. 18வயதுக்கு மேற்பட்ட இந்திய மக்கள் தொகைக்கு தடுப்பூசிபோட இரண்டு பில்லியன் தடுப்பூசிகள் தேவைப்பட்டன. 2021-2022 பட்ஜெட்டில், இந்திய அரசாங்கம் கொரோனா-19 தடுப்பூசிகளுக்கு 235 பில்லியன் தொகையை ஒதுக்கியுள்ளது. 3 ஜனவரி 2021 அன்று, இந்திய மருந்து கட்டுப்பாட்டாளர் இரண்டு உள்நாட்டு கொரோனா-19 தடுப்பூசிகளான கோவிஷில்ட் (COVISHIELD) மற்றும் (COVAXIN), அவசரகால சூழ்நிலைகளில் கட்டுப்படுத்தப்பட்ட பயன்பாட்டிற்காக அனுமதி வழங்கியது. 10 ஜனவரி 2021அன்று, மத்திய அரசு தனது முதல் கொள்முதல் ஆணையை வழங்கியது.

ஏப்ரல் 2021 இல், தடுப்பூசிகளின் எணிக்கையை விரிவுபடுத்துவதற்காக இந்தியாவில் மருத்துவச் சோதனைகளுக்கான தேவையை அரசாங்கம் தள்ளுபடி செய்தது. மருந்து சோதனைகள் என்பது ஒரு குறிப்பிட்ட நாட்டைச் சேர்ந்த பங்கேற்பாளர்களுக்குத் தடுப்பூசியின் செயல்திறனை மதிப்பிடுவதற்காக நடத்தப்படும் உள்ளூர் மருத்துவப் பரிசோதனைகள் ஆகும். தடுப்பூசிகளும் பிற மருந்துகளும் இந்திய மக்களில் வித்தியாசமாக செயல்படுவதால் இது முக்கியமான பரிசோதனையாகும்.

இதைத் தொடர்ந்து, ரஷ்யாவில் தயாரிக்கப்பட்ட ஸ்புட்னிக் தடுப்பூசியை இறக்குமதி செய்ய டாக்டர் ரெட்டீஸ் ஆய்வகத்திற்கு அனுமதி வழங்கப்பட்டது. மற்றொரு நிறுவனத்திற்கும் இந்தத் தடுப்பூசியை மொத்தமாக நிரப்ப தயாராக பயன்படுத்தி தயாரிக்க அனுமதி வழங்கப்பட்டது. மாடர்னா தடுப்பூசியை அமெரிக்காவிலிருந்து இறக்குமதி செய்ய சிப்லா லிமிடெட் நிறுவனத்திற்கு அரசாங்கத்தின் அனுமதி கிடைக்கப் பெற்றது. உள்நாட்டு உற்பத்தி திறனை அதிகரிக்கவும் அரசு நடவடிக்கை எடுத்துள்ளது. சீரம் இந்தியா நிறுவனம் மற்றும் பாரத் பயோடெக் ஆகியவற்றிற்கு தடுப்பூசி வாங்குவதற்கான முன் பணம் இந்தியா வழங்கியது. 300 மில்லியன் தடுப்பூசிகளை இந்திய நிறுவனமான பயோலாஜிக்கல் ஈ நிறுவனத்திடம் இருந்து அரசாங்கம் கொள்முதல் செய்ய ஆணையை வழங்கியது. வழங்கப்பட்ட நிதி தடுப்பூசி

ஆலையின் உற்பத்தி திறனை அதிகரிக்க பயன்படுத்தப்பட்டது.

மிஷன் கோவிட் சுரக்ஷா' திட்டத்தின் கீழ் உள்நாட்டு உற்பத்தியாளர்களுக்கு நிதியுதவி வழங்கப்பட்டது. இந்தியன் இம்யூனாலஜிகல்ஸ் லிமிடெட், பாரத் இம்யூனாலஜிகல்ஸ் லிமிடெட் மற்றும் ஹாஃப்கின் இன்ஸ்டிடியூட் ஆகிய மூன்று அரசு நிறுவனங்கள், கோவாக்சின் தயாரிப்பதற்கான தொழில்நுட்பத்தை பரிமாறிக்கொண்டன. இருப்பினும், இந்திய அரசாங்கத்தால் தடுப்பூசியின் விலை நிர்ணயிக்கப்பட்டது. முக்கியமான மூலப்பொருட்களின் பற்றாக்குறை மற்றும் சீரம் இந்தியா நிறுவனத்தின் ஒரு பகுதி தீயினால் சேதம் ஆகியவை தடுப்பூசி உற்பத்தியை அதிகரிக்க வழி வகுத்தன.

தடுப்பூசி பெறுபவர்களின் முன்னுரிமை

இந்தியாவின் மிகப்பெரிய மக்கள் தொகை, தடுப்பூசி வழங்கல், மனிதவளம் மற்றும் உள்கட்டமைப்பு ஆகியவற்றில் உள்ள தடைகள் மற்றும் தொற்றுநோயின் வளர்ந்து வரும் தன்மை ஆகியவற்றைக் கருத்தில் கொண்டு, தடுப்பூசியை ஓவ்வொரு கட்டமாக வெளியிட திட்டமிட்டது. தடுப்பூசி திட்டம், கொரோனா-19க்கான தடுப்பூசி நிர்வாகம் குறித்த தேசிய நிபுணர் குழு (National expert group on vaccine administration for COVID 19-NEGVAC) வழி நடத்தியது என்று திரு.ராஜேஷ் பூஷன் அவர்கள் கூறினார்.

கொரோனா-19 உடன் தொடர்புடைய இறப்பு எண்ணிக்கை மற்றும் நோயுற்ற தன்மையைக் குறைக்கும் வகையில், கொரோனா-19 தடுப்பூசிகளைப் பயன்படுத்த பயனாளிகளுக்கு முன்னுரிமை அளிக்கப்பட்டது. இது சுகாதார மற்றும் முன்னணி பணியாளர்கள் மற்றும் கூட்டு நோய்கள் கூடிய வயதானவர்களை முன்னிலைப்படுத்தியது.

கொரோனா-19 தொடர்பான இறப்பு விகிதத்தை ஆய்வு செய்ததில், 60 வயதுக்கு மேற்பட்டவர்கள் 45 முதல் 59 வயதுக்கு இடைப்பட்டவர்கள், நீரிழிவு, உயர் இரத்த அழுத்தம் மற்றும் இருதய மற்றும் சுவாச நோய்கள் போன்ற கூட்டு நோய்கள் உள்ளவர்களில் பெரும்பாலான இறப்புகள் ஏற்பட்டது.

தடுப்பூசி நிர்வாகம் குறித்த தேசிய நிபுணர் குழுவின் (NEGVAC) வழிகாட்டுதலின் அடிப்படையில், இந்தியா தனது தடுப்பூசி இயக்கத்தை அதிக ஆபத்துள்ளவர்களில் தொடங்கியது: சுகாதார வழங்குநர்கள், சுகாதார அமைப்புகளில் உள்ள தொழிலாளர்கள், காவல் துறையினர் உட்பட முன்னணி ஊழியர்களுக்குத் தடுப்பூசிகள் அளிக்கப்பட்டது. தடுப்பூசிகள் கிடைக்காததால், அறிவியல் சான்றுகள் மற்றும் உலகளாவிய நடைமுறைகளின் அடிப்படையில் தடுப்பூசி நிர்வாகம் குறித்த தேசிய நிபுணர் குழுவின் (NEGVAC) பரிந்துரையின் பேரில் மற்றவர்களுக்குத் தடுப்பூசிகள் அளிக்கப்பட்டது.

சுகாதார மற்றும் முன்னணி ஊழியர்களுக்குப் பிறகு,60 வயதுக்கு மேற்பட்டவர்கள் மற்றும் 45 முதல் 59 வயதுக்குட்பட்ட குறிப்பிட்ட கூட்டு நோய்கள் உள்ளவர்கள் தடுப்பூசிக்கு தேர்ந்தெடுக்கப்பட்டனர். இதற்குப் பிறகு, 45 வயதுக்கு மேற்பட்ட அனை வருக்கும் தடுப்பூசிகள் அளிக்கப்பட்டது, அதைத் தொடர்ந்து 18 வயதுக்கு மேற்பட்ட அனைவரும். 2022 ஆம் ஆண்டு ஜனவரி 3 ஆம் தேதி முதல் 15 முதல் 18 வயது வரை உள்ள குழந்தைகளுக்கும், 12 முதல் 14 வயது வரை உள்ள குழந்தைகளுக்கும், 2022 ஆம் ஆண்டு மார்ச் 16 ஆம் தேதி முதல் தடுப்பூசி போடப்பட்டது.

முதல் கட்டம்: உடல்நலம் மற்றும் முன்னணி பணியாளர்களைப் பாதுகாத்தல்

இந்தியா தனது தேசிய கொரோனா-19 தடுப்பூசி திட்டத்தை ஜனவரி 16, 2021 அன்று தொடங்கியது. "தொற்று நோய்க்கு எதிரான இந்தியாவின் போராட்டத்தில் ஒரு நீண்ட மற்றும் தீர்க்கமான கட்டத்தின் தொடக்கத்தை இன்று குறிக்கிறது,"என்று இயக்கத்தைத் தொடங்கி வைக்கும் போது பிரதமர் மோடி அவர்கள் கூறினார். கொரோனா-19 தடுப்பூசி, பட்டாசுகள், பூக்கள், பட்டாசுகள் மற்றும் பூஜையுடன் வரவேற்கப்பட்டது; பண்டிகையாக பல இடங்களில் திகழ்ந்தது.

திட்டத்தின் முதல் கட்டம் 30 மில்லியன் சுகாதார மற்றும் முன்னணி கொரோனா ஊழியர்களுக்குத் தடுப்பூசி போடுவதை நோக்கமாகக் கொண்டதது. டெல்லி எய்ம்ஸ் மருத்துவமனையில் 34 வயதான துப்புரவுப் பணியாளர் மணீஷ்குமார், இந்தியாவில் தடுப்பூசியைப் பெற்ற முதல் நபர் ஆனார். அச்சங்கள் இருந்தபோதிலும், தடுப்பூசி வெளியிடப்பட்ட முதல் நாளில் கிட்டத்தட்ட 2,00,000தொழிலாளர்கள் தடுப்பூசி போட்டுக் கொண்டனர்.

இந்தியாவில் முதல் 15 நாட்களில் 3 மில்லியன் மக்களுக்குத் தடுப்பூசி போடப்பட்டது. இதனை சாதிக்க அமெரிக்கா 18 நாட்களும், இங்கிலாந்து 36 நாட்களும் எடுத்துக்கொண்டன. முதல் மாதத்தில் 8.4 மில்லியன் மக்களுக்குத் தடுப்பூசி போடப்பட்டது.

20 மில்லியன் முன்னணி ஊழியர்களுக்கு (Frontline workers-FLWs) தடுப்பூசி போடுவது பிப்ரவரி 2, 2021 அன்று தொடங்கியது, 100 சதவீத தடுப்பூசிகள் இந்திய அரசால் கொள்முதல் செய்யப்பட்டு மாநில அரசுகளுக்கு இலவசமாக வழங்கப்பட்டன.

விவரங்கள் அடங்கிய டிஜிட்டல் தடுப்பூசி சான்றிதழ் வழங்கப்பட்டது. தடுப்பூசி போடப்பட்டப் பிறகு தடுப்பூசி போட்டுக்கொண்ட நபர் 30 நிமிடங்கள் கண்காணிக்கப்பட்டனர், ஏதேனும், பாதகமான எதிர் விளைவுகள் இல்லை என உறுதிப்படுத்தப்பட்ட பிறகு அனுப்பப்பட்டனர்.

இரண்டாவது கட்டம்: பாதிக்கப்படக்கூடியவர்களை பாதுகாத்தல்

அமைப்புகள் மற்றும் செயல்முறைகள் உறுதிப்படுத்தப்பட்டதால், நோய்த் தடுப்பு பிரச்சாரம் மார்ச் 1, 2021 முதல் விரிவுபடுத்தப்பட்டது. இந்த கட்டம், மிகவும் பாதிக்கப்படக்கூடிய 270 மில்லியன் மக்களைப் பாதுகாப்பதை நோக்கமாகக் கொண்டது. இதில் 60 வயது அல்லது அதற்கு மேற்பட்ட வயதுடையவர்கள் மற்றும் 45 வயது அல்லது அதற்கு மேற்பட்டவர்கள் 20 குறிப்பிடப்பட்ட கூட்டு நோய்கள் உள்ளவர்களை பாதுகாக்கும் நோக்கமாகக் கொண்டது. கோவின் (CoWIN) இணைய முகப்பு மூலம் சுய-பதிவு மற்றும் சந்திப்புகள் மூலம் குடிமக்களுக்குத் தடுப்பூசிகள் போடப்பட்டது. இந்த கட்டத்தின் முதல் நாளே பிரதமர் மோடி அவர்களுக்குத் தடுப்பூசி போடப்பட்டது. அவர் உள்நாட்டில் உருவாக்கப்பட்ட கோவாக்சினை விரும்பினார்.

ஆரம்பத்தில், தடுப்பூசி மையங்கள் அரசு சுகாதார நிலையங்களில் தடுப்பூசிகள் போடப்பட்டது. அதைத் தொடர்ந்து, தனியார் மருத்துவமனைகளும் ஒரு தடுப்பூசிக்கு ரூபாய் 250 என்ற விகிதத்தில் வசூலிக்கப்பட்டது.

ஆரம்பத்தில், தடுப்பூசிகள் முன் பதிவு செய்யப்பட்ட பயனாளிகளுக்கு ஒதுக்கப்பட்ட தேதி மற்றும் நேரத்தின்படி மட்டுமே வழங்கப்பட்டன. இருப்பினும், ஆரம்பத்தில் குறைந்த எண்ணிக்கையில் பதிவு மற்றும் சந்திப்புகளை கருத்தில் கொண்டு, இரண்டாவது வாரத்தில் இருந்து பதிவு இல்லாமல் தடுப்பூசிகளை பெற்றுக்கொள்ள அனுமதிக்கப்பட்டனர்.

மூன்றாம் கட்டம்: தடுப்பூசி தயக்கத்தை முறியடித்தல்

மூன்றாம் கட்ட கொரோனா-19 தடுப்பூசி இயக்கம் ஏப்ரல் 1, 2021 அன்று தொடங்கியது, 45 வயதுக்கு மேற்பட்ட அனைத்து நபர்களும் தடுப்பூசிக்கு தகுதியானவர்கள். ஆனால், அதற்குள் மக்களின் ஆரம்ப உற்சாகம் குறைந்துவிட்டது. தடுப்பூசிகளின் செயல்திறன் மற்றும் பாதுகாப்பு பற்றிய கேள்விகள் மக்களை சந்தேகிக்க வைத்தன. தடுப்பூசி மையங்களில் இருந்து தூரம், கோவின் (CoWIN) இணைய முகப்பு தொழில் நுட்பக்கோளாறுகள், தடுப்பூசிக்குப் பிறகு காய்ச்சல் மற்றும் அதன் விளைவாக ஊதிய இழப்பு மற்றும் 45 முதல் 59 வயதுக்குட்பட்ட நபர்களின் உடல் நலப் பிரச்சினைகள் குறித்து மருத்துவரின் சான்றிதழ் தேவை ஆகியவை தடுப்பூசிகளை எடுப்பதில் மக்களின் ஆர்வத்தை முடக்கியது. பல மாதங்களாக நோய் பரவல் குறைவு தடுப்பூசி அலட்சியத்திற்கும் வழிவகுத்தது.

தடுப்பூசி இயக்கத்தை விரைவுபடுத்த, முன்னறிவிப்பற்ற வருகை மூலம் தடுப்பூசிகள் வழங்கப்பட்டன; புதிய தடுப்பூசி மையங்கள் அமைக்கப்பட்டன.

சில மாநிலங்கள் தடுப்பூசிகள் பற்றிய அச்சத்தைப் போக்க ஆலோசனை மையங்களை அமைத்தன. அரசாங்கம் தனது வீட்டிற்கு அருகில் கோவிட் தடுப்பூசி மையங்கள் (Near to Home COVID Vaccination Centres-NHCVC) திட்டத்தையும், பணியிடத்தில் நோய்த்தடுப்பு மருந்துகளையும் அறிமுகப்படுத்தியது.

தடுப்பூசி குழுக்கள் அணுக முடியாத பகுதிகள் மற்றும் தயக்கமுள்ள மக்களை அடைய வீர முயற்சிகளை மேற்கொண்டன. ஜம்மு மற்றும் காஷ்மீரில் உள்ள சிறப்புக் குழுக்கள், கோடைக்காலத்தில் காஷ்மீர் மலைக்கு இடம் பெயரும் குஜ்ஜர்கள் மற்றும் பகர்வால்களின் கிராமங்களை அடைய, கால்நடையாகவும் குதிரையிலும் மணிக்கணக்கில் பயணம் செய்தனர். அருணாச்சல பிரதேசத்தில் உள்ள தவாங் மாவட்டத்தின் துணை ஆணையர், 14,000 அடி உயரத்தில் வாழும் காட்டு எருது மேய்ப்பர்களான ப்ரோக்பாஸை (Brokpas) அடைய ஒன்பது மணி நேரம் மலையேற்றம் செய்தார்.

மேகாலயாவில் அனைத்துப் பெண்களும் அடங்கிய குழு, அட்டைகள் மற்றும் பாம்புகளால் பாதிக்கப்பட்ட பகுதியில் மழை மற்றும் சேறுகளுக்கு மத்தியில் மற்றும் பல மணி நேரம் மலையேற்றம் செய்து தொலைதூர கிராமங்களுக்குத் தடுப்பூசிகளை எடுத்துச் சென்றனர். சுகாதார ஊழியர்கள் தங்கள் இருசக்கர வாகனங்களில் தடுப்பூசி குப்பிகளை எடுத்துச்சென்றனர்; விவசாய பண்ணைகள், ரேஷன் கடைகள், கோயில்கள், சாலையோர மரங்கள், பேருந்து, திருமணத் தளங்கள் மற்றும் தகுதியானவர்களைக் கண்டறிந்த இடங்களில் தடுப்பூசி போட்டனர்,

தடுப்பூசி இயக்கத்திற்கு ஊக்கமளிக்கும் வகையில் 11 ஏப்ரல் 2021 முதல் நான்கு நாள் ஒருங்கிணைந்த பிரச்சாரம், தீக்கா உத்சவ் (தடுப்பூசி விழா) ஒன்றை பிரதமர் மோடி அவர்கள் முன்மொழிந்தார். தீக்கா உத்சவின் போது 10 மில்லியனுக்கும் அதிகமான மக்களுக்குத் தடுப்பூசி போடப்பட்டது.

நான்காவது கட்டம்: பற்றாக்குறையை எதிர்த்தல்

2021 ஏப்ரல் மற்றும் மே மாதங்களில் புதிய சவாலான தடுப்பூசிகளின் பற்றாக்குறை ஏற்பட்டது. இந்தியாவில் கொரோனா-19 தொற்றுக்களின் எண்ணிக்கை உயர்வு இருந்தது. ஏப்ரல் 1, 2021 அன்று 80,000 தொற்றுக்களின் எண்ணிக்கை இருந்து, 6 மே 2021 அன்று 4,14,000 தொற்றுக்களின் எண்ணிக்கை உயர்ந்தது. இந்த எண்ணிக்கை உயர்வு உலகளவில் இது வரை இல்லாத அதிகபட்ச மாகும். ஜூன் 9, 2021 அன்று இறப்பு எண்ணிக்கை 6,148 ஆக உயர்ந்தது. நோய்த் தொற்றுகளின் எண்ணிக்கை உயர்வு மக்களை தடுப்பூசி மையங்களை நோக்கி அழைத்துச் சென்றது.

இதனால் தடுப்பூசி உத்தியை அரசாங்கத்திற்குள் மறுபரிசீலனை செய்ய வழி வகுத்தது. இது தாராளமயமாக்கப்பட்ட விலை நிர்ணயம்

மற்றும் துரிதப்படுத்தப்பட்ட தேசிய கொரோனா-19 தடுப்பூசி உத்தியை 19 ஏப்ரல் 2021 அன்று அறிவித்தது. இது மே 1, 2021 முதல் நடைமுறைக்கு வந்தது. இந்த உத்தி 18 வயதுக்கு மேற்பட்ட அனைவருக்கும் தடுப்பூசியை எடுத்துக்கொள்ள அறிவுறுத்தப்பட்டது.

மாநிலங்கள் தங்கள் சொந்த முன்னுரிமையின்படி தடுப்பூசிகளை வாங்கவும் செலுத்தவும் அனுமதிக்க வேண்டும் என்ற கோரிக்கையையும் மத்திய அரசு ஏற்றுக்கொண்டது. புதிய கொள்கையானது, மாநிலங்கள் மற்றும் தனியார் மருத்துவ மனைகளில் இருந்து அதிக கட்டணத்தை வசூலிக்க ஒரு சாளரத்தை வழங்குவதன் மூலம் தடுப்பூசி உற்பத்தியாளர்கள் அதிக அளவு தடுப்பூசிகளை உற்பத்தி செய்ய ஊக்குவிக்கும் நோக்கமாகக் கொண்டது.

புதிய உத்தி தடுப்பூசி இயக்கத்தை ஒரு கலப்பு-முறை செயல்பாடாக மாற்றியது. சுகாதாரப் பணியாளர்கள், முன்னணிப் பணியாளர்கள் மற்றும் 45-க்கும் மேற்பட்டமக்களுக்கு இலவசமாக தடுப்பூசி வழங்க மத்திய அரசு மாநிலங்களுக்குத் தடுப்பூசிகளை வழங்கியது. 18-44 வயதுக்குட்பட்ட 23 வயதிற்குட்பட்டவர்களைக் கொள்முதல் செய்து தடுப்பூசி போடும் பொறுப்பு மாநில அரசுகளுக்கு ஒதுக்கப்பட்டது.

மத்திய மருந்து ஆய்வகங்கள் (Central Drug Laboratories-CDL) நிறுவனம் வெளியிடும் தடுப்பூசிகளின் மாதாந்திர ஒதுக்கீட்டில் 50 சதவீதத்தை மத்திய அரசுக்கும், மீதமுள்ளவை மாநில அரசுகள் மற்றும் தனியார் மருத்துவமனைகளுக்கும் முன்கூட்டியே அறிவிக்கப்பட்ட விலையில் வழங்க உற்பத்தியாளர்கள் கேட்டுக் கொள்ளப்பட்டனர். இறக்குமதி செய்யப்பட்ட தடுப்பூசிகளை இந்திய அரசு வாங்கவில்லை. ஆனால் தனியார் மருத்துவமனைகள், பெருநிறுவனங்கள் மற்றும் பிற அரசு சாரா நிறுவனங்கள் அவற்றை வாங்குவதற்கும் பயன்படுத்துவதற்கும் அனுமதிக்கப்பட்டன.

புதிய கொள்கையானது கூடுதலாக 940 மில்லியன் மக்களை ஒரே இரவில் தடுப்பூசிக்கு தகுதியுடையதாக்கியது. இருப்பினும், தடுப்பூசிகளின் எண்ணிக்கை அதிகரிக்கபட்டவில்லை.

இந்திய உற்பத்தியாளர்களிடமிருந்து போதுமான அளவு தடுப்பூசி அளவை மாநிலங்களால் வாங்க முடியவில்லை. சர்வதேச சந்தைகளில் கொள்முதல் முயற்சிகளும் தோல்வியடைந்தன. .45 வயதுக்கு மேற்பட்டவர்கள் உட்பட அனைவருக்கும் தடுப்பூசிபோடுவது கடினமாக இருந்தது.

தடுப்பூசிகளின் விநியோகம் குறைந்ததால், மே 2021 இல் வழங்கப்பட்ட தடுப்பூசிகளின் தினசரி சராசரி அளவு, 2021 ஏப்ரல் 1 முதல் ஏப்ரல் 10 வரை வழங்கப்பட்ட 3.65 மில்லியன் தடுப்பூசிகளின் எண்ணிக்கையை விட

1.8 மில்லியனாகக் குறைந்தது. மோசமான திட்டமிடல், தடுப்பூசிகளை குறைந்த அளவில் கொள்முதல் செய்தல், தடுப்பூசிகளை தாமதமாக கொள்முதல் செய்தல் மற்றும் தடுப்பூசி கொள்கை முதலியவை கவனத்தில் கொள்ளாததால் குற்றம் சாட்டப்பட்டது.

இந்திய அரசாங்கத்தின் தடுப்பூசி இராஜதந்திரமும் பற்றாக்குறைக்கு பங்களித்ததாக குற்றம் சாட்டப்பட்டது. தடுப்பூசி தயாரிப்பு வரிசையில் இந்தியாவின் மிகப்பெரிய உற்பத்தித் திறன்களை பட்டியலிடாதது விமர்சகர்களால் சுட்டிக் காட்டப்பட்ட மற்றொரு தோல்விக்கு காரணமாகும். கோவாக்சின் தயாரிப்பதற்கு நான்கு நிறுவனங்களுக்கு நிதியுதவி, உரிமைகளை வழங்குவதற்கான அரசாங்கத்தின் முன் முயற்சியும் மற்றும் தடுப்பூசி மிகவும் தாமதமாக வந்ததால் விமர்சிக்கப்பட்டது.

விரைவான முதல் விரல்

பற்றாக்குறை காரணமாக, இணையத்தின் மூலம் தடுப்பூசி போடுவதற்கான கால அளவை முன்பதிவு செய்வது சவாலான பணியாக மாறியது. பிரபல தொலைக்காட்சி நிகழ்ச்சியான கவுன்பனேகா கரோட் பதியில் 'விரைவான விரல் முதலில்' விளையாட்டை விளையாடுவதற்கு ஒப்பானது என்று சிலர் புகார் தெரிவித்தனர்.

தடுப்பூசியைப் பெற்றவர்களில் ஒருவரான திருவாளர் சினேகா அவர்கள், கொரோனா-19 தடுப்பூசிக்காக இணையத்தின் மூலம் தடுப்பூசி முன்பதிவு செய்ய ஒரு நாள் எடுத்ததாகவும், மூன்று வினாடிகளில் இடங்கள் எவ்வாறு நிரப்பப்படுகின்றன என்றும் கூறினார். 18 முதல் 45 வயதுக்குட்பட்டவர்களில் தடுப்பூசி தொடங்கப்பட்டதில் தீவிர தடுப்பூசி ஆர்வம் காணப்பட்டது என்று திரு. அகில் அரோரா அவர்கள் கூறினார். அருகிலுள்ள மாநிலங்களைச் சேர்ந்தவர்கள் வருவதால் கோவிட் 19 தடுப்பூசி மையங்களில் (COVID 19 Vaccination Centre-CVC) கூட்டம் அதிகமாக காணப்பட்டது என்று டாக்டர் முத்தம்மா அவர்கள் கூறினார். இந்த காலகட்டத்தில் காவல்துறையை பயன்படுத்த வேண்டியிருந்தது என்று திரு. பாஸ்கர் அவர்கள் கூறினார்.

இந்த கட்டத்தில் எதிர் கொள்ளப்பட்ட சவால்களையும் டாக்டர் பார்த்திபன் அவர்கள் நினைவு கூர்ந்தார். கோவின் (CoWIN) இணைய முகப்பின் அதிக பயன்பாட்டினால் சரிவர இயங்கவில்லை. மக்கள் மணிக்கணக்கில் ரகசிய குறியீட்டிற்காக சிக்கித் தவித்தனர். ட்விட்டரில், ரகசிய குறியீட்டிற்காக காதித்திருந்தோம் (#Waiting For OTP) என்ற போக்கு இயல்பாக காணப்பட்டது, அதைத் தொடர்ந்து பல நகைச்சுவைகள் வந்தன. சில தொழில்நுட்ப ஆர்வமுள்ள இளைஞர்கள் மழுப்பலான சந்திப்புகளுக்கு குறியீடுகளை எழுதுவதையும் நாடினர்.

மீண்டும் திருப்பம் (Uturn)

புதிய தாராளமயமாக்கப்பட்ட கொள்கையை நீண்ட காலம் நீடிக்க முடியவில்லை, தடுப்பூசிகளுக்கான நிதி, கொள்முதல் மற்றும் தளவாடங்களை நிர்வகிப்பதில் பலமாநிலங்கள் தங்கள் சிரமங்களை வெளிப்படுத்தின. சிறிய தனியார் மருத்துவமனைகள் தடுப்பூசிகளைப் பாதுகாப்பதில் சிரமங்கள் இருந்ததாக புகாரளித்தன. இந்த கட்டத்தில்தான் தடுப்பூசி கொள்கை தலைகீழாக மாறியது. 2021ஆம் ஆண்டு ஜூன் 21 ஆம் தேதி முதல் தடுப்பூசி போடும் பயிற்சியை மேற்கொள்ள மத்திய அரசு முடிவு செய்தது. புதிய வழி காட்டுதல்களின்படி, இந்தியாவில் தயாரிக்கப்பட்ட தடுப்பூசிகளில் 75 சதவீதத்தை இந்திய அரசு வாங்கத் தொடங்கியது. இவை மாநிலங்க அவற்றின் விகிதச் சார்பு இலக்கு, மக்கள் தொகை மற்றும் நுகர்வு முறை ஆகியவற்றின் அடிப்படையிலும் தடுப்பூசி வீணாவதைத் தடுக்கும் வகையில் இலவசமாக வழங்கப்பட்டன.

குழந்தைகளைப் பாதுகாத்தல் மற்றும் சுகாதாரப்பணியாளர்கள் மற்றும் முதியோர்களின் நோய் எதிர்ப்புச்சக்தியை அதிகரித்தல் இந்தியாவின் தடுப்பூசி இயக்கத்தின் மற்றொரு கட்டம் 2022இல் கொரோனா-19இன் மூன்றாவது அலையை ஏற்பட்டது. 25 டிசம்பர் 2021 அன்று, 15 வயது மற்றும் அதற்கு மேற்பட்ட குழந்தைகளுக்குத் தடுப்பூசி போடுவது 3 ஜனவரி, 2022 முதல் தொடங்கும் என்று பிரதமர் மோடி அவர்கள் அறிவித்தார். முன்னணிப் பணியாளர்கள் மற்றும் 60 வயது மற்றும் அதற்கு மேற்பட்ட கூட்டு நோய்கள் உள்ளவர்களுக்கு 'முன்னெச்சரிக்கை' அளவை வழங்கவும் முடிவு செய்யப்பட்டது. இந்தப் பிரிவில், 15 ஜனவரி 2022க்குள், 1,50,000 குழந்தைகள், 77,000 சுகாதாரப் பணியாளர்கள் மற்றும் 1,00,000 மூத்த குடிமக்களுக்கு நோய்த்தடுப்பு ஊசி போடப்பட்டது.

அடையப்பட்ட மைல் கற்கள் மற்றும் முன்னால் உள்ள சவால்கள்

கோவின் (CoWIN) இணைய முகப்பில் பல்வேறு வகையான காட்சி தரவுகளை ஒரே இடத்தில் காண்பிக்கும் படி, (#Sabko Vaccine Muft Vaccine) அமைக்கப்பட்டது. கொரோனா-19 தடுப்பூசி இயக்கத்தில், இந்தியா தொடர்ச்சியான மைல் கற்கள் இயக்கத்தைக் கண்டது. 13 ஏப்ரல் 2021க்குள் 186,18,62,924 தடுப்பூசிகளை வழங்கியதன் மூலம் பில்லியனைத் தாண்டியது. அதற்குள் முழுமையாக 841,301,909 மக்களுக்குத் தடுப்பூசி போடப்பட்டது. முதல் 100 மில்லியன் தடுப்பூசிகளை வழங்க 85 நாட்கள் ஆனது. அடுத்த 10 மில்லியன் தடுப்பூசிகளை வழங்க 45 நாட்களிலும், அடுத்த 10 மில்லியன் தடுப்பூசிகளை வழங்க 29 நாட்களிலும், அடுத்த 10 மில்லியன் தடுப்பூசிகளை வழங்க 24 நாட்களிலும் மற்றும் அடுத்த 10 மில்லியன் தடுப்பூசிகளை வழங்க 20 நாட்களிலும் செலுத்தப்பட்டது. அதன்பிறகு, இந்தியா 76 நாட்களில் 500 மில்லியனில் இருந்து ஒரு பில்லியன்

தடுப்பூசிகளை செலுத்தியது; பின்னர் 75 நாட்களில் 1.5 பில்லியன் தடுப்பூசி செலுத்தப்பட்டது. பிரதமர் மோடியின் பிறந்த நாளான செப்டம்பர் 17 அன்று 25 மில்லியனுக்கும் அதிகமான தடுப்பூசிகளை இந்தியா செலுத்தி உலக சாதனை படைத்துள்ளது.

16 ஜனவரி 2022 அன்று, இந்தியா தனது குடிமக்களுக்கு கொரோனா-19க்கு எதிராகத் தடுப்பூசிகளை வழங்கி ஒரு வருடத்தை நிறைவு செய்தது. உள்நாட்டு கொரோனா-19க்கு தடுப்பூசியை உருவாக்குவதில் இந்தியாவின் சாதனை குறித்த அஞ்சல் முத்திரையை வெளியிடப்பட்டது. சுமார் 1,572,229,080 நபர்களுக்குத் தடுப்பூசிகள் செலுத்தப்பட்டது; இதில் 65,67,73,758 நபர்கள் இரண்டு முறை தடுப்பூசிகளைப் பெற்றனர். மொத்தம் செலுத்தப்பட்ட தடுப்பூசிககளில் ஆண்களுக்கு 799,896,134 தடுப்பூசிகள் மற்றும் பெண்களுக்கு 763,462,966 தடுப்பூசிகள் செலுத்தப்பட்டது.

எவ்வாறாயினும், குடிமக்கள் மீண்டும் முகமூடி இல்லாத வாழ்க்கையை அடைய இந்தியா நீண்ட தூரம் செல்ல வேண்டி உள்ளது. தடுப்பூசி மருந்துகள் ஒரு வருடத்திற்கு மட்டுமே நோய் எதிர்ப்புச் சக்தி வழங்கும் என்று கருதியதால், தகுதியான நபர்களுக்கு இரண்டு தடுப்பூசிகள் வழங்கப்பட்டது.

பாதகமான நிகழ்வுகளைக் கண்காணித்தல்

நோய்த்தடுப்புக்குப் பின் ஏற்படும் ஒரு பாதகமான நிகழ்வு (Adverse Event Following Immunization-AEFI) என்பது நோய்த்தடுப்பு மருந்தினால் ஏற்படும் மருத்துவ நிகழ்வு ஆகும். இதை சிறிய, கடுமையான மற்றும் தீவிரமானவை என வகைப்படுத்தப்படுகின்றன. சிறிய விரும்பத்தகாத மருத்துவ நிகழ்வில், தடுப்பூசி உட்செலுத்தப்பட்ட இடத்தில் வீக்கம், வலி, காய்ச்சல், எரிச்சல் மற்றும் உடல் நலக் குறைவு போன்ற எதிர் வினைகளை உள்ளடக்கியது. கடுமையான விரும்பத்தகாத மருத்துவ நிகழ்வில், செயலிழக்கச் செய்யும் ஆனால் அரிதாக உயிருக்கு ஆபத்தானது. உதாரணமாக, ஒவ்வாமை மற்றும் அதிக காய்ச்சல் காணப்படும். தீவிர விரும்பத்தகாத மருத்துவ நிகழ்வில், நோயாளி மருத்துவமனையில் சேர்க்கப்பட வாய்ப்புள்ளது; குறிப்பிடத்தக்க இயலாமை மற்றும் மரணம் ஏற்படலாம்.

கொரோனா-19க்கு தடுப்பூசிகள் குறித்த வரையறுக்கப்பட்ட பாதுகாப்புத் தரவைக் கருத்தில் கொண்டு, தடுப்பூசியினால் ஏற்படும் பாதகமான நிகழ்வுகளை (AEFI) கண்காணிப்பதும், தடுப்பூசிகளின் பாதுகாப்பு விவரத்தை நன்றாகப் புரிந்து கொள்வதும் முக்கியமானது. மக்களிடம் நம்பிக்கையைப் பெறுவதும், தடுப்பூசிகள் குறித்த அச்சத்தைத் தடுப்பதும் முக்கியமாகும். முறையான பயிற்சி மூலம் பாதகமான நிகழ்வுகளை தடுக்க முயற்சிகள் மேற்கொள்ளப்பட்டன.

கோவின் (CoWIN) இணைய முகப்பில் தடுப்பூசியினால் ஏற்படும் பாதகமான நிகழ்வுகள் பற்றி புகாரளிப்பதற்கான ஏற்பாடு செய்யப்பட்டுள்ளது.

அனைத்து பாதகமான நிகழ்வுகளையும் தெரிவிக்க வேண்டும் என்பது கட்டாயமாக்கப்பட்டுள்ளது. தடுப்பூசி போடுபவர்கள் மற்றும் மேற்பார்வையாளர்கள் தடுப்பூசியினால் ஏற்படும் பாதகமான நிகழ்வுகளுக்கு முதன்மை சிகிச்சை அளிக்க பணிக்கப்பட்டுள்ளனர். கூடுதல் சிறப்பு கவனிப்பு தேவைப்படும் நபர்களுக்கு அருகிலுள்ள சுகாதார நிலையத்திற்கு பரிந்துரைக்கப்படுகின்றன.

தடுப்பூசியினால் ஏற்படும் பாதகமான நிகழ்வுகளின் எண்ணிக்கை குறைவாக இருந்தது மற்றும் அவற்றில் பெரும்பாலானவை சிறிய பாதிப்புக்கள் என வகைப்படுத்தப்பட்டன. ஏப்ரல் 14, 2022இல், இதன் விகிதம் 0.005 சதவீதமாகும்.

தடுப்பூசி அரசியல்

கோவிட்-19 தடுப்பூசி இயக்கம் பரபரப்பான அரசியல் விவாதத்தைக் கண்டது. தடுப்பூசி போட ஆரம்பித்த போது, சில அரசியல் தலைவர்கள் கட்டாய சோதனைகளை முடிக்காமல் தடுப்பூசிகளை வழங்குவதன் மூலம் மக்களை ஆய்வக எலிகள் மற்றும் சீமைப் பெருச்சாளி போன்றவர்கள் என்று கூறி தடுப்பூசிகளை அவமதிக்க வேண்டும் என முயற்சி செய்தனர். இலவச தடுப்பூசி இயக்கத்தில் "நன்றி மோடி ஜி" பிரச்சாரம் குறித்து எதிர்க்கட்சிகளும் அரசாங்கத்தை விமர்ச்சித்தன. தடுப்பூசி சான்றிதழில் பிரதமரின் படம் உள்ளது பற்றி விமர்ச்சிக்கப்பட்டது.

அனைவருக்கும் தடுப்பூசிகளை இலவசமாக வழங்க வேண்டும் என்ற கோரிக்கையில் அரசின் கவனம் திரும்பியது. தடுப்பூசிகளை பெற கோவின் (CoWIN) இணைய முகப்பில் பதிவு அவசியம் என்பது ஏழைகள் மற்றும் கிராமப்புற குடிமக்களுக்கு எதிரானது என விமர்சிக்கப்பட்டது

கோவின் தடுப்பூசி அனைவருக்கும் திறக்கப்பட்டபோது அடுத்த அரசியல் மந்தநிலை காணப்பட்டது. பல மாநிலங்கள் மத்திய அரசின் முன்னுரிமை அணுகுமுறையை விமர்சித்தன மற்றும் தடுப்பூசிகளை வாங்குவதற்கும் செலுத்துவதற்கும் சுதந்திரம் கோரின.

மத்திய அரசு மாநிலங்களின் கோரிக்கையை ஏற்றுக்கொண்டபோது, அதன் அரசியல் எதிரிகள் இந்தக் கொள்கையை 'நம்முடைய சிந்தனையில்லாதது மற்றும் ஒரு தீர்வைக் காட்டிலும்' புத்திசாலித்தனமான அரசியல் தந்திரம்' என்று விமர்சித்தனர். இந்தக் கொள்கையானது அதை ஒரு 'விற்பனையாளர் சந்தையாக' மாற்றியதற்காகவும், 'மாநிலங்களுக்கிடையில் பலவீனமான போட்டியை' ஏற்படுத்தியதற்காவும் 'அனைவருக்கும் இலவசம் என்ற அவநம்பிக்கையான அவசரத்தைத்' தூண்டியதற்காகவும் விமர்சிக்கப்பட்டது. மத்திய அரசு தனது பொறுப்பை கைவிட்டு, மாநிலங்களுக்கு பணத்தை அனுப்பியதாக குற்றம் சாட்டப்பட்டது.

மறுபுறம், புதிய கொள்கையானது தடுப்பூசிகளின் விலை, கொள்முதல், தகுதி மற்றும் நிர்வாகம் ஆகியவற்றை நெகிழ்வானதாகவும் திறந்ததாகவும் மாற்றியுள்ளதாக மத்திய அரசு வாதிட்டது. பல அரசியல் தோரணைகளுக்குப் பிறகு, தடுப்பூசிகளை வழங்குமாறு மாநிலங்கள் மீண்டும் மத்திய அரசை நாடின. மாநிலங்களின் கோரிக்கையை பிரதமர் மோடி அவர்கள் ஏற்றுக் கொண்டார். மத்திய அரசின் திட்டத்தின் கீழ் ஏழைகள், கீழ்நடுத்தர வர்க்கம், நடுத்தர வர்க்கம் அல்லது உயர் நடுத்தர வர்க்கம் என அனைவருக்கும் இலவச தடுப்பூசிகள் வழங்கப்படும் என நாட்டு மக்களுக்கு ஆற்றிய உரையில் கூறினார்கள்.

எந்தவொரு வெகுஜன தடுப்பூசி இயக்கமும் வெற்றிகரமாக இருக்க பல வலிமையான சவால்களை கடக்க வேண்டும்; இந்த சவால்கள் தடுப்பூசி போட்டுக்கொள்ள தயக்கம் மற்றும் ஆர்வமுள்ளவர்கள் மூலம் முன் வைக்கப்படுகின்றன; நியாயமான மற்றும் சமமான முறையில் தடுப்பூசிகள் கிடைப்பது அடுத்த வலிமையான சவால்களாகும்; அடுத்த அத்தியாயம் தொற்று நோய்களுக்கு எதிரான போராட்டத்தின் முக்கியமான அம்சங்களுக்காக அர்ப்பணிக்கப்பட்டுள்ளது.

REFERENCES

1. The BMJ. India's challenges with Covid-19 vaccination [online]. The BMJ. 2021. Available from: https://blogs.bmj.com/bmj/2021/06/03/indias-challenges-with-covid-19-vaccination/

2. Kapur K. India's historic vaccination drive: Evaluating the stakes, hurdles and opportunities [online]. ORF. 2021. Available from: https://www.orfonline.org/research/india-historic-vaccination-drive-evaluating-stakes-hurdlesopportunities/#_ednref5

3. Sharma P, Pardeshi G. Rollout of COVID-19 vaccination in India: A SWOT analysis. Disaster Medicine and Public Health Preparedness. 6 April 2021. 1–4.

4. Bhatia V. Explained: What is eVIN, and how will it be used for distributing Covid-19 vaccines? [Internet]. The Indian Express. 2020 [cited 16 January 2022]. Available from: https://indianexpress.com/article/explained/what-is-evin-and-how-will-it-be-used-for-distributing-covid-19-vaccine7065083/

5. Electronic Vaccine Intelligence Network (eVIN) [Internet]. Nhp. gov.in. 2021 [cited 16 January 2022]. Available from: https://www.nhp.gov.in/electronic-vaccine-intelligence-network(evin)_pg/

6. ET Bureau. India has done well in development of vaccines: Health Minister Harsh Vardhan [Internet]. The Economic Times. 2021 [cited 16 January 2022]. Available from: https://economictimes.indiatimes.com/industry/healthcare/biotech/healthcare/india-has-done-well-in-the-development-ofvaccines-health-minister-harsh-vardhan/articleshow/80174116.cms?utm_source=contentofinterest&utm_medium=text&utm_campaign=cppst

7. Srivastava RK, Ish P. COVID. The initial experience of COVID-19 vaccination from a tertiary care centre in India. Monaldi Archives for Chest Disease. 31 March 2021.

8. Times of India [Internet]. Covid-19: India vaccinates 54.7% healthcare workers registered on CoWin platform. Accessed: 22 February 2021. Available from: https://timesofindia.indiatimes.com/india/covid-19-india-vaccinates-54-7-healthcareworkers-registered-on-cowin-platform/articleshow/80725869.cms

9. Mohfw.gov.in. 2020. Guidance note for COWIN 2.0. [online] Available from: https://www.mohfw.gov.in/pdf/GuidancedocCOWIN2.pdf[Accessed 7 August 2021].

10. Centre Affidavit. Vaccine Policy in Supreme Court in Civil Writ 3 of 2021 [Internet]. Livelaw.in. 2021 [cited 16 January 2022]. Available from: https://www.livelaw.in/pdf_upload/centre-affidavit-vaccine-policy-395568.pdf

11. Leroy Leo and Goutam Das, 'Is India Ready to Deliver a Vaccine to a Billion People?' LiveMint, 12 October 2020.

12. Brendan Borrell. The tree that could help stop the pandemic. The Atlantic, 21 October 2020, https://www.theatlantic.com/science/

archive/2020/10/single-tree-species-may-hold-key-coronavirus-vaccine/616792/

13. Kumar V M, S R Pandi-Perumal, I Trakht, S P Thyagarajan. Strategy for COVID-19 vaccination in India: the country with the second-highest population and number of cases. NPJ Vaccines. 2021 April;6(1):1–7.

14. Bagcchi S. The world's largest COVID-19 vaccination campaign. The Lancet Infectious Diseases. 2021 March;(3):323.

15. Naik S. et al. A COVID-19 Vaccine deployment strategy for India. Indian Public Policy Review. 2020;1(2): 42–58.

16. NPR.org. 2021. India is the world's biggest vaccine maker. Yet only 4% of Indians are vaccinated. [online] Available from: https://www.npr.org/sections/goatsandsoda/2021/06/29/1011022472/india-is-the-worldsbiggest-vaccine-maker-yet-only-4-of-indians-are-vaccinated[Accessed 11 August 2021].

17. COVID-19 vaccines operational guidelines [Internet]. Main. mohfw.gov.in. 2020 [cited 2 August 2021]. Available from: https://main.mohfw.gov.in/sites/default/files/COVID19VaccineOG111Chapter16.pdf

18. Updates on COVID-19. Ministry of Health and Family Welfare, June 2020. https://pib.gov.in/PressReleasePage.aspx?PRID=1628696

19. Pandey A, Sah P, Moghadas SM, Mandal S, Banerjee S, Hotez PJ, Galvani AP. Challenges facing COVID-19 vaccination in India: Lessons from the initial vaccine rollout. Journal of Global Health. 2021;11.

20. Time. 2021. India's vaccine rollout stumbles as COVID-19 cases decline. That's bad news for the rest of the world. [online] Available from:https://time.com/5940963/india-covid-19-vaccine-rollout/[Accessed 11 August 2021].

21. Times of India. 2021. Karnataka: In Yadgir, officials jab people in farms, PDS shops | Bengaluru News. Times of India. [online] Availablefrom:https://timesofindia.indiatimes.com/city/bengaluru/karnataka-in-yadgir-officialsjab-people-in-farms-pds-shops/articleshow/83942925.cms[Accessed 9 August 2021].

22. Who.int. 2021. WHO support in India. [online] Available from: https://www.who.int/india/who-support-in-india[Accessed 12 August 2021].

23. Revised guidelines for implementation of national COVID vaccination program [Internet]. Mohfw.gov.in. 2021 [cited 2 August 2021]. Available from:https://www.mohfw.gov.in/pdf/Revised-VaccinationGuidelines.pdf

24. CoWIN Dashboard [Internet]. Dashboard.cowin.gov.in. 2022 [cited 17 January 2022]. Available from: https://dashboard.cowin.gov.in/

25. Outlook Web Desk. 100 Crore Shots: How India Achieved Covid-19 Vaccination Milestone In 280 Days [Internet]. 2021 [cited 17 January 2022]. Available from: https://www.outlookindia.com/website/story/india-newsone-billion-club-how-india-crossed-the-covid-19-vaccine-milestone-in279-days/398384

26. How BJP is turning India's COVID vaccine drive into a political campaign [Internet]. The Wire. 2021 [cited 5 September 2021]. Available from: https://thewire.in/politics/bjp-narendra-modi-covid-19-vaccine-pr-drive

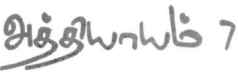

அத்தியாயம் 7

தடுப்பூசியின் மீது தயக்கம், சமத்துவம் மற்றும் ஆர்வத்தை சமாளித்தல்

பெரியம்மை முதல் கொரோனா-19 வரை, தடுப்பூசிகள் தொற்று நோய்களை அழிக்கும் சக்தி வாய்ந்த ஆயுதங்களாக, தடுப்பூசிகள் அவற்றின் மதிப்பை மீண்டும் மீண்டும் நிரூபித்துள்ளன. இருப்பினும், தடுப்பூசியின் மீது தயக்கம், சமத்துவம் மற்றும் ஆர்வத்தை சமாளித்தல் முதலிய சிக்கலான சவால்களை தடுப்பூசி இயக்கங்கள் எதிர்கொண்டன.

தடுப்பூசியின் மீது தயக்கம்: ஒரு சிக்கலான மற்றும் பரவலான சவால்

தடுப்பூசியின் மீது தயக்கம் என்பது தடுப்பூசியை ஏற்றுக்கொள்வதில் தாமதம், தயக்கம் அல்லது மறுப்பாகும். இது அனைத்து இடங்களிலும் காணப்படுகிற, உலக சுகாதாரத்திற்கான முதல் 10 அச்சுறுத்தல்களில் ஒன்றாகும். தடுப்பூசியின் மீது தயக்கத்தால், குறைவாகன எணிக்கையிலே தடுப்பூசிகளை எடுத்துக்கொள்வதால் தடுப்பூசியால் தடுக்கக்கூடிய நோய்களின் (*Vaccine Preventable diseases-VPDs*) அபாயத்தை அதிகரிக்கிறது.

தடுப்பூசியின் மீது தயக்கம் சிக்கலானது மற்றும் பல பரிமாணமானது. இது நேரம், இடங்கள் மற்றும் தடுப்பூசிகள் ஆகியவற்றால் மாறுபடும். '5 சி மாதிரி' (5C) யின் படி, தடுப்பூசி தயக்கத்தை தீர்மானிக்கும் ஐந்து வெவ்வேறு நிலைககள், அவையாவன: நம்பிக்கை, மனநிறைவு, கட்டுப்பாடுகள் அல்லது வசதி, இடர்கணக்கீடு மற்றும் கூட்டுப் பொறுப்பு ஆகியவை அடங்கும். உலக சுகாதார அமைப்புத் தடுப்பூசி தயக்கத்தின் '3 சி மாதிரியை உண்டாக்கியது : மனநிறைவு, வசதி மற்றும் நம்பிக்கை.

நம்பிக்கை என்பது அரசாங்கக் கொள்கைகள், சுகாதார அமைப்புகள், மருத்துவ சேவை வழங்குபவர்கள் மற்றும் தடுப்பூசிகளின் செயல்திறன் மற்றும் பாதுகாப்பு ஆகியவற்றின் மீதான மக்களின் நம்பிக்கையாகும். மனநிறைவு என்பது குறைக்கப்பட்ட ஆபத்து உணர்விலிருந்து வெளிப்படுகிறது மற்றும் தடுப்பூசியால் தடுக்கக்கூடிய (Vaccine Preventable diseases-VPDs) நோய்கைளாகும். வசதி என்பது ஏற்றுக் கொள்ளக் கூடிய தன்மை, மலிவு மற்றும் தடுப்பூசிகளின் கிடைக்கும் தன்மை ஆகியவற்றை உள்ளடக்கியது.

தடுப்பூசி தொடர்பான முடிவுகள் சூழ்நிலை, தனிப்பட்ட அல்லது நிறுவனத்தின் தீர்மானங்களாக இருக்கலாம். அத்துடன். பாலினம், மதம் மற்றும் அரசியல் ஆகியவை சூழ்நிலையை தீர்மானிக்க கூடியவை: இதில் கலாச்சாரம், வரலாற்று காரணிகள், தடுப்பூசி பற்றிய தகவல் தொடர்பு, சமூக விதிமுறைகள் மற்றும் சமூக அழுத்தம் போன்றவை அடங்கும். தனிப்பட்ட தீர்மானிப்பதில் உணர்ச்சிகள், மதிப்புகள், குடும்பம் அல்லது சமூக உறுப்பினர்களின் தடுப்பூசிகள் பற்றிய அனுபவங்கள், கல்வி, விழிப்புணர்வு, அறிவு, நம்பிக்கை மற்றும் நோய்த்தடுப்பு, மருந்தினால் உணரப்பட்ட அபாயங்கள் மற்றும் நன்மைகள் ஆகியவை அடங்கும். தடுப்பூசிகளை செலுத்துதல், தடுப்பு மருந்துகளின் வடிவமைப்பு, செலுத்தும் முறை, அட்டவணை, அத்துடன் ஒட்டு மொத்த தகவல் தொடர்பு மற்றும் போதுமான விநியோகம் போன்ற செயல் முறைகள் நிறுவன தீர்மானங்களில் அடங்கும்.

தடுப்பூசியின் மீது தயக்கம், படிப்படியாக அதிகரித்து வருகிறது; மற்றும் தொழில் நுட்பபுரட்சியின் காரணமாக உலகளாவிய நிகழ்வாக மாறியுள்ளது. அதன் சிக்கலைப் புரிந்துகொள்வது தடுப்பூசி எடுத்துக்கொள்வதை மேம்படுத்துவதற்கான முயற்சிகளில் முக்கியமானது. ஆனால், தடுப்பூசியின் மீது தயக்கம் முற்றிலும் புதிய நிகழ்வா?

தடுப்பூசி எதிர்ப்பாளர்கள்: பழமைவாதிகள்

தடுப்பூசி மீதான எதிர்ப்பு இயக்கம் 1796இல் எட்வர்ட் ஜென்னர், முதல் தடுப்பூசியைக் கண்டுபிடித்ததன் மூலம் பிறந்தது. ஜென்னர் அவரது கண்டுபிடிப்புக்காகப் பாராட்டப்பட்டாலும், அவர் மிருகத்தனமான குற்றச்சாட்டிற்கும் ஆளானார். மத குருமார்கள் தடுப்பூசியை 'அன்கிறிஸ்டியன்' (கிறிஸ்தவரிடம் எதிர்பார்க்கும் குணங்கள் இல்லை) என்று அழைத்தனர். சிலர் தடுப்பூசிகளை விஷம், அழுக்கு, அருவருப்பான மற்றும் கேவலமான பொருட்கள் என்றும் மேலும், இது இரத்தத்தில் சிதைவை ஏற்படுத்துகிறது என கருதினர். .

தடுப்பூசிகளைப் பெறுபவர்கள் பசுவின் அம்சங்களை உருவாக்குவார்கள் என்று கூறி மக்களை ஜென்னரின் விமர்சகர்கள் பயமுறுத்த முயன்றனர்.

பிரிட்டிஷ் நையாண்டி கலைஞர் ஜேம்ஸ் கில்ரே 1802இல் ஒரு கார்ட்டூனை வெளியிட்டார்; அதில் பெரியம்மைத் தடுப்பூசி போடப்பட்ட நபர்களின் உடலின் வெவ்வேறு பகுதிகளிலிருந்து பசுக்கள் வெளிவருவதாகக் காட்டப்பட்டது.

தடுப்பூசிகளுக்கு எதிராக மருத்துவ பயிற்சியாளர்கள் உட்பட ஒத்த எண்ணம் கொண்டவர்களை தடுப்பூசி எதிர்ப்பாளர்கள் ஒருங்கிணைக்கத் தொடங்கினர். பெரியம்மைத் தடுப்பூசி சீழில் இருந்து தயாரிக்கப்பட்டதால், இரணஜன்னியை உண்டாக்கும் கிருமியால் மாசுபடுவதற்கான வாய்ப்புகள் அதிகம் என்று கவலை கொண்டனர்.

கட்டாய தடுப்பூசியினால் எதிர் போராட்டங்கள் கிளம்பியது

19ஆம் நூற்றாண்டின் நடுப்பகுதியில், பெரியம்மைத் தடுப்பூசி பல நாடுகளில் கட்டாயமாக்கப்பட்டது. இது தனிப்பட்ட சுதந்திரத்தின் மீதான தாக்குதலாகக் கருதப்பட்து; ஏராளமான தடுப்பூசிக்கு எதிராக சங்கங்கள் தோன்றின; துண்டுப் பிரசுரங்கள், பத்திரிகைகள் மற்றும் புத்தகங்கள் தடுப்பூசிக்கு எதிராக தோன்றின. பொது சுகாதார அதிகாரிகள் மீது நீதிமன்ற வழக்குகள் தொடுக்கப்பட்டன; கலவரங்களும் தோன்றின.

அமெரிக்காவில், ஜேக்கப்சனுக்கு எதிர் நிலையில் மாசசூசெட்ஸ்' என்ற தலைப்பில் வழக்கு உச்ச நீதிமன்றத்திற்கு சென்றது. தடுப்பூசியை கட்டாயமாக்குவதற்கான அரசாங்கத்தின் அதிகாரத்தை நீதிமன்றம் உறுதி செய்தாலும், இந்த பிரச்சினை சுகாதார அதிகாரிகளுக்கும் பொதுமக்களுக்கும் இடையே பதற்றத்தை ஏற்படுத்தியது.

பாதிக்கப்பட்ட பெற்றோர்கள் 'பெரிய மருந்து நிறுவனங்களை நிராகரி' என்ற முழக்கத்துடன் தடுப்பூசி எதிர்ப்பு பிரச்சாரத்தைத் தொடங்கினர். தடுப்பூசி உற்பத்தியாளர்கள் லாபம் ஈட்டுவது பற்றிய கவலைகள் மற்றும் இன்றும் தடுப்பூசி மீதுள்ள நம்பிக்கை குறைந்துள்ளது.

மாண்ட்ரீலில், டாக்டர் அலெக்சாண்டர் ரோஸ் என்ற மருத்துவர் தடுப்பூசிக்கு எதிராக பிரச்சாரத்தை வழி நடத்தினார். இவர் தி ஆன்டி-வாக்சினேட்டரின் (The Anti-vaccinator) ஆசிரியராக இருந்தார். அவர் கூட்டு சதி தத்துவங்களை விளம்பரப்படுத்தினார், மேலும் தடுப்பூசி மாசுபாட்டின் அபாயத்தையும் தனிப்பட்ட சுதந்திரத்தின் பிரச்சினையையும் பெரிது படுத்தினார். தடுப்பூசி போடப்பட்டவர்கள் 'ஊமை விலங்குகள் போல் விரட்டப்பட்டவர்கள்' என்றார். ஆனால், ஆச்சரியப்படும் விதமாக, தொற்றுநோய் தாக்கியபோது, டாக்டர் அலெக்சாண்டர் ரோஸ் அமைதியாக தடுப்பூசி போட்டுக்கொண்டார். 20ஆம் நூற்றாண்டில் கண்டுபிடிக்கப்பட்ட புதிய மற்றும் மிகவும் பயனுள்ள தடுப்பூசிகள் பொதுமக்களின் எதிர்ப்பையும் கண்டன.

இந்தியாவில் தடுப்பூசி போடுபவர்கள் மீது தாக்குதல்கள் மற்றும் கொலை முயற்சிகள்

பெரியம்மைத் தடுப்பூசிக்கு இந்தியாவிலும் எதிர்ப்பு தெரிவிக்கப்பட்டுள்ளது. தடுப்பூசிக்கு எதிராக எளிய முறை மறுப்பு, வன்முறை மற்றும் தடுப்பூசி போடுபவர்கள் மீதான உடல் ரீதியான தாக்குதல்களில் ஈடுபட்டனர். நிணநீர் ஊசி போட கூர்மையான கருவி மூலம் உடலில் பல வெட்டுக்கள் ஏற்படுத்தப்பட்டன. நிணநீரைப் பிரித்தெடுப்பதற்காக குழந்தைகள் பலமுறை வலியைத் தாங்கிக் கொண்டன; கையிலிருந்து கைக்கு தடுப்பூசி போடுவது கொடூரமானதாகக் கருதப்பட்டது. சில குழந்தைகள் தடுப்பூசிக்கான பயணங்களின் போது சோர்வு மற்றும் நீண்டகால புற காரணிகளாலும் இறந்தனர்.

தடுப்பூசி என்பது பிரிட்டிஷ் ஆட்சியின் கருவியாக இருந்ததாக இந்தியர்களும் சந்தேகித்தனர். பல வதந்திகள் மற்றும் கூட்டு சதி தத்துவங்கள் சுற்றி வந்தன. குழந்தைகளுக்குத் தடுப்பூசி போடப்பட்டடால், குழந்தைகளை காவல் துறையினரால் எளிதாகக் கண்டுபிடிக்க முடியும் என நம்பினர்; குடியேற்றவாசிகள் வேண்டுமென்றே உள்ளூர் மக்களை கொள்ளை நோய் தாக்கி அவர்களைக் கொன்றனர்; குழந்தைகளின் இரத்தத்தை சேமிக்க இந்த செயல்முறைகள் பயன்படுத்தப்பட்டது என்று தடுப்பூசி பற்றி வெளிவந்த வதந்திகளாகும்.

தடுப்பூசி போடுபவர்கள் கட்டணம் வசூலித்ததால், இந்தியர்களின் வறுமைத் தடுப்பூசி தயக்கத்தையும் வளர்த்தது. பெரியம்மை என்பது இந்திய தேவியின் கோபம், பசுவின் புனிதத் தன்மை, சாதிப் பாகுபாடு போன்ற மதத் தவறான கருத்துக்கள் பரவின; கையிலிருந்து-கைக்கு தடுப்பூசி போடும் முறையின் போது உயர் சாதி மக்களிடையே, கீழ் சாதியினரின் இரத்தம் கலக்கும் என்ற அச்சத்தை ஏற்படுத்துகிறது. பெரியம்மை நோயாளிகளின் கொப்புளங்களிலிருந்து பெரியம்மை நோய்க்கு எதிராக நோய்த்தடுப்பு அளிக்கும் முறை பற்றிய பயமும் இந்த எதிர்ப்பிற்கு காரணமாகும்.

தடுப்பூசி போடுவதை மகாத்மா காந்தி எதிர்த்தாரா?

மகாத்மா காந்தி 1913ஆம் ஆண்டு தென்னாப்பிரிக்காவில் இருந்தபோது தடுப்பூசியை கடுமையாக எதிர்த்ததாகத் தெரிவிக்கப்பட்டுள்ளது. 'தடுப்பூசி ஒரு அசுத்தமான மருந்து. நோய்வாய்ப்பட்ட பசுவின் தடுப்பூசி நம் உடலுக்குள் அறிமுகப்படுத்தப்பட்டது. இந்தத் தடுப்பூசியை எடுத்துக் கொண்டதில் நாம் குற்றம் செய்துள்ளோம் என்பதை நான் தனிப்பட்ட முறையில் உணர்கிறேன், என்றார். மணிலால் மற்றும் சுசீலா காந்திக்கு எழுதிய கடிதத்திலும், 1929இல் நவஜீவனில் எழுதியகட்டுரையிலும், மகாத்மா காந்தி 'சைவ உணவு உண்பவர்கள் எப்படி இது போன்ற தடுப்பூசிகளை எடுக்க முடியும்? தடுப்பூசி போடுவது மாட்டிறைச்சியை உட்கொள்வதற்கு சமம் என்று அவர் நினைத்தார்.

தடுப்பூசி எதிர்ப்பாளர்கள் மனித வாழ்க்கையுடன் விளையாடினர்

தடுப்பூசிகளின் வரலாறு, தடுப்பூசி எதிர்பாளர்களின் வெற்றிகளால் நிரம்பியுள்ளது, இது அவர்களின் பிரச்சாரம் மற்றும் வதந்தி மூலம் விளம்பரப்படுத்தப்பட்டது. இந்த வெற்றிகள் தடுப்பூசிகள் மீதான மக்களின் நம்பிக்கையை சிதைத்து; அவர்களின் அச்சத்தைத் தூண்டியது மற்றும் தடுப்பூசி எடுத்துக்கொள்ளும் விகிதங்களைக். குறைத்தது.

மாண்ட்ரீல் படுகொலை

1880களின் முற்பகுதியில், அரசியல், சமூக சக்திகளால், மருத்துவ முன்னேற்றங்கள் பற்றிய தவறான புரிதல், ஆழ்ந்த நம்பிக்கைகள் ஆகியவற்றின் சிக்கலான கலவையாக தடுப்பூசி தயக்கத்தின்பிடியில் மாண்ட்ரீல் இருந்தது. தடுப்பூசி எடுத்துக்கொள்ளும் விகிதங்கள் சரிந்தன.

மார்ச் 1885இல் சிகாகோவில் இருந்து மாண்ட்ரீலுக்கு ஒரு புகைவண்டி வந்தது. பாதிக்கப்பட்ட நபர் ஜெரோஜ் லாங்லி, ரயில் நடத்துனராவார். ஜெரோஜ் லாங்லி டையூ விடுதியில் தங்கி, சிகிச்சை பெற்றப் பின் குணமடைந்தார். பிலாஜிக்கே ரோபிசலாட் என்ற சலவை பணிப் பெண்ணுக்கு தொற்று ஏற்படுவதற்கு முன்பு, குணமடைந்தார். ஆனால், பிலாஜிக்கே ரோபிசலாட் ஏப்ரல் 2, 1885இல் இறந்தார், பின்னர், பெரியம்மை எல்லா இடங்களிலும் பரவியது.

இந்த தொற்று நோய் நவம்பர் 1885 வரை நீடித்தது; மேலும், 2% பேர் கொல்லப்பட்டனர். மாண்ட்ரியாலின் மக்கள் தொகையில் இறந்தவர்களில், 90 சதவீதம் பேர் நகரத்தின் கிழக்குப் பகுதியில் தடுப்பூசிக்கு எதிர்ப்பு தெருவித்தவர்களாவர்.

தடுப்பூசி எதிர்ப்பாளர்கள்: ஐரோப்பிய, அமெரிக்கா நாடுகளில் 19 ஆம் நூற்றாண்டில் உயிர்களை பறித்தது

19ஆம் நூற்றாண்டில், அமெரிக்கா, ஐக்கிய நாடுகள் மற்றும் பிற ஐரோப்பிய நாடுகளில் தடுப்பூசிகளுக்கு எதிராக குழுக்கள் உருவாக்கப்பட்டது. தடுப்பூசி எதிர்பாளர்களின் பிரச்சாரங்கள் மக்களின் மத ஆட்சேபனைகள், தடுப்பூசிகளின் செயல்திறன் மற்றும் தனிப்பட்ட உரிமைகள் பற்றிய கவலைகளை அடிப்படையாகக் கொண்டவையாகும். ஸ்டாக்ஹோமில் கூடிய மக்கள் குழுக்கள் மிகவும் செல்வாக்கு மிக்கதாக இருந்தது. அதன் செல்வாக்கு ஸ்டாக்ஹோமில் தடுப்பூசி விகிதங்களை 40 சதவீதமாக வீழ்ச்சியடைய வழி வகுத்தது, இது நாட்டின் மற்ற பகுதிகளில் 90 சதவீதமாக இருந்தது. பின்னர், 1874இல் பெரியம்மை தாக்கியதால் 4,063 இறப்புகளை ஏற்படுத்தியது.

அமெரிக்காவில் உள்ள மின்னசோட்டாவில், லோரா சி செல்வாக்கு

மிக்க கிளர்ச்சியாளர். விடுதலை செய்பவர் என்ற தடுப்பூசி எதிர்ப்பு மாத இதழை வெளியிட்டார். 1918இல், தடுப்பூசி: ஒரு அருவருப்பான / அதிர்ச்சி உண்டாக்குகின்ற தோல்வி என்ற துண்டுப் பிரசுரத்தை வெளியிட்டார். அவரது பிரச்சாரத்தின் விளைவாக 1903இல் குழந்தைகள் பள்ளிக்குச் செல்வதற்கு முன் பெரியம்மைத் தடுப்பூசியை கட்டாயமாக்கும் ஆணையை அரசாங்கம் திரும்பப் பெற்றது. பெரியம்மை தொற்று நோய் விரைவில் தாக்கியதால் 28,000 குழந்தைகளை பாதித்தது.

தடுப்பூசியால் ஏற்பட்ட சோகங்கள்

தடுப்பூசிகளுக்கு எதிரான உரத்த கூக்குரல்கள் மக்களால் எழுப்பப்பட்டது. கடுமையான நோய் தாக்கம், அதனால் ஏற்படும் மரணங்கள் மற்றும் தடுப்பூசி செலுத்துதல் முதலியன வரலாற்று ரீதியாக நாம் அறிவோம். இவற்றில் சிலவற்றை பின்வரும் தலைப்புக்களில் காணலாம்.

1. அசுத்தமான குப்பி மூடி ஆயிரக்கணக்கானவர்களைக் கொன்றது

இந்தியாவின் தடுப்பூசி வளர்ச்சிக் கதை மார்ச் 1902இல், இந்தியாவில் பஞ்சாபில் தொடங்கியது. பஞ்சாபில் உள்ள முல்கோவல் கிராமத்தில் கொள்ளை நோய்த் தடுப்பூசி மூலம் 19 பேர் இறந்தனர். தடுப்பூசி குப்பி தயாரிப்பு ஆய்வகத்தில் மாசுபட்டது என்று விசாரணை கமிஷன் முடிவு செய்தது. மக்களால் ஏற்பட்ட அவ நம்பிக்கை மற்றும் தடுப்பூசி மறுப்பு ஆகியவை கொள்ளை நோய் கிளர்ச்சிக்கு வழி வகுத்தது; இதனால் ஆயிரக்கணக்கானோர் கொல்லப்பட்டனர்.

பல ஆண்டுகளுக்குப் பிறகு, தடுப்பூசி போடும் இடத்தில் தரையில் விழுந்த தடுப்பூசி குப்பியின் மூடியிலிருந்து டெட்டனஸ் பேசிலி கிருமியால் தடுப்பூசி மாசுபட்டதாக நிரூபிக்கப்பட்டது. மூடியை சுத்தம் செய்யமால் குப்பியில் வைத்ததால், தடுப்பூசி மாசுபட்டு மரணங்கள் நிகழ்ந்தன.

2. காச நோய்த் தடுப்பூசியின் புகழ் மீது கருமேகம்

கொடிய காச நோயிலிருந்து மக்களைப் பாதுகாக்க மைக்கோபாக்டீரியம் போவிஸிலிருந்து தயாரிக்கப்பட்ட காச நோய்த் தடுப்பூசியின் கண்டுபிடிப்பு ஒரு குறிப்பிடத்தக்க அறிவியல் வெற்றியாகும். இந்த நோய் 3 சதவிகிதம் நோயுற்ற தன்மை, 20 முதல் 43 சதவிகிதம் இறப்பை பதிவு செய்தது. தொடர்ச்சியான தடுப்பூசியின் பாதுகாப்பு செயல்திறன் சோதனைகளை விலங்குகளில் நிறைவேற்றிய பிறகு, முதல் காச நோய்த் தடுப்பூசி 1921இல் பாரிஸில் உள்ள மருத்துவமனை டி லாவில் சாரிடியில் உள்ள குழந்தைக்கு வெயில்-ஹாலே தடுப்பூசி போட்டார். (தற்போது விடுதி டையூ)." ஆனால்,சோகம் விரைவில் தாக்கியது.

1929ஆம் ஆண்டில், ஜெர்மனியில் உள்ள லூபெக்கில் உள்ளூரில்

தயாரிக்கப்பட்ட காச நோய்த் தடுப்பூசி 252 குழந்தைகளுக்கு செலுத்துதப்பட்டது. அவர்களில் 72 பேர் காச நோயால் இறந்தனர்; 137 குழந்தைகள் நீண்டகால நோயால் பாதிக்கப்பட்டனர். இதுவே தடுப்பூசிக்கு ஒரு பேரழிவு மற்றும் பெரிய பின்னடைவாகும். இரண்டு ஜெர்மன் காசநோய் நிபுணர்கள்,புருனோ மற்றும் லுட்விங் லாங்கே ஆகியோர் விசாரணைகளை மேற்கொண்டனர். குழந்தைகளுக்கு கொடுக்கப்பட்ட காச நோய்த் தடுப்பூசி, தற்செயலாக மனித காசநோய் (ட்யூபர்கிள் பாசிலி) நுண்ணுயிரியால் மாசுபட்டது என்பதை அதே ஆய்வகத்தில் ஆய்வு செய்து கண்டறிந்தனர்.

3. கட்டர் ஆய்வக நிகழ்வு

ஏப்ரல் 1955இல், கட்டர் ஆய்வகத்தால் தயாரிக்கப்பட்ட இளம்பிள்ளை வாதத் தடுப்பூசி செலுத்துதப்பட்ட குழந்தைகளில் 40,000 குழந்தைகளுக்கு இளம்பிள்ளை வாத நோயால் பாதிக்கப்பட்டிருந்தனர்; 260 குழந்தைகள் முடங்கிப்போயிருந்தனர், 10 பேர் இறந்தனர். நச்சுயிரியை செயலிழக்கச் செய்ய நிறுவனம் பயன்படுத்திய செயல் முறை குறைபாடுடையது என்பது விசாரணையில் தெரியவந்தது. வெகுஜன தடுப்பூசி திட்டத்தை கைவிட வேண்டும் என நிறுவனத்திற்கு எதிராக பல வழக்குகள் தாக்கல் செய்யப்பட்டன. இதனால், பாதிக்கபேட்டோருக்கு பெரும் பண சேதத்தை செலுத்த வேண்டியிருந்தது.

4. பன்றிக் காய்ச்சல் படுதோல்வி

1976ஆம் ஆண்டில், அமெரிக்க ஜனாதிபதி ஜெரால்ட் ஃபோர்டு பன்றிக்காய்ச்சலுக்கான தடுப்பூசி பிரச்சாரத்தை தொடங்கினார். தடுப்பூசி போடப்பட்ட சிறிது நேரத்தில், மூன்று வயதானவர்களுக்கு மாரடைப்பு ஏற்பட்டது. மாரடைப்பு நிச்சயமாக தற்செயலானது என்று பிந்தைய பகுப்பாய்வு முடிவு செய்தாலும், இது மக்களின் கவலையை அதிகரித்தது. .

மேலும், தடுப்பூசி செலுத்துதப்பட்ட இரண்டு வாரங்களுக்குப் பிறகு, குய்லின்-பார் நோய்க்குறி (Guillain-Barr Syndrome-GBS) என்ற அரிய நரம்பியல் நோயின் எண்ணிக்கை அதிகரித்தது. இது பன்றிக் காய்ச்சல் தடுப்பூசியுடன் இணைக்கப்பட்டது மற்றும் பொதுவாக தடுப்பூசிக்கு சவாலாக இருந்தது. அரசாங்கம் தடுப்பூசி பிரச்சாரத்தை கைவிட வேண்டிய கட்டாயம் ஏற்பட்டது. 2003இல் நடத்தப்பட்ட ஆய்வில், 1976இல் இன்ஃப்ளூயன்ஸா தடுப்பூசியைப் பெற்றவர்களுக்கு குய்லின்-பார் நோய்க்குறியின் அபாயம் அதிகமாக இருந்ததாக முடிவு செய்யப்பட்டது.இருப்பினும், இதன் சரியான காரணம் தெரியவில்லை.

5. டெங்வாக்ஸியாவின் பின்னடைவு

2016ஆம் ஆண்டில், பிலிப்பைன்ஸ் டெங்கு காய்ச்சலுக்கு எதிராக

டெங்வாக்ஸியா தடுப்பூசியைப் பயன்படுத்தி ஒரு வெகுஜன தடுப்பூசி பிரச்சாரத்தை மேற்கொண்டது. இந்தத் தடுப்பூசியை பிரெஞ்சு மருந்து நிறுவனமான சனோஃபி பாஸ்டர் தயாரித்தார். இருப்பினும், அறிமுகப்படுத்தப்பட்ட இரண்டு ஆண்டுகளுக்குப் பிறகு, டெங்கு நோய்த் தொற்று இல்லாதவர்களுக்கு, டெங்வாக்ஸியா மிகவும் கடுமையான நோயை ஏற்படுத்தக்கூடும் என்று சனோஃபி நிறுவனம் அறிவித்தது. அதற்குள், 8,00,000 குழந்தைகளுக்கு ஏற்கனவே தடுப்பூசி போடப்பட்டது. பின்னர், குற்றவியல் விசாரணையைத் தொடங்கியது; இது பெரும் விளம்பரத்தைப் பெற்றது. தடுப்பூசி போடப்பட்ட பல குழந்தைகள் இறந்தது விசாரணையின் மையப் புள்ளியாக மாறியது.

6. மரணத்துடன் தொடர்புடைய கர்ப்பப்பை வாய் புற்றுநோயை தடுக்கும் மனித பாப்பிலோமா தடுப்பூசி (Human Papilloma Vaccine-HPV)

கர்ப்பப்பை வாய்ப் புற்றுநோய்க்கான முக்கிய காரணம், மனித பாப்பிலோமா (*Human Papilloma Virus-HPV*) நச்சுயிரியாகும். இது இந்தியப் பெண்களில் இரண்டாவது மற்றும் மிகவும் பொதுவான புற்று நோயாகும். 2010இல் இந்தியாவில், மனித பாப்பிலோமா தடுப்பூசி (HPV) போடப்பட்ட பின்னர், ஏழு சிறுமிகள் இறந்தபோது, சர்ச்சையைக் கிளப்பியது; ஒரு விசாரணைக் குழு அமைக்கப்பட்டது; இறப்புக்கு தடுப்பூசிகள் காரணமல்ல என்று முடிவு செய்தது. இருப்பினும், மனித பாப்பிலோமா தடுப்பூசி தொடர்ந்து எதிர்ப்பைச் சந்தித்து வருகிறது.

தடுப்பூசி தொடர்பான சர்ச்சைகள்

வரலாறு, தடுப்பூசிகள் சந்தேகத்தை அதிகரித்தது மற்றும் கூட்டு சதி தத்துவங்களை விளைவித்தன. இவை அபாய உணர்வை அதிகரித்து தடுப்பூசிகள் மீதான நம்பிக்கையை சிதைத்தன. அவற்றில் சிலவற்றைப் பற்றி விவாதிப்போம்

1. தொண்டை அடைப்பான், இரணஜன்னி கக்குவான் இருமல் (டிடிபி) பற்றிய சர்ச்சை (Diphtheria-Tetanus-Pertussis: DTP)

1970இல் நோய்வாய்ப்பட்ட குழந்தைகளுக்கான லண்டனில் உள்ள கிரேட் ஆர்மண்ட்ஸ்ட்ரீட் மருத்துவமனையால் வெளியிடப்பட்ட ஒரு அறிக்கை, நவீன கால தடுப்பூசிக்கான எதிர்ப்பு இயக்கத்தை விளைவித்தது. டிடிபி (*DTP*) தடுப்பூசி செலுத்தியதை தொடர்ந்து 36 குழந்தைகள் கடுமையான நரம்பியல் நோய்களால் பாதிக்கப்பட்டுள்ளதாக தெரிவித்தது. இந்த அறிக்கை உலகம் முழுவதும் குறிப்பிடத்தக்க ஊடக கவனத்தைப் பெற்றது.

இதனால், தடுப்பூசியால் குழந்தைககள் பாதிப்படைந்ததால் பெற்றோர் சங்கம் தோற்றுவிக்கப்பட்டது. 1977ஆம் ஆண்டில்

ஐக்கிய அரசில் டிடிபி தடுப்பூசி செலுத்துதல் 81 சதவீதத்திலிருந்து 22 சதவீதமாகக் குறைந்தது. இதன் விளைவாக கக்குவான் இருமலின் மூன்று பெரிய தொற்று அலைகளால், 1,00,000 நோய் தாக்கம் மற்றும் குறைந்தது 36 இறப்புகள் ஏற்பட்டன. 1980களின் நடுப்பகுதியில், கக்குவான் இருமல் நோய் தாக்கம் ஐரோப்பா, அமெரிக்கா, சோவியத் யூனியன், ஆஸ்திரேலியா மற்றும் ஜப்பான் முழுவதும் பரவியது. குழந்தைகளுக்கு முழு செல் கக்குவான் இருமல் தடுப்பூசி பயன்படுத்துவதை இந்நாடுகள் நிறுத்திவிட்டன. அதைத் தொடர்ந்து கக்குவான் இருமலால் பெரிய நோய் கிளர்ச்சி ஏற்பட்டது.

2. தடுப்பூசி விளையாட்டு என்ற ஆவணப்படம்

அமெரிக்காவில், தொண்டை அடைப்பான், இரணஜன்னி கக்குவான் இருமல் (டிடிபி): தடுப்பூசி விளையாட்டு என்ற தலைப்பில் ஒரு ஆவணப்படம் 1982இல் ஒரு பெரிய சர்ச்சையைக் கிளப்பியது. டிடிபி தடுப்பூசியால் குழந்தைகள் பாதிக்கப்பட்டதாக பெற்றோர்கள் நம்பும்படியாக உணர்ச்சிப் பூர்வமான சுயவிவரங்கள் இதில் இடம்பெற்றன. டிடிபி தடுப்பூசியின் கக்குவான் இருமல் நுண்ணுயிரி மூலக்கூறு குழந்தைகளுக்கு கடுமையான மூளை பாதிப்பு, மனநல குறைபாடு மற்றும் வலிப்பு முதலிய தாக்கங்களை ஏற்படுத்துகிறது என்று குற்றம் சாட்டப்பட்டது.

கவலையும், கோபமுமான பெற்றோர்கள் மற்றும் அதிருப்தியானா பெற்றோர்களுடன் சேர்ந்து வழக்கறிஞர் குழுவை உருவாக்கினர். அரசாங்கத்தின் மீது ஒழுங்கு முறை மீறல் அல்லது அலட்சியம் என்று குற்றம் சாட்டினர். முன்னணி தடுப்பூசி உற்பத்தியாளர்களுக்கு எதிராகவும் பல வழக்குகள் தாக்கல் செய்யப்பட்டன. தடுப்பூசி சேத இழப்பீடு திட்டத்தின் மூலம், தடுப்பூசி உற்பத்தியாளர்களை வழக்குகளில் இருந்து பாதுகாக்க 1988இல் தேசிய குழந்தை பருவ தடுப்பூசியினால் ஏற்படும் சேத மசோதாவை அமெரிக்க காங்கிரஸ் நிறைவேற்றியது. குழந்தை பருவத்தில் தடுப்பூசியினால் ஏற்படும் சேதத்தை நிரூபிக்க முடியவில்லை; கூற்றுக்கள் இறுதியில் நிராகரிக்கப்பட்டாலும், சேதம் ஏற்பட்டது.

3. புற்றுநோயை உண்டாக்கும் இளம்பிள்ளை வாதத் தடுப்பூசி

1960ஆம் ஆண்டில், அமெரிக்க ஆராய்ச்சியாளர் பெர்னிஸ் எடி, குரங்கு சிறுநீரகம் மற்றும் இளம்பிள்ளை வாத ‘தடுப்பூசி கலவையை கொறி எலிகளில் (Hamster) செலுத்தப்பட்டு கட்டிகள் உருவானது, மேலும், விசாரணையில் இளம்பிள்ளை வாதத் தடுப்பூசியில் குரங்கு நச்சுயிரி SV40 கலந்திருப்பது தெரியவந்தது. இருப்பினும், பின் தொடர்தல் ஆய்வுகள் SV40 மனிதர்களுக்கு புற்றுநோயை ஏற்படுத்தாது என்று கண்டறியப்பட்டது.

இருப்பினும், 1990ஆம் ஆண்டின் மத்தியில், டாக்டர் மைக்கேல்

கார்போன் மற்றும் அவரது சகாக்கள் மூலக்கூறு நுட்பங்களைப் பயன்படுத்தி மனித கட்டிகளில் SV40 டி.என்.எ-வைக் கண்டறிந்தனர். SV40-அசுத்தமான இளம்பிள்ளை வாதத் தடுப்பூசி உற்பத்தியாளர்களின் அலட்சியத்திற்காக மக்கள் வழக்கு தொடர்ந்தனர். இருப்பினும், சில ஆய்வகங்களில் மனிதக் கட்டிகளில் SV40 கண்டறியப்பட்டது, பிற ஆய்வகங்களில் கண்டறியப்பட்டவில்லை. எனவே, பல்வேறு கட்டிகளில் SV40 இருப்பது ஆய்வகங்களில் உள்ள மாசுபாட்டின் காரணமாக இருக்கலாம் என்று நம்பப்பட்டது.

4. வேக்ஃபீல்ட் விளைவு

பிரிட்டிஷ் மருத்துவர் டாக்டர் ஆண்ட்ரூ வேக்ஃபீல்ட் 1998இல் பெற்றோர்களிடையே பெரும் வலியை உண்டாக்கினார். லான்சரில் வெளியிடப்பட்ட ஒரு ஆய்வில், எம். எம். ஆர். (MMR) தடுப்பூசி (Measles- தட்டம்மை; Mumps- பொன்னுக்கு வீங்கி ; Rubella ஜெர்மானிய தட்டம்மை) குழந்தைகளில் மன இறுக்க சீர்குலைவுகளை (Autism spectrum disorder-ASD) ஏற்படுத்துவதாக அவர் கூறினார். அவரது கண்டுபிடிப்புகள் தடுப்பூசிக்கு எதிரானவர்களுக்கு நெருப்பில் எண்ணெயை சேர்த்தது போல் அமைந்தது.

புகார்கள் குவிந்ததன் காரணமான, ஆம்னிபஸ் ஆட்டிசம் செயல்முறை அமைக்க வழி வகுத்தது. டாக்டர் வேக்ஃபீல்ட், பணம் பெற்று மோசடி செய்தார் மற்றும் அவரது கண்டுபிடிப்புகளை வேண்டுமென்றே மாற்றினார் என்பது பின்னர் தெரியவந்தது. லான்செட் 2010இல் ஆய்வைத் திரும்பப் பெற்றது. டாக்டர் வேக்ஃபீல்டின் மருத்துவ உரிமம் பறிக்கப்பட்டது. இருப்பினும், பல ஆண்டுகளாக எம்.எம்.ஆர். தடுப்பூசி செலுத்த மக்கள் முன் வரவில்லை மற்றும் இது பல தொற்று நோய்களுக்கு வழி வகுத்தது.

5. தடுப்பூசி, திசு பன்முகக் கடினமாதல் மற்றும் துயில் மயக்க நோயை ஏற்படுத்துமா?

1998ஆம் ஆண்டில், கல்லீரல் அழற்சி தடுப்பூசி, திசு பன்முகக் கடினமாதல், முற்போக்கான நரம்பு நோயின் வளர்ச்சியுடன் தொடர்புடையதாக இருக்கலாம் என்று பிரான்சில் ஆராய்ச்சியாளர்கள் கவலை தெரிவித்தனர். பின்னர், கல்லீரல் அழற்சி தடுப்பூசி மற்றும் திசு பன்முகக் கடினமாதல் ஆகிய இரண்டிற்கும் இடையே எந்த தொடர்பும் இல்லை என்று ஒரு பெரிய ஆராய்ச்சி குழு கண்டறிந்தது.

பின்லாந்து மற்றும் வேறு சில ஐரோப்பிய நாடுகள் ஒற்றை இணைதிறன் கொண்ட எச்1என்1 (H1N1) சளிக்காய்ச்சல் தடுப்பூசி செலுத்தியதைத் தொடர்ந்து, நாள்பட்ட தூக்கக் கோளாறான துயில் மயக்க நோய் அபாயம் அதிகரித்துள்ளதாக அறிவித்தன. இருப்பினும், எதிர்கால ஆய்வுகளில் அத்தகைய இணைப்பு பற்றி எதுவும் கண்டறியப்படவில்லை.

கட்டுக்கதைகள், தவறான தகவல் மற்றும் வதந்திகள்

தடுப்பூசிகள் பற்றிய கட்டுக் கதைகள், தவறான தகவல்களால் தடுப்பூசி பற்றிய வெறுப்பு தூண்டப்படுகிறது. இணையம் மற்றும் சமூக ஊடகங்கள், கொரோனா-19இன் சமயத்தில் பெற்றோருக்கு தடுப்பூசி பற்றிய தவறான தகவல்களை அளித்தன. இது மேலும், தடுப்பூசி பாதுகாப்பு, சந்தேகத்தை விதைத்தல் மற்றும் அவநம்பிக்கையை ஏற்படுத்துதல் மற்றும் வதந்திகளை வளர்த்தது.

ஒரு குழந்தைக்கு எத்தனை தடுப்பூசிகள் கொடுக்கலாம் ?

குழந்தைகளின் வாழ்க்கையில் முதல் இரண்டு வருடங்களில் அளிக்கப்படும் பல தடுப்பூசிகள் குறித்து பெற்றோர்களுக்கு தவறான தகவல் அளிக்கப்பட்டது. அவை முதிர்ச்சியடையாத நோயெதிர்ப்பு மண்டலத்தை பலவீனப்படுத்துகின்றன என்று கூறப்பட்டது. இருப்பினும், செலுத்தப்படும் எதிர்ப்பு ஊக்கி (antigen) எண்ணிக்கைக்கும் கண்டறியப்பட்ட நரம்பியல் உளவியல் கோளாறுகளுக்கும் இடையே எந்த தொடர்பும் இல்லை என கண்டறியப்பட்டது.

ஆரம்பகால வாழ்க்கையில், ஒரு குழந்தை பல தொற்று நோய்களுக்கு ஆளாகிறது. எனவே, அவர்களுக்கு எதிரான பாதுகாப்பை உருவாக்குவது முக்கியம். ஒரே நேரத்தில் பல தடுப்பூசிகள் பாதுகாப்பானவை; தடுப்பூசிகள், நோயெதிர்ப்பு ரீதியாக பயனுள்ள, தளவாட மற்றும் பொருளாதார ரீதியாக திறமையானவை.

தடுப்பூசி சேர்க்கைப் பொருளால் குழந்தைகளில் மன இறுக்க சீர்குலைவுகளை (Autism spectrum disorder-ASD) ஏற்படுத்துகிறது

தடுப்பூசி எதிர்பாளர்கள், மனநோயை உருவாக்கி வளர்கிறார்கள். தடுப்பூசிகள் சரியாக வேலை செய்யாது மற்றும் தீங்கு விளைவிக்கும் பொருட்களைக் கொண்டிருப்பதாக தடுப்பூசி எதிர்பாளர்கள் கூறுகின்றனர். தடுப்பூசிகளில் பயன்படுத்தப்படும் தைம்ரோசல் எனப்படும் பூஞ்சை எதிர்ப்பு சேர்க்கைப் பொருள் சேர்க்கப்படுகிறது. இச் சேர்க்கைப் பொருளால் நரம்பியல் வளர்ச்சிக் கோளாறுகள் அதிகரிக்கும் அபாயம் உள்ளதாக தடுப்பூசி எதிர்பாளர்கள் கருதினர். இருப்பினும், தைம்ரோசில் உள்ள எத்தில்-மெர்குரி சிதைந்து விரைவாக வெளியேற்றப்படுகிறது.

உடலுக்கு தீங்கு விளைவிக்கும் இந்த விஷயத்தில், நடத்தப்பட்ட பெரிய எண்ணிக்கையிலான ஆய்வுகள், தைம்ரோசல் கொண்ட தடுப்பூசிகள், மன இறுக்கம் அல்லது பிற வளர்ச்சி குறைபாடுகளுக்கு இடையே எந்த தொடர்பும் இல்லை என கண்டறிந்தது. ஆயினும் கூட, முன்னெச்சரிக்கை நடவடிக்கையாக, தைம்ரோசல் இல்லாத குழந்தை பருவ தடுப்பூசிகளை உற்பத்தி செய்ய பல நாடுகள் தயாராகிவிட்டன.

தடுப்பூசிகள்: மலட்டுத்தன்மையை உருவாக்கும் ஆயுதங்கள்

தடுப்பூசிகள் மலட்டுத்தன்மையை ஏற்படுத்தும் மற்றும் கருத்தடை செய்ய தடுப்பூசிகள் பயன்படுத்தப்படுகின்றன என்ற வதந்திகள் நாடு முழுவதும் பரவுகின்றன. கேமரூனில், பெண்களை கருத்தடை செய்ய குழந்தை பருவ தடுப்பூசிகள் வழங்கப்படுகின்றன என்ற வதந்திகள் 1990இல் நாட்டின் நோய்த்தடுப்பு பிரச்சாரத்தை முறியடித்தன. அதேபோல், இரணஜன்னி தடுப்பூசி பற்றிய வதந்திகள் 1990களில் பிலிப்பைன்ஸில் தடுப்பூசி பிரச்சாரத்தை நிறுத்தியது.

நைஜீரியாவில் 2003ஆம் ஆண்டு கருத்தடை தொடர்பான வதந்திகளால் இளம்பிள்ளை வாதத் தடுப்பூசி இயக்கம் தோல்வியடைந்தது." இளம்பிள்ளை வாதத் தடுப்பூசியை செலுத்திக்கொள்வதால் மலட்டுத்தன்மை ஏற்படும் என்ற பயம் பாகிஸ்தான் மற்றும் ஆப்கானிஸ்தானில் இன்றும் உள்ளது. மேலும், இந்நாடுகள் இன்னும் இளம்பிள்ளை வாதம் பாதிப்புள்ள நாடுகளாக இருப்பதற்கான காரணங்களில் இதுவும் ஒன்றாகும்.

தடுப்பூசிகள் ஹலால் முறையில் உருவாக்கப்பட்டதல்ல

சில தடுப்பூசிகள் ஹலால் முறையில் உருவாக்கப்படவில்லை என்றும், பன்றி நொதிகளை பயன்படுத்தி தடுப்பூசிகள் உருவாகின்றன என்ற கவலைகள் இருந்தன. இஸ்லாமிய ஃபத்வா கமிட்டி இந்தத் தடுப்பூசிகளைப் பயன்படுத்த அனுமதித்துள்ளது

மனித கருச்சிதைவு மூலம் தடுப்பூசிகள் உருவாக்கம்

தடுப்பூசி ஆராய்ச்சி மற்றும் உற்பத்திக்கு குறிப்பிட்ட மனித உயிரணுக்களில் நச்சுயிரி வளர்க்கப்படுகிறது. தடுப்பூசிகள் தயாரிப்பதற்காக மனிதர்களில் கருச்சிதைவை ஏற்படுத்துகிறார்கள் என்ற வதந்திகள் பரப்பப்பட்டன. எனினும், இது உண்மையல்ல;. இந்த செயல்முறை, இப்போது ஆய்வகத்தில் தயாரிக்கப்பட்ட மனித உயிரணுவை பயன்படுத்துகின்றனர். ஆனால், இந்த செல்கள் மருத்துவ ரீதியாக கருச்சிதைவு செய்யப்பட்ட கருவில் இருந்து அறுவடை செய்யப்பட்டன.

மதம்: தடுப்பூசி தயக்கத்தைத் தூண்டுவதற்கான ஒரு கருவி

மத அடிப்படையில் தடுப்பூசிகளுக்கு எதிர்ப்பு, பெரும்பாலும் ஆதாரமற்றது என்றாலும், தடுப்பூசிகளின் கண்டுபிடிப்பில் தொடங்கி இன்றும் தொடர்கிறது. பெரியம்மைத் தடுப்பூசி இயக்கத்தை தொடங்கும் போது, அதன் எதிர்ப்பாளர்களில் சிலர், பெரியம்மை நோயால் ஒருவரின் மரணத்தை கடவுள் விதித்திருந்தால், கடவுளின் விருப்பத்தை முறியடிப்பது பாவம் என்று வாதிட்டனர்.

1960களில் மனித கருச்சிதைவிலிருந்து பெறப்பட்ட சில நச்சுரிகளை நுண்ணுயிரி ஊடகங்களில் வளர்த்து தடுப்பூசிகள் தயாரிக்கப்பட்டது என தடுப்பூசிக்கு எதிரான மதப் பிரச்சாரம் மேற்கொள்ளப்பட்டது. மேலும், பன்றி இறைச்சி ஜெலட்டின் மூலம் தடுப்பூசிகள் தயாரிக்கப்படுவதாகக் கூறி இஸ்லாமிய மத குருமார்கள் தடுப்பூசிகளுக்கு எதிர்ப்புத் தெரிவித்தனர். இளம்பிள்ளை வாதத் தடுப்பூசி மருந்தில் பன்றியின் இரத்தம் உள்ளது என்ற வதந்திகளும் பரப்பப்பட்டன.

தடுப்பூசிகள் பற்றிய மற்றொரு வதந்தி என்னவென்றால், அவை நோய் எதிர்ப்புச் சக்தியை பலவீனப்படுத்துகின்றன. மேலும், நோய்களைத் தடுக்காது என்ற வதந்திகளும் பரவலாக இருந்தன.

தடுப்பூசிகளின் மீது அவநம்பிக்கை

தடுப்பூசிகள், புரிந்துகொள்வதற்கு எளிதாக இல்லாத செயல் முறைகளால் உருவாக்கப்படுகின்றன; மேலும், மக்களுக்கு அரசாங்கம், மருத்துவ சேவை வழங்குபவர்கள் மற்றும் அறிவியல் சமூகத்தின் மீது நம்பிக்கை ஏற்படவேண்டும். மேற்குறியவற்றில் ஏதேனும் ஒன்றில் நம்பிக்கை மீறினால், தடுப்பூசிகளை போட்டு கொள்ள மக்களை நம்ப வைப்பது கடினமாகும்.

தடுப்பூசி தயக்கம் என்பது, பொது சுகாதார அதிகாரிகள், மருத்துவ சேவை வழங்குபவர்கள் மீது அவநம்பிக்கையை வெளிப்படுத்துவதாக அறிஞர்கள் தெரிவித்துள்ளனர். மேலும், ஆங்கில மருத்துவ முறையின் (அலோபதி) மீதான நம்பிக்கை குறைந்து, இயற்கைப் பொருட்கள் மற்றும் மாற்று மருந்துகளின் மீதான ஆர்வம் அதிகரித்து வருவதும் தடுப்பூசி மீது தயக்கத்தை மேலும் வளர்த்தது.

தடுப்பூசி மருந்துகளின் மீது நம்பிக்கையை வளர்ப்பதற்கான தலையீடுகள், உத்திகளை வடிவமைத்து, அவநம்பிக்கையின் காரணங்களை அடையாளம் கண்டு புரிந்து கொள்வது மிகவும் முக்கியம்.

சொந்த வெற்றியால் பாதிக்கப்பட்டவர்கள்

நோய்களின் தீவிரம் மற்றும் சில நேரங்களில் ஆபத்தான விளைவுகளால், தடுப்பூசிகள் மிகுந்த ஆர்வத்துடன் வரவேற்கப்படுகின்றன. நோய்த்தடுப்பு வெற்றியின் காரணமாக, நோயுரும் தன்மை மற்றும் இறப்பு ஆகியவை பொதுமக்களின் நினைவிலிருந்து மறைந்துவிட்டன. இதன் விளைவாக, பெற்றோர்கள் மற்றும் சுகாதார நிபுணர்கள் முதல், இத்தகைய நோய்களால் ஏற்படும் அபாயங்கள் பற்றிய அறியவில்லை. இதன் விளைவாக, தடுப்பூசியால் தடுக்கக்கூடிய நோய்கள் மீண்டும் மீண்டும் நோய் தாக்கத்தை ஏற்படுத்தின.

அரசியல்வாதிகள், நடிகர்கள் மற்றும் பிரபலங்களின் பங்கு

அரசியல்வாதிகள் மற்றும் பிரபலங்கள் தடுப்பூசி தயக்கத்தை போக்க முக்கிய பங்கு வகிக்கின்றனர். ஒரு பிரபலமான உதாரணம் பிரிட்டிஷ்பி ரதமர் டோனி பிளேயர், 2002ல் இளைய மகனுக்கு எம். எம். ஆர். (MMR) தடுப்பூசி (Measles- தட்டம்மை; Mumps- பொன்னுக்கு வீங்கி ; Rubella ஜெர்மானிய தட்டம்மை) தடுப்பூசியை போட்டீர்களா என்று கேட்டதற்கு, அவர் தெளிவான பதிலைச் சொல்லவில்லை. இது தடுப்பூசியின் பாதுகாப்பு பற்றிய ஊகங்களை தூண்டியது மற்றும் நடந்து கொண்டிருக்கும் எம். எம்.ஆர்.- மன இறுக்க சீர்குலைவிற்கும் இடையேயான விவாதத்தை தீவிரப்படுத்தியது.

அமெரிக்க ஜனாதிபதி டொனால்ட் டிரம் தடுப்பூசி எதிர்பாளர்களை ஆதரித்தார். அவர் எம்.எம்.ஆர்.- மன இறுக்க சீர்குலைவிற்கும் இடையேயான கருத்தை வெளிப்படையாக ஆதரித்தது மட்டுமல்லாமல், ஆண்ட்ரூ வேக்ஃபீல்டையும் தனது தொடக்க பிரச்சாரத்தில் கலந்துகொள்ள அழைத்தார். 2014இல் அவர் செய்த ட்வீட், 'ஆரோக்கியமான ஒரு சிறு குழந்தை மருத்துவரிடம் செல்கிறது, பல தடுப்பூசிகள் செலுத்தப்படுகிறது, உடல்நிலை சரியில்லை, இதனால் – மன இறுக்க சீர்குலைவாக மாறுகிறது.

1994ஆம் ஆண்டு மிஸ் அமெரிக்கா பட்டம் வென்ற ஹீதர் வைட்ஸ்டோன் என்ற இளம் காது கேளாத பெண்மணியும் இந்தப் பட்டியலில் இடம் பெற்றுள்ளார். மிஸ் அமெரிக்கா போட்டிக்கு முந்தைய நேர்காணலில், டிபிடி தடுப்பூசி செலுத்திய பிறகு அதிக காய்ச்சல் ஏற்பட்டது. காய்ச்சலை குறைக்க 'வலுவான மருத்துவ' சிகிச்சை அளிக்கப்பட்டதால், குறு நடைபோடும் குழந்தையாக இருந்தபோது செவித் திறனை இழந்ததாக ஊடகங்களுக்கு தெரிவித்தார். இதற்கு மாறக, டி.டி.பி தடுப்பூசியின் அபாயகரமான எதிர் வினைக்கு திருமதி. வைட்ஸ்டோனின் ஆளானார் என்று தடுப்பூசி எதிர்பாளர்கள் கட்டு கதை விட்டனர்.

தொற்றுநோய்க்கானத் தடுப்பூசிகளுக்கு முன்னுரிமை

2020இல், உலகம் கொரோனா-19 தொற்றுநோயால் பேரழிவிற்கு உட்பட்டது. தடுப்பூசி போடத் தொடங்கியபோது, சிலர் தடுப்பூசி வெள்ளி தோட்டாவை (உடலினுள் செலுத்தப்படும் சிறிதளவான திரவ மருந்து) பார்க்கவில்லை. முன்னெப்போதும் இல்லாத வேகத்தில் கொரோனா-19 தடுப்பூசிகளின் வளர்ச்சி மற்றும் அவற்றின் பாதுகாப்பு மற்றும் செயல் திறன் பற்றிய கவலைகள் தடுப்பூசி தயக்கத்திற்கான முக்கிய காரணங்களாக இருந்தன. கனடா, ஐக்கிய அரசு மற்றும் அமெரிக்கா பங்கேற்பாளர்களில் 60 சதவீதத்திற்கும் குறைவானவர்கள் கொரோனா-19 தடுப்பூசியை எடுக்கத் தயாராக இருந்தனர்.

தவறான பிரச்சாரங்களால் கவலைகள், சந்தேகங்கள் மற்றும் நிச்சயமற்ற தன்மைகள் அதிகரித்தன. தடுப்பூசிகள் மக்களைக் கருத்தடை செய்யப் பயன்படுத்தப்படுகின்றன மற்றும் பெரிய பக்க விளைவுகளை ஏற்படுத்துகின்றன; நச்சுயிரின் பாதிப்பில்லாத தன்மை; இயற்கையான நோய் எதிர்ப்புச் சக்தி, கொரோனா-19 ஆபத்தில் போதுமானதாக இல்லாதது மற்றும் கடவுள் மீது மிகுந்த நம்பிக்கை என்ற பழைய கதைகள் இதில் அடங்கும். கருச்சிதைவு செய்யப்பட்ட கருக்களின் திசுக்கள் அல்லது பன்றி இறைச்சி அல்லது மாட்டு இறைச்சி கொண்டு தடுப்பூசிகள் தயாரிக்கப்படுகின்றன போன்ற மத ரீதியான தவறான கருத்துகள் மீண்டும் தோன்றின.

மனிதர்களின் உடலில் மைக்ரோசிப்களை செருகுவதற்கு தடுப்பூசிகள் பயன்படுத்தப்படுகின்றன; அது அவர்களின் மரபணுக்களை நிரந்தரமாக மாற்றுகிறது; டிஎன்ஏவை சேதப்படுத்துகிறது அல்லது குரங்குகளாக மாற்றுகிறது போன்ற புதிய வதந்திகள் உருவாக்கப்பட்டன.

கொரோனா-19 தடுப்பூசி தயக்கத்தை இந்தியா எதிர்த்துப் போராடுகிறது

கொரோனா-19 தடுப்பூசி பற்றிய தயக்கமும் இந்தியாவிற்கு பெரும் சவாலாக இருந்தது. தடுப்பூசிகளின் அவசர வெளியீடு, பாதுகாப்பு மற்றும் செயல்திறன் தொடர்பான தரவு இல்லாதது தடுப்பூசி மீது தயக்கத்தை ஏற்படுத்தியது. சுகாதார சேவையில் குறைந்த நம்பிக்கை, போதிய தகவல் இல்லாமை மற்றும் தடுப்பூசிக்குப் பிறகு காய்ச்சல் ஆகியவையும் இந்த தயக்கத்திற்கு காரணமாயிற்று.

தவறான கருத்துக்கள், கூட்டு சதி தத்துவங்கள் மற்றும் உடல் ரீதியான தாக்குதல்களுக்கு எதிராக சுகாதார ஊழியர்கள் போராடினர். தடுப்பூசி செலுத்தப்பட்ட பிறகு நச்சுயிரியால் பாதிக்கப்படுவதாக மக்கள் பயந்து ஓடினர். சில அறிகுறியற்ற பகுதிகளில், நோய் மற்றும் இறப்புகளைத் தூண்டுவதற்கு மக்களுக்குத் தடுப்பூசி போடப்பட்டது போன்ற புதிய வதந்திகள் உருவாக்கப்பட்டன என்று தாத்ரா மற்றும் நாகர் ஹவேலியின் பொது சுகாதார நிபுணர் ஆர் தவால் அவர்கள் கூறினார்.

மருத்துவ சகோதரத்துவம் மற்றும் அதிக கல்வியறிவு பெற்ற சமூகம் கொரோனா-19 தடுப்பூசிகளின் மீது குறைந்த நம்பிக்கையை கொண்டிருந்தது. ஏனெனில், அவற்றின் செயல் திறனில் மாற்றம் மற்றும் உடலில் நீண்ட கால அறியப்படாத விளைவுகள்' என்று ராஜஸ்தானின் சுகாதாரம் மற்றும் குடும்ப நலத்துறையின் முதன்மை செயலாளர் அகில் அரோரா அவர்கள் கூறினார்.

அருணாச்சலப் பிரதேசத்தின் சங்லாங், துணை ஆணையர் டாக்டர் தேவன்ஷ் அவர்கள் கருத்துப்படி, கர்ப்பிணிப் பெண்கள் மற்றும் பாலூட்டும் தாய்மார்கள் கொரோனா-19 தடுப்பூசியை தவிர்த்தனர்; குழந்தைகளில் கடுமையான உடல் நல பாதிப்புகள் ஏற்படும் என அஞ்சினர். கூட்டு நோயால்

பாதிக்கப்பட்டவர்களில் தடுப்பூசி, கடுமையான எதிர் விளைவுகளை ஏற்படுத்தும் என பயமுறுத்தியது.

வட இந்தியாவில் இமயமலையில் உள்ள ஒரு கிராமமான மலானாவில், ஜம்லு தேவ்தா என்று அழைக்கப்படும் உள்ளூர் தெய்வமான ஜகதமணி ரிஷி தடுப்பூசிக்கு ஒப்புக் கொள்ளவில்லை என்று கிராம சபை கூறியது.

மதத்தில் குறிக்கப்பட்ட தவறான கருத்துக்கள் தடுப்பூசி தயக்கத்தையும் வளர்க்கின்றன. டெல்லியின் மத்திய மாவட்டத்தில் உள்ள ஒரு சமூகத்தில் தடுப்பூசி போடுவதில் தயக்கம் ஏற்பட்டது, தடுப்பூசிகளில் உள்ள சில பொருட்கள் பன்றி இறைச்சியில் இருந்து பிரித்தெடுக்கப்பட்டவை என்று மக்கள் நினைக்கிறார்கள் என்று டெல்லியின் மத்திய மாவட்டத்தின் மாவட்ட நோய்த்தடுப்பு அதிகாரி டாக்டர் மீனு மீனா அவர்கள் கூறினார்.

உலகளாவிய இணையம்- தடுப்பூசி தயக்கத்தை ஊக்குவிக்கிறது

சிலரால் 'நவீன பண்டோராவின் பெட்டி' (உலகின் அனைத்து தீயவைகளையும் உள்ளடக்கி மூடப்பட்ட சாடி) என்றும் அழைக்கப்படும் இணையம், அறிவைப் பெறுவதற்கான வழிகளாக மாற்றியுள்ளது. இது இப்போது நலவாழ்வு தொடர்பான தகவல்களின் முக்கிய ஆதாரமாக மாறியுள்ளது.

தடுப்பூசிகளை விமர்சிக்கும் தனி நபர்களையும், குழுக்களையும் இணையம் ஒன்றிணைத்துள்ளது. ஆரம்ப காலத்தில் தடுப்பூசி எதிர்பாளர்களின் துண்டுப் பிரசுரங்கள் வலைத்தளங்கள், வலைப்பதிவுகள், மின்னஞ்சல் பட்டியல்கள் மற்றும் தொடர்புடைய ஊடகங்களால் மாற்றப்பட்டன. இணையமானது சிறிய அளவிலான பயனாளர்களுக்கு, தடுப்பூசி பற்றிய எதிர்ப்பை உருவாக்கவும், வதந்திகள், கட்டுக் கதைகள் மற்றும் தவறான தகவல்களைப் பரப்பவும் உதவுகிறது. பேட்ஸ்ச் மற்றும் அவரது குழுவினரின் கூற்றுப் படி, வலைத்தளங்களில் ஒரு சுருக்கமான வெளிப்பாடு கூட தடுப்பூசி அபாயத்தின் ஒட்டு மொத்த உணர்வை அதிகரிக்கிறது.

வலைப்பின்னல் மூலம் வெளியிடப்படும் ஆராய்ச்சி வெளியீடுகளின் தரம் மற்றும் பொறுப்புக்கூறல் பற்றிய சரிபார்ப்பு இல்லாததால் குறிப்பிடத்தக்க வளர்ச்சிக்கு வழி வகுத்தது. வியத்தகு ஆனால், தவறான நிகழ்வுகளை விரைவாகப் படிக்கக்கூடிய உரைகளை கொண்ட தலைப்பு கட்டுரைகளை தடுப்பூசி எதிர்பாளர்கள் இணையம் மூலம் வெளியிடுகின்றனர்." மேலும், தடுப்பூசி தொடர்பான இணையத் தேடல்களுக்கான முடிவுகளில் தடுப்பூசி எதிர்ப்பு இணையதளங்கள் உயர்வாகத் தோன்றும் வகையில் மேம்படுத்தப்பட்டுள்ளன.

சமூக ஊடகம்: தடுப்பூசி எதிர்பாளர்களின் ஆயுதம்

திறன்பேசிகளின் வருகை மற்றும் தொழில் நுட்பத்திற்கான அணுகல், பேஸ்புக் (*Facebook*), கூகுள் (*Google*), லிங்கிடின் (*LinkedIn*), டுவிட்டேர் (*Twitter*) மற்றும் யூடுப் (*YouTube*) போன்ற சமூக ஊடக தளங்களின் தோற்றத்திற்கும் உலகளாவிய ஊடுருவலுக்கும் வழி வகுத்தது. இதன் செயல்பாட்டின் எளிமை, கருத்துகளைக் கூறுவதற்கும், ஆலோசனை வழங்குவதற்கும், உரை, புகைப்படங்கள் மற்றும் வீடியோக்களைப் பகிர்ந்து கொள்வதற்கும் இவை பிரபலமான வழி முறையாக மாற்றப்பட்டுள்ளன.

இருப்பினும், இது நாடு கடந்த தவறான தகவல் மற்றும் சதித் திட்டங்களை பரப்புவதற்கான ஒரு பெரிய சாத்தியத்தை உருவாக்கியுள்ளது. 'டிஜிட்டல் காட்டுத் தீ' நோய்த் தடுப்பு தொடர்பான முயற்சிகளை சீர்குலைப்பதற்கான புதிய கருவியாகும். தடுப்பூசி எதிர்ப்பு ஆர்வலர்கள் உயிர்ப்புள்ள கதைகள், படங்கள் மற்றும் கையாளப்பட்ட காணொளிகளை சமூக ஊடகங்களில் பயன்படுத்துகின்றனர். இவைகள், குறிப்பாக அறிவாற்றல் குறைபாடு உள்ளவர்கள், முதியவர்கள் மற்றும் குறைந்த கல்வியறிவு உள்ளவர்கள் மனதில் உணர்ச்சி வயப்பட்ட செய்கின்றனர்.

சமூக ஊடகங்கள், ஒரு மனித செயல்பாட்டை உருவகப்படுத்தவும் மற்றும் வேண்டுமென்றே மற்றவர்கள் மனதை வலைப்பின்னல் மூலம் வருத்தப்படுத்தவும், மனம் மகிழ்கிற உள்ளடக்கத்தை மாசுபடுத்தவும், தடுப்பூசி எதிர்ப்பு இயக்கத்தை அதிகரிக்கவும் பயன்படுத்தப்படுகின்றன. பொதுவாக நம்பகத்தன்மை இல்லாத, வேகமாகப் பரவி, தீர்வை அடைவதை மிகவும் கடினமாக்கும் தகவல்களை, பரப்ப உலக சுகாதார அமைப்பு எச்சரிக்கை விடுத்துள்ளது,

தகவல் மற்றும் அறிவியல் கூற்றுகள். சமூக ஊடகங்களால் கட்டவிழ்த்து விடப்படும் தவறான தகவல்கள், கொரோனா-19 தடுப்பூசி போடும் நபர்களுக்கும் மற்றும் அரசாங்கங்களுக்கு பெரும் சவாலாக உள்ளது. தாத்ரா மற்றும் நாகர் ஹவேலி மற்றும் டாமன் மற்றும் டையூவின் சுகாதார செயலாளர் டாக்டர் முத்தம்மா அவர்கள் கூறுகையில், தடுப்பூசி தயக்கத்தை தூண்டும் முக்கிய சக்திகளில் சமூக ஊடகங்கள் மூலம் பரவும் தவறான தகவலாகும்.

சமூக ஊடகங்கள் மூலம், கட்டுக்கதையை முறியடிக்கும் பிரச்சாரத்தை நாங்கள் தொடங்க வேண்டியிருந்தது. தவறான தகவல்களின் தாக்குதலை எதிர்கொள்ள சமூக ஊடகங்களில் ஆளுமைகள் தடுப்பூசி போட்டு கொள்ளும் காணொளிகளையும் சமூக ஊடகங்களில் பரப்பினோம். இது போன்ற பிரச்சனையை திருவாளர் அமித் சதிஜா, சுகாதார செயலாளர் பகிர்ந்துகொண்டனர். தடுப்பூசிகள் பயனற்றவை, பொதுமக்களுக்கு ஒரு கண் துடைப்பு என்று சமூக ஊடகங்களில் பரப்பப்பட்ட செய்திகள், பெரிய

பிரச்சனையாக மாறியது. அருணாசல பிரதேசத்தின் சுகாதார செயலாளர் டாக்டர் பார்த்திபன் அவர்கள் இது போன்ற சவால்களை எதிர்கொண்டார்.

தடுப்பூசி சமத்துவமான அணுகல் : ஆரோக்கியத்திற்கு அவசியம் மற்றும் தார்மீகக் கொள்கைகள்

தடுப்பூசிகள் உட்பட புதிய சுகாதாரத் தலையீடுகள் நியாயத்தை நேர்மாறாக்குகின்றன. இவை ஆரம்பத்தில் அதிக சலுகைகள் பெற்றன. அதிக வருவாய் கொண்ட நாடுகள், தயாரிப்பு மேம்பாட்டு கூட்டாண்மை மற்றும் மேம்பட்ட சந்தைக் கடமைகளைப் பயன்படுத்தி புதிய தயாரிப்புகளை நேரடியாகப் பயன்படுத்த விரும்பினர்.

தடுப்பூசிகளுக்கான நியாயத்தை நேர்மாறாக்கும் கருதுகோள் நாடுகளுக்குள்ளும், நாடுகளுக்கிடையேயும் பொருந்தும் மற்றும் இது ஒரு அச்சுறுத்தும் பொது சுகாதார சவாலாகும். தடுப்பூசி ஏற்றத்தாழ்வு மிகவும் முக்கியமானது, ஏனெனில் தடுப்பூசிகளின் பாதுகாப்பு கவசம், அனைவருக்கும் தடுப்பூசி போடப்படும்போது சிறப்பாக செயல்படுகிறது. புதிய தடுப்பூசிகளை வெளியிடும் போது தடுப்பூசி சமத்துவமின்மையால் ஏற்படும் சவால்களைப் புரிந்துகொள்வதும், எதிர் கொள்வதும் இன்றியமையாதது.

தடுப்பூசிகளுக்கான நியாயத்தை நேர்மாறாக்கும் உத்திகள், தடுப்பூசியால் தடுக்கக்கூடிய நோய்களை புறக்கணிப்பதாலும், தடுப்பூசியின் செயல்திறனை குறைமதிப்பிற்கு உட்படுத்தப்படுவதால்

உடல் நலம் தொடர்பான மற்றும் பொருளாதார விளைவுகளைக் எதிர் கொள்ள வேண்டியிருக்கும். ஒரு தொற்று நோய் நீண்ட காலம் நீடிக்குமானால், மாறுதலுக்கு உட்பட்ட கிருமிகள், அதிக வீரியம் மற்றும் வேகமாக பரவக்கூடிய வாய்ப்புகள் அதிகம்.

தடுப்பூசிகள் கிடைப்பதைத் தவிர, தடுப்பூசி தயக்கம், சேமிப்புத் திறன், விநியோக வழி முறைகள் குறைபாடு, தடுப்பூசி வீணாகுதல், ஆராய்ச்சிக்கான மானியம் இல்லாமை, தடுப்பூசி விலைகள் உயர்ந்து வருதல் மற்றும் தடுப்பூசி தொடர்பான தகவல் தொடர்புகள் முதலிய காரணிகள் தடுப்பூசி சமத்துவத்தால் சவால் செய்யப்படுகிறது.

பன்றிக் காய்ச்சல் கிளர்ச்சி: தடுப்பூசி பற்றிய சமத்துவமான அணுகல்

கொரோனா-19 முன்பே, ஹெச்1என்1 (H1N1) பன்றிக் காய்ச்சல் நோயை கட்டுப்படுத்த, குறைந்த வருமானம் கொண்ட நாடுகள் மற்றும் குறைந்த நடுத்தர வருமான கொண்ட நாடுகள் தடுப்பூசிக்காக காத்திருந்தனர்.

பன்றிக் காய்ச்சல் ஏப்ரல் 2009 நடுப்பகுதியில் தோன்றியது, மற்றும் தடுப்பூசி உற்பத்திக்கான முயற்சிகள் தொடங்கப்பட்டன. 11 ஜூன், 2009அன்று ஹெச்1என்1 (H1N1) பன்றிக் காய்ச்சல் ஒரு

தொற்றுநோயாக அறிவிக்கப்படுவதற்கு முன்பே, பல அதிக வருவாய் கொண்ட நாடுகள் ஹெச்1என்1 (H1N1) தடுப்பூசிகளின் அனைத்து அளவுகளையும் முன்கூட்டியே வாங்குவதற்கு சாத்தியமான உற்பத்தியாளர்களுடன் முன் தயாரிப்பு ஒப்பந்தங்களில் கையெழுத்திட்டது.

இது குறைந்த நடுத்தர வருமான கொண்ட நாடுகளின் தடுப்பூசிகளுக்கான அணுகலை கடுமையாகக் குறைத்தது மற்றும் தொற்றுநோய் குறையத் தொடங்குவதற்கு முன்பு 2,84,000 பேர் இறந்தனர். அந்தகட்டத்தில் தான் அதிக வருவாய் கொண்ட நாடுகள் அவர்களின் தடுப்பூசி அளவுகளில் 10 சதவீதத்தை தானம் செய்வதாக உறுதியளித்தது. இருப்பினும், இது நல்லெண்ணச் செயலில் மிகவும் அவசியமானதாக சித்தரிக்கப்பட்டது.

உலகளாவிய கொரோனா-19 தடுப்பூசியை பின்தொடர்ந்து செல்லுதல் மற்றும் சமத்துவமான அணுகல்

உலகளவில் SARS-CoV-2, 2020ஆம் ஆண்டின் தொடக்கத்தில் தாக்கி உலகளவில் பேரழிவை ஏற்படுத்தியது. மலிவு மற்றும் பயனுள்ள தடுப்பூசிகள், தொற்று நோயைத் தணிக்க மிகவும் சக்திவாய்ந்த கருவியாகக் கருதப்பட்டது. தடுப்பூசிகளுக்கான சமமான அணுகல் மிகவும் முக்கியமானதாகும்.

தேசிய அரசாங்கங்கள் தங்களின் சொந்த உள்நாட்டுத் தேவைகளைப் பூர்த்தி செய்ய போதுமான அளவிலான தடுப்பூசிகளைப் பெற வேண்டுமா அல்லது உலகளாவிய மற்றும் சமமான தடுப்பூசி அணுகல் மூலம் அவற்றை வாங்க வேண்டுமா என்பதில் குழப்பத்துடன் இருந்தனர். சமமான தடுப்பூசி அணுகல் என்பது அனைத்து நாடுகளின் சுயநலம் என்றும், எல்லோரும் பாதுகாப்பாக இருக்கும் வரை யாரும் பாதுகாப்பாக இருக்கமுடியாது என்றும் அவர்கள் அறிந்திருந்தும், நாடுகள் முதல் மாறுபட்டடை விரும்புகின்றன.

முதல் கொரோனா-19 தடுப்பூசி, அவசரகால பயன்பாட்டு அங்கீகாரத்தைப் (Emergency use Authorization-EUA) பெறுவதற்கு முன்பே, உலக மக்கள் தொகையில் 14 சதவீதத்தை மட்டுமே கொண்ட அதிக வருவாய் கொண்ட நாடுகள், கொரோனா-19 தடுப்பூசி தேவையில் பாதிக்கு மேல் முந்தைய கொள்முதல்களை செய்தன. இந்நாடுகள், மொத்த மக்கள் தொகையில், ஒரு நபருக்கு ஒன்றுக்கு மேற்பட்ட தடுப்பூசிகளை சேமித்தன.

அபாயங்களைத் தடுக்க, இந்த நாடுகள் பல நோய் தடுப்பு மருந்துக்கு உகந்த காரணிகளில் முதலீடு செய்துள்ளன, இதனால் குறைந்த வருமானம் கொண்ட நாடுகள் மற்றும் குறைந்த நடுத்தர வருமான கொண்ட நாடுகளில் உள்ள, அதிக ஆபத்துள்ள மக்களுக்கு கூட, தடுப்பூசி போடுவதற்கு போதுமான தடுப்பூசிகள் இல்லாத நிலையில் உள்ளன.

ஏப்ரல் 15, 2021க்குள், 660 மில்லியன் தடுப்பூசிகளில் 86 சதவீதம் அதிக வருவாய் கொண்ட நாடுகள் மற்றும் உயர்-நடுத்தர வருமானம் உள்ள

நாடுகளில் (*Upper middle income countries-UMICS*) உள்ள மக்களுக்கு வழங்கப்பட்டுள்ளது. குறைந்த வருமானம் கொண்ட நாடுகளின் பங்கு வெறும் 0.1 சதவீதம் மட்டுமே. 9 ஆகஸ்ட், 2020க்குள், உலகளவில் வழங்கப்பட்ட 4.46 பில்லியன் தடுப்பூசிகளில் 12.6 மில்லியனுக்கு மட்டுமே குறைந்த வருமானம் கொண்ட நாடுகளில் உள்ளவர்களுக்குத் தடுப்பூசி போடப்பட்டது.

கொரோனா-19 போன்ற தொற்று நோய்கள் பரவுவதை சர்வதேச எல்லைகளால் தடுக்க முடியுமா? அதிக வருவாய் கொண்ட நாடுகளில் முழு மக்களுக்கும் தடுப்பூசி போட்டிருந்தாலும், தடுப்பூசிகள் மற்றும் இயற்கையான நோய் எதிர்ப்புச் சக்தி ஆகிய இரண்டிலிருந்தும் தப்பிக்கக்கூடிய அதிக சக்திவாய்ந்த மற்றும் தொற்றும் பிறழ்வுகளுடன், தடுப்பூசிபோடப்படாத நாடுகளில் தொற்று நோய் பெருமளவில் பரவியிருக்கும். மேலும், தேசிய பொருளாதாரங்களின் மீட்சியானது, நிலையான உலகளாவிய விநியோகச் சங்கிலிகளை மீண்டும் தொடங்குதல், உலகளாவிய சந்தைகளைத் திறப்பது மற்றும் சர்வதேச பயணத்தை மீண்டும் அனுமதிப்பது ஆகியவற்றைச் சார்ந்துள்ளது.

உலகளாவிய தடுப்பூசி சமத்துவமின்மை குறித்து தனது தீவிர கவலையை வெளிப்படுத்திய டாக்டர் டெட்ரோஸ் அதானோம் கெப்ரேயஸ், தலைமை இயக்குனர், உலக சுகாதார அமைப்பின் கூற்றுப்படி, இது ஒரு பேரழிவு தரும் தார்மீக தோல்வி; இதனால் ஏழை நாட்டு மக்களின் வாழ்க்கை மற்றும் வாழ்வாதாரம் பாதிக்கும். திரு. அன்டோனியோ குடெரெஸ், ஐ.நா. பொதுச் செயலாளர், கொரோனா-19 தடுப்பூசிகளின் சீரற்ற மற்றும் நியாயமற்ற விநியோகம் குறித்தும் கடுமையாக விமர்சித்தார். ஐ.நா.பாதுகாப்பு கவுன்சிலில், தடுப்பூசி சமத்துவம் என்பது உலகளாவிய சமூகத்தின் முன் மிகப்பெரிய தார்மீக சோதனை என ஐ.நா. பொதுச் செயலாளர் அவர்கள் கூறினார்.

உலகளவில், கொரோனா-19 தடுப்பூசிகள் சமமாக கிடைப்பதற்கு ஒத்துழைப்பை உறுதி செய்யவும், நிதி திரட்டவும் மற்றும் முயற்சிகளை ஒன்றிணைக்கவும் பல வழி முறைகள் அமைக்கப்பட்டன.

கொரோனா-19 கருவி முடுக்கிக்கான அணுகல் (ACT-A)

கொரோனா-19 கருவி முடுக்கிக்கான அணுகல் என்பது உலக சுகாதார அமைப்பின் தலைமையிலான ஒரு கூட்டுத் தளமாகும். இது வளர்ச்சி மற்றும் சமத்துவம், தடுப்பூசிகள் மற்றும் சுகாதாரப் பொருட்கள் விநியோகத்தை விரைவுபடுத்துவதற்காகவும் கொரோனா-19 தொற்று நோயை முடிவிற்கு கொண்டு வருவதற்கு ஏப்ரல் 2020இல் அமைக்கப்பட்டது. இது நிதிகள் மற்றும் உத்திகள், பல உலகளாவிய சுகாதார பங்குதாரர்களின் பணியை ஒருங்கிணைப்பதாகும். இது நான்கு

தூண்களைக் கொண்டிருந்தது: நோய் கண்டறிதல், சிகிச்சை முறைகள், தடுப்பூசிகள் மற்றும் சுகாதார அமைப்புகளாகும். இருப்பினும், சில குறைபாடுகளைக் கொண்டிருந்தது. அதன் நிதியுதவி சர்வதேச உதவி மாதிரியை அடிப்படையாகக் கொண்டது; இது நன்கொடையாளர்களின் கருணையை சார்ந்ததாகும்.

கொரோனா-19 தொழில் நுட்ப அணுகல் நினைவகம் (C-TAP)

கொரோனா-19 தொழில் நுட்ப அணுகல் நினைவகம் (C-TAP), ஒரு திறந்த அறிவியல் இலட்சியம் மற்றும் சமூக ஒற்றுமை, சர்வதேச ஒத்துழைப்பு மற்றும் பகிரப்பட்ட பொறுப்பு ஆகியவற்றின் மதிப்புகளை அடிப்படையாகக் கொண்டது. இது மே 2020இல் கோஸ்டாரிகா அரசாங்கமும், உலக சுகாதார அமைப்பும் இணைந்து தொடங்கியது. இது அறிவுசார் சொத்து உரிமைகள், தரவு, கொரோனா-19 தடுப்பூசிகள், நோய்கண்டறிதல் மற்றும் மருந்துகள் தொடர்பான செல் லைன்களைப் பகிர்வதற்கான ஒரு தன்னார்வ பலதரப்பு நினைவக தளமாகும். இது குறைந்த நடுத்தர வருமானம் கொண்ட நாடுகளில் தடுப்பூசிகள் மற்றும் பிற நெருக்கடி தொடர்பான தொழில்நுட்பங்களின் உற்பத்தி திறனை அதிகரிப்பதில் கவனம் செலுத்தியது.

இருப்பினும், 41 நாடுகள் மட்டுமே கொரோனா-19 தொழில் நுட்ப அணுகல் நினைவகத்தை ஆதரித்தன. அதிக வருவாய் கொண்ட நாடுகளின் ஆதரவு குறைவாகவே இருந்தது. ஒரு நிறுவனமும் பரிமாற்ற செயல்முறையைப் பயன்படுத்தவில்லை; நினைவகம் உபயோகப்படுத்தாமல் இருந்தது. மேலும், செயல் திட்டதை ஊக்குவிக்காதது, செயல்படுத்த நிதிகள் பற்றிய தெளிவின்மை மற்றும் தலைமையின்மை முதலியவற்றால் உலக சுகாதார அமைப்பு விமர்சனங்களை எதிர்கொண்டது.

கோவாக்ஸ்: கொரோனா-19 தடுப்பூசிகளின் உலகளாவிய அணுகல் முயற்சி (COVID 19 vaccines global access facility-COVAX)

கோவாக்ஸ், கொரோனா-19 கருவி முடுக்கி அணுகலின் (ACT-A) தடுப்பூசி தூணாகும், ஏப்ரல் 2020இல், கொரோனா-19 தடுப்பூசி உற்பத்தி தொடங்கும் போது, பணக்கார நாடுகளால் சம்பாதிக்க உருவாக்கப்பட்டது. உலக சுகாதார அமைப்பின் தலைமை இயக்குனர் கருத்துப்படி, கோவாக்ஸ் வசதி தடுப்பூசிகளுக்கான பந்தயம், ஒரு போட்டி அல்ல, ஒத்துழைப்பை உறுதி செய்வதை நோக்கமாகக் கொண்டுள்ளது. கோவாக்ஸை உலக சுகாதார அமைப்பு தலைமை தாங்கியது, இது மற்ற சர்வதேச அமைப்புகளின் ஆதரவுடன், இடர்-பகிர்வு, பல வளங்களைத் திரட்டுதல் மற்றும் நிதியை பெறுவதற்கான வழிமுறை உருவாக்குதல் முதலியவற்றை முன்னறிந்து கூறியது. தடுப்பூசிகளின் ஆராய்ச்சி மற்றும் மேம்பாட்டை விரைவு படுத்துவதற்கும், தடுப்பூசி தயாரிப்பில் முதலீட்டைத் தூண்டுவதற்கும், கொரோனா-19 தடுப்பூசிகளுக்கு சமமான அணுகலை எளிதாக்குவதற்கும்

நிதி திரட்டுவதை இது நோக்கமாகக் கொண்டுள்ளது.

கோவாக்ஸின் கீழ், நாடுகள் 'சுயநிதி' அல்லது 'நிதி' என வகைப்படுத்தப்பட்டன. சுயநிதி நாடுகள், முக்கியமாக அதிக வருவாய் கொண்ட நாடுகள் முன் பணம் செலுத்தி, ஒதுக்கப்பட்ட தடுப்பூசிகளை கோவாக்ஸின் வசதி மூலம் வாங்குவதற்கு கேட்டுக்கொள்ளப்பட்டது. அவர்களின் பங்களிப்பு ஏழை நாடுகளுக்கான தடுப்பூசிகளுக்கான முதலீட்டை ஈடு செய்ய ஓரளவு பயன்படுத்தப்பட்டது. வெவ்வேறு உற்பத்தியாளர்களிடமிருந்து தடுப்பூசிகளை வாங்குவதற்கான பேச்சுவார்த்தைகளில் சுயநிதி நாடுகளுக்கு எந்த தடையும் இல்லை.

கோவாக்ஸில், அதிக வருவாய் கொண்ட நாடுகள் சேர்வதால் நன்மைகள் இருந்தன, ஏனெனில் இது அவர்களின் தடுப்பூசி கொள்முதலைத் இழப்புக்காப்பு வணிகம் (நிதி அபாயங்களைக் கட்டுப்படுத்த முயற்சிக்கும் உத்தி) மற்றும் நோய் தடுப்பு மருந்துக்கு உகந்த காரணிகளின் வெற்றிக்கு உத்தரவாதம் இல்லாத நேரத்தில் தடுப்பூசி இலாகாக்களை பல்வகைப்படுத்துதல் ஆகியவை இதில் அடங்கும். மேலும், அதிக அளவிலான கொள்முதல் காரணமாக, தடுப்பூசிகளின் விலை குறைய வாய்ப்புள்ளது.

பணக்கார நாடுகள் செலுத்திய தொகையைப் பொறுத்து 10 முதல் 50 சதவீதம் வரை தடுப்பூசிகளை பெறலாம்; ஏழை நாடுககளுக்கு 20 சதவீதம் வரை வரையறுக்கப்பட்டது. மக்கள் தொகையில் 20 சதவீத வரம்பை எட்டியப் பின், மீண்டும் வழங்கப்படும் தடுப்பூசி ஒதுக்கீடு ஒரு நாட்டின் பொது சுகாதார பாதிப்புகளை சார்ந்தது.

செப்டம்பர் 2020இறுதிக்குள், 92 குறைந்த வருமானம் கொண்ட நாடுகள் மற்றும் குறைந்த நடுத்தர வருமான கொண்ட நாடுகள் மற்றும் 54 அதிக வருவாய் கொண்ட நாடுககள் கோவாக்ஸில் சேர்ந்துள்ளன. இருப்பினும், உலகளாவிய ஆதரவைத் திரட்ட கோவாக்ஸ் தோல்வியடைந்தது. சில சக்திவாய்ந்த நாடுகள் தேசியவாத அணுகு முறை மற்றும் இருதரப்பு கொள்முதல் ஒப்பந்தங்களை விரும்புகின்றன. கோவாக்ஸ், விநியோகம் மற்றும் நிதி பற்றாக்குறையால் பாதிக்கப்பட்டது.

பல சுயநிதி நாடுகள், கோவாக்ஸ்க்கு நன்கொடைகளை அளித்தாலும், அதன் மூலம் தடுப்பூசிகளை வாங்குவதில் தங்களை ஈடுபடுத்திக் கொள்ளவில்லை. குறைந்த நடுத்தர வருமான கொண்ட நாடுகள் தடுப்பூசிகளைத் தயாரிக்க, கோவாக்ஸ், தொழில்நுட்ப பரிமாற்றம் மற்றும் அறிவுசார் சொத்து பகிர்வு ஆகியவற்றை செயல்படுத்துவதற்கான வழி முறைகள் இல்லாததால் விமர்சிக்கப்பட்டது. மேலும், 2021ஆம் ஆண்டின் இறுதிக்குள் மக்கள் தொகையில் 20 சதவீதத்தை அடைய வேண்டும் என்ற அதன் இலக்கு மிதமானதாகும்.

இருப்பினும், பெரிய குறைபாடுகள் மற்றும் கமிஷன்கள் இருந்தபோதிலும், கோவாக்ஸ், பொது சுகாதாரத்தில் ஒரு வரலாற்று முன்னுதாரணத்தை அமைத்துள்ளது. இது குறைந்த வருமானம் கொண்ட நாடுகளுக்குத் தடுப்பூசி அனுகலை வழங்கியது. 2021ஆம் ஆண்டின் இறுதிக்குள், கொரோனா-19 தடுப்பூசிகளை 144க்கு நாடுகள் மற்றும் பிரதேசங்களுக்கு ஒரு பில்லியனுக்கு அதிகமாக தடுப்பூசிகளை வழங்கியுள்ளது.

தடுப்பூசிகள் மற்றும் தடுப்பூசிகளுக்கான உலகளாவிய கூட்டணி (Global Alliance for Vaccines and Immunization-GAVI) படி, உற்பத்தி செய்யப்பட்ட தடுப்பூசிகளில் கிட்டத்தட்ட 90 சதவிகிதம், 92 குறைந்த நடுத்தர வருமான கொண்ட நாடுகளுக்கு சென்றுள்ளது.

அறிவுசார் சொத்துரிமை (IPR) தள்ளுபடி

கொரோனா-19 தடுப்பூசி மீது நம்பிக்கை ஏற்பட்ட பிறகு, மனிதகுலம் மற்றொரு வலிமையான சவாலை எதிர்கொண்டது. சமூகத்தில் நோய் எதிர்ப்புச் சக்தியை அடைவதற்குத் தேவையான குறைந்தபட்சம் 12 பில்லியன் தடுப்பூசியை உலகம் எப்படி உற்பத்திசெய்யும்? இது காப்புரிமை பெற்ற மருந்து நிறுவனங்களின் திறனை விட அதிகமாக இருந்தது. உற்பத்தியை விரிவுபடுத்துவதற்கு அறிவுசார் சொத்துரிமை முக்கிய தடையாக இருந்தன.

உலக வர்த்தக மையத்தின் ஒப்பந்தத்தின் விதி IX-இன் படி, அசாதரமான சூழ்நிலைகளில், இந்த ஒப்பந்தம் அல்லது பலதரப்பு வர்த்தக ஒப்பந்தங்களின் மூலம், ஒரு உறுப்பினர் மீது சுமத்தப்பட்ட கடமையைத் தள்ளுபடி செய்ய அமைச்சர் மாநாடு முடிவு செய்யலாம் என்று கூறுகிறது.

எனவே, இந்தியாவும், தென்னாப்பிரிக்காவும், கொரோனா-19 தொற்று நோயை தடுப்பதற்கும், கட்டுப்படுத்துவதற்கும் அல்லது சிகிச்சையளிப்பதற்கும் தேவைப்படும் தடுப்பூசிகள் உட்பட, சுகாதாரப் பொருட்கள் மற்றும் தொழில் நுட்பங்களுக்கான மருந்து நிறுவனங்களின் சில அறிவுசார் சொத்துரிமை மூன்று ஆண்டுகளுக்கு முதற்கட்டமாக நிறுத்தி வைக்க உலக வர்த்தக அமைப்பிற்கு முன் மொழிந்தன.

இந்த தள்ளுபடியானது குறைந்த நடுத்தர வருமான கொண்ட நாடுகளில் தடுப்பூசிகளை தயாரிப்பதை எளிதாக்குவதை நோக்கமாகக் கொண்டது. ஏப்ரல் 2021இல், 170 முன்னாள் மாநிலங்கள் மற்றும் அரசாங்கத் தலைவர்கள் மற்றும் நோபல் பரிசு பெற்றவர்கள் அடங்கிய குழு இந்த முன் மொழிவுக்கு தங்கள் ஆதரவை அளித்தன. இருப்பினும், உலக வர்த்தக அமைப்பில் 100க்கும் மேற்பட்ட நாடுகளின் ஆதரவு மற்றும் சமூகத்தால் தொடங்கப்பட்ட ஒரு ஒருங்கிணைந்த உலகளாவிய பிரச்சாரம் இருந்த போதிலும், தேர்ந்தெடுக்கப்பட்ட அதிக வருவாய் கொண்ட நாடுகளால் இந்த திட்டம் முடக்கப்பட்டது.

அதிக வருவாய் கொண்ட நாடுகளின் வாதத்தின்படி, தள்ளுபடி என்பது அனைத்து நோய்க்குமான மருந்து அல்ல என்பதாகும். குறைந்த வருமானம் கொண்ட நாடுகளுக்கு,மூலப்பொருள் பற்றாக்குறையாக இருந்தது. இருப்பினும், இந்தியா உட்பட பல குறைந்த நடுத்தர வருமான கொண்ட நாடுகள் தடுப்பூசி உற்பத்தியை வேகமாக அதிகரிக்கும் திறனைக் கொண்டிருந்தது. 5 மே, 2021 அன்று, அமெரிக்கா தனது ஆதரவை அறிவித்தது, இருப்பினும் தள்ளுபடி என்பது தடுப்பூசிகளுக்கு மட்டுமே பொருந்தும் என்றது. இது அரசியலை மாற்றியதோடு மற்றும் பிற உலகத் தலைவர்களிடமிருந்து ஆதரவைப் பெற்றது

மூன்றாவது வழி: தொழில் நுட்பபரிமாற்ற மையங்கள்

உலகளாவிய கொரோனா-19 தடுப்பூசி சமமான அணுகல் அடைவதற்கான முன் மொழியப்பட்ட அறிவுசார் சொத்துரிமையின் விலக்கு மற்றும் தனியார் உரிமத்தைத் தவிர, மூன்றாவது வழி, பிப்ரவரி 2021இல் உலக வர்த்தக மையத்தின் தலைமை இயக்குநர் நகோஜி ஒகொஞ்சோ இவெலா (Ngozi Okonjo-Iweala)ஆல் பரிந்துரைக்கப்பட்டது. அவரது பரிந்துரையானது, பல தரப்பு விதிகளின் வரம்பிற்குள் தொழில்நுட்ப பரிமாற்றத்தை எளிதாக்குவதாகும்.

இருப்பினும், முன்மொழிவு விவரங்கள் இல்லாமல் இருந்தது. முதன்மையான பார்வையில் இது கொரோனா-19 தொழில் நுட்ப அணுகல் நினைவகத்தின் (C-TAP) செயலை போலவே இருந்தது. இயற்கையாகவே, தடுப்பூசி உரிமம் வைத்திருப்பவர்களிடமிருந்து எதிர்ப்பை எதிர்கொண்டது. சில ஆர்வலர்கள் மூன்றாவது வழி அறிவுசார் சொத்துரிமை தள்ளுபடி திட்டத்தால் கட்டமைக்கப்பட்ட வேகத்தை நிறுத்துவதற்கான ஒரு முயற்சி மட்டுமே என்று சந்தேகித்தனர்.

தேசிய தடுப்பூசியின் சமபங்கு

தடுப்பூசியால் தடுக்கக்கூடிய நோய்களை எதிர்த்துப் போராடுவதற்கு ஒரு நாட்டின் மக்களுக்குத் தடுப்பூசிகளுக்கான சமமான அணுகல் முக்கியமானது. இருப்பினும், வயது, உடல் நலம் மற்றும் பாதிப்பு தொடர்பான ஆபத்து ஆகியவற்றைப் பொருட்படுத்தாமல், இது சமமான அணுகலைக் குறிக்காது. தடுப்பூசி விநியோகத்தின் உள்கட்டமைப்பு மற்றும் சமமான வளர்ச்சி முக்கியமானதாகும்.

நோய் தாக்கும் அபாயம் மற்றும் நோயின் தீவிரம் மற்றும் இறப்பு விகிதங்கள் பல உயிரியல், சமூக மற்றும் பொருளாதார காரணிகளைப் பொறுத்ததாகும். தடுப்பூசிகளைப் பெறுவதற்கு மக்கள் தொகை துணைக் குழுக்களின் முன்னுரிமையில் இந்தக் காரணிகள் கணக்கில் எடுத்துக் கொள்ளப்பட வேண்டும். வயதானவர்கள் மற்றும் தீவிர நோய் உள்ளவர்கள்,

அத்தியாவசிய தொழிலாளர்களுக்கு முன்னுரிமை கொடுத்து தடுப்பூசி அளிக்கப்பட வேண்டுமா? என்ற சர்ச்சை இருந்து கொண்டிருந்தது. முந்தைய வகை, மரணம் உட்பட கடுமையான உடல் நல மருத்துவ நிலைகளின் விளைவுகளுக்கு அதிக ஆபத்து உள்ளவர்கள். பிந்தைய வகை, அதிக எண்ணிக்கையிலான தனிப்பட்ட தொடர்புகளின் காரணமாக, தொற்று மற்றும் பரவும் அபாயத்தில் உள்ளவர்கள். எனவே, இத்தையவர்களை அடையாளம் கண்டு தொற்று நோய் எண்ணிக்கையைக் குறைப்பதற்கான சாத்தியமான உத்தியாகும். புதிய தடுப்பூசிகளின் செயல்திறன் மற்றும் விநியோகக் கட்டுப்பாடுகள் பற்றிய நிச்சயமற்ற தன்மை மறைக்கப்பட்ட நிலையில், வயதானவர்களுக்கு முன்னுரிமை அளிப்பதன் மூலம் அதிக நன்மைகள் ஏற்படலாம்.

தொற்று நோய்களின் (கொரோனா-19) போது, நாடுகளுக்குள் தடுப்பூசி சமத்துவத்தை அடைவதற்கான முன்னுரிமை உத்திகளை நாடுகள் வகுத்தன. கொரோனா-19 நோய்க்கான தடுப்பூசி செலுத்துதல் குறித்த தேசிய நிபுணர் குழு (NEGVAC) பரிந்துரைத்த முன்னுரிமை உத்திகளை இந்தியா பின்பற்றியது. வழிகாட்டுதல்கள், உடல் நலம் மற்றும் ஆரோக்கியமற்ற விளைவுகளைக் கருத்தில் கொண்டு, ஒட்டு மொத்த பொது நலனை அதிகப்படுத்துவதை நோக்கமாகக் கொண்டது தேசிய தடுப்பூசியின் சமபங்காகும்.

தடுப்பூசி தேசியவாதம்: முதலில் எனது நாடு

வளர்ந்து வரும் தடுப்பூசிகளுக்கான முன்னுரிமை அணுகலைப் பாதுகாப்பதற்கான நாடுகளின் முயற்சிகள் தடுப்பூசி தேசியவாதம் என அழைக்கப்படுகின்றன. வளமிக்க அரசாங்கங்கள் பொதுவாக தடுப்பூசிகள் உரிமம் பெறுவதற்கு முன்பே, முன்கூட்டியே கொள்முதல் ஒப்பந்தங்கள் (Advance purchase agreement APA) அல்லது முன்கூட்டியே சந்தை உறுதிப்பாடுகள் (Advance market commitments-AMCs) போன்ற புவி-பொருளாதார உத்திகளைப் பயன்படுத்துகின்றன. இந்த அணுகு முறைகள் தடுப்பூசிகளின் சமமான உலகளாவிய விநியோகத்தை சீர்குலைக்கிறது.

2020ஆம் ஆண்டின் தொடக்கத்தில் கொரோனா-19 தொற்றுநோய் தாக்கியபோது, நாடுகள் தங்கள் குடிமக்களுக்கு தேவையான தடுப்பூசிகளை சேமித்து வைக்க துடித்தன. தடுப்பூசிகள் மருத்துவப் பரிசோதனைகளில் தேர்ச்சி பெறுவதற்கு முன்பே, அதிக வருவாய் கொண்ட நாடுகள் மில்லியன் கணக்கான தடுப்பூசிகளை தங்கள் குடிமக்களின் உபயோகத்திற்காக சேமித்தன. அரசாங்கங்கள், தடுப்பூசிகளை உற்பத்தி செய்வதற்குத் தேவையான முக்கியமான மூலப் பொருட்களை ஏற்றுமதி செய்வதையும் தடை செய்தன. கொரோனா-19 தொற்று நோய்களின் போது, தடுப்பூசி தேசியவாதம் பத்திரிகையில் தலைப்புச் செய்திகளாக இடம் பெற்றிருந்தாலும்,

இது ஒரு புதிய கருத்து அல்ல; ஹெச்1என்1 (H1N1) பன்றிக் காய்ச்சல் போன்ற முந்தைய தொற்று நோய்களின் போது இது போன்ற சம்பவங்கள் நடந்தேறின.

தடுப்பூசி தேசியவாதம், தடுப்பூசிகளை பொது நன்மையாகக் கருதுவதற்கான முயற்சிகளை குறைத்து மதிப்பிடுகிறது மற்றும் தடுப்பூசிகளின் நியாயமான மற்றும் சமமான விநியோகத்திற்கு அச்சுறுத்தலை ஏற்படுத்துகிறது. இது ஒரு குறுகிய பார்வை, ஆபத்தான, தார்மீக ரீதியாக பாதுகாக்க முடியாத மற்றும் திறமையற்ற அணுகு முறையாக கருதப்படுகிறது. இது பொருளாதார மீட்சியைத் தடுக்கிறது; சர்வதேச ஒத்துழைப்பைத் தடுக்கிறது மற்றும் புவிசார் அரசியல் பதற்றத்தை ஏற்படுத்துகிறது. மேலும், தடுப்பூசிகளை வாங்குவதற்கான போட்டி தடுப்பூசிகளின் விலையை உயர்த்துகிறது.

கொரோனா-19 தொற்றுநோய் சூழலில் உலக சுகாதார அமைப்பின் தலைமை இயக்குனர் அவர்கள், “தடுப்பூசி தேசியவாதம் நச்சுயிரிக்கு மட்டுமே உதவுகிறது. கொரோனா-19 தடுப்பூசி பந்தயத்தில், நாம் ஒன்றாக வெல்வோம் அல்லது ஒன்றாக தோற்போம்” கூறினார். ஐக்கிய நாடுகள் சபையின் பொதுச்செயலாளர் திரு. அன்டோனியோ குட்டரெஸ் அவர்கள், ’தடுப்பூசி தேசிய வாதம் நியாயமற்றது மட்டுமல்ல; அது தன்னைத்தானே தோற்கடிக்கிறது; எல்லா நாடுகளும் பாதுகாப்பாக இருக்கும் வரை எந்தநாடும் பாதுகாப்பாக இருக்காது என்று 3 ஜனவரி 2021 அன்று ட்வீட் செய்தார்.

தடுப்பூசியின் மீது ஆர்வம் : அதன் மறுபக்கம்

தடுப்பூசி ஆர்வமும், ஒரு மிகப் பெரிய சவாலாக உள்ளது. ஆரம்பத்தில், ஒரு புதிய தடுப்பூசி பயன்பாட்டிற்கு வந்தவுடன் பொதுவாக ஆர்வத்துடன் வரவேற்கப்படுகிறது. எனவே, தடுப்பூசியைப் பெறுவதற்காக வரும் நபர்களுக்குத் தடுப்பூசி கிடைக்காதபோது ஏற்படும் ஏமாற்றத்தை தணிப்பது மிக முக்கியமானதாகும்.

தடுப்பூசி ஆர்வம், தொற்று நோய் காலங்களில் உயர்கிறது. மக்கள் நோய்க்கு எதிரான பாதுகாப்புக் கவசத்தைப் பெறுவதில் ஆர்வம் காட்டுவது மட்டுமின்றி, இயல்பு வாழ்க்கைக்குத் திரும்ப ஆசைப்படுகிறார்கள். எனவே, பிரச்சாரத்தில் ஈடுபடும் ஆர்வலர்கள் தடுப்பூசி ஆர்வத்தை சமாளிக்க வேண்டும். தடுப்பூசிக்கு குறிப்பிட்ட வயது அல்லது தொழிலாளர்களுக்கு முன்னுரிமை அளிப்பதன் பின்னணியில் உள்ள தர்க்கத்தை எடுத்துச் சொல்லி விழிப்புணர்வை உருவாக்குவது மற்றும் சமூகத்திற்கு சரியான, நிலையான மற்றும் சரியான நேரத்தில் தகவல்களை வழங்குவது இன்றியமையாததாகும்.

கொரோனா-19 தடுப்பூசிகளைப் பொறுத்த மட்டில், ஆரம்ப கட்டத்தில் அவற்றின் குறைவான விநியோகம் மற்றும் நோயின் பேரழிவு தரும் உடல்நலம் தொடர்பான விளைவுகள் தடுப்பூசி ஆர்வத்திற்கு வழி வகுத்தது.

இந்தியாவில், தடுப்பூசி மையங்களில் மக்கள் கூடி, வரிசையில் நிற்பதை தவிர்த்தும், கூட்டு நோய்கள் தொடர்பான போலி மருத்துவச் சான்றிதழைக் காண்பித்து தடுப்பூசிகளை பெற்ற சம்பவங்களும் பதிவாகியுள்ளன. தடுப்பூசி ஆர்வத்தின் விளைவுகளை பிரதமர் மோடி அவர்கள் விரைவாக உணர்ந்தார். அதனால், பிரதமர் மோடி அவர்களும் தடுப்பூசி போட்டுக்கொண்டார். மேலும், மற்ற அரசியல் தலைவர்களையும் தடுப்பூசி போட்டுக் கொள்ள அறிவுறுத்தினார். தடுப்பூசி தயக்கம் மற்றும் தடுப்பூசி ஆர்வத்தின் அலைகள் மற்றும் தடுப்பூசிகளை ஆதரித்தல் மற்றும் எதிர்த்தல் இயக்கங்களுக்கு மத்தியில், நாடுகள் கொரோனா-19 தடுப்பூசிகளை நாடுகளுக்கிடையேயான நல் உறவுகளைக் கையாளும் தூதரக ஆயுதங்களாகப் பயன்படுத்தின. தடுப்பூசி இயக்கத்தை வெளியிட்ட உடனேயே, தடுப்பூசி இராஜதந்திரத்தில் இந்தியா ஒரு நட்சத்திர வீரராக உருவெடுத்தது. இந்தியாவின் 'தடுப்பூசி மைத்ரி' திட்டத்தையும் மற்ற நாடுகளின் தடுப்பூசி இராஜதந்திர முயற்சிகளையும் அடுத்த அத்தியாயம் விரிவாகக் கூறுகிறது.

REFERENCES

1. Gopalakrishnan S, Sujitha P. Vaccine hesitancy in India—the challenges: A review. International Journal of Community Medicine and Public Health. 2020 November 7;7(11):4643.

2. World Health Organization. Ten threats to global health in 2019. Available from: https://www.who.int/newsroom/spotlight/ten-threats-toglobal-health-in-2019

3. Chatterjee A, editor. Vaccinophobia and vaccine controversies of the 21st century. New York, NY: Springer; 2013.

4. Lo NC, Hotez PJ. Public health and economic consequences of vaccine hesitancy for measles in the United States. JAMA Pediatrics. 2017 September 1;171(9):887–892.

5. Cherian V, Saini NK, Sharma AK, Philip J. Prevalence and predictors of vaccine hesitancy in an urbanized agglomeration of New Delhi, India. Journal of Public Health. 2022 March;44(1):70–76.

6. Dubé E, Gagnon D, Zhou Z, Deceuninck G. Parental vaccine hesitancy in Quebec (Canada). PLoS Currents. 2016 March 7;8.
7. Machingaidze S, Wiysonge CS. Understanding COVID-19 vaccine hesitancy. Nature Medicine. 2021 August;27(8):1338–9.
8. Sage Working Group. (2014). Strategic advisory group of experts on immunization. Available from: https://www.who.int/immunization/sage/meetings/2014/october/1_Report_WORKING_GROUP_vaccine_hesitancy_final.pdf
9. Dubé E, M Vivion, N E MacDonald. Vaccine hesitancy, vaccine refusal and the anti-vaccine movement: influence, impact and implications. Expert review of vaccines. 2 January 2015.14(1):99–117.
10. MacDonald NE. Vaccine hesitancy: Definition, scope and determinants. Vaccine. 2015 August 14;33(34):4161–4164.
11. Petrelli F, Contratti CM, Tanzi E, Grappasonni I. Vaccine hesitancy, a public health problem. Ann Ig. 2018 March 1;30(2):86–103.
12. Orient JM. Vaccine Controversies: the Case for Freedom and Informed Consent. Journal of American Physicians and Surgeons. 2019;24(3).
13. Spier RE. Perception of risk of vaccine adverse events: a historical perspective. Vaccine. 2001 October 15;20:S78–84.
14. Prabhu M. The long view: Ye olde anti-vaxxers [Internet]. GAVI.org. 2021 [cited 7 September 2021]. Available from: https://www.gavi.org/vaccineswork/long-view-ye-olde-anti-vaxxers
15. François G, Duclos P, Margolis H, Lavanchy D, Siegrist CA, Meheus A, et al. Vaccine safety controversies and the future of vaccination programs. The Pediatric Infectious Disease Journal. 2005 Nov 1;24(11):953–961.
16. Vaccination—medical history of British India. National Library of Scotland [Internet]. Digital.nls.uk. 2021 [cited 7 October 2021]. Available from: https://digital.nls.uk/indiapapers/vaccination.html
17. Explained. The history of vaccine opposition in India—the case of smallpox [Internet]. The Indian Express. 2021 [cited 7 October

2021]. Available from: https://indianexpress.com/article/explained/covid-vaccine-opposition-history-india-7201266/
18. History of Indian opinion. Articles on and by Gandhi [Internet]. Mkgandhi.org. 2021 [cited 7 October 2021]. Available from: https://www.mkgandhi.org/articles/history-of-indian-opinion.html
19. Brimnes N. Fallacy, sacrilege, betrayal and conspiracy: The cultural construction of opposition to immunisation in India. In The politics of vaccination: A global history. Manchester: Manchester University Press; 2017.
20. Basharat S. Vaccine hesitancy through the ages: A glimpse into the past and the plague in British India. Available from: https://www.reviewofreligions.org/27938/vaccine-hesitancy-through-the-ages-a-glimpse-into-the-pastand-the-plague-in-british-india/
21. Plotkin SA, editor. History of vaccine development. Berlin: Springer Science & Business Media; 2011.
22. Maguire W. Early immunisation as a preventive measure against tuberculosis. The Journal of State Medicine (1912–1937). 1929 July 1;37(7):421–427.
23. Fitzpatrick M. The cutter incident: How America's first polio vaccine led to a growing vaccine crisis. Journal of the Royal Society of Medicine. 2006 March;99(3):156.
24. Lasco G, Yu VG. Communicating COVID-19 vaccines: Lessons from the dengue vaccine controversy in the Philippines. BMJ Global Health. 2021 March;6(3):e005422.
25. Agrawal A, Kolhapure S, Di Pasquale A, Rai J, Mathur A. Vaccine Hesitancy as a challenge or vaccine confidence as an opportunity for childhood immunisation in India. Infectious Diseases and Therapy. 2020 Sep;9(3):421–432.
26. Yach D. Issues in ensuring COVID-19 vaccine compliance—Foundation for a smoke-free world [Internet]. Foundation for a Smoke-Free World. 2021 [cited 7 October 2021]. Available from: https://www.smokefreeworld.org/issues-in-ensuring-covid-19-vaccine-compliance/

27. Kumar D, Chandra R, Mathur M, Samdariya S, Kapoor N. Vaccine hesitancy: understanding better to address better. Israel Journal of Health Policy Research. 2016 Dec;5(1):1–8.
28. Wilson SL, Wiysonge C. Social media and vaccine hesitancy. BMJ Global Health. 2020 October 1;5(10):e004206.
29. Hannigan J. Vaccine controversies. NU Writing. 2014(5).
30. Ali A. Childhood vaccine controversies: the myths, the facts and the uncertainties. Scientific Malaysian. 2016 June 13;12.
31. DeStefano F, Bodenstab HM, Offit PA. Principal controversies in vaccine safety in the United States. Clinical Infectious Diseases. 2019 Aug 1;69(4):726–731.
32. Siddiqui M, Salmon DA, Omer SB. Epidemiology of vaccine hesitancy in the United States. Human Vaccines & Immunotherapeutics. 2013 December 24;9(12):2643–2648.
33. Kekatos M. Nearly 80% of Americans think that the speedy approval process of a coronavirus vaccine is driven by politics–not by proof that shots work [Internet]. The Harris Poll. 2020 [cited 20 January 2022]. Available from: https://theharrispoll.com/nearly-80-of-americans-think-that-the-speedyapproval-process-of-a-coronavirus-vaccine-is-driven-by-politics-not-byproof-that-shots-work/
34. U.S. public now divided over whether to get COVID-19 vaccine [Internet]. Pew Research Center Science & Society. 2021 [cited 7 October 2021]. Available from: https://www.pewresearch.org/science/2020/09/17/u-spublic-now-divided-over-whether-to-get-covid-19-vaccine/
35. Petrelli F, Contratti CM, Tanzi E, Grappasonni I. Vaccine hesitancy, a public health problem. Ann Ig. 2018 March;30(2):86–103.
36. Silberner J. Calling Dr Trump. British Medical Journal [Online]. 2019 December 9; 367.
37. Mallapaty S, Ledford H. COVID-vaccine results are on the way—and scientists' concerns are growing. 2020 [cited 25 December 2020]. Available from: https://www.nature.com/articles/d41586-

020-02706-6

38. Talev M. Axios-Ipsos poll: America turns against coronavirus vaccine [Internet]. Axios. 2021 [cited 7 October 2021]. Available from: https://www.axios.com/axios-ipsos-poll-coronavirus-index-vaccine-doubtse9205f29-8c18-4980-b920-a25b81eebd84.html

39. Robertson E, Reeve KS, Niedzwiedz CL, Moore J, Blake M, Green M, Katikireddi SV, Benzeval MJ. Predictors of COVID-19 vaccine hesitancy in the UK household longitudinal study. Brain, Behavior, and Immunity. 2021 May 1;94:41–50. Available from: https://www.medrxiv.org/content/10.1101/2020.12.27.20248899v1

40. Abbas Q, Mangrio F, Kumar S. Myths, beliefs, and conspiracies about COVID-19 Vaccines in Sindh, Pakistan: An online cross-sectional survey. Authorea Preprints. 2021 Mar 8. Available from: https://doi.org/10.22541/au.161519250.03425961/v1

41. India Today Web Desk. Debunking myths related to Covid-19 vaccines. India Today. [cited 29 January 2021). Available from: https://www.indiatoday.in/information/story/debunking-myths-related-to-covid-19-vaccines-1763959-2021-01-29

42. Loomba A, de Figueiredo SJ, Piatek K, de Graaf H, Larson J. Measuring the impact of exposure to COVID-19 vaccine misinformation on vaccine intent in the UK and US. Nature Human Behaviour. Available from: https://doi.org/10.1038/s41562-021-01056-1

43. Aggarwal A. Faith or safety? Covid vaccines spark religious concerns over pork gelatin, cow blood. India Today. 2020 December 28. Available from: https://www.indiatoday.in/coronavirus-outbreak/vaccine-updates/story/religious-hurdle-for-covid-19-vaccines-religious-leaders-raise-concernover-pork-gelatin-cow-blood-in-vaccines-1753992-2020-12-28

44. Betsch C, Renkewitz F, Betsch T, Ulshöfer C. The influence of vaccinecritical websites on perceiving vaccination risks. Journal of health psychology. 2010 Apr;15(3):446–455.45. Nair AT, Nayar KR, Koya SF, Abraham M, Lordson J, Grace C, Sreekumar S, Chembon P, Swarnam K, Pillai AM, Pandey AK. Social media,

vaccine hesitancy and trust deficit in immunization programs: a qualitative enquiry in Malappuram District of Kerala, India. Health Research Policy and Systems. 2021 August;19(2):1–8.

46. Burki T. Vaccine misinformation and social media. The Lancet Digital Health. 2019 October 1; 1(6):e258–259.

47. Puri N, Coomes EA, Haghbayan H, Gunaratne K. Social media and vaccine hesitancy: new updates for the era of COVID-19 and globalized infectious diseases. Human Vaccines & Immunotherapeutics. 2020 November 1;16(11):2586–2593.

48. Broniatowski DA, Jamison AM, Qi S, AlKulaib L, Chen T, Benton A, Quinn SC, et al. Weaponized health communication: Twitter bots and Russian trolls amplify the vaccine debate. American Journal of Public Health. 2018 October;108(10):1378–84.

49. Ahonkhai V, Martins SF, Portet A, Lumpkin M, Hartman D. Speeding access to vaccines and medicines in low-and middle-income countries: a case for change and a framework for optimized product market authorization. PLoS One. 2016 Nov 16;11(11):e0166515.

50. Mitchell S, Andersson N, Ansari NM, Omer K, Soberanis JL, Cockcroft A. Equity and vaccine uptake: a cross-sectional study of measles vaccination in Lasbela District, Pakistan. BMC International Health and Human Rights. 2009 Oct;9(1):1–0.

51. Rutschman AS. The COVID-19 vaccine race: Intellectual property, collaboration(s), nationalism and misinformation. Wash. UJL and Pol'y. 2021;64:167.

52. Harman S, Erfani P, Goronga T, Hickel J, Morse M, Richardson ET. Global vaccine equity demands reparative justice—not charity. BMJ Global Health. 2021 June 1;6(6):e006504.

53. van de Pas R, Widdowson MA, Ravinetto R, Ochoa TJ, Fofana TO, Van Damme W. COVID-19 vaccine equity: A health systems and policy perspective.Available from: https://doi.rg/10.1080/14760584.2022.2004125

54. Diseases TL. COVID-19 vaccine equity and booster doses. The Lancet Infectious Diseases. 2021 Sep;21(9):1193.

55. World Health Organization. WHO SAGE values framework for the allocation and prioritization of COVID-19 vaccination, 14 September 2020. World Health Organization. 2020.
56. Geiger S, McMahon A. Too many cooks or too many recipes? An analysis of the institutional landscape and proliferation of proposals for global vaccine equity for COVID-19. 11 March 2021.
57. COVAX vaccine roll-out [Internet]. GAVI.org. 2022 [cited 18 January 2022]. Available from: https://www.gavi.org/covax-vaccine-roll-out
58. Abbas MZ. Practical implications of vaccine nationalism: A short-sighted and risky approach in response to COVID-19. Research Paper. 2020.
59. Okereke M. Towards vaccine equity: Should big pharma waive intellectual property rights for COVID-19 vaccines? Public Health in Practice (Oxford, England). 2021 Nov;2:100165.
60. Rutschman AS. Is There a cure for vaccine nationalism? Current History. 2021 January;120(822):9–14.
61. Nigam S. Ensuring vaccine equity, erasing vaccine nationalism: Upholding the human rights and justice framework. 15 April 2021.

அத்தியாயம் 8

இந்தியாவின் தடுப்பூசி இராஜதந்திரம்

கொரோனா-19 நோய்க்கான ஒரு புதிய மற்றும் பலரால் ஏற்றுக் கொள்ளப்பட்ட தடுப்பூசி (கொரோனா-19) வந்தது. ஆனால், சுகாதாரம் என்பது ஒரு புதுமையான இராஜதந்திர போர்க் களமா?

சுகாதார இராஜதந்திரம்

பல சகாப்தங்களாக, வெளிநாடுகளில் ஆரோக்கியம் உயர்ந்துள்ளது. மிகவும் வளர்ந்த மற்றும் வளரும் நாடுகளில் எச்.ஐ.வி/எய்ட்ஸ் நோய் காரணமாக ஆரோக்கிய கொள்கைகளுக்கு முக்கியத்துவம் தரப்படுகிறது; பிற தொற்று நோய்கள், உயிரி பயங்கரவாதத்தின் அச்சுறுத்தல் போன்ற வலிமையான சவால்களுக்கும் முக்கியத்துவம் தரப்படுகிறது.

தற்பொழுது, நாடுகள் தங்களின் மென்மையான போக்கை நீட்டிக்க சுகாதார இராஜதந்திரத்தை பெருக்கிக் கொண்டனர்; இராஜதந்திர உறவுகளை வலுப்படுத்தவும், குடிமக்களுடன் ஆழமான உறவுகளை வளர்க்கவும், உள்நாடு மற்றும் வெளிநாடுகளில் மதிப்பு உயர்ந்தது.

இராஜதந்திரத் துறையில் ஆரோக்கியம் ஒன்றும் புதிதல்ல. 19ஆம் நூற்றாண்டில் ஐரோப்பாவைத் தாக்கிய காலரா தொற்று நோய்களைக் கட்டுப்படுத்த, இராஜதந்திர விவாதங்கள் மேற்கொள்ளப்பட்டன. 1851ஆம் ஆண்டில், வாந்தி பேதி பரவுவதைத் தடுக்க பிரான்ஸ், முதல் சர்வதேச சுகாதார மாநாட்டை ஏற்பாடு செய்தது. அடுத்தடுத்த நிகழ்வுகளில் கொள்ளை நோய் மற்றும் மஞ்சள் காய்ச்சலுக்கு ஆரோக்கிய கொள்கையில் முக்கியத்துவம் தரப்பட்டன.

தொற்று நோய்களால், உலகளாவிய அச்சுறுத்தல் அதிகரித்து வரும் இச்சூழலில் மாநாடுகள், ஒப்பந்தங்கள், செயல் முறைகள் மற்றும் விதிகளை உருவாக்குதல், ஒத்துழைப்பை எளிதாக்க, சர்வதேச சுகாதார அமைப்புகளை உருவாக்க முயற்சிகள் மேற்கொள்ளப்பட்டன. தொற்று நோய்கள், தேசிய பாதுகாப்பு மற்றும் பொருளாதார வளர்ச்சிக்கு ஏதிரான அச்சுறுத்தல்கள் என்பதை நாடுகள் உணர்ந்தன. நாடுகள் தங்களின் இராஜதந்திர இலக்குகளை அடைய சுகாதார இராஜதந்திரத்தைப் பயன்படுத்தத் தொடங்கியது. பொது சுகாதார கவலைகளை நிவர்த்தி செய்யும் வகையில், ஒரு இராஜதந்திர அணுகுமுறையை பின்பற்ற வேண்டும் என 2007இல் வெளி விவகார அமைச்சர்களின் ஒஸ்லோ பிரகடனம் அரசாங்கங்களுக்கு அழைப்பு விடுத்தது.

21ஆம் நூற்றாண்டின் முதல் உலகளாவிய தொற்று நோயான சார்ஸ் (SARS) 2003இல் தாக்கியபோது தொற்று நோய்கள் பற்றிய இராஜதந்திர விவாதங்கள் தீவிரமடைந்தன. நோய் கிளர்ச்சிக்கான மெதுவான நடவடிக்கைகளை நிவர்த்தி செய்ய சர்வதேச சுகாதார விதிமுறைகள் உருவாக்கப்பட்டன. பன்றிக் காய்ச்சல் தொற்று நோய், 150 நாடுகளில் 100 மில்லியனுக்கும் அதிகமான மக்களைப் பாதித்து 2009 முதல் 2018 வரை 75,000 பேரைக் கொன்றது; மேலும், வெற்றிகரமான பிராந்திய மற்றும் இருதரப்பு முயற்சிகளைக் கண்டது.

2014ஆம் ஆண்டின் முற்பகுதியில் கினியாவில், எபோலா தொற்று நோய்கள் பரவியபோது, ஐக்கிய நாடுகள் சபை தலைமை தாங்கி, சர்வதேச முயற்சிகளை ஒருங்கிணைத்து, ஐக்கிய நாடுகளின் எபோலா அவசரநிலைப் பணிகளை (United Nations Mission for Ebola Emergency Response-UNMEER) அமைத்தது. நோயைக் கட்டுப்படுத்த வலுவான இரு தரப்பு இராஜதந்திர முயற்சியும் மேற்கொள்ளப்பட்டது.

கொரோனா-19 ஆனது பணக்கார நாடுகள் மற்றும் உலகளாவிய நிறுவனங்களிலிருந்து சுகாதார இராஜதந்திரத்தின் ஈர்ப்பு மையம் மாறுவதைக் கண்டன. இம்முறை, வளரும் நாடுகளில் இருந்து வளர்ந்த நாடுகளுக்கு உதவிகள் குவிந்தன.

இந்தியா: ஆரோக்கியத்தில் வளர்ந்து வரும் இராஜதந்திரம்

இந்தியாவின் சுகாதார இராஜதந்திரம் அதன் வலுவான மருந்துத் துறையால் இயக்கப்படுகிறது, உலகளவில், 20 சதவீத பொதுவான மருந்துகளையும், 62 சதவீத தடுப்பூசிகளையும் உற்பத்தி செய்கிறது. இந்தியாவில் உற்பத்தி செய்யப்படும் மருந்துகளில் 67 சதவீதம் ஏற்றுமதி செய்யப்படுகிறது. எய்ட்ஸ் தொற்று நோயை எதிர்த்துப் போராட, வளரும் நாடுகளுக்கு மலிவு விலையில் ரெட்ரோ நச்சுயிரி

எதிர்ப்பு மருந்துகளை வழங்கியபோது இந்தியாவின் சர்வதேச நற்பெயரும் நல்லெண்ணமும் உயர்ந்தது.

சுகாதார இராஜதந்திரம் என்பது இந்தியாவின் வெளியுறவுக் கொள்கையின் ஒருங்கிணைந்த பகுதியாகும். இது மானியங்கள், மென்மையான கடன்கள் (வட்டி இல்லாத கடன் அல்லது சந்தைக்குக் குறைவான வட்டி விகிதம்), இந்தியாவின் ஏற்றுமதி-இறக்குமதி வங்கி (Export-Import Bank of India- EXIM) வங்கியின் மானிய வட்டி விகிதங்களுடன் கூடிய கடன்கள், தொழில்நுட்ப ஒத்துழைப்பு மற்றும் சர்வதேச நிறுவனங்களுக்கான பங்களிப்புகள் ஆகியவற்றை சார்ந்துள்ளது. சுகாதாரத் துறையில் இந்தியாவின் வெளி நாட்டு உதவி தொடர்ந்து அதிகரித்து வருகிறது.

தெற்கு-தெற்கு ஒத்துழைபுகளான (வளரும் நாடுகளிடையே தொழில்நுட்ப ஒத்துழைப்பு) புவி-பொருளாதார, புவி-அரசியல் மற்றும் புவி உத்திகள் முதலியவற்றில் இந்தியா உறுதியாக நம்புகிறது. ஆப்பிரிக்கா, எதிர்காலத்தின் கண்டம்', அதன் சுகாதார இராஜதந்திர ஆரோக்கிய கொள்கைகளில் முக்கியத்துவம் தரப்படுகிறது. இந்தியாவின் இராஜதந்திர முயற்சிகளில் உயிர் காக்கும் மருந்துகள் மற்றும் மருந்துகளை வழங்குதல், சுகாதாரத் துறையில் தொழில் நுட்ப பரிமாற்றம், கல்வி மற்றும் பயிற்சி அளிப்பது மற்றும் ஆப்பிரிக்க நாடுகளில் சுகாதார அமைப்புகளை மேம்படுத்த ஆதரவு வழங்குதல் ஆகியவை அடங்கும்.

இந்தியா: கொரோனா-19 தொற்று நோயிலிருந்து உலகத்தை மீட்பர்

கொரோனா-19 தொற்று நோய், நம்பகத்தன்மை வாய்ந்த, நடு நிலையான மற்றும் நம்பகமான வளர்ச்சி பங்குதாரராக இந்தியாவை மேம்படுத்திக் கொள்ள, அதன் மருந்துத் துறையில் அதன் வலிமையைப் பயன்படுத்திக் கொள்ள இந்தியாவுக்கு வாய்ப்பளித்தது. தொற்று நோயால் ஏற்பட்ட அசாதாரண சர்வதேசப் பரவல் சவாலைச் சமாளிக்க, பிரதமர் அமைச்சர் மோடி அவர்கள் மந்திரயான – "வாசு தேவ குடும்பகம்" என்பதன் பொருள் உலகம் ஒரு குடும்பமாகும் என்று கூறினார்.

கொரோனா-19 தொற்று நோய்களின் போது, ஹைட்ராக்ஸி குளோரோகுயின், ரெம்டெசிவிர், பாராசிட்டமால், நோயறிதல் கருவிகள், சுவாசக் கருவி, முகமூடிகள் மற்றும் தனிப்பட்ட பாதுகாப்பு உபகரணம் (Personal protective equipment-PPE) போன்ற மருத்துவப் பொருட்களின் உற்பத்தியை இந்தியா விரைவாகப் பெருக்கி, 150க்கும் மேற்பட்ட நாடுகளுக்குக் கிடைக்கச் செய்தது. வளரும் நாடுகளுக்கு விரைவு நடவடிக்கை குழுக்களையும் மற்றும் உணவு தானியங்களையும் அனுப்பியது.

மிஷன் சாகர் என்பது இந்து சமுத்திர நாடுகளுக்கு அத்தியாவசிய உதவிகளை வழங்க முன்முயற்சியின் ஒரு பகுதியாக, இந்தியக் கடற்படைக்

கப்பல் கேசரி, மருத்துவக் குழுக்களுடன், இந்தியப் பெருங்கடலில் உள்ள நாடுகளுக்கு உதவிகளை வழங்கவும், அவர்களின் கொரோனா-19 மேலாண்மைக்கு உதவவும் சேவையில் ஈடுபடுத்தப்பட்டது.

இந்தியாவின் தடுப்பூசி இராஜதந்திரம் அத்தியாவசிய மருந்து மற்றும் உபகரணங்களுக்கு ஏற்றுமதி தடைகளை விதித்த சில நாடுகளைப் போலல்லாமல், இந்தியா தன்னால் இயன்ற அனைத்தையும் குறைந்த வளமான நாடுகளுடன் பகிர்ந்து கொண்டது. அதன் பெரிய மனதுடன் அணுகு முறை மற்றும் விரைந்து நடவடிக்கை மற்றும் சர்வதேச அமைப்புகளின் பாராட்டுகளைப் பெற்றது, தெற்காசிய மற்றும் ஆப்பிரிக்க நாடுகளில் உள்ள சுகாதாரப் பணியாளர்களுக்கான திறனை வளர்க்கும் திட்டத்தை, இந்தியாவும் தொடங்கியது. முன்னணி சுகாதாரப் பணியாளர்களுக்கு கொரோனா-19 தடுப்பு மற்றும் மேலாண்மை குறித்த பயிற்சி வகுப்புகளுக்கும் ஏற்பாடு செய்யப்பட்டன.

ஆரோக்யா சேது (*Aarogya Setu*) மற்றும் கோவின் (*CoWIN App*) செயலிகள் ஆகியவை நோய்த் தொற்றைக் கண்காணிப்பதற்கும் நிர்வகிப்பதற்கும் உதவும் வகையில் பொதுவான பொருட்களை (புரோபோனோவை) வழங்கின.

அக்கறையுள்ள அண்டை நாடாக இந்தியா

கொரோனா-19 தொற்று நோய் காலத்தின் போது, அக்கறையுள்ள அண்டை நாடாக இந்தியா தனது அண்டை நாடுகளுக்கு பல்வேறு உதவிகளை செய்தது. மருத்துவப்பொருட்கள் மற்றும் உணவு தானியங்களைத் தவிர, முதல் பிரதிவாதியாக அவர்களுக்கு உதவ மருத்துவ நிபுணர்களின் விரைவான நடவடிக்கைக் குழுக்களை அனுப்பியது.

15 மார்ச் 2020 அன்று, வளங்கள், நிபுணத்துவம், சிறந்த நடைமுறைகள் மற்றும் திறன்களைப் பகிர்ந்து கொள்வதன் மூலம் தொற்று நோயைக் கட்டுப்படுத்துவதற்கான பிராந்திய முயற்சிகள் குறித்து விவாதிக்க, தெற்காசிய பிராந்திய ஒத்துழைப்பு சங்கத்துடன் (*South Asian Association for Regional Cooperation-SAARC*) ஒரு மெய்நிகர் கூட்டத்தை பிரதமர் மோடி அவர்கள் கூட்டினார். சார்க் (*SAARC*) கொரோனா-19 அவசர நிதியை உருவாக்குவதாகவும், அதற்கு இந்தியா 10 மில்லியன் டாலர்கள் பங்களிப்பதாக பிரதமர் மோடி அவர்கள் அறிவித்தார்.

இந்தியா, சார்க் (*SAARC*) கொரோனா-19 தகவல் பரிமாற்ற தளத்தை (*COVID19 Information Exchange Platform-COINEX*) தொடங்கியது. இது கலந்துரையாடல்கள், இணையதளம் வாயிலாக நடக்கும் பயிற்சி, அறிவு கூட்டாண்மை, நிபுணத்துவ பகிர்வு மற்றும் தொற்றுநோய்கள் பற்றிய கூட்டு ஆராய்ச்சி ஆகியவற்றை எளிதாக்குகிறது.

இந்திய தொழில் நுட்ப மற்றும் பொருளாதார ஒத்துழைப்பு (Indian Technical and Eonomic Cooperation-ITEC) திட்டத்தின் கீழ், தெற்காசிய நாடுகளில் உள்ள மருத்துவ வல்லுநர்களுக்கு மின்னணு தள பயிற்சி வழங்கப்பட்டது. வந்தே பாரத் பணியானது, ஆசியா மற்றும் அதன் மற்ற நாடுகளில் சிக்கித் தவிக்கும் குடிமக்களை வெளியேற்றி சொந்த நாடுகளுக்கு அனுப்பியது. தெற்காசியா மற்றும் இந்தியப் பெருங்கடல் தீவு நாடுகளில் உள்ள செவிலியர்கள் மற்றும் மருத்துவர்களுக்கான சிறப்பு விசா திட்டத்தை இந்தியா முன்மொழிந்தது.

அண்டை நாட்டின் கடுமையான போட்டி

வளரும் நாடுகளுடனான தனது இராஜதந்திர உறவுகளை வலுப்படுத்த பொது சுகாதாரத்தை அதிகளவில் பயன்படுத்தி வரும் சீனாவிடமிருந்து சுகாதார இராஜதந்திரத்தில் இந்தியா கடுமையான போட்டியை எதிர்கொள்கிறது. பொருளாதாரம் மற்றும் சுகாதார ஈடுபாடுகள் மூலம் தெற்காசியாவிலும் சீனா தனது செல்வாக்கை வலுப்படுத்துகிறது.

1960களில் இருந்து, ஆப்பிரிக்கா சீன சுகாதார இராஜதந்திரத்தின் மற்றொரு மையமாக உள்ளது. இது வெள்ளை அணிந்த தேவதைகள் மற்றும் வெறுங்காலுடன் மருத்துவர்களை ஆப்பிரிக்க நாடுகளுக்கு அனுப்பத் தொடங்கியது. பல ஆண்டுகளாக, ஆப்பிரிக்க நாடுகளுடனான தனது ஈடுபாட்டை ஆழப்படுத்தியது மற்றும் உள்கட்டமைப்பு, சுகாதார பயிற்சியாளர்களுக்கு பயிற்சி மற்றும் தொற்று நோய் தடுப்பு பயற்சிகளை வழங்கியது. சீனா தனது அரசியல் மற்றும் பொருளாதாரத்தை விரிவுபடுத்தவும், ஆப்பிரிக்க கண்டத்தில் இயற்கை வளங்களை அணுகவும் சுகாதார இராஜதந்திரத்தைப் பயன்படுத்துகிறது.

வுஹானில் கொரோனா-19 தோன்றி உலகம் முழுவதும் பரவத் தொடங்கியபோது, சீனா கிளர்ச்சியை தவறாகக் கையாளும் முடிவில் இருந்தது. மகத்தான உலகத் தலைவர் மற்றும் மீட்பராக தனது உருவத்தை மாற்றும் முயற்சியில், சீனா உலகெங்கிலும் உள்ள நாடுகளுக்கு முகமூடிகள், தனிப்பட்ட பாதுகாப்பு உபகரணம் மற்றும் சோதனைக் கருவிகளை நன்கொடையாக வழங்கியது. இது சீனர்களின் நன்றியைப் பெற்றது என்றாலும், வழங்கப்பட்ட பழுதடைந்த பொருட்களால் கோபமுற்றனர்.

சீனா தனது கொரோனா-19 மருத்துவப் பொருட்களை அதன் லட்சியமான பெல்ட் அண்ட் ரோடு முன் முயற்சியுடன் (Belt and Road Initiative-BRI) இணைத்துள்ளது. இது 2013இல் தொடங்கப்பட்ட கிழக்கு ஆசியாவிலிருந்து ஐரோப்பா வரையிலான முதலீடு மற்றும் மேம்பாட்டு முயற்சிகளின் ஒரு பெரிய தொகுப்பை உள்ளடக்கியது. BRI உடன் மருத்துவப் பொருட்களை இணைப்பது 'சுகாதார பட்டுப்பாதை', என்று குறிப்பிடப்பட்டது

தடுப்பூசிகள்: சர்வதேச உறவுகளில் புதிய எல்லைகள்?

கொரோனா-19 தொற்று நோய்களின் போது தடுப்பூசி இராஜதந்திரம்' ஒரு முக்கிய விவாதப் பொருளாக இருந்தது. தடுப்பூசி மேம்பாட்டிற்கான அறிவியல் ஒத்துழைப்பிற்கான உகந்த சூழலை உருவாக்குதல் மற்றும் தடுப்பூசிகளின் கொள்முதல் மற்றும் விநியோகம் தொடர்பான அடுத்தடுத்த இராஜதந்திர நடவடிக்கைகள் ஆகியவற்றை உள்ளடக்கியது.

தடுப்பூசி இராஜதந்திரமும் தேசிய நலன்களுக்கு சேவை செய்வதற்கும் வெளிநாட்டு உறவுகளை மென்மையாக்குவதற்கும் மேற்கொள்ளப்படுகிறது. பல நேரங்களில், தடுப்பூசிகளின் பரிசு புவிசார் அரசியல் அல்லது பொருளாதார மந்தநிலையிலிருந்து பொருளாதாரத்தை உயர்த்துவதாகும்.

தடுப்பூசி இராஜதந்திரத்தால், தங்கள் நாடுகளின் மென்மையான சக்தியை மேம்படுத்தவும், தொழில்நுட்ப வலிமையை வெளிப்படுத்தவும், உள்நாட்டு பார்வையாளர்களை மகிழ்விக்கவும் புதிய சந்தைகளில் ஒரு பாதுகாப்பான நிலை மற்றும் வளர்ச்சிக்கான உறுதியான அடிப்படையை மேம்படுத்துதலாகும்.

1798 இல் பெரியம்மைத் தடுப்பூசி கண்டுபிடிக்கப்பட்டது. முதல் தடுப்பூசி இராஜதந்திரம் என்பது இராஜதந்திர அகராதியில் அறியப்பட்ட வெளிப்பாடாகும். ஜென்னர் அவர்கள் தனது தடுப்பூசியை பல நாடுகளுக்கு அனுப்பினார். ஆங்கிலோ-பிரெஞ்சு போரின்போது பிரான்சுக்கும் தடுப்பூசியை ஜென்னர் அவர்கள் வழங்கினார். பிரிட்டனுக்கும் பிரான்சுக்கும் இடையே உத்தியோக பூர்வ இராஜதந்திரியாக ஜென்னர் அவர்கள் பணியாற்றினார். "அறிவியல் ஒருபோதும் போரில் ஈடுபடவில்லை" என்று ஜென்னர் அவர்கள் அறிவித்தார்.

பிரிட்டன் பேரரசின் நல்லெண்ணத்தை வளர்க்க பெரியம்மைத் தடுப்பூசியைப் பயன்படுத்தியது. 1801ஆம் ஆண்டிலேயே, அமெரிக்கா தூதரக உறவுகளை உருவாக்க பெரியம்மைத் தடுப்பூசியைப் பயன்படுத்தியது. முதல் வெள்ளை மாளிகை மருத்துவர் எட்வர்ட் கான்ட் பூர்வீக அமெரிக்க இராஜதந்திரிகளுக்கு வாஷிங்டன் டி சி-யில் தடுப்பூசி போட்டார்.

லூயிஸ் பாஸ்டர், வெறிநாய்க்கடி நோய்த் தடுப்பூசியை உருவாக்கிய பிறகு பிரான்ஸ் தடுப்பூசி இராஜதந்திரத்தில் முன்னோடியாக மாறியது. பிரெஞ்சு அரசாங்கம் அதன் காலனி நாடுகளில் பெருமளவிலான தடுப்பூசியை உற்பத்தி செய்வதற்கும் செலுத்துவதற்கும் ஆய்வகங்களை உருவாக்கின. தடுப்பூசி இராஜதந்திரம் போர்களின் போது போர்களை நிறுத்துவதற்கு மத்தியஸ்தம் செய்ய பயன்படுத்தப்பட்டது. தடுப்பூசி பிரச்சாரங்களுக்காக போர் நிறுத்த பேச்சுவார்த்தைகள் நடத்தப்பட்டன, மக்களின் இதயங்களையும் மனதையும் வெல்ல இராணுவத் தலையீட்டுடன் இணைந்து சுகாதார பணிகளுக்கு பயன்படுத்தப்பட்டது.

இன்றைய உலகில், நாடுகள் தங்கள் அரசியல் செல்வாக்கை விரிவுபடுத்த தடுப்பூசி திறனைப் பயன்படுத்துகின்றன. நோய் கிளர்ச்சிகள் மற்றும் தொற்று நோய்களின் போது தடுப்பூசி இராஜதந்திரம் முக்கிய பங்கை வகிக்கிறது. 2003இல் நைஜீரியாவில் இளம்பிள்ளை வாதத் தடுப்பூசிக்கான புறக்கணிப்பு அழைப்பை சமாளிக்க இராஜதந்திர தலையீடுகள் உதவியது. கொரோனா-19 தொற்று நோய்களின் போது, இருதரப்புத் தடுப்பூசி இராஜதந்திரம் தவிர, பலதரப்பு இராஜதந்திரம் ஆகியவை கோவஸ் வசதி மூலம் ஏற்படுத்தப்பட்டது.

இரும்புத் திரை போன்ற அமைப்புக்கு எதிராகச் செயல்படுதல்

1950களில், அதிக பதட்டங்கள் மற்றும் அணுசக்தி போர் அச்சுறுத்தல் இருந்தபோதிலும், அமெரிக்காவும் சோவியத் யூனியனும் இளம்பிள்ளை வாதம் மற்றும் பெரியம்மை தொற்று நோய்களின் அச்சுறுத்தல்களை இணைந்து எதிர்த்தன. வாய்வழி இளம்பிள்ளை வாதத் தடுப்பூசியை உற்பத்தி மற்றும் சோதனை செய்வதற்காக, அமெரிக்க நச்சுயிரியியல் வல்லுநர் டாக்டர் ஆல்பர்ட் சபின் மற்றும் சோவியத் நச்சுயிரியியல் வல்லுநர் டாக்டர் மிகைல் சுமகோவ் ஆகியோர் இரும்புத்திரையின் இருபுறங்களிலும் ஒன்றாக வேலை செய்தனர்.

சபின் உருவாக்கிய வாய் வழி இளம்பிள்ளை வாதத் தடுப்பூசி, ஜோனாஸ் சால்க்கின் தடுப்பூசியைக்காட்டிலும் மிக வேகமாகவும் குறைந்த செலவிலும் மக்களுக்கு நோயை தடுக்கும் ஆற்றலைக் கொண்டிருந்தது. முன்பே சால்க் தடுப்பூசி மூலம் தடுப்பூசிபோடப்பட்ட அமெரிக்க குழந்தைகளுக்கு, சபின் உருவாக்கிய வாய் வழி இளம்பிள்ளை வாதத் தடுப்பூசியை பரிசோதிப்பது சாத்தியமில்லை. ஆனால், 1959ஆம் ஆண்டு சோவியத் யூனியன் முழுவதிலும் 10 மில்லியன் குழந்தைகளுக்கு சபின் உருவாக்கிய வாய் வழி இளம்பிள்ளை வாதத் தடுப்பூசியை டாக்டர் மிகைல் சுமகோவ் வெற்றிகரமாக பரிசோதித்தார்.

அதன்பிறகு, இரண்டு வல்லரசுகளும் தடுப்பூசி இராஜதந்திரத்தில் இறங்கி உலகம் முழுவதும் வாய் வழி இளம்பிள்ளை வாதத் தடுப்பூசியை விநியோகித்தன. ஆப்கானிஸ்தான் மற்றும் பாகிஸ்தான் நாடுகளை தவிர இத்தடுப்பூசி மூலம் மில்லியன் கணக்கான இறப்புகள் மற்றும் இயலாமைகளைத் தடுத்தது மற்றும் இளம்பிள்ளை வாதத்தை ஒழித்தது. பெரியம்மை நோயை ஒழிப்பதில் இருவல்லரசுகளும் ஒத்துழைத்தன. 1960களில், சோவியத் விஞ்ஞானிகள் உறைந்த-உலர்ந்த பெரியம்மைத் தடுப்பூசியை உருவாக்கியதோடு, தொலைதூர வெப்பமண்டல பகுதிகளுக்கு அதை விநியோகிக்க இரு நாடுகளும் தங்கள் ஒத்துழைப்பை தொடர்ந்தனர். உலகளவில் மில்லியன் கணக்கான தடுப்பூசிகளின் உற்பத்தி மற்றும் விநியோகத்திற்கான நிதி உதவியை அமெரிக்கா வழங்கியது. காசநோய் மற்றும் எச்.ஐ.வி/எய்ட்ஸ் மற்றும் பிற பால் வினை நோய்களைத் தடுப்பதில்

இரு நாடுகளின் ஒத்துழைப்பு தொடர்ந்தது.

தடுப்பூசி: மென்மையான சக்தி வாய்ந்த கருவி

சர்வதேச உறவுகளின் பின்னணியில், மென்மையான சக்தி என்பது ஒரு நாட்டின் விருப்பங்களை வடிவமைப்பதற்கு மற்றொரு நாட்டை வற்புறுத்துவதை விட கவர்ந்திழுக்கும் மற்றும் ஒத்துழைக்கும் திறன் ஆகும். தடுப்பூசிகளை அணுகுவதில் உள்ள சமத்துவமின்மை, இவற்றை மென்மையான சக்தியின் கருவியாக மாற்றியுள்ளது. பொருளாதார, அரசியல் அல்லது பாதுகாப்புத் துறைகளில் தங்கள் தேசிய நலன்களை மேலும் மேம்படுத்துவதற்கான தடுப்பூசிகள் பயன்படுத்தப்பட்டன.

கடுமையான சுவாச நோய்க்குறி கொரோனா நச்சுயிரி 2க்கு (SARS-CoV-2) எதிரான தடுப்பூசி, உலகளவில் மிகவும் தேவைப்படும் பொருளாக மாறியது. தேசிய அரசாங்கங்கள், இருதரப்பு உறவுகளை வலுப்படுத்தவும், உலகளாவிய தங்களின் பிம்பத்தை மேம்படுத்தவும், நாடுகளுக்கிடையே நிகழும் பனிப்போரை குறைக்கவும், நட்ப்பு நாடுகளுக்குத் தடுப்பூசிகளை வெகுமதி அளிக்கவும், புதிய நட்ப்பு நாடுகளை உருவாக்கவும், அவர்களின் சித்தாந்தங்களின் நன்மைகளை முன்னிலைப்படுத்தவும் மற்றும் சந்தைகளுக்கான அணுகலைப் பெறவும் கொரோனா-19 தடுப்பூசிகளை பயன்படுத்தப்பட்டன.

கொரோனா-19 தடுப்பூசி விநியோகம் கிடைக்காதபோது, பிலிப்பைன்ஸ் அதிபர் ரோட்ரிகோ டுடெர்டே, அமெரிக்காவுடனான ஆயுதப் படை ஒப்பந்தத்தை முறித்துக் கொள்வதாக அச்சுறுத்தினார். இஸ்ரேல் வெளியிடப்படாத ஸ்புட்னிக் V தடுப்பூசிகளை டமாஸ்கஸுக்கு வெளியிட ரஷ்யாவால் நிதியளித்ததாகக் கூறப்படுகிறது. சிரியாவில் தடுத்து வைக்கப்பட்டிருந்த இஸ்ரேலிய குடிமகனின் விடுதலைக்காக, ஸ்புட்னிக் V தடுப்பூசிகளை டமாஸ்கஸுக்கு (சிரியாவின் தலைநகரம்) வெளியிட ரஷ்யாவால் நிதியளித்ததாகக் கூறப்படுகிறது. சீனாவின் தடுப்பூசி நன்கொடைகள், சீனாவின் உள் விவகாரங்களில் சர்வதேச தலையீட்டை எதிர்க்கும் அல்லது அதன் ஒன்றோடு ஒன்றை சேர்த்தல மற்றும் சாலை முன் முயற்சியை ஆதரிப்பதற்கான உறுதிமொழிகளுடன் இணைக்கப்பட்டுள்ளன.

தலைமை இல்லாததால் தடுப்பூசி மைத்திரியை நோக்கி

கொரோனா-19 தொற்று நோய் வேறுபட்டது. கடந்த காலங்களில் தொற்று நோய்கள் பெரும்பாலும் உலகளாவிய தெற்கு பகுதிகளை பாதித்தன. எனவே, பணக்கார நாடுகளில் இருந்து ஆதரவு பாய்ந்தது. இருப்பினும், கொரோனா-19 தொற்று நோய், பணக்கார நாடுகளையும் பாதித்தது; தடுப்பூசிகளை பெறுவதற்கு பணக்கார நாடுகளிடையே கடுமையான போட்டிக்கு வழிவகுத்தது. இதன் விளைவாக, ஏழை நாடுகள்

தடுப்பூசிகளை பெற துடித்தன.

அமெரிக்கா மற்றும் பிற பணக்கார நாடுகள் தடுப்பூசி இராஜதந்திரத்தில் இல்லாதது தலைமைத்துவ வெற்றிடத்தை உருவாக்கியது. எனவே, தடுப்பூசிகள் தேவைப்படும் நாடுகள் தங்களின் பார்வையை இந்தியா மற்றும் சீனாவை நோக்கி திரும்பியது.

இந்தியா அதன் நம்பகத்தன்மை மற்றும் தடுப்பூசிகளை உருவாக்கும், உற்பத்தி செய்யும் திறன் ஆகியவற்றின் அடிப்படையில் மிகப் பெரிய நன்மையைக் கொண்டுள்ளது. இது வெற்றிடத்தை நிரப்பவும் அதன் சர்வதேச பிம்பத்தை உயர்த்தவும் ஒரு தனித்துவமான வாய்ப்பை வழங்கியது.

26 செப்டம்பர் 2020 அன்று ஐக்கிய நாடுகள் பொதுச் சபையின் 75வது அமர்வில் பிரதமர் மோடி அவர்கள் ஆற்றிய உரையில், இந்தியாவின் தடுப்பூசி தயாரிப்பு திறனை மனித குலத்திற்கு பயன்படுத்தவும், உலகிலேயே மிகப்பெரிய தடுப்பூசி உற்பத்தி செய்யும் நாடாக, இன்று உலக சமூகத்திற்கு மேலும் ஒரு உத்தரவாதத்தை அளிக்க விரும்புகிறேன் என்று பிரதமர் மோடி அவர்கள் கூறினார்கள். இந்தியாவின் தடுப்பூசி உற்பத்தி மற்றும் விநியோக திறன், இந்த நெருக்கடியை எதிர்த்துப் போராடுவதில் அனைத்து மனித இனத்திற்கும் பயன்படும் என்று உலகத் தலைவர்களிடம் பிரதமர் மோடி அவர்கள் கூறினார்கள். எனவே, தடுப்பூசிகள் அதன் கட்டுப்பாட்டாளரால் அங்கீகரிக்கப்பட்டவுடன், இந்தியா தனது லட்சிய ராஜதந்திர முயற்சியான ’தடுப்பூசி மைத்ரி’யைத் தொடங்கியது.

தடுப்பூசி மைத்திரி

தடுப்பூசி மைத்ரி என்பது உலகெங்கிலும் உள்ள நாடுகளுக்கு கொரோனா-19 தடுப்பூசிகளை வழங்குவதற்காக இந்திய அரசாங்கத்தால் மேற்கொள்ளப்பட்ட மனிதாபிமான முயற்சியாகும், உள்நாட்டு தடுப்பூசி இயக்கம் தொடங்கி நான்கு நாட்களுக்குப் பிறகு. சர்வே சாந்து நிராமயா (அனைவரும் நோயிலிருந்து விடுபடலாம்) என்ற சமஸ்கிருத வசனத்திலிருந்து உத்வேகம் பெற்று, இந்தியாவில் தயாரிக்கப்பட்ட கொரோனா-19 தடுப்பூசிக 100அயல் நாடுகளுக்கு அனுப்பப்பட்டன.

இந்தியாவின் உடனடி அண்டை நாடுகளைத் தவிர, இந்தியாவின் இந்தியப் பெருங்கடலில் உள்ள நாடுகளும் அடங்கும். அதன்பிறகு, இந்தியா மற்ற வளரும் நாடுகளை அணுகியது. பல நாடுகளுடன் வணிக விநியோக ஒப்பந்தங்கள் கையெழுத்தானது. கோவஸ்க்கு இந்தியாவும் பெரும் பங்களிப்பைச் செய்தது. இந்தியாவில் தயாரிக்கப்பட்ட தடுப்பூசிகள் மலிவானது மட்டுமின்றி, பலவீனமான கட்டமைப்பு மற்றும் குளிர் சங்கிலி வசதிகள் கொண்ட வளரும் நாடுகளுக்கு மிகவும் பொருத்தமானது.

கனடா மற்றும் ஐக்கிய அரசுகள் உள்ளிட்ட பணக்கார நாடுகளும் இந்திய

தடுப்பூசிகளுக்கான வரிசையில் நிற்கின்றன. கனடா பிரதமர் ஜஸ்டின் ட்ரூடோ, கனடாவுக்கான தடுப்பூசிகளை விரைவுபடுத்துமாறு பிரதமர் மோடிக்கு ஒன்றுக்கு மேற்பட்ட முறை கோரிக்கை விடுத்துள்ளார்.

சீனாவின் கொள்கை மற்றும் நம்பகத்தன்மை தொடர்பான நெருக்கடியால் பீடிக்கப்பட்டது, அதன் மென் சக்தியில் வீழ்ச்சிஏற்பட்டது. இந்தியா, தடுப்பூசி மைத்ரியை விரைவாக விரிவுபடுத்தியது. 2021ஆம் ஆண்டின் இறுதியில், 96 நாடுகளுக்கு 117.31 மில்லியன் தடுப்பூசிகளை வழங்கியுள்ளது. இதில் 14.77 மில்லியன் இருதரப்பு இலவச தடுப்பூசிகள், 33.21 மில்லியன் தடுப்பூசிகள் கோவஸ்க்கு விற்கப்பட்டன; 69.34 மில்லியன் தடுப்பூசிகள் இருதரப்பு வணிக அடிப்படையில் வழங்கப்பட்டது; ஐக்கிய நாடுகளின் அமைதி காக்கும் படையினருக்கு 2,00,000 தடுப்பூசிகளை இந்தியா வழங்கியது.

அண்டை நாடுகளுக்கு முதலில் தடுப்பூசிகள்

அண்டை நாடுகளுக்கு மில்லியன் தடுப்பூசிகள் என்ற இந்தியாவின் கொள்கையின் கீழ் மைத்ரி தடுப்பூசி தொடங்கப்பட்டது.

முதல் சுற்றில், இந்தியா 0.55 மில்லியன் தடுப்பூசிகளை 20 ஜனவரி 2021அன்று பூட்டானுக்கு அனுப்பியது; பங்களாதேஷுக்கு 2 மில்லியன் தடுப்பூசிகள்; நேபாளத்திற்கு 1.1 மில்லியன் தடுப்பூசிகள்; மாலத்தீவுக்கு 1,00,000 தடுப்பூசிகள்; மியான்மருக்கு 1.5 மில்லியன் தடுப்பூசிகள், இலங்கைக்கு 5,00,000 தடுப்பூசிகளை அனுப்பியது.

ஏப்ரல் 2021க்குள், 20 மில்லியன் தடுப்பூசிகளை இந்தியா அதன் அண்டை நாடுகளுக்கு இலவசமாக அல்லது அவற்றின் உண்மையான உற்பத்தி செலவில் அனுப்பியுள்ளது. தடுப்பூசிகளை வழங்குவதைத் தவிர, இந்தியா இந்த நாடுகளின் மருத்துவ பணியாளர்களுக்கு பயிற்சி அளித்தது மற்றும் நாடுகளின் குளிர் சங்கிலி மற்றும் சேமிப்பு திறன்களை வலுப்படுத்த உதவியது. 14 நாடுகளைச் சேர்ந்த 2,400க்கும் அதிகமானோர் பயிற்சி பெற்றனர் மற்றும் இந்தியாவின் மருத்துவப் பரிசோதனையை துரிதப்படுத்துவதற்கான கூட்டுப் பங்காண்மை (Partnership for Accelerating Clinical Trial- PACT) முன் முயற்சியின் கீழ் மருத்துவப் பரிசோதனை திறன்களும் பலப்படுத்தப்பட்டன.

இந்திய தடுப்பூசிகளின் விலை, விநியோக வேகம் மற்றும் செயல்திறன் ஆகியவை சீனாவை அச்சுறுத்தியது, சீனா, இந்தியாவின் அண்டை நாடுகளுக்கும் தடுப்பூசிகளை வழங்கியது. இருப்பினும், இந்தச் சலுகைகள் பல நாடுகளால் நிராகரிக்கப்பட்டன. ஏனெனில், தடுப்பூசி பற்றிய வெளிப்படைத்தன்மை இல்லாமை மற்றும் தரம் தொடர்பான கவலைகளால் பல நாடுகளால் நிராகரிக்கப்பட்டன.

தடுப்பூசி மைத்ரி, நம்பகத்தன்மைக்கு ஒரு தீர்வு வழங்குபவராகவும், நெருக்கடி காலங்களில் உடனடியாக செயல்படும் நாடாகவும் திகழ்ந்தது. மைத்ரி என்ற தடுப்பூசியானது, சீனாவின் அண்டை நாடுகளில் விரிவடைந்து வரும் அரசியல் மற்றும் பொருளாதார செல்வாக்கை எதிர்கொள்ள இந்தியாவுக்கு வாய்ப்பளித்தது

மைத்ரி என்ற தடுப்பூசியானது இந்தியாவின் சில அண்டை நாடுகளுடனான உறவினை மென்மையாக்கியது. எடுத்துக்காட்டாக, கலாபானி பிராந்தியத்தின் அரசியல் வரைபடத்தில் உருவாக்கப்பட்ட இந்திய-நேபாள உறவுகளில் ஏற்பட்ட பதற்றத்தை இது கலைத்தது. இந்தியக் கொள்கைகளால் மோசமாகப் பாதிக்கப்பட்டதாகக் கூறப்படும் வங்காளதேச மக்களின் நன்மதிப்பை தடுப்பூசி-மைத்ரி மீண்டும் வென்றது. ஆப்பிரிக்காவுடன் வலுவான இராஜதந்திர பிணைப்பை உருவாக்க மைத்திரி தடுப்பூசி வாய்ப்புகளை வழங்கியது.

மைத்திரி தடுப்பூசியின் பலதரப்பு தளங்கள்

பேரழிவு தரும் கொரோனா-19 தொற்று நோயைக் கட்டுப்படுத்த, இந்தியா பலதரப்பு தளங்கள் மூலம் குறைந்த வருமானம் கொண்ட பல நாடுகளுக்குத் தடுப்பூசிகளை வழங்கியது. இது கோவஸ்க்கு 33 மில்லியன் தடுப்பூசிகளை வழங்கியது. வளரும் நாடுகளில், விரைவான வேகத்தில் கொரோனா-19 தடுப்பூசிகளை உற்பத்தி செய்ய உலக வர்த்தக அமைப்பில் தடுப்பூசி காப்புரிமை தள்ளுபடி திட்டத்தை இந்தியா தீவிரமாகப் பின்பற்றியது.

உயர்தர தடுப்பூசிகளின் நம்பகமான தயாரிப்பாளராகவும், உலகளாவிய ஆரோக்கியத்திற்கு தன்னலமற்ற பங்களிப்பாளராகவும், உலகளாவிய சுகாதார விநியோகச் சங்கிலிகளில் ஒரு முக்கிய முனையாகவும் இந்தியா நற்பெயரை உருவாக்கியுள்ளது. நாற்கரப் பாதுகாப்புப் பேச்சுவார்த்தை (Quadrilateral Security Dialogue QUAD) என்பது அமெரிக்க ஐக்கிய நாடுகள், ஜப்பான், ஆஸ்திரேலியா மற்றும் இந்தியா ஆகிய நான்கு நாடுகளுக்கு இடையிலான முறைசாரா உத்திகள் மன்றம் ஆகும். இது 12 மார்ச் 2021 அன்று, கூட்டு மருந்துகளை உருவாக்க, நிதியளிக்க, விநியோகிக்க மற்றும் தயாரிக்க முடிவு செய்தபோது, ஒரு பில்லியன் தடுப்பூசிகளை உற்பத்தி செய்யும் பொறுப்பு இந்தியாவிடம் ஒப்படைக்கப்பட்டது.

குவாட் (QUAD)இன் முதல் கூட்டத்திற்குப் பிறகு, 2022ஆம் ஆண்டின் இறுதிக்குள் இந்தோ-பசிபிக் பிராந்தியத்திற்கு ஏற்றுமதி செய்வதற்காக ஜான்சன் & ஜான்சன் தடுப்பூசியின் 1 பில்லியன் தடுப்பூசிகளை குவாட் (QUAD) கட்டமைப்பின் கீழ் உற்பத்தி செய்ய அமெரிக்க வளர்ச்சி நிதி நிறுவனம் (Development Finance Corporation- DFC) பயோலொஜிக்கல் ஈ (Biological E limited) உடன் ஒப்பந்தம் செய்தது. இந்த முயற்சியானது அமெரிக்க

வளர்ச்சி நிதி நிறுவனத்தால் நிதியளிக்கப்படும். குவாட் கட்டமைப்பின் கீழ் பரிசீலனையின் கீழ் உள்ள மற்றொரு முயற்சி, ஜெனோவா உயிர் மருந்துகளின் வசதிகளை மேம்படுத்த சர்வதேச ஒத்துழைப்புக்கான ஜப்பான் வங்கி (Japan Bank for International Cooperation-JBIC) ஆதரவு அளித்தது. இது இந்தியாவின் தடுப்பூசி மைத்ரி திட்டத்தை விரிவுபடுத்தவும் அதன் உலகளாவிய நிலையை வலுப்படுத்தவும் உதவும்.

சஞ்சீவனி பூதி-மூலிகை மலையால் சர்வதேச அங்கீகாரம்

இந்தியாவின் தடுப்பூசி மைத்ரிக்கு நன்றிகள் குவிந்தன. கொரோனா-19 தடுப்பூசிகளை வழங்குவதற்கான நாட்டின் முன் முயற்சியைப் பற்றி உலகத் தலைவர்கள் அன்புடனும் பாராட்டுடனும் பேசினர். பிரேசிலின் ஜனாதிபதி போல்சனாரோ, ராமாயண இதிகாசத்தில் இருந்து ஒரு படத்துடன் தனது நன்றியை அனுப்பினார், ஹனுமான் கொரோனா-19 தடுப்பூசி முழுவதையும் மலையாக எடுத்துச் செல்வதை சித்தரித்தார். அவர் தனது ட்விட்டர் பதிவில், 'எங்கள் முயற்சிகளில் இணைவதன் மூலம் உலகளாவிய தடையை கடக்க ஒரு சிறந்த கூட்டாளியைப் பெற்றதற்கு பிரேசில் பெருமை கொள்கிறது என்றார்.

கனடாவின் ஜனாதிபதி ட்ரூடோ, கொரோனா-19க்கு எதிரான வெற்றி இந்தியாவின் மிகப்பெரிய மிக பெரிய அளவில் மருந்து உற்பத்தி திறன் மற்றும் உலகத்துடன் இந்த திறனைப் பகிர்ந்து கொள்வதில் பிரதமர் மோடியின் தலைமையின் காரணமாக இருக்கும் என்று அறிவித்தார். ஆன்டிகுவா மற்றும் பார்புடாவின் பிரதம மந்திரி காஸ்டன் ஆல்ஃபோ பிரவுன், இந்திய கொரோனா-19 தடுப்பூசிகளை கரீபியன் நாடுகளுக்கு வழங்குவது தயவு, இரக்கம் மற்றும் அனுதாப செயல்' என்று கூறினார். அமெரிக்காவிலிருந்தும் பாராட்டு வந்தது: இந்தியா ஒரு உண்மையான நண்பன், உலக சமூகத்திற்கு உதவ அதன் மருந்தைப் பயன்படுத்துகிறது.

உலக சுகாதார அமைப்பின் தலைவர் பிரதமர் மோடிக்கு நன்றி தெரிவித்தார்: கோவஸ் மற்றும் கோவாக்ஸின் தடுப்பூசிகளைப் பகிர்வதற்கான உங்கள் அர்ப்பணிப்பு 60க்கும் மேற்பட்ட நாடுகளில் சுகாதாரப் பணியாளர்கள் மற்றும் பிற முன்னுரிமை குழுக்களுக்குத் தடுப்பூசிகளை செலுத்த உதவியது. ஐக்கிய நாடுகள் சபையின் தலைவர் அன்டோனியோ குட்டெரெஸ்,' கொரோனா-19 தடுப்பூசிகளின் மிகவும் தேவையான விநியோகத்தை இந்தியா கொண்டு வந்ததற்காகவும், தொற்று நோய்க்கு அதன் பிரதிபலிப்பில் உலகளாவிய தலைவராக இருப்பதற்காகவும் பாராட்டினார்.

மைக்ரோசாப்ட் நிறுவனர் பில்கேட்ஸ் இந்தியாவுக்கு வாழ்த்து தெரிவித்துள்ளார். அவர் ட்வீட் செய்ததாவது: அறிவியல் கண்டுபிடிப்புகள் மற்றும் அதன் தடுப்பூசி உற்பத்தித் திறனில் இந்தியாவின் தலைமையைப் பார்ப்பது மகிழ்ச்சி அளிக்கிறது. தொற்று நோயை எதிர்த்துப் போராடுவதில்

தடுப்பூசி தயாரிப்பில் இந்தியாவின் பங்கு முழு உலகிற்கும் முக்கியமானதாக இருக்கும்."

இந்தியாவின் அண்டை நாடுகள் பாராட்டுகளை தெரிவித்தன. திம்புவில் இருந்து,பிரதம மந்திரி லோடே ஷெரிங் தனது நன்றியை வெளிப்படுத்தினார்: இது தன்னலத்திற்கு சிறந்த காட்சியாகும். ஒருவரின் சொந்த தேவைகளை பூர்த்தி செய்வதற்கு முன்பே, விலை மதிப்பற்ற பொருட்கள் பகிரப்படும் போது அது கற்பனை செய்ய முடியாத மதிப்புடயது. நேபாள பிரதமர் ட்வீட் செய்ததாவது: ஒரு மில்லியன் கோவிட் தடுப்பூசிகளை தாராளமாக வழங்கியதற்காக பிரதமர் திரு.நரேந்திரமோடி ஜி மற்றும் இந்திய அரசு மற்றும் மக்களுக்கு நன்றி தெரிவித்தார். மாலத்தீவின் வெளியுறவு அமைச்சர் அப்துல்லா ஷாஹித் தங்கள் நாட்டின் உதவிக்கான அழைப்புக்கு பதிலளித்த முதல் நாடு என்று இந்தியாவின் பங்கைப் பாராட்டினார். மேலும், எப்போதும் போல், இந்தியா எங்கள் பக்கம் வலுவாகவும் உறுதியாகவும் நிற்கிறது என்றார்.

சுமார் 79 உறுப்பினர்களைக் கொண்ட ஆப்பிரிக்க, கரீபியன் மற்றும் பசிபிக் (*African, Caribbean and Pacific -APC*) குழு மற்றும் கரீபியன் சமூகமும் (*Caribbean Community -CARICOM*) தடுப்பூசி மைத்திரியைப் பாராட்டியது: எந்த நெருக்கடியிலும், இந்த தன்னலமற்ற செயல், கரீபியன் சமூகத்துடன் இந்திய அரசு மற்றும் மக்களின் ஒற்றுமைக்கு ஒரு சான்றாகும்.

தடுப்பூசி மைத்திரி இந்தியாவின் மதிப்பை சர்வதேச அளவில் வலுப்படுத்தியதா?

இந்தியா மைத்ரி தடுப்பூசியை அறிமுகப்படுத்தியபோது, தடுப்பூசிகளுக்காக மற்ற நாடுகள் தவித்தன. “தடுப்பூசி இனம்”, “தடுப்பூசி நிறவெறி” மற்றும் “தடுப்பூசி தேசியவாதம்” போன்ற வெளிப்பாடுகள் உலகளாவிய சொற்களஞ்சியத்தில் நுழைந்தன, ஆனால், தடுப்பூசிகளைப் பகிர்வதில் உலகளாவிய ஒத்துழைப்பு குறைவாகவே இருந்தது. இந்த சூழ்நிலையானது அதன் தடுப்பூசி உற்பத்தி திறனை மனிதகுலத்திற்கு சேவை செய்வதற்கும், சர்வதேச அளவில் இந்தியாவின் மதிப்பை உயர்த்துவதற்கும், சிறந்த வாய்ப்பை வழங்கியது.

கொரோனா-19 தொற்று நோயிலிருந்து உலகளாவிய சூழலின் மைய நிலைக்கு இந்தியாவை தடுப்பூசி மைத்ரி உயர்த்தியது. இந்த முயற்சி 100க்கும் மேற்பட்ட நாடுகளின் மக்களின் இதயங்களில் இந்தியாவுக்கான இடத்தையும் உருவாக்கியது. அதன் தடுப்பூசிகளின் தரம் நம்பகமான தடுப்பூசி தயாரிப்பாளராக இந்தியாவின் நம்பகத்தன்மையை அதிகரித்தது.

சுகாதார இராஜதந்திரத்துடன் இணைந்து, தடுப்பூசி-மைத்ரி சீனாவின் செல்வாக்கிற்கு இந்தியாவை சமன்படுத்தும் சக்தியாக மேற்கத்திய நாடுகள்

பார்த்தது. தடுப்பூசி மைத்ரி அண்டை நாடுகளுடனான இந்தியாவின் உறவுகளை சரி செய்து மென்மையான போக்கை கையாண்டது; இந்தியப் பெருங்கடல் மற்றும் ஆப்பிரிக்க நாடுகளுடன் அதன் உறவுகளை வலுப்படுத்தியது.

இந்தியாவின் தடுப்பூசி இயக்கத்திற்கு தேவைகள் இருந்தபோதிலும், மில்லியன் கணக்கான கொரோனா-19 தடுப்பூசியை வெளியிட்டதன் வேகம் மற்றும் தன்னலமற்ற தன்மையை உலகம் பாராட்டியது. இந்தியாவின் வெளிவிவகார அமைச்சர் டாக்டர் ஜெய்சங்கர் அவர்கள் கூறியதாவது: 'உலகில் மன அழுத்தம் மற்றும் பலவீனமான நாடுகள் குறைந்தபட்சம் ஒன்று இருப்பதைக் காணலாம். தடுப்பூசி மருந்துகள் மற்றவர்களுக்கு அணுகக்கூடியதாகவும், தேவைப்படும் நாடுகளுக்கு மலிவு விலையில் கிடைக்கச் செய்வதில் உண்மையான நாடக இந்தியா திகழ்கிறது,"

மகத்தான இராஜதந்திர பணியானது, இந்தியாவை பொறுப்பான உலகளாவிய சக்தியாகக் கணித்தது மட்டுமல்லாமல், உலகளாவிய ஆதரவையும் நல்லெண்ணத்தையும் மேம்படுத்தியது. கொடிய நோய்க்கிருமியின் தாக்குதலால் தத்தளித்துக்கொண்டிருந்த உலகைக் காப்பாற்ற இந்தியாவின் பங்களிப்பை நன்றியுள்ள அரசாங்கங்கள் நீண்ட காலத்திற்கு நினைவுகூரும்.

ஐக்கிய நாடுகள் பாதுகாப்பு கவுன்சிலில் மறு வடிவமைக்கப்படும் போதெல்லாம், ஐக்கிய நாடுகள் பாதுகாப்பு கவுன்சிலில் நிரந்தர உறுப்புரிமையைப் பெறுவதற்கான இந்தியாவின் விருப்பத்தை உணர, கொரோனா காலத்தில் இந்தியாவின் தன்னலமற்ற செயல்கள் நிச்சயமாக உதவும்.

இந்தியாவின் தாராள மனப்பான்மை

ஏப்ரல் 2021இல், கொரோனா-19வின் இரண்டாவது அலை இந்தியாவை தாக்கியது. இக்கால கட்டத்தில் 10 சதவீதத்திற்கும் குறைவானவர்களுக்கு மக்களுக்கு மட்டுமே தடுப்பூசி போட்டது. இந்தியா, கொரோனா-19 தடுப்பூசி திட்டத்தை உலகளவில் வெளியிட முடிவு செய்ததால், தடுப்பூசிகளுக்கான தேவை திடீரென அதிகரித்தது. இதன் விளைவாக, தடுப்பூசி மைத்திரி தற்காலிகமாக நிறுத்தி வைக்கப்பட்டது.

இந்தியா உள்நாட்டில் பயன்படுத்திய தடுப்பூசி எண்ணிக்கையை விட அதிக எண்ணிக்கையையில் ஏற்றுமதி செய்துள்ளது. அரசாங்கம் தனது சொந்த மக்களின் நலனில் அக்கறை கொள்ளாமல் தடுப்பூசி ஏற்றுமதியில் அதீத ஆர்வம் காட்டுவதாக எதிர்க்கட்சிகள் குற்றம் சாட்டியது. 'உள்நாட்டுத் தேவையான தடுப்பூசிகளின் எண்ணிக்கையை அரசாங்கம் தவறாகக் கணக்கிட்டதா? நாட்டில் தடுப்பூசிகள் தீர்ந்துவிட்டதால், மக்கள் கேள்வி கேட்கத் தொடங்கினர்.

இந்தியா அளித்த வாக்குறுதிகளை மீறுவதாகவும் சில நாடுகள் விமர்சித்துள்ளன. இதனால், தெற்காசியாவிலும், வளரும் நாடுகளிலும் செல்வாக்கு பெறுவதற்கான ஒரு முக்கிய தளத்தை இந்தியா தற்காலிகமாக இழந்தது. இது, சீனா தனது செல்வாக்கை நிலை நிறுத்த ஒரு வாய்ப்பாக இருந்தது. தடுப்பூசிகள் அழிந்து போகக்கூடியவை மற்றும் அவற்றின் காலாவதி தேதிக்கு முன் பயன்படுத்தப்பட வேண்டும். எனவே, தடுப்பூசிகளுக்கான உள்நாட்டு தேவை குறைவாக இருந்தபோது, இந்தியா, சர்வதேச நன்மதிப்பு மற்றும் உலகளாவிய நிலையை மேம்படுத்த தடுப்பூசிகளை ஏற்றுமதி செய்தது.

டிராகனின் தடுப்பூசி இராஜதந்திரம்

கடுமையான சுவாச நோய்க்குறி கொரோனா நச்சுயிரி 2இன் (SARS-CoV-2) தோற்றம் மற்றும் கையாளுதல் பற்றிய உலகளாவிய அவநம்பிக்கை மற்றும் விமர்சனங்களை நிவர்த்தி செய்ய சீனாவின் இராஜதந்திரம் ஆரோக்கியம் தொடர்பானதாக இருந்தது. இது சீன உயிரிதொழில்நுட்ப நிறுவனங்களுக்கு நிதி ஊக்கியாகவும் இருந்தது.

அமெரிக்கர்களுக்கு அதிக எண்ணிக்கையிலான தடுப்பூசிகளை வாங்குவதில் அமெரிக்கா மும்முரமாக இருந்தது. 2020 மே மாதம் உலக சுகாதார சபையின் கூட்டத்தில் சீனா தனது தடுப்பூசிகளை 'உலகளாவிய பொது நன்மை' என்று ஜனாதிபதி ஜி ஜின்பிங்கின் அறிவிப்பால் சீனாவின் தடுப்பூசி இராஜதந்திரம் ஒலித்தது. சீனாவிற்கு இது ஒரு சிறந்த புவிசார் அரசியல் வாய்ப்பாக இருந்தது.

ஜூலை 2020க்குள், பல வளரும் நாடுகளில் சீன தடுப்பூசிகளின் மருத்துவப் பரிசோதனைகளை தொடங்கின. நவம்பர் 2020க்குள், சீன நிறுவனங்கள் சில நாடுகளுக்குத் தடுப்பூசிகளை வழங்குவதற்கான ஒப்பந்தங்களை மேற்கொண்டன. டிசம்பர் 2021இல், சீன தடுப்பூசிகளைப் பெற்ற முதல் நாடு எகிப்து ஆகும். சீனாவின் தடுப்பூசிகள் உலகம் முழுவதும் பரவி, சீனாவின் அரசியல் நட்பு நாடுகளை வலுப்படுத்தியது. சீன தடுப்பூசிகளைப் பெறும் நாடுகள் சீனா மீதான நம்பிக்கையை அதிக அளவில் அதிகரித்துள்ளதாக ஆய்வுகள் தெரிவிக்கின்றன. சீனாவும் தடுப்பூசி தொழில்நுட்ப பரிமாற்றத்தில் முன்னணியில் உள்ளது. மேலும், 15 நாடுகள் சீன தடுப்பூசிகளை உற்பத்தி செய்யத் தொடங்கியது. இது மருந்துத் தொழில்களுக்கு ஊக்கத்தை அளித்ததோடு வேலை வாய்ப்புகளையும் உருவாக்கியது.

சீனா சில நாடுகளுக்கு இலவச தடுப்பூசிகளை விநியோகித்தாலும், அதன் வணிக ஒப்பந்தங்கள் அதன் நன்கொடைகளை விட நூற்றுக்கணக்கான மடங்கு அதிகமாக இருந்தன. சீன தடுப்பூசிகளை வாங்கும் நாடுகளுக்கு உதவ, சீனா கடன்களை நீட்டித்தது. எனவே, தடுப்பூசிகளை நன்கொடையாக வழங்குவதற்கான பொருளாதாரச் செலவு இல்லாமலேயே அது

பெறுநர்களிடமிருந்து உதவிகளைப் பெற்றது. மேலும், தடுப்பூசிகள் இராஜதந்திர மற்றும் பொருளாதார உதவிகளின் சரங்களுடன் வந்தன. சீனா,) உலகளாவிய உள்கட்டமைப்பு மேம்பாட்டு (Belt and Road-BRI) உத்திகளின் முன்னேற்றத்துடன் தடுப்பூசி விநியோகங்களை இணைக்க முயன்றது.

சீன தடுப்பூசி இராஜதந்திரம் இருதரப்பு கொள்கை கொண்டது; கோவஸ்க்கு அளித்த உறுதியை விட அதிக அளவு தடுப்பூசியை அளித்தது. இதனால், சீன தடுப்பூசிகளை அங்கீகரிக்க உலக சுகாதார அமைப்புக்கு ஒரு ஊக்கமாக இருந்தது. மேலும், சீனாவின் தடுப்பூசி இராஜதந்திரமானது, கொரோனா-19 தொற்று நோய்க்கு முன்னர் தென்சீனக் கடலில் அதன் பிராந்திய உரிமை கோரல்கள் போன்ற புவிசார் அரசியல் சர்ச்சைகளால் உருவாக்கப்பட்ட மோசமான விருப்பத்தை மென்மையாக்குவதை நோக்கமாகக் கொண்டது. உலக வங்கி மற்றும் சர்வதேச நாணய நிதியம் (International Monetary Fund IMF) ஆகியவற்றில் ஆதிக்கம் செலுத்தும் சீனாவின் முயற்சிகளும் உராய்வை உருவாக்கியது.

சீன தடுப்பூசிகளின் செயல்திறன் முக்கிய கவலையாக இருந்தது. சீனாவின் சினோவாக் (Sinovac) தடுப்பூசி போடப்பட்டவர்களில் 51 சதவீதத்தினருக்கு நோயின் அறிகுறிகளை தடுக்கிறது என்று உலக சுகாதார அமைப்பின் ஆய்வுகள் வெளிப்படுத்தின. பல்வேறு நாடுகளில் இரண்டு முறை சீன தடுப்பூசிகளைப் பெற்றவர்களிலும் கொரோனா-19 நோயால் பாதிக்கப்பட்டனர்.

பணக்கார நாடுகள், பாதுகாப்பான மற்றும் மிகவும் பயனுள்ள தடுப்பூசிகளை தேர்வு செய்தன. குறைந்த வருமானம் கொண்ட நாடுகள் மற்றும் குறைந்த நடுத்தர வருமான கொண்ட நாடுகளில், தடுப்பூசியின் செயல்திறனைப் பற்றிய சந்தேகங்கள் இருந்தபோதிலும், குறைவான மற்றும் மலிவான தடுப்பூசிகள் என்பதால் இந்நாடுகள் எளிதாக பெற்றுக் கொண்டது. இதனால், இந்த நாடுகள் பெய்ஜிங்கிற்கு கடமைப்பட்டுள்ளது.

தடுப்பூசி மைத்ரி இடைநிறுத்தம்: டிராகனுக்கு அனுகூலம்

ஏப்ரல் மற்றும் மே 2021இல் கொரோனா-19வின் பேரழிவுகரமான இரண்டாவது அலை காரணமாக, தடுப்பூசிகளுக்கான உள்நாட்டு தேவை திடீரென உச்சத்தை எட்டியதால் தடுப்பூசி மைத்ரியை இந்தியா தற்காலிகமாக நிறுத்த வேண்டியிருந்தது. இந்த இடைநிறுத்தம் பெய்ஜிங்கிற்கு தெற்காசிய, இந்திய-பசிபிக் மற்றும் பிற வளரும் நாடுகளில் அதன் செல்வாக்கை அதிகரிக்க வாய்ப்பளித்தது. இதன் மூலம், உலகளாவிய உள்கட்டமைப்பு மேம்பாட்டு (Belt and Road-BRI) உத்திகளின் முயற்சியைத் தொடர வாய்ப்பை அளித்தது.

தடுப்பூசி மைத்ரியை இந்தியா தற்காலிகமாக நிறுத்தியதால், இந்தியா தடுப்பூசிகளை வழங்கும் என்று எதிர்பார்த்த நாடுகளில் விளைவுகளை ஏற்படுத்தியது. சுழலும் சுகாதார நெருக்கடி பிற நாடுகள் இந்தியா மீது மிகுந்த அனுதாபத்தை ஏற்படுத்தினாலும், தடுப்பூசிகளின் மாற்று ஆதாரங்களுக்கான தேடல் பிற நாடுகளை சீனாவிற்கு அழைத்துச் சென்றது. இது பிராந்தியத்திற்கான சாத்தியமான உத்திகளை கொண்டிருந்தது.

அவசரத்தை மூலதனமாக்கி, 2021 மே 12 அன்று, சீனா 5,00,000 தடுப்பூசிகளை பங்களாதேஷ்க்கு பரிசாக அளித்தது. இருப்பினும், குவாட் கூட்டணியில் சேரக் கூடாது என்ற எச்சரிக்கையுடன் தடுப்பூசிகள் வந்தன. மற்ற நாடுகளும் சீன தடுப்பூசிகளால் பயனடைந்தன.

கொரோனா-19வின் இறுதி போரில் முக்கியப் பங்கு வகிக்கவும் மற்றும் சீனாவின் வளர்ந்து வரும் செல்வாக்கை குறிப்பாக தெற்காசியாவில் எதிர்க்கவும், தடுப்பூசி மைத்ரியை மீண்டும் தொடங்குவது இந்தியாவிற்கு அவசியமானதாகும். அக்டோபர் 2021இல், கொரோனா-19 உச்சம் முடிந்தது; இந்திய மக்கள் தொகையில் பெரும் பகுதியினர் குறைந்தது ஒரு தடுப்பூசியையாவது பெற்றிருந்தனர். நேபாளம், பங்களாதேஷ், மியான்மர் மற்றும் ஈரான் ஆகிய நாடுகளுக்கு கொரோனா-19 தடுப்பூசிகளை வழங்குவதன் மூலம் தடுப்பூசி மைத்ரி-2.0 மீண்டும் அதிக ஆரவாரமின்றி தொடங்கப்பட்டது.

மஹாராஜா மற்றும் டிராகன்: இரண்டு நாடுகள், இரண்டு அணுகு முறைகள்

கொரோனா-19 நெருக்கடியின் போது, இந்தியா மற்றும் சீனா ஆகிய இருநாடுகளும் குறிப்பாக வளரும் நாடுகளின் இதயங்களையும், மனதையும், செல்வாக்கையும், வெல்லும் பணியில் ஈடுபட்டுள்ளன. அவர்களின் பிராந்திய போட்டியைத் தவிர, இமயமலை எல்லையில் கொரோனா-19 தொற்றுநோய் வீழ்ச்சியடைந்த மோதல்களின்போது அவர்களுக்கு இடையேயான பதட்டங்கள் தீவிரமடைந்தன.

இந்தியாவும் சீனாவும் தங்கள் உத்திகள், லட்சியம் மற்றும் செயல்பாடுகளில் வேறுபட்டன. இந்தியா தனது பெரும் உற்பத்தித் திறன் மற்றும் குறைந்த புவிசார் அரசியல் ஆகியவற்றிலிருந்து வலிமையைப் பெற்றாலும், பொருளாதார ஒத்துழைப்பு மற்றும் உள்கட்டமைப்புத் திட்டங்களில் கட்டமைக்கப்பட்ட நெருக்கமான உறவுகளைக் கொண்ட நாடுகளின் விசுவாசத்தை சீனா வென்றது.

சீனா தனது தடுப்பூசிகளுக்கு இராஜதந்திர, புவிசார் அரசியல் மற்றும் பொருளாதார கைம்மாறு கோரியிருந்தது. இது பராகுவேயை தைவானுடனான உறவை துண்டிக்க வைத்தது, மேலும், பிரேசில் தனது திட்டங்களைத் திரும்பப் பெற வேண்டும் என்று கோரியது வரவிருக்கும் 5G

ஏலங்களில் இருந்து ஹஅவெய் (ஹஅவெய்) விலக்கவும் வேண்டும் என்று கோரியது. உலகளாவிய உள்கட்டமைப்பு மேம்பாட்டு (*Belt and Road-BRI*) உத்திகளின் முன் முயற்சிக்கான ஆதரவு மற்றும் தடுப்பூசி சோதனைகளின் விலையை இந்த நாடுகளில் சிலவற்றுடன் பகிர்ந்து கொள்வது அதன் பிற நிபந்தனைகளாகும். இந்தியா தனது தடுப்பூசிகளுக்கு ஈடாக எதையும் எதிர்பார்க்கவில்லை மற்றும் தடுப்பூசிகளை வழங்குவதற்கு சிறப்பு ஏர் இந்தியா விமானங்களை அனுப்பியது.

தடுப்பு மருந்துகள், பிரேசில், இந்தோனேசியா, செர்பியா மற்றும் ஐக்கிய அரபு எமிரேட்ஸ் உள்ளிட்ட பல நாடுகளுடன் இணைந்து உற்பத்தியைத் தொடங்குவதன் மூலம் சீனா தனது தடுப்பூசிகளை உலகளவில் விநியோகித்தது. இந்தியாவின் உற்பத்தி பெரும்பாலும் உள்நாட்டிலேயே இருந்தது.

இந்தியாவின் விநியோக வேகம் மற்றும் அதன் தடுப்பூசிகளின் செயல் திறன் ஆகியவற்றில் டிராகனை வெற்றிகரமாக மறைத்தது. இந்தியாவின் வேகத்திற்கு ஏராளமான எடுத்துக்காட்டுகள் உள்ளன. உலகின் பயன்பாட்டில் உள்ள மற்ற அனைத்து தடுப்பூசிகளையும் விட சீன தடுப்பூசிகளின் செயல்திறன் மிகவும் குறைவாக இருப்பதாகக் கண்டறியப்பட்டது. மறுபுறம், இந்திய தடுப்பூசிகள் மீதான நம்பிக்கை பணக்கார நாடுகளில் வரவேற்பை பெற்றது. சீன தடுப்பூசிகள் குறைந்த வருமானம் கொண்ட நாடுகள் மற்றும் குறைந்த நடுத்தர வருமான கொண்ட நாடுகளுக்கு மட்டுமே வழங்கப்பட்டது. மற்றொரு வித்தியாசம் என்னவென்றால், சீனா தனது தடுப்பூசிகள் பற்றிய தகவல்களைப் பகிர்ந்து கொள்வதில் இரகசியமாக இருந்தபோதும், இந்தியா வெளிப்படையாகவும் வெளிப்படைத் தன்மையுடனும் இருந்தது. அதன் மருந்துத் தொழிற்சாலைகளைப் பார்க்க வெளிநாட்டுத் தூதுவர்களுக்கான பயணங்களையும் இந்தியா ஏற்பாடு செய்தது.

ரஷ்ய தடுப்பூசி இராஜதந்திரம்

இந்தியாவின் தடுப்பூசி மைத்திரியின் மற்றொரு வல்லமை மிக்க போட்டியாளராக ரஷ்யா இருந்தது. 11 ஆகஸ்ட் 2020அன்று, அங்கீகரிக்கப்பட்ட கொரோனா-19 தடுப்பூசியை உற்பத்தி செய்த முதல் நாடு என்ற பெருமையைப் பெற்றது. இந்தத் தடுப்பூசிக்கு ஸ்புட்னிக் வி (*Sputnik V*) என்று பெயரிடப்பட்டது, இது உலகின் முதல் செயற்கை செயற்கைக்கோளின் பெயரை பிரதிபலிக்கிறது; இது 1957இல் சோவியத் யூனியனால் ஏவப்பட்டது.

ஸ்புட்னிக் வி தடுப்பூசி ஆரம்ப கட்டத்தில் மந்தமான நிலையில் இருந்தது. ஏனெனில், கட்டம்-2 மருத்துவப் பரிசோதனைகள் குறைந்த எண்ணிக்கையிலான நபர்களுக்கு மட்டுமே நடத்தப்பட்டன மற்றும் அதன் கட்டம்-3 மருத்துவப் பரிசோதனைகளின் முடிவுகள் காத்திருக்கின்றன.

தடுப்பூசியின் சோதனை முடிவுகள் லான்செட்டில் வெளியிடப்பட்ட போது தான் ஸ்புட்னிக் வி தடுப்பூசியின் மதிப்பு உயர்ந்தது. அதிக செயல்திறன் மற்றும் எளிமையான குளிர் சங்கிலித் தேவை, ஸ்புட்னிக் வி வளர்ச்சிக்கு வளரும் மற்றும் ஐரோப்பா நாடுகள் ஆதரவாக இருந்தது.

ரஷ்யா, வளரும் நாடுகளில் தனது செல்வாக்கை விரிவுபடுத்தவும், பணக்கார மேற்கத்திய நாடுகளுடன் வணிக ஒப்பந்தங்களில் ஈடுபடவும் மற்றும் தன்னை ஆசியாவில் ஒரு சக்தியாக உயர்த்தவும் ஒரு வாய்ப்பை வழங்கியுள்ளது.

ரஷ்யா அதன் வெளியுறவுக் கொள்கை மற்றும் பொருளாதார முன்னுரிமைகளால் வழி நடத்தப்படும் இருதரப்பு ஒப்பந்தங்களில் கவனம் செலுத்தியது. இது லத்தீன் அமெரிக்காவை மையமாகக் கொண்டது மற்றும் பிரேசில் மற்றும் அர்ஜென்டினாவில் அதன் தடுப்பூசியை கூட்டுத் தயாரிப்பைத் தேர்ந்தெடுத்தது.

ரஷ்யாவும் ஆபிரிக்காவிற்குள் நுழைந்து, தடுப்பூசியை வாங்குவதற்கான நிதி வசதிகளை அளித்து தடுப்பூசிகளையும் விற்பனை செய்தது. ஐரோப்பாவில், ரஷ்யாவின் தடுப்பூசி தயாரிப்பு அல்லது கூட்டுத் தயாரிப்பு சலுகைகளுடன், ஐரோப்பிய ஒன்றியத்தின் தோல்விகள் பற்றிய செய்திகளும் வந்தன. ரஷ்யாவின் பொருட்கள் தாமதத்தால் பாதிக்கப்பட்டன; இது பெறுநர் நாடுகளில் ஒரு சலசலப்பை ஏற்படுத்தியது; ரஷ்யாவின் நற்பெயருக்கு களங்கம் ஏற்படுத்தியது; மேலும், ஸ்புட்னிக் வி-இன் விலை, அஸ்ட்ராஜெனெகா தடுப்பூசியை விட மூன்று மடங்கு அதிகமாக இருந்தது.

உள்நோக்கம் மற்றும் வெளிப்புறத் தோற்றம்:அமெரிக்காவின் தடுப்பூசி இராஜதந்திரம்

தடுப்பூசி இராஜதந்திரத்தின் வளமான வரலாற்றை அமெரிக்கா கொண்டுள்ளது. இருப்பினும், கொரோனா-19 தொற்று நோயின் பிடியிலிருந்து வெளியேறுவது மெதுவாக இருந்தது. இந்த கடும் நெருக்கடியில் இருந்து உலகை வெளியேற்ற அமெரிக்காவால் முடியவில்லை. ஒரு தாராளமான வெளிப்புற தோற்றம் கொண்ட தேசமாக, அமெரிக்காவின் பிம்பத்தை புத்துயிர் பெற புதிய அமெரிக்க ஜனாதிபதி பைடென் அவர்கள் முயன்றார்.

உலகளாவிய ஆரோக்கியத்தில் அமெரிக்கா அதன் தலைமைப் பங்கை மீட்டெடுக்க வாய்ப்புகள் இருந்தன. உலகெங்கிலும் உள்ள தடுப்பூசிகளுக்கான வலுவான முதல் தேர்வு, கொரோனா-19 தொற்று நோயின் நீண்ட தாக்கம், பல ஆண்டுகளுக்கான தடுப்பூசி தேவை, சீன தடுப்பூசிகளின் செயல்திறன் சிக்கல்கள், ரஷ்ய தடுப்பூசியில் விநியோக சிக்கல்கள் மற்றும் இந்தியாவின் தடுப்பூசி மைத்ரியில் இடைநிறுத்தம் ஆகியவை இதில் அடங்கும்.

கொரோனா-19 உலகளாவிய அணுகல் வசதிக்கு 4 பில்லியன்

டாலர் ஆதரவை அமெரிக்கா அறிவித்தது மற்றும் அதன் நட்பு நாடுகளுக்கு அவர்களின் உபரியான தடுப்பூசியை நன்கொடையாக அளிக்குமாறு வேண்டுகோள் விடுத்தது. ஜூன் 2021இல், அமெரிக்கா 500 மில்லியன் தடுப்பூசிகளை கொரோனா-19 உலகளாவிய அணுகல் வசதி மூலம் விநியோகிப்பதற்கு வாங்கியது, ஆரம்ப விநியோகங்கள் லத்தீன் அமெரிக்காவிற்கு அனுப்பப்பட்டன. இந்த நன்கொடைகளுக்கு எந்தவிதமான நிபந்தனைகளும் இல்லை என்று வெள்ளை மாளிகை வலியுறுத்தியது. 22 செப்டம்பர் 2021அன்று, கொரோனா-19 உலகளாவிய அணுகல் வசதி மூலம் அமெரிக்கா கூடுதலாக 500 மில்லியன் தடுப்பூசிகளை நன்கொடையாக அளிப்பதாக ஐக்கிய நாடுகள் பொதுச் சபையில் ஜனாதிபதி பைடென் அவர்கள் உறுதியளித்தார்.

அமெரிக்கா தனது தடுப்பூசிகளின் நிர்வாகத்தை ஆதரிப்பதற்காக 370 மில்லியன் அமெரிக்க டாலர்களையும் மற்றும் தடுப்பூசிகளின் விநியோகத்தை கையாள உலகளாவிய தடுப்பூசி கூட்டணிக்கு (GAVT) 380 மில்லியன் அமெரிக்க டாலர்களை உறுதியளித்தது. வளரும் நாடுகளுக்கு பில்லியன் கணக்கான தடுப்பூசிகளை வழங்குவதற்காக குவாட் (QUAD) மூலம் இணைந்தது. நடுத்தர மற்றும் நீண்ட கால நன்கொடைகளின் தரம், அளவு மற்றும் பெருந்தன்மை ஆகியவற்றில் இது அதன் போட்டியாளர்களை விஞ்சும் என்று நம்பப்படுகிறது.

பிற நாடுகளின் இராஜதந்திரங்கள்

கொரோனா-19 தொற்று நோய்களின் போது தடுப்பூசி இராஜதந்திரத்தில் மற்ற நாடுகளும் தங்கள் பங்களிப்பை அளித்தன. கொரோனா-19 உலகளாவிய அணுகல் வசதிக்கு ஜப்பான் 1 பில்லியன் அமெரிக்க டாலர்களை உறுதியளித்தது மற்றும் பல்வேறு நாடுகளுக்கு 23 மில்லியன் தடுப்பூசிகளை அனுப்புவதாகக் கூறியது. ஜப்பான் வளரும் நாடுகளில் குளிர் சங்கிலிகளை நிறுவுவதை ஆதரித்தது.

பொருளாதார நிலை, அதிநவீன தளவாடத் துறை மற்றும் கிழக்கு மற்றும் மேற்கு நாடுகளுக்கு இடையேயான முக்கிய நிலை ஆகியன ஐக்கிய அரபு எமிரேட்ஸின் தடுப்பூசி இராஜதந்திரமாகும். இது சினோபார்ம் (Sinopharm) தடுப்பூசிகளுக்கான தயாரிப்பு மையத்தை நிறுவி, அதை ஹயாத்-வாக்ஸ் (Hayat-Vax அரபு மொழியில் ஹயாத் என்பது 'வாழ்க்கை' என்று பொருள்படும்) என மறு பெயரிடப்பட்டது. இந்த முயற்சி ஒரு எமிரேட்டியர் முயற்சி என்ற கருத்தை உருவாக்கியது. கொரோனா-19 தடுப்பூசிகளின் முதல் ஆறு நன்கொடையாளர்களில் இதுவும் ஒன்றாக மாறியுள்ளது.

தடுப்பூசி இராஜதந்திரத்தில் செர்பியாவும் தனது ஆர்வத்தை காட்டியது. செர்பியா, மில்லியன் கணக்கான கொரோனா-19 தடுப்பூசிகளை உத்தரவிட்டது.

தடுப்பூசியை விரும்பாத மக்கள் தொகை, அதிக எண்ணிக்கையிலான புதிய நோய் தாக்கம் இருந்தபோதிலும், செர்பியா நன்மதிப்பைப் பெறவும் அதன் கடந்த கால பெருமையை மீட்டெடுக்கவும் விரும்பியது. தடுப்பூசிகளை அண்டை நாடுகளுடன் பகிர்ந்து கொள்ள செர்பியா முடிவு செய்தது.

எதிர் வரும் காலங்களில் தடுப்பூசி இராஜதந்திரம்

கொடிய தொற்று நோய்களை அழிப்பதில் தடுப்பூசி இராஜதந்திரம் ஆற்றிய முக்கிய பங்கை கொரோனா-19 தொற்றுநோய் நிரூபித்துள்ளது. கடுமையான சுவாச நோய்க்குறி கொரோனா நச்சுயிரி 2 (SARS-CoV-2) சமுதாயத்தில் நோய் எதிர்ப்புச் சக்தியை அடைந்து மேலும் பிறழ்வுகள் நிறுத்தப்படும் வரை உயிர்கள் மற்றும் பொருளாதாரங்களை விழுங்கியது. கொரோனா-19 உலகளாவிய அணுகல் வசதிக்காக வரிசையில் காத்திருக்கும் வளம் இல்லாத நாடுகளில் உள்ள பில்லியன் கணக்கான மக்களுக்குத் தடுப்பூசி போடப்படும் வரை இது சாத்தியமில்லை. மேலும், இது தடுப்பூசி இராஜதந்திரத்தை வலுப்படுத்துவதற்கு அழைப்பு விடுக்கிறது. இந்த இடைவெளியை நிரப்புவதற்கும், எதிர்கால தொற்று நோய்களைத் தவிர்ப்பதற்கும் சிறந்த வழி: காப்புரிமை தொடர்பான கட்டுப்பாடுகளை நீக்கி, தொழில்நுட்ப ரீதியாகவும், நிதி ரீதியாகவும் தடுப்பூசிகளை தயாரிப்பதில் வளரும் நாடுகளுக்கு ஆதரவளிப்பதாகும்.

புறக்கணிக்கப்பட்ட வெப்பமண்டல நோய்களை (Neglected Tropical Diseases-NTDs) அகற்றுவதை துரிதப்படுத்துவது தடுப்பூசி இராஜதந்திரத்தின் மற்றொரு சாத்தியமான நிகழ்ச்சிகும். புறக்கணிக்கப்பட்ட வெப்பமண்டல நோய்களால் ஆண்டுதோறும் ஒரு பில்லியனுக்கும் அதிகமான மக்கள் பாதிக்கப்படுகின்றனர். இருப்பினும், வர்த்தக சந்தை இல்லாததால் இத்தடுப்பூசிகளுக்கான உருவாக்கம் மெதுவாக உள்ளது. வரும் நாட்களில் தடுப்பூசி இராஜதந்திரத்தின் மூலம் எதிர்கொள்ளக்கூடிய மற்றொரு சவாலானது மோதல் மற்றும் அரசியல் ஸ்திரமின்மைக்கான தடுப்பூசி பகுதிகளை அதிகரிப்பதாகும்.

நாடுகள் தங்களின் இலக்குகளை நிறைவேற்ற, சொந்த நாட்டு மக்களுக்குத் தடுப்பூசி போட அல்லது இராஜதந்திர சலுகைகளைப் பயன்படுத்தி தடுப்பூசிகளைப் பெற தலைவர்கள் தேவை. தொற்று நோய்களுக்கு எதிரான வெற்றிகளை சாத்தியமாக்கிய தடுப்பூசி தலைவர்களுக்கு அடுத்த அத்தியாயம் அர்ப்பணிக்கப்படுகிறது.

REFERENCES

1. Katz R, Kornblet S, Arnold G, Lief E, Fischer JE. Defining health diplomacy: Changing demands in the era of globalization. The Milbank Quarterly. 2011 September;89(3):503–523.

2. Kickbusch I, Silberschmidt G, Buss P. Global health diplomacy: The need for new perspectives, strategic approaches and skills in global health. Bulletin of the World Health Organization. 2007;85: 230–232.

3. Afshari M,Teymourlouy AA, Asadi-Lari M, Maleki M. Global Health diplomacy for noncommunicable diseases prevention and control: A systematic review. Globalization and Health. 2020 Dec;16(1):1–6.

4. Alesina A, Dollar D. Who gives foreign aid to whom and why? Journal of Economic Growth. 2000 March;5(1):33–63.

5. Lee K, Smith R. Global health diplomacy: A conceptual review. Global Health Governance. 2011;5(1).

6. Hotez PJ. Vaccine diplomacy: Historical perspectives and future directions. PLoS Neglected Tropical Diseases. 2014 June;8(6):e2808.

7. Fidler DP. The globalization of public health: The first 100 years of international health diplomacy. Bulletin of the World Health Organization. 2001;79:842–849.

8. Gomez EJ. Cuba's health diplomacy in the age of Ebola. BBC News. November 2014.

9. Labonté R, Gagnon ML. Framing health and foreign policy: Lessons for global health diplomacy. Globalization and Health. 2010 December;6(1):1–9.

10. Fazal T M. Health diplomacy in pandemical times. International Organization. 2020 December;74(S1):E78–97.

11. Pandemic (H1N1) 2009 update 60. World Health Organization. Available from: https://www.who.int/csr/don/2009_08_04/en/
12. Tika Utsav and Vaccine Maitri: Finding the right balance [Internet]. Downtoearth.org.in. 2021 [cited 3 November 2021]. Available from: https://www.downtoearth.org.in/blog/health/tika-utsav-and-vaccine-maitrifinding-the-right-balance-76474
13. India's vaccine diplomacy. India China Institute [Internet]. India China Institute. 2021 [cited 3 November 2021]. Available from: https://www.indiachinainstitute.org/2021/03/04/indias_vaccine_diplomacy/#_ftn2
14. Singh SK. Global health diplomacy: A strategic opportunity for India. International Institute for Global Health. 2017.
15. Chaudhury DR. Covid diplomacy establishes India as a reliable and responsible global power. The Economic Times. 10 April 2020.
16. PM Modi asks G20 for an effective global response to coronavirus: Reports [Internet]. Hindustan Times. 2021 [cited 3 November 2021]. Availablefrom:https://www.hindustantimes.com/india-news/pm-modiasks-g20-for-an-effective-global-response-to-coronavirus-reports/storymyRgcYwmAhEX077ZZdGCbP.html
17. Pattanaik SS. COVID-19 Pandemic and India's Regional Diplomacy. South Asian Survey. 2021 March;28(1):92–110.
18. Surie M. India's COVID diplomacy. Development Policy Blog. [Internet]. 2021 [cited 3 November 2021]. Available from: https://devpolicy.org/indias-covid-diplomacy-20200603-2/
19. Arora N, Khanna S. India exports 50 million hydroxychloroquine tablets to US for COVID-19 fight. Reuters, April. 2020. 30.
20. Roche E. Covid-19 outbreak brings India's 'medical diplomacy' to world's notice [Internet]. Mint. 2021 [cited 3 November 2021]. Available from: https://www.livemint.com/news/india/covid-19-outbreak-brings-india-smedical-diplomacy-to-world-s-notice-11587134032403.html

21. Roche E. Donald Trump all praise for India after deal on hydroxychloroquine [Internet]. Mint. 2021 [cited 3 November 2021]. Availablefrom:https://www.livemint.com/news/india/president-trump-full-of-praise-as-indialifts-export-ban-on-hydroxychloroquine-11586318481567.html

22. City building through Indian Technical and Economic Cooperation (ITEC) [Internet]. Mea.gov.in. 2021 [cited 3 November 2021]. Available from: https://mea.gov.in/Portal/ForeignRelation/ITEC_new.pdf

23. Coronavirus. Prime Minister Modi calls for COVID-19 Emergency Fund for SAARC [Internet]. The Hindu. 2021 [cited 3 November 2021]. Available from: https://www.thehindu.com/news/national/coronavirus-pm-modiparticipates-in-saarc-video-conference-to-formulate-joint-strategy-tocombat-covid-19/article31074653.ece

24. Economics of Influence: China and India in South Asia [Internet]. Council on Foreign Relations. 2021 [cited 3 November 2021]. Available from: https://www.cfr.org/expert-brief/economics-inuence-china-and-india-south-asia

25. Banerjee A. India's flawed vaccine diplomacy. Stimson Center [Internet]. Stimson Center. 2021 [cited 3 November 2021]. Available from: https://www.stimson.org/2021/indias-flawed-vaccine-diplomacy/

26. Chan L H, L Chen, J Xu. China's engagement with global health diplomacy: Was SARS a watershed? Negotiating and navigating global health: Case studies in global health diplomacy 2012 (203–219).

27. Youde J. China's health diplomacy in Africa. China: An International Journal. 2010;8(1):151–63.

28. Lancaster K, Rubin M. Assessing the early response to Beijing's pandemic diplomacy. Council on Foreign Relations, 30 April 2020. Available from: https://www.cfr.org/blog/assessing-early-response-beijings-pandemic-diplomacy

29. Wu H, Gelineau K. China ships millions of COVID-19 vaccines to poor nations abroad; denies vaccine diplomacy. CP 24, 2 March 2021. Available from: https://www.cp24.com/world/china-ships-millions-of-covid-19-vaccines-to-poor-nations-abroad-denies-vaccine-diplomacy-1.5329782.

30. Burton G. China and COVID-19 in MENA. The COVID-19 pandemic in the Middle East and North Africa. 25 April 2020.

31. Bradsher K. China delays mask and ventilator exports after quality complaints. The New York Times. April 2020. 11:04.

32. China hopes 'vaccine diplomacy' will restore its image and boost its influence [Internet]. The Guardian. 2021 [cited 3 November 2021]. Available from: https://www.theguardian.com/world/2020/nov/29/china-hopes-vaccinediplomacy-will-restore-its-image-and-boost-its-influence

33. Chatzky A, J McBride. China's massive belt and road initiative [Internet]. Council on Foreign Relations. 2021 [cited 3 November 2021]. Available from: https://www.cfr.org/backgrounder/chinas-massive-belt-and-road-initiative

34. Shakeel SI, Brown M, Sethi S, Mackey TK. Achieving the end game: Employing vaccine diplomacy to eradicate polio in Pakistan. BMC Public Health. 2019 December;19(1):1–8.

35. Pearson JD. Medical diplomacy and the American Indian: Thomas Jefferson, the Lewis and Clark Expedition and the subsequent effectson American Indian health and public policy. Wicazo Sa Review. 2004 April;19(1):105–130.

36. Mihm S. Vaccines have united rival nations in the toughest of times [Internet]. Bloomberg.com. 2021 [cited 3 November 2021]. Available from: https://www.bloomberg.com/opinion/articles/2021-05-04/vaccine-diplomacy-in-history-smallpox-polio-covid-19

37. Pannu J, Barry M. The state inoculates: Vaccines as soft power. The Lancet Global Health. 2021 June;9(6):e744–745.

38. Hotez PJ. Peace through vaccine diplomacy. Science. 2010 March 12;327(5971):1301.
39. Vanderwagen W. Health diplomacy: winning hearts and minds through the use of health interventions. Military Medicine. 2006 October 1;171(10):3.
40. Varshney SK, Prasanna NK. Vaccine diplomacy: Exploring the benefits of international collaboration. Current Trends in Biotechnology and Pharmacy. 2021 February 12;5(1):110–114.
41. Novotny TE, Kickbusch I, Told M, editors. 21st century global health diplomacy. World Scientific. 13 June 2013.
42. Andrus JK, Ropero AM, Ghisays G, Romero S, Jauregui B, Matus CR. Yellow fever and health diplomacy: International efforts to stop the urban yellow fever outbreak in Paraguay. In: Rosskam E, Kickbusch I, editors Negotiating And Navigating Global Health: Case Studies in Global Health Diplomacy. Singapore: World Scientific Publishing Company; 2012. 391–403.
43. Kaufmann JR, Feldbaum H. Diplomacy and the polio immunization boycott in Northern Nigeria. Health Affairs. 2009 July;28(4):1091–1101.44. Hotez PJ. Vaccines as instruments of foreign policy. EMBO Reports. 2001 October;2(10):862–868.
45. The US and Russia could join forces to get people vaccinated [Internet]. 2021 [cited 3 November 2021]. Available from: https://www.washingtonpost.com/outlook/2021/09/01/us-russia-could-join-forces-get-people-vaccinatedthey-did-before/
46. Hotez PJ, Narayan KV. Restoring vaccine diplomacy. JAMA. 2021 May 28.
47. Rojansky M, Tabarovsky I. The latent power of health cooperation in US-Russian relations. Science & Diplomacy. 2013 June;2(2).
48. Hotez PJ. Russian–United States vaccine science diplomacy: Preserving the legacy. PLoS Neglected Tropical Diseases. 2017 May 25;11(5):e0005320.
49. Nye JS. Soft power. Foreign Policy. 1990 October;(80):153–171.

50. Rana V, Patel P, Mohyuddin S, Deb P. Vaccine Maitri: India faces a balancing act with its COVID-19 diplomacy. LSE Business Review. 26 April 2021.

51. Unmüßig B, Alexandra S. Divided we fail—vaccine diplomacy and its implications. Heinrich Böll Stiftung [Internet]. Heinrich-Böll-Stiftung. 2021 [cited 3 November 2021]. Available from: https://www.boell.de/en/2021/03/25/divided-we-fail-vaccine-diplomacy-and-its-implications

52. Israel secretly agrees to fund vaccines for Syria as part of prisoner swap [Internet]. Nytimes.com. 2021 [cited 3 November 2021]. Available from: https://www.nytimes.com/2021/02/20/world/middleeast/israel-syriaprisoner-swap-vaccines.html

53. Shepp J. The U.S. is playing catch-up at vaccine diplomacy [Internet]. Intelligencer. 2021 [cited 3 November 2021]. Available from: https://nymag.com/intelligencer/2021/05/the-u-s-is-playing-catch-up-at-vaccinediplomacy.html

54. Taghizade S, Chattu VK, Jaafaripooyan E, Kevany S. COVID-19 pandemic as an excellent opportunity for Global Health Diplomacy. Frontiers in Public Health. 2021;9.

55. Twohey M, Collins K, Thomas K. With first dibs on vaccines, rich countries have 'cleared the shelves' [Internet]. Nytimes.com. 2021 [cited 3 November 2021]. Available from: https://www.nytimes.com/2020/12/15/us/coronavirus-vaccine-doses-reserved.html

56. PM's address at the 75th United Nations General Assembly (UNGA) session 2020 [Internet]. Pmindia.gov.in. 2021 [cited 3 November 2021]. Availablefrom:https://www.pmindia.gov.in/en/news_updates/pmsaddress-at-the-75th-united-nations-general-assembly-unga-session2020/?comment=disable&tag_term=pm-speech

57. Chatterjee N, Mahmood Z, Marcussen E. Politics of vaccine nationalism in India: Global and domestic implications. Forum for Development Studies. 2021 May;48(2):1–13.

58. Reuters Staff. India to ship COVID-19 vaccines to Canada as diplomatic tension eases [Internet]. U.S. 2021 [cited 3 November 2021]. Available from: https://www.reuters.com/article/us-health-coronavirus-canadaidUSKBN2AF0KA

59. Chaulia S. Vaccine diplomacy is India's finest hour. Available from: http://dspace.jgu.edu.in:8080/jspui/bitstream/10739/4633/1/Vaccine%20 diplomacy%20is%20Indias%20finest%20hour.pdf

60. Misra D. India's vaccine diplomacy: Able internationalism or abscondence of responsibility? Pensamiento Propio. 53:264.

61. Vaccine supply [Internet]. Mea.gov.in. 2021 [cited 3 November 2021]. Available from: https://www.mea.gov.in/vaccine-supply.htm

62. Sri Lanka orders 13.5 million AstraZeneca doses, likely to drop Chinese COVID-19 vaccines [Internet]. The Hindu. 2021 [cited 3 November 2021]. Available from: https://www.thehindu.com/news/international/sri-lankaorders-135-million-astrazeneca-doses-likely-to-drop-chinese-covid-19- vaccines/article33913670.ece

63. Bose S. The dynamics of vaccine diplomacy in India's neighbourhood [Internet]. ORF. 2021 [cited 10 October 2021]. Available from: https://www.orfonline.org/research/the-dynamics-of-vaccine-diplomacyin-indias-neighbourhood/

64. Government of India. Question No.3692 Neighbourhood First Policy. Media Centre, Ministry of External Affairs, 25 July 2019. Available from: https://mea.gov.in/rajya-sabha.htm?dtl/31673/QUESTION+NO3692+NEIGHBOURHOOD+FIRST+POLICY

65. Worldview with Suhasini Haidar: What went wrong with India's vaccine diplomacy? [Internet]. The Hindu. 2021 [cited 10 October 2021]. Available from: https://www.thehindu.com/news/national/worldview-with-suhasinihaidar-what-went-wrong-with-indias-vaccine-diplomacy/article34394622.ece

66. Bhardwaj S. Made in Hyderabad vaccine key weapon in Quad arsenal to counter China | Hyderabad News. Times of India [Internet]. Times of India. 2021 [cited 3 November 2021]. Available from:https://timesofindia.indiatimes.com/city/hyderabad/made-

in-hyd-vax-key-weapon-in-quadarsenal-to-counter-china/articleshow/81488679.cms

67. Chaudhury D. India set to produce coronavirus vaccine under Quad initiative with US, Japan and Australia [Internet]. The Economic Times. 2021 [cited 3 November 2021]. Available from: https://economictimes.indiatimes.com/news/politics-and-nation/india-set-to-produce-coronavirus-vaccine-underquad-initiative-with-us-japan-and-australia/articleshow/81477642.cms

68. Vinayak A. Vaccine Maitri: A sanjeevini for the world [Internet]. @businessline. 2021 [cited 3 November 2021]. Available from: https://www.thehindubusinessline.com/news/variety/vaccine-maitri-a-sanjeevini-forthe-world/article33989241.ece

69. Manral K. Bill Gates hails India's leadership in scientific innovation, vaccine manufacturing [Internet]. Hindustan Times. 2021 [cited 3 November 2021]. Available from: https://www.hindustantimes.com/world-news/bill-gateshails-india-s-leadership-in-scientific-innovation-vaccine-manufacturing/story-9k9Cn7yiTzss-G5es5eKKrJ.html

70. Dhume S. Opinion. India Beats China at Vaccine Diplomacy [Internet]. WSJ. 2021 [cited 3 November 2021]. Available from: https://www.wsj.com/articles/india-beats-china-at-vaccine-diplomacy-11616086729

71. IANS. India, a vaccine hub for the world! 92 countries request for stock [Internet]. Indiatvnews.com. 2021 [cited 3 November 2021]. Available from: https://www.indiatvnews.com/news/india/india-made-vaccines-indemand-92-countries-request-order-serum-institute-Covishield-Covaxinlatest-news-679537

72. US 'applauds' India for gifting Covid-19 vaccine to several countries [Internet]. Mint. 2021 [cited 3 November 2021]. Available from: https://www.livemint.com/news/world/us-applauds-india-for-gifting-covid-19-vaccine-to-several-countries-11611368801097.html

73. Delhi pushes ahead with vaccine diplomacy as Indian supplies on top demand [Internet]. The Federal. 2021 [cited 3 November 2021]. Available from: https: //thefederal.com /covid-19 /delhi-pushes-ahead-with-vaccinediplomacy-as-indian-supplies-on-top-demand/

74. Chawla D. Diplomacy in difficult times: India's Vaccine Maitri initiative. [Internet]. Investindia.gov.in. 2021 [cited 3 November 2021]. Available from: https://www.investindia.gov.in/team-india-blogs/diplomacy-difficult-times-indias-vaccine-maitri-initiative

75. Bery A. Vaccine diplomacy: Advantage India [Internet]. South Asian Voices. 2021 [cited 3 November 2021]. Available from: https://southasianvoices.org/vaccine-diplomacy-advantage-india/

76. US Congressman praises India for supplying Covid-19 vaccines to neighbours. Global Partners [Internet]. News18. 2021 [cited 3 November 2021]. Available from: https://www.news18.com/news/world/us-congressmanpraises-india-for-supplying-covid-19-vaccines-to-neighboursglobal-partners-3290219.html

77. India's reputation as pharmacy of world reinforced; made-in-India vaccines supplied to 72 nations. Jaishankar [Internet]. The Economic Times. 2021 [cited 3 November 2021]. Available from: https://economictimes.indiatimes.com/news/politics-and-nation/indias-reputation-as-pharmacy-of-worldreinforced-made-in-india-vaccines-supplied-to-72-nations-jaishankar/articleshow/81550415.cms?from=mdr

78. Tharoor S. India's smart vaccine diplomacy by Shashi Tharoor—Project Syndicate [Internet]. Project Syndicate. 2021 [cited 3 November 2021]. Available from: https://www.project-syndicate.org/commentary/indiacovid19-vaccine-diplomacy-by-shashi-tharoor-2021-03

79. Bimal S. Time for India to reinvigorate vaccine diplomacy in South Asia [Internet]. The Wire. 2021 [cited 3 November 2021]. Available from:https://thewire. in/trade/time-for-india-to-reinvigorate-vaccine-diplomacy-in-south-asia

80. Kumar C. Covid-19 vaccine India: Each vaccine vial, with 10 doses, must be used within 4 hours of opening. India News. Times of India [Internet]. Times of India. 2021 [cited 3 November 2021]. Available from: https://timesofindia.indiatimes.com/india/each-vaccine-vial-with-10-doses-mustbe-used-within-4-hours-of-opening/articleshow/80205276.cms

81. Yang S. Rising-power competition: The Covid-19 vaccine diplomacy of China and India. Emerging Voices on the New Normal in Asia, National Bureau of Asian Research. 2021 March;19:2.
82. Jennings R. China's COVID-19 vaccine diplomacy reaches 100-plus countries [Internet]. VOA. 2021 [cited 3 November 2021]. Available from: https://www.voanews.com/a/china-s-covid-19-vaccine-diplomacy-reaches100-plus-countries/6233766.html
83. Voss G, Zhou J, Shuldiner H. Vaccine diplomacy in Latin America [Internet]. Wilson Center. 2021 [cited 3 November 2021]. Available from: https://www.wilsoncenter.org/blog-post/vaccine-diplomacy-latinamerica
84. Sui-Lee W. China wanted to show off its vaccines. It's backfiring. [Internet]. Nytimes.com. 2021 [cited 3 November 2021]. Available from: https://www.nytimes.com/2021/01/25/business/china-covid-19-vaccine-backlash.html
85. Yen NL. [Internet]. 2021 [cited 3 November 2021]. Available from: https://www.cnbc.com/2021/06/10/covid-expert-on-us-china-competition-invaccine-diplomacy.html
86. Is China's vaccine success fading in Asia? [Internet]. The ASEAN Post. 2021 [cited 3 November 2021]. Available from: https://theaseanpost.com/article/chinas-vaccine-success-fading-asia
87. UAE has sufficient vaccine supplies to support need for third 'booster' dose, health expert says [Internet]. 2021 [cited 3 November 2021]. Available from: https://www.thenationalnews.com/uae/health/uae-has-sufficientvaccine-supplies-to-support-need-for-third-booster-dose-health-expertsays-1.1188560
88. Aspinall E. The rise of vaccine diplomacy. British Foreign Policy Group [Internet]. British Foreign Policy Group. 2021 [cited 3 November 2021]. Available from: https://bfpg.co.uk/2021/07/the-rise-of-vaccine-diplomacy/
89. Hasan M. China is using vaccines to extend its influence in Asia [Internet]. MarshMcLennan. Conversations and Insights on Global Business. 2021 [cited 3 November 2021]. Available from: https://

www.brinknews.com/china-is-using-vaccines-to-extend-its-influence-in-asia/

90. Basu N. Modi govt plans to revive 'Vaccine Maitri' in July-August, but only in neighbourhood [Internet]. 2021 [cited 3 November 2021]. Available from: https://theprint.in/diplomacy/modi-govt-plans-to-revive-vaccinemaitri-in-july-august-but-only-in-neighbourhood/682758/

91. Grossman D. What China wants in South Asia. 2020 October;26:2020. Available from: https://www.orfonline.org/research/what-china-wantsin-south-asia-67665/

92. Krishnan A. Bangladesh rebuffs China on Quad warning. The Hindu.Available from: https://www.thehindu.com/news/international/bangladeshrebuffs-china-on-quad-warning/article34542373.ece

93. Mitra D. With none of the earlier fanfare in sight, India resumes COVID-19 vaccine exports [Internet]. The Wire. 2022 [cited 18 January 2022]. Available from: https://thewire.in/diplomacy/india-covid-19-vaccine-maitri-branding

94. India's offer of South Asian response to COVID-19 counter to China's attempts to change narrative [Internet]. The Economic Times. 2021 [cited 3 November 2021]. Available from: https://economictimes.indiatimes.com/news/politics-and-nation/indias-offer-of-south-asian-response-to-covid19-counter-to-chinas-attempts-to-change-narrative/articleshow/74983341.cms?from=mdr

95. Gupta S. Dhaka turned to India for vaccine after China wanted Bangladesh to share clinical trials' cost [Internet]. Hindustan Times. 2021 [cited 3 November 2021]. Available from: https://www.hindustantimes.com/indianews/how-dhaka-got-vaccines-from-india-after-china-asked-it-to-sharetrial-costs-101611459036601-amp.html

96. Blablová V. How China and India are competing in vaccine diplomacy [Internet]. chinaobservers. 2021 [cited 3 November 2021]. Availablerom:https://chinaobservers.eu/how-china-and-india-are-competing-invaccine-diplomacy/

97. Staff R. Vaccine refusal in Brazil grows to 22%, most reject Chinese shot: Poll [Internet]. U.S. 2021 [cited 3 November 2021]. Available from: https://www.reuters.com/article/us-health-coronavirus-brazil-idUSKBN28M0VC

98. Ramani S. With Sputnik V, Russia shot itself in the foot [Internet]. Foreign Policy. 2021 [cited 3 November 2021]. Available from: https://foreignpolicy.com/2021/06/24/russia-sputnik-v-vaccine-diplomacy-africa-prices-delays/

99. Bautzer T, Boadle A. Brazil maker of Sputnik V vaccine sees green light on tests by next week [Internet]. U.S. 2021 [cited 3 November 2021]. Available from: https://www.reuters.com/article/us-health-coronavirusbrazil-sputnik-idUSKBN2A22OI

100. Stronski P, Kier G. Russia's vaccine diplomacy is mostly smoke and mirrors [Internet]. Carnegie Endowment for International Peace. 2021 [cited 3 November 2021]. Available from: https://carnegieendowment.org/2021/08/03/russia-s-vaccine-diplomacy-is-mostly-smoke-and-mirrorspub-85074

101. Kriminger T. Vaccine diplomacy dilemma: A double-edged sword? Atlas Institute for International Affairs [Internet]. Atlas Institute for International Affairs. 2021 [cited 9 October 2021]. Available from:https://www.internationalaffairshouse.org/the-vaccine-diplomacy-dilemma-a-doubleedged-sword/

102. Reality Check team. Coronavirus G7: Could a billion more vaccines for poorer countries make a difference? [Internet]. BBC News. 2021 [cited 3 November 2021]. Available from: https://www.bbc.com/news/57427877

103. Mason J, O'donnell C. Under pressure, U.S. donates half billion more COVID-19 vaccine doses to world [Internet]. Reuters. 2021 [cited 3 November 2021]. Available from: https://www.reuters.com/world/us/biden-pledges-new-vaccine-donations-bid-rally-global-pandemic-fight2021-09-22/

104. Japan's COVID-19-related cooperation [Internet]. Mofa.go.jp. 2021 [cited 3 November 2021]. Available from: https://www.mofa.go.jp/files/100231344.pdf

105. Japan stepping up vaccine diplomacy to counter Chinese influence [Internet]. The Japan Times. 2021 [cited 3 November 2021]. Available from:https://www.japantimes.co.jp/news/2021/06/19/national/japanvaccine-diplomacy/

106. Galeeva D. Small states response to Covid-19: View from the UAE. Project on Middle East Political Science (POMEPS). 2020 April;39:38–40. Available from: https://pomeps.org/wp-content/uploads/2020/04/POMEPS_Studies_39_Web.pdf

107. Soubrier E. Gulf humanitarian diplomacy in the time of coronavirus. Arab Gulf States Institute Washington; 1 May 2020. Available from: https://agsiw.org/gulf-humanitarian-diplomacy-in-the-time-of-coronavirus/

108. Alexander K, Mazzucco LJ. Insight 261: Vaccine diplomacy– UAE tries to balance hard times with soft power. Available from: https://mei.nus.edu.sg/publication/insight-261-vaccine-diplomacy-the-uae-tries-to-balance-hardtimes-with-soft-power/

109. Hopkins V. Bounty of Serbian vaccine diplomacy shames the EU [Internet]. Ft.com. 2021 [cited 3 November 2021]. Available from: https: // w w w . ft . com /content/81fc28aa-04a9-4108-a69b-80dc93a9e985

110. Hotez PJ. Immunizations and vaccines: A decade of successes and reversals, and a call for vaccine diplomacy. International Health. 2019 September 2;11(5):331–333.

அத்தியாயம் 9

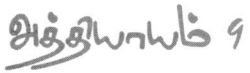

வெகுஜன தடுப்பூசிகளை ஊக்குவித்தல்: தலைமைத்துவத்தின் பங்கு

மனிதகுலத்திற்குத் தீங்கு விளைவிக்கும் பல்வேறு நோய்களை வெல்ல தடுப்பூசிகள் உதவுகின்றன. தடுப்பூசிகளைத் தவிர, வெகுஜன தடுப்பூசித் திட்டம் வலுவாக வெற்றி பெறுவதற்கும், கொடிய நோய்களை வெல்வதற்கும் பலமான தலைமைத்துவம் வேண்டும்.

வெகுஜன தடுப்பூசி போடுதலின் தலைமைத்துவம் ஏன் முக்கியமானது?

தடுப்பூசியின் உருவாக்கம் ஒரு அசாதாரண சாதனை என்றாலும், தடுப்பூசியை அனுமதிப்பது மற்றும் வெளியிடுவது தொற்று நோயை பரவலை முடிவுக்குக் கொண்டுவராது. பயனுள்ள பாதுகாப்பிற்கு சமூகத்தில் நோய் எதிர்ப்புச் சக்தி தேவைப்படுகிறது, இது வெகுஜன தடுப்பூசி மூலம் மட்டுமே அடைய முடியும். வெகுஜன தடுப்பூசிக்கு ஏற்பாடு செய்யும் நிகழ்வில் மக்களை சமாதானப்படுத்தி தடுப்பூசிகளை எடுத்துக்கொள்ள செய்வதற்குப் பல்வேறு நிலைகளில் திறமையான தலைவர்கள் தேவை.

1. தலைமைத்துவம் என்பது ஒரு பொதுவான பணியை நிறைவேற்ற மற்றவர்களின் ஆதரவைத் திரட்டுவதற்கு ஒருவர் செய்யும் சமூகச் செல்வாக்குச் செயல்முறையாகும்.

2. தொழில்நுட்ப அம்சங்கள் மற்றும் தனிப்பட்ட உறவுகளைத் தவிர்த்து, வெகுஜன தடுப்பூசி திட்டங்களில் தலைமைத்துவத்திற்கு கருத்தியல் மற்றும் பயனுள்ள தகவல் தொடர்புத் திறன்கள் தேவை.

3. தலைமைத்துவம் என்பது வெவ்வேறு காலகட்டங்களில், வெவ்வேறு முறைகளில் வழி நடத்தும் பலரைக் குறிக்கிறது. தடுப்பூசி தொடர்பான

தலைமைக்கும் இது பொருந்தும். உலக அளவில் இருந்து அடிமட்டம் வரை இந்தத் தலைமைத்துவம் நீடிக்கிறது.

அரசியல் தலைமை: மக்களுக்குள் நம்பிக்கை ஏற்படுத்தும் ஒரு வினையூக்கி அம்மைக் குத்தீடு காலத்திலிருந்தே தொற்று நோய்களால் ஏற்படும் பிரச்சினையின் தீவிரத்தை மக்களுக்கு எடுத்துச் சொல்வதிலும், அவற்றை ஒழிப்பதற்கு தடுப்பூசி மருந்தின் அவசியத்தை உணர்த்துவதிலும், தடுப்பூசி போடுவதற்கு மக்களை அணிதிரட்டி கொண்டுவருவதிலும், அரசியல் தலைமை முக்கிய பங்காற்றி வருகின்றது. வரலாற்றில் இதற்கு நிறைய உதாரணங்கள் இருக்கின்றன.

பேரரசர் கே'ஆங்-ஷி : பெரியம்மையால் கிடைத்த சிம்மாசனம் சீனாவில் கே'ஆங்-ஷி 1600-களின் பிற்பகுதியில் அரியணை ஏறினார். மூன்றாவது மகனாக கே'ஆங்-ஷிக்கு பேரரசராகும் வாய்ப்பு இல்லை. ஆனால், அவரது தந்தை 23 வயதில் பெரியம்மை நோயால் பாதிக்கப்பட்டபோது, பெரியம்மை தொற்று நோயிலிருந்து கே'ஆங்-ஷி தப்பியதால், அவரது மூத்தசகோதரர்கள் இருந்தும் பெரியம்மைக் கொப்புளத்துடன் தோற்றதும் கொண்ட கே'ஆங்-ஷி பேரரசராக தேர்ந்தெடுக்கப்பட்டார். புதிய பேரரசர் பெரியம்மை நோய்க்கு எதிரான நோய்த் தடுப்பு முறைக்கு வலுவான ஆதரவாளராக மாறினார். இந்தத் தொற்றுநோய்த் தடுப்பு முறையை அவர் தனது குழந்தைகள், படைவீரர்கள் மற்றும் மக்களுக்குப் பயன்படுத்தினார். அவரது தனிப்பட்ட முயற்சிகளும், உதாரணங்களும் இந்தத் தடுப்புமுறையை சீனாவில் பிரபலமாக்கியது; பல விலை மதிப்பற்ற உயிர்களைக் காப்பாற்றியது. வருங்கால சந்ததியினர் இந்த நடை முறையை தொடந்து ஊக்குவிக்க, காங்-ஹ்சி தனது சந்ததியினருக்கு ஒரு கடிதம் எழுதினார், தான் செய்த செயலின் தாக்கத்தை விளக்கி, தனது சாதனைக்காக பெருமிதம் கொண்டார்.

ஆன்ஸ்பாக் கரோலின்: முதல் மருத்துவச் சோதனை நடப்பதற்கு வழிவகுத்தவர் வேல்ஸ் இளவரசியான ஆன்ஸ்பாக் கரோலின், தொற்றுநோய்த் தடுப்புமுறையை வளர்த்தெடுத்த மற்றொரு தலைவர் ஆவார். அவர் உதவியுடன் முதல் மருத்துவப் பரிசோதனை 1721-ல் ஆகஸ்டு மாதத்தில் இலண்டனில் உள்ள நியூகேட் சிறைச்சாலையில் இருந்த மரணத் தண்டனை கைதிகள் ஏழுபேர் மீது நிகழ்த்தப்பட்டது. அதனால் அவர்கள் எல்லோரும் உயிர் பிழைத்தனர். இதைத் தொடர்ந்து தொற்று நோய்த் தடுப்பு முறையின் செயல்திறன் வெஸ்ட்மின்ஸ்டரில் உள்ள ஆதரவற்ற குழந்தைகள் மீது பரிசோதிக்கப்பட்டது.

இரண்டு சோதனைகளின் வெற்றியைத் தொடர்ந்து, அமெலியா, கரோலின் மற்றும் பிரடெரிக் ஆகிய தனது மூன்று குழந்தைகள் மீது கரோலின் தொற்றுநோய்த் தடுப்புமுறை பரிசோதனையை 1722-ஆம் ஆண்டு ஏப்ரலில் நடத்தினார். அவரது நோக்கங்கள் முற்றிலும் பரோபகரமானவை அல்ல

என்றாலும், இந்தத் தொற்றுத் தடுப்புமுறை ராஜவம்சத்து குழந்தைகளுக்குத் தீய விளைவுகளை ஏற்படுத்தவில்லை என்பதால், பெரியம்மை நோய்க்கு எதிராகத் தடுப்பூசி போடும் முறை பரவலாக ஏற்றுக் கொள்ள வழி வகுத்தது.

மேன்மை பொருத்திய கேத்தரின்: தடுப்பூசி ரகசியம்

1768 ஆம் ஆண்டில் ரஷ்யாவின் மகா கேத்தரின் தனக்கும், எதிர்கால ரஷ்யாவின் மன்னனாக விளங்கப்போகும் தனது மகனுக்கும் தடுப்பூசி போட்டு கொண்டனர். ரஷ்யாவில் பெரியம்மை நோய்க்கு தடுப்பூசி போடப்பட்ட முதல் நபர் என்ற பெருமையைப் பெற்றார். கேத்தரின், இங்கிலாந்திலிருந்து மருத்துவர் தாமஸ் டிம்ஸ்டேலை தடுப்பூசி போடுவதற்கு அழைத்தார். இது மிகவும் பாதுகாக்கப்பட்ட ரகசியமாக வைக்கப்பட்டது. ஒருவேளை தொற்றுநோய்த் தடுப்பு முறையில் தவறு நடந்துவிட்டால் ஏற்படக்கூடிய ரஷ்ய மக்களின் கோபத்திலிருந்து மருத்துவரைத் தப்பிக்கச் செய்வதற்காக அங்கு குதிரைகள் நிறுத்தப்பட்டிருந்தன. ஆனால், கேத்தரின் குணமடைந்தார். பின்பு அவர் தொற்று நோய்த் தடுப்பு முறைக்கு ஆதரவாளர் ஆனார். நாடெங்கும் தொற்று நோய்த் தடுப்பு முறையைப் பரப்பி மக்களை அதில் ஈடுபடுத்தினார். இந்தப் பரவலான செயல் திட்டத்தை எப்படி நடைமுறைப்படுத்துவது என்பது குறித்து அதிகாரிகளுக்கு விரிவான அறிவுரைகளை அவர் வழங்கினார்.

ஜார்ஜ் வாஷிங்டன்: புரட்சியைத் தடுத்த தொற்றுநோய்த் தடுப்பு முறை

1776-ஆம் ஆண்டின் பிற்பகுதியில் ஜார்ஜ் வாஷிங்டன் அமெரிக்கப் புரட்சியின் ஆரம்பக்கட்ட யுத்தங்களை வழி நடத்தினார். இருப்பினும், அவரது படைகள் ஆகப் பெரிய அச்சுறுத்தலை எதிர்கொண்டது. அது எதிரிகளிடமிருந்து அல்ல; பெரியம்மையிடமிருந்துதான். ஏற்கனவே கியூபெக் போரில் அமெரிக்கப் படைகள் பெற்ற தோல்விக்குக் காரணமே இந்தப் பெரியம்மைப் பரவல்தான். பெரியம்மை நோய் ஆட்களை இராணுவத்தில் சேர்வதைத் தடுத்தது மட்டுமல்லாமல், படைவீரர்களைப் பலவீனமடையச் செய்யும் அபாயத்தையும் உருவாக்கியது. வாஷிங்டன் தனது படைவீரர்களுக்கு தொற்றுநோய்த் தடுப்பு முறையை பின்பற்ற உத்தரவிட்டார். பிப்ரவரி 6, 1777இல் பெரியம்மைக்கான தடுப்பூசி போடுவது தொடங்கியது. அந்த ஆண்டின் இறுதியில் 40,000 க்கும் மேற்பட்ட வீரர்கள் தடுப்பூசி போட்டுக்கொண்டனர். அமெரிக்காவின் சுதந்திரப் போரின் வெற்றியை இறுதியில் தீர்மானித்தது தொற்று நோய்த் தடுப்புமுறைதான். இதனால் புரட்சி தடுக்கப்பட்டது.

தாமஸ் ஜெபர்சன்: அமெரிக்க மக்களுக்குத் தடுப்பூசி போடுதல் அமெரிக்காவின் மூன்றாவது ஜனாதிபதியான தாமஸ் ஜெபர்சன், பெரியம்மைத் தடுப்பூசியின் ஆரம்பகால ஆதரவாளராவார். அவர் எட்வர்ட் ஜென்னரின் ஆராய்ச்சியை அவதானித்து வந்தார் மற்றும் அமெரிக்காவில் மாட்டம்மைத் தடுப்பூசி அறிமுகப்படுத்தப்படுவதை

ஆதரித்தார். ஜெபர்சன், பெஞ்சமின் வாட்டர்ஹவுஸ் என்ற அமெரிக்க மருத்துவரிடம் கலந்து ஆலோசித்தார். பெரியம்மைத் தடுப்பூசியை தேசிய பொது சுகாதார முன்னுரிமையாக ஜெபர்சன் அறிவித்தார். பெஞ்சமினுக்கு மருத்துவர்களையும், இங்கிலாந்திலிருந்து வரவழைத்த நோய்த்தடுப்பு மருந்துகளையும் கொடுத்து உதவினார் ஜெபர்சன். மேலும், பூர்வீக அமெரிக்க பழங்குடிகளையும் வரவழைத்து தொற்றுநோய்த் தடுப்பு முறையைச் செய்துக் காட்டினார்.

நான்காம் கார்லோஸ் மன்னர்: தடுப்பூசி போராளி

ஜென்னர் கண்டுபிடித்த பெரியம்மைத் தடுப்பூசியை முன்னெடுத்துப் பரவலாக்க வெகுஜன தடுப்பூசித் தலைவர்கள் தேவைப்பட்டார்கள். கார்லோஸ் தனது பகுதிகளில் உள்ள மக்களை பெரியம்மை நோயிலிருந்து பாதுகாக்க முடிவு செய்தார். எனவே, 1803இல், ராயல் அறுவை சிகிச்சை நிபுணர், பிரான்சிஸ்கோ ஜேவியர் டி பால்மிஸ் தலைமையில் ஒரு மருத்துவ குழுவை உருவாக்கினார்.

மன்னர் கார்லோஸ் 1803ஆம் ஆண்டு செப்டம்பர் 1ஆம் தேதி தனது பகுதிகளில் உள்ள அனைத்து அதிகாரிகளுக்கும், மத அதிகாரிகளுக்கும் ஒரு அரச ஆணை பிறப்பித்தார். பால்மிஸ் மருத்துவக் குழு வருகையை அறிவித்த அந்த ஆணை, வெகுஜனங்களுக்கான தடுப்பூசித் திட்டத்தை ஆதரிக்குமாறு எல்லோரையும் கேட்டுக் கொண்டது. பால்மிஸ், தடுப்பூசியை அமெரிக்கா மற்றும் ஆசியாவிற்கு எடுத்துச் சென்று கைக்கு-கை என்ற முறையில் தடுப்பூசி போடப்பட்டது. இதற்காக 3 முதல் 9 வரை வயதுடைய 22 குழந்தைகள் சாண்டியாகோ டி கம்போஸ்டெலா அனாதை இல்லத்திலிருந்து தேர்ந்தெடுக்கப்பட்டன.

பேராசிரியர் விக்டர் மிக்ஹெயிலோவிச் ஷ்டனோவ்:பெரியம்மை நோயைத் தோற்கடிக்க முடியும் என்று உலகை நம்ப வைத்தவர் உலகளாவிய தடுப்பூசித் தலைமையின் வரலாற்றில் ஒரு முக்கியமான பெயர் விக்டர் மிக்ஹெயிலோவிச் ஷ்டனோவ். இவர் ஒரு சோவியத் நச்சியுரியலார் மற்றும் தொற்று நோயியல் நிபுணர்.

1958-ஆம் ஆண்டில், ஷ்டனோவ் சோவியத் ஒன்றியத்தின் துணை சுகாதார அமைச்சராக இருந்தபோது, பெரியம்மையை ஒழிக்க பத்தாண்டுக் கால போராட்டத்தை முன்மொழியும் தீர்மானத்தை உலக சுகாதார சபையில் கொண்டு வந்தார். இத்திட்டத்தைத் தொடங்க 25 மில்லியன் தடுப்பூசிகளை உறைதல்-உலர்தல் அல்லது உறைந்த பிறகு நீரகற்றி தொழில் நுட்பம் மூலம் உற்பத்தி செய்து தர உறுதியளித்தார். அதனால் நம்பிக்கை அடைந்த உலக சுகாதார சபை 'ஷ்டனோவ் தீர்மானத்தை' ஏற்றுக் கொண்டது. உலகளாவிய பெரியம்மை ஒழிப்புப் போர் 1959-ல் தொடங்கியது.

பிராங்க்ளின் ரூஸ்வெல்ட்: நிதி திரட்டும் அமைப்பு (மார்ச் ஆஃப் டைம்ஸ்)

தடுப்பூசித் தலைவர்களால் கிட்டத்தட்ட அழிக்கப்பட்ட நோய் இளம்பிள்ளை வாதமாகும். இளம்பிள்ளை வாதம் சொட்டு மருந்து தலைமைத்துவத்தில் ஒரு முக்கிய அரசியல் பிரமுகர் அமெரிக்க ஜனாதிபதி பிராங்க்ளின் டெலானோ ரூஸ்வெல்ட்டை சாரும். ஆகஸ்ட் 1921இல் போலியோவால் அவரது இரண்டு கால்களும் செயலிழந்தன. இளம்பிள்ளை வாத ஆராய்ச்சிக்கான செலவுகள் அதிகமாகவும் மற்றும் நிதி பற்றாக்குறை இருந்தது. ஆதலால், 1934 முதல் தன் பிறந்தநாளின் போது நிதி திரட்டி அதை இளம்பிள்ளை வாத ஆராய்ச்சிக்குக் கொடுத்தார். 1938-ல் குழந்தை பக்கவாதத்திற்கான தேசிய அறக்கட்டளையை நிறுவினார்.

'மார்ச் ஆஃப் டைம்ஸ்' என்ற அடித்தட்டு சமூகத்தில் நிதி திரட்டும் பெருமுயற்சியின் அடையாளச் சின்னமாக ரூஸ்வெல்ட் மாறினார். இளம்பிள்ளை வாதத்திற்கு பணம் அனுப்புமாறு மக்களை மார்ச் ஆஃப் டைம்ஸ் வலியுறுத்தியது. இதன்மூலம் மில்லியன் கணக்கில் டாலர்கள் குவிந்தன. அதனால் ஜோனாஸ் சால்க்கின் செயலற்றுப்போன தடுப்பூசியும், சபினின் வாய்வழி இளம்பிள்ளை வாத தடுப்பு மருந்தும் புத்துயிர் பெற்றது.

இரண்டு சாத்தான்கள் தோற்கடிப்பட்டது:இந்திய வெற்றிக் கதை

அனைத்து இடர்ப்பாடுகளையும் மீறி, பெரியம்மை மற்றும் இளம்பிள்ளை வாதம் என்ற இரண்டு பெரிய சாத்தான்களை இந்தியா ஒழித்துவிட்டது எப்படி என்று நாம் இங்கு அறிந்து கொள்ளலாம்.

பெரியம்மை நோயை இந்தியா ஒழித்தது

பெரியம்மை நோயால் இந்தியாதான் அதிக பாதிப்பைச் சந்தித்துள்ளது. 1963-ல் உலகத்தின் பெரியம்மை பாதிப்புகளில்

80 சதவீதத்திற்கும் அதிகமானவை இந்தியாவில் தான் பதிவாகியுள்ளன. அதைப் போல 75 சதவீத மரணங்களும் இந்தியாவில்தான் பதிவாகின.

அதனால் இந்திய அரசு, 1962-ல் பெரியம்மை நோயை ஒழிக்க, தேசிய பெரியம்மை ஒழிப்புத்திட்டத்தை (National Smallpox Eradication Programme -NSEP) அறிமுகப்படுத்தியது; இதன் நோக்கம் வெகுஜன தடுப்பூசி திட்டத்தை அமுல்படுத்துவதாகும். ஆனால், இந்த தொற்று நோயைத் தோற்கடிக்கத் தவறிவிட்டது. இத்திட்டம் 1973-ல் மறுசீரமைக்கப்பட்டு, நோய்க் கண்காணிப்பிலும் கட்டுப்படுத்தலிலும் கவனம் செலுத்தப்பட்டது. அப்போதைய பிரதமர் திருமதி இந்திரா காந்தி முழுமூச்சாய் திட்டத்தில் ஈடுபாடு காட்டினார்.

சமூக களங்கம் மற்றும் சமூக தனிமைப்படுத்தலுக்குப் பயந்து பலர் பெரியம்மை நோயை மறைத்து வந்தனர். ஆதலால், 1973-ஆம் ஆண்டு

ஜூன் முதல் பெரியம்மை நச்சியூரியை கண்டறிய நாடு முழுவதும் வீடு வீடாகத் தேடுதல் வேட்டை தொடங்கப்பட்டது. சுமார் இரண்டு பில்லியன் வீடுகள் சோதனை செய்யப்பட்டன. பெரியம்மை நோயைப் பற்றி தகவல் அளிப்பவர்க்கு ரூ.100 சன்மானம் என்று அறிவிக்கப்பட்டது. பின்னர் அது ரூ.1000-ஆக அதிகரிக்கப்பட்டது. இந்தியாவில் கடைசியாக 1975-ஆம் ஆண்டு மே 17 அன்று பெரியம்மை நோய் கண்டறியப்பட்டது. 1977-ஆம் ஆண்டு ஏப்ரல் கடைசி வாரத்தில் உலக சுகாதார நிறுவனம் இந்தியாவை பெரியம்மை எனும் கொடிய நோயிலிருந்து விடுபட்ட நாடாக அறிவித்தது.

இளம்பிள்ளை வாதத்திற்கு எதிரான இந்தியாவின் போராட்டம்

மிகப்பெரிய மக்கள்தொகையும், சுகாதாரமற்ற நிலைமைகளும் மற்றும் பிற சவால்களும் கொண்ட இந்தியாவால் இளம்பிள்ளை வாதத்தை ஒழிக்க முடியுமா என்று மக்கள் சந்தேகித்தனர்.

எனினும் 1990-களின் நடுப்பகுதியில் தொடங்கி, ஒரு புதிய அணுகுமுறையாலும், திறமையான தலைமைத்துவத்தாலும் இந்தியா இளம்பிள்ளை வாதத்தை ஒழித்துக் கட்டியது.

தமிழகத்தில் 1994-ல் ரோட்டரி இன்டர்நேஷனல் வழங்கிய மானியங்களுடன் வாய் வழி இளம்பிள்ளை வாத சொட்டு மருந்து வழங்கும் திட்டம் தொடங்கப்பட்டது. அக்டோபர் 2, 1994இல், இது கேரளா மற்றும் டெல்லிக்கு விரிவுபடுத்தப்பட்டது. தடுப்பூசி மருந்து 30 ஜூலை 1995 தேசிய அளவில் அறிமுகப்படுத்தப்பட்டது. அச்சமயத்தில் உலகளவில் 60 சதவீத இளம்பிள்ளை வாத நோயாளிகள் இந்தியாவில் இருந்தனர்.

இந்தியாவில் இத்திட்டம் 'தோ பூந்த் ஜிந்தகி கி' (உயிர்கொடுக்கும் இரண்டு துளிகள்) என்ற முழக்கத்துடன் போலியோ மற்றும் அதன் தடுப்பூசி பற்றிய விழிப்புணர்வை ஏற்படுத்தியது. திரைப்பட நட்சத்திரங்கள் மற்றும் கிரிக்கெட் வீரர்கள் உள்ளிட்ட பிரபலங்கள் பலர் இந்தப் பிரச்சாரத்திற்கு பயன்படுத்தப்பட்டனர்.

எந்தக் கட்சி ஆட்சியில் இருந்தாலும், நோய்த்தடுப்பு முயற்சிகள் தொடர்ந்தன. 2004-ல் தொடங்கி ஆண்டிற்கு 10 முறை வாய் வழி இளம்பிள்ளை வாத சொட்டு மருந்து கொடுக்கப்படும் வெகுஜனத் திட்டம் நிறைவேற்றப்பட்டு வருகிறது. ஒவ்வொரு குழந்தையும் தேடிக் கண்காணிக்கப்பட்டு போலியோ தடுப்புமருந்து கொடுக்கப்பட்டது.

அனைவர்க்கும் தடுப்பூசிகள் சமமாகக் கிடைக்கும்படி செய்த அரசு, தடுப்பூசி போட்டுக் கொள்வதில் மக்களிடையே இருந்த சமூக மற்றும் கலாச்சாரத் தயக்கங்களை நீக்கியது. இந்தியாவில் கடைசியாக 2011ஆம்

ஆண்டில் இளம்பிள்ளை வாத நோய் பாதிப்புகள் பதிவாகி இருந்தன. 2014இல், இந்தியா இளம்பிள்ளை வாத நோய் இல்லாததாக நாடக அதிகாரப்பூர்வமாக அறிவிக்கப்பட்டது.

நரேந்திர மோடி: உலகின் மிகப்பெரிய தடுப்பூசி இயக்கத்தின் தலைவர்

கொரோனா-19 ஒரு பெரிய நெருக்கடியாக இருந்தது. அப்போது இந்திய பிரதமர் நரேந்திர மோடி ஒரு தீர்க்கமான தடுப்பூசித் தலைவராக உருவெடுத்தார். தடுப்பூசி மேம்பாட்டுக்கு நிதி வழங்கியது மட்டுமல்லாமல், பிரதமர் தடுப்பூசி உற்பத்தியாளர்களை அடிக்கடி தொடர்புகொண்டு அவர்களை ஊக்குவித்தார். அகமதாபாத், ஹைதராபாத், புனேவில் உள்ள தடுப்பூசி மருந்து உற்பத்தி ஆலைகளைப் பார்வையிட்டார். "இந்தியப் பிரதமர் நரேந்திர மோடி அவர்கள் தடுப்பூசி மருந்து வளர்ச்சியை ஆதரித்தார்; அதற்கான ஒப்புதல் கட்டமைப்பை எளிதாக்கினார்," என்று சீரம் நிறுவனத்தின் தலைவர் சைரஸ் பூனவல்லா கூறினார்.

உலகின் மிகப்பெரிய கொரோனா-19 தடுப்பூசி இயக்கத்தை இந்தியாவில் தொடங்கியது மட்டுமல்லாமல், இந்தியப் பிரதமர் நரேந்திரமோடி அவர்கள் பல வளரும் நாடுகளும் தடுப்பூசி இயக்கத்தை தொடங்க வழிவகுத்தார். இந்தியா உலகத்தோடு இணைந்து நிற்கிறது என்பதை இந்தியப் பிரதமர் நரேந்திரமோடி அவர்கள் தெளிவாகச் சொன்னாகள். ''இந்தியா தனது தடுப்பூசி உற்பத்தித் திறனை முழு உலகிற்கும் 'வசுதைவ் குடும்பக' உணர்வோடு வழங்கும்,'' என்று அவர் ஐக்கிய நாடுகள் பொது சபையில் 2020-ஆம் ஆண்டு செப்டம்பரில் இந்தியப் பிரதமர் நரேந்திரமோடி அவர்கள் கூறினார்கள். கொரோனா-19 தடுப்பூசிகளுக்கான உலகளாவிய தேவையை பூர்த்தி செய்ய, இந்தியா, அமெரிக்கா, ஆஸ்ட்ரேலியா மற்றும் ஜப்பான் ஆகிய நாடுகள் அடங்கிய 'குவாட்' என்னும் நாற்கரப் பாதுகாப்பு உரையாடல் அமைப்போடு இந்தியா இணைந்து செயலாற்றியது.

இந்தியப் பிரதமர் நரேந்திர மோடி அவர்கள் தலைமையால் உலகின் மிகப்பெரிய தடுப்பூசி இயக்கத்தை இந்தியா வெற்றிகரமாகத் தொடங்கி முடித்தது. ஆரம்பத்தில் தடுப்பூசி பற்றிய தயக்கம் மக்களிடையே அதிகமாக இருந்தபோது, 2020-ஆம் ஆண்டு ஏப்ரலில் இந்தியா முழுவதும் 'டீக்கா உத்சவ்'வைத் தொடங்கி தடுப்பூசி மருந்து இயக்கத்தை இந்தியப் பிரதமர் ஊக்குவித்தார். பின்னர், கொரோனா-19 பெருந்தொற்றின் இரண்டாவது அலை நாட்டைத் தாக்கியபோது, தடுப்பூசிகளுக்கு ஆதீத தேவை ஏற்பட்டது. அந்த வரிசைகளில் உயர்மட்ட அரசியல் மற்றும் அதிகாரத்துவ அதிகாரிகள் கடமையுடன் இருப்பதை இந்தியப் பிரதமர் அவர்கள் உறுதி செய்தார்.

2021-ஆம் ஆண்டு அக்டோபர் 21 அன்று கொரோனா-19க்கு எதிராக இந்தியா 100 கோடி தடுப்பூசிகளைப் போட்டு வரலாறு படைத்தது. மத்திய சுகாதாரத்துறை செயலாளர் ராஜேஷ் பூஷன் அவர்கள், அரசியல் தலைமை

மற்றும் உயர் மட்டத்தில் உள்ள அர்ப்பணிப்பு காரணமாக மட்டுமே இந்த சாதனையை அடைய முடியும் என்பதை ஒப்புக்கொண்டார். “மாண்புமிகு பிரதமர்

திரு. நரேந்திர மோடி அவர்கள் தேசிய கொரோனா-19 தடுப்பூசி இயக்கத்தை முன்னணிக்குக் கொண்டு சென்றார்,” என்று அவர் கூறினார். ஆனால், பிரதமர் நரேந்திர மோடியிடம் மெத்தன உணர்வு காணப்படவில்லை. ”நோய்களையும், எதிரிகளையும் இறுதிவரை எதிர்த்துப் போராட வேண்டும்,” என்று அவர் அதிகாரிகளிடம் கூறினார். மேலும், கொரோனா-19 தடுப்பூசியை வீடு வீடாகச் சென்று வழங்கவும் இந்தியப் பிரதமர் அவர்கள் கேட்டுக் கொண்டார் ”ஹர் கர் திகா, கர் டிகா’ (ஒவ்வொரு வீட்டு வாசலுக்கும் தடுப்பூசி) மற்றும் ’ஹர் கர் தஸ்தக்’ (ஒவ்வொரு கதவையும் தட்டுதல்) என்ற மந்திரங்களை இந்தியப் பிரதமர் அவர்கள் வலியுறுத்தினார்கள்.

தனிப்பட்ட தலைவர்கள்

தடுப்பூசி இயக்கம் வந்தபோது பல தனி நபர்கள் தொற்று நோய்களுக்கு எதிரான போராட்டத்தில் முன் மாதிரியாக இருந்து தலைமைத்துவத்தை நிரூபித்தனர்.

சீமாட்டி மேரி வோர்ட்லி மாண்டேகு: பெரியம்மை நோய்க்கு எதிராக நோய்த்தடுப்பு அளிக்கும் முறையை ராஜ குடும்பங்களுக்கு எடுத்து செலுத்தல்

லேடி மாண்டேக் பிரிட்டனுக்கு, பெரியம்மை நோய்க்கு எதிராக நோய்த்தடுப்பு அளிக்கும் முறையை அறிமுகப்படுத்தினார்.அவரது கணவர் பிரிட்டனின் தூதராக கான்ஸ்டான்டினோப்பிளில் இருந்த போது, மார்ச் 1717இல் இந்த நோய்த்தடுப்பு அளிக்கும் நடைமுறையை அவர் கண்டார். இச்செயல்திறனைக் கண்டு, மாண்டெகு தனது ஐந்து வயது மகன் எட்வர்டுக்கு அந்த நோய்த்தடுப்பு முறையைப் பயன்படுத்தும்படி தூதரக அறுவை சிகிச்சை நிபுணரான சார்லஸ் மைட்லாண்டைக் கேட்டுக் கொண்டார்.

லண்டனுக்குத் திரும்பியதும், ஆங்கில மருத்துவ சமூகத்தின் கடுமையான எதிர்ப்பையும் மீறி, இந்த செயல்முறையை பிரபலப்படுத்த கடுமையாக உழைத்தார். மாண்டேகு தனது மகளுக்கும் நோய்த்தடுப்பு மருந்தை ஊட்ட அவர் முடிவு செய்தார். இந்த செயல் முறையைக் காண மருத்துவர்கள் மற்றும் முக்கிய நபர்களை அவர் அழைத்தார்.

பெரியம்மை நோய்க்கு எதிராக நோய்த்தடுப்பு அளிக்கும் முறையை நிரூபிக்க அவரது மகளுக்குத் தடுப்பூசி செலுத்தப்பட்டது; அவரது மகள் குணமடைந்த பிறகு, மாண்டேகு அவளை பெரியம்மையால் பாதிக்கப்பட்ட நோயாளிகள் வீடுகளுக்கு அழைத்துச் சென்று, பெரியம்மை நோய்க்கு

எதிராக நோய்த்தடுப்பு அளிப்பதால் ஏற்படும் நன்மையை விளக்கினார். மாண்டேகுவின் முயற்சிகள், வேல்ஸின் இளவரசியான அன்ஸ்பாக் கரோலினின் குழந்தைகளுக்குத் தடுப்பூசி போடும்படி சமாதானப்படுத்தியது.

ரெவரண்ட் காட்டன் மாதர்: மன ஊக்கம் குறையாத தடுப்பூசியாளர்கள் வெடிகுண்டுகளால் தாக்கப்படுத்தல்

நியூ இங்கிலாந்தில் செல்வாக்கு மிக்க சீர்திருத்தச் சமயத்தைச் சார்ந்தவர் ரெவரண்ட் காட்டன் மாதர் ஆவார். கடுமையான எதிர்ப்பையும் மீறி மாதர் அமெரிக்காவில் பெரியம்மை நோய்க்கு எதிராக நோய்த்தடுப்பு அளிக்கும் முறையை அறிமுகப்படுத்தினார்.

பெரியம்மை தொற்றுநோய் 1721இல் வசந்த காலத்தில் பாய்ல்ஸ்டனைத் தாக்கியது. தொற்றுநோய் மோசமடைந்ததால், மாதர், பாஸ்டனின் மருத்துவ சமூகத்தை அணுகி, மக்களுக்குத் தடுப்பூசி போடும்படி கெஞ்சினார். ஜப்டீல் பாய்ல்ஸ்டன் என்ற மருத்துவர் மட்டுமே ஒப்புக்கொண்டார். மற்றவர்கள் இந்த யோசனைக்கு விரோதமாக இருந்தனர்.

பாய்ல்ஸ்டன் தனிப்பட்ட முறையில் பெரியம்மை நோய்க்கு எதிராக 287 நபருக்கு தடுப்பூசி செலுத்தப்பட்டது. அவர்களில்

2 சதவீதம் பேர் மட்டுமே இறந்தனர்; ஆனால் இயற்கையாகவே நோயால் பாதிக்கப்பட்டவர்களில் 14.8 சதவீதம் பேர் இறந்தனர். எனினும் பாய்ல்சன் மற்றும் மாத்தர் ஆகியோர் 'நீக்ரோயிஷ் நோயால்' மக்களுக்குத் தொற்றை ஏற்படுத்துகிறார்கள் என்று அவர்கள் மீது குற்றம் சாட்டப்பட்டது. 1921-ஆம் ஆண்டு நவம்பரில், மாத்தரின் வீட்டின் மீது குண்டு வீசப்பட்டது. பாய்ல்ஸ்டன் தெருவில் தாக்கப்பட்டார்; அவரது வீடும் தாக்கப்பட்டது.

டாக்டர் வில்லியம் எச். ஃபோஜ்: ரிங் தடுப்பூசியாளர்

1967 ஆம் ஆண்டில் கிழக்கு நைஜீரியாவில் பணிபுரிந்தபோது டாக்டர் ஃபோஜ், எல்லா மக்களுக்கும் தடுப்புமருந்தைக் கொடுப்பதை விட, பெரியம்மை நச்சியூரி பாதிக்கப்படக் கூடியவர்களுக்கு மட்டும் மருந்தைக் கொடுத்தால் தொற்றுநோய்ப் பரவலைத் தடுத்து நிறுத்தலாம் என்பதை நிரூபித்தார்.இது 'ரிங் தடுப்பூசி' என்று அழைக்கப்பட்டது.

ரிங் தடுப்பூசி என்பது நோய்த் தொற்று ஏற்பட வாய்ப்புள்ளவர்களுக்குத் தடுப்பூசி போடுவதன் மூலம் நோய் பரவுவதைத் தடுக்கும் ஒரு உத்தி ஆகும். இந்த உத்தி உறுதிப்படுத்தப்பட்ட நோயாளிகளின் தொடர்புகள் மற்றும் நெருங்கிய தொடர்புகளுக்குத் தடுப்பு மருந்து கொடுக்கப்பட்டு நோய்க் கடத்தல் தடுக்கப்படும். இது விரைவில் உலகளாவிய தடுப்பூசி பிரச்சாரத்தின் ஒரு பகுதியாக மாறியது.

டாக்டர் ஃபோஜ் வளரும் நாடுகளின் நோய்த்தடுப்பு விகிதங்களை

அதிகரிக்க பெரும் முயற்சிகளை மேற்கொண்டார். 1973ஆம் ஆண்டில், உலக சுகாதார நிறுவனத்தின் வேண்டுகோளின் பேரில், நோய் கட்டுப்பாடு மற்றும் தடுப்பு மையம் (Centre for Disease Control and prevention-CDC) இந்தியாவில் பெரியம்மை நோயை கட்டுப்படுத்த டாக்டர் ஃபோஜ்க்கு கடன் வழங்கியது.. இந்திய அரசு, பெரியம்மை ஒழிப்புக்கான தனது உறுதிப்பாட்டை குறைக்கக்கூடாது என வற்புறுத்தினார். பெரியம்மை ஏற்பட்டால் வெளியே சொல்லத் தயங்கும் மக்களிடையே நிலவும் தயக்கத்தை நீக்குவதற்கு ஒரு பரிசுத் திட்டத்தைக் கொண்டுவர அவர் இந்திய அரசிற்குப் பரிந்துரைத்தார்.

டொனால்ட் ஏ. ஹென்டர்சன்

டொனால்ட் ஜன்ஸ்லி ஹென்டர்சன், அமெரிக்க தொற்று நோயியல் நிபுணர், பெரியம்மை நோயை அழிப்பதில் முக்கிய தலைமைப் பங்கு வகித்தார். 1960 முதல் 1965 வரை நோய் கட்டுப்பாடு மற்றும் தடுப்பு மையங்களின் (CDC) நச்சியூரி நோய் கண்காணிப்பு திட்டத்தின் தலைவராக பதவி வகித்தார் ஹென்டர்சன், பெரியம்மை மற்றும் தட்டம்மை நோயை அகற்றவும், தடுப்பூசி மூலம் கட்டுப்படுத்தவும் அயராது உழைத்தார். இந்த முயற்சி பெரியம்மை நோயை ஒழிப்பதற்கான உலக சுகாதார நிறுவனத்தின் திட்டத்திற்கு உத்வேகம் அளித்தது.

1966இல் ஹென்டர்சன் உலக சுகாதார நிறுவனத்தின் உலகளாவிய பெரியம்மை ஒழிப்பு பிரச்சாரத்தின் தலைவராக நியமிக்கப்பட்டார். பெரியம்மையின் கடைசி நோய் 1977-ஆம் ஆண்டு அக்டோபர் 26 அன்று கண்டறியப்படும் வரை உலகம் முழுவதும் அயராது உழைத்த களப்பணியாளர்களுக்கு அவர் தீவிர ஆதரவாளராகச் செயற்பட்டார்.

1974இல், ஹென்டர்சன் உலக சுகாதார நிறுவனத்தின் விரிவாக்கப்பட்ட நோய்த்தடுப்பு திட்டத்தை ஒழுங்கமைத்தார் (Expanded Programme on Immunization-EPI). இந்த முயற்சியால் ஆறு முக்கிய நோய்களுக்கு எதிராக உலகில் உள்ள குழந்தைகளில் 80 சதவீதம் பேருக்குத் தடுப்பூசி போடப்பட்டது.

டாக்டர் டெட்ரோஸ் அதானோம் கெப்ரேயெஸெஸ்: தடுப்பூசி சமத்துவத்தின் போராளி

டாக்டர் டெட்ரோஸ் அதானோம் கெப்ரேயெஸெஸ் ஓர் அர்ப்பணிப் புணர்வுள்ள, வசீகரமான மற்றும் புத்திசாலித்தனமான வெகுஜன தடுப்பூசித் தலைவர். 2017-ஆம் ஆண்டு மே மாதத்தில் உலக சுகாதார நிறுவனத்தின் தலைமை இயக்குனராக தேர்ந்தெடுக்கப்பட்டார். டாக்டர் டெட்ரோஸ், உலக சுகாதார நிறுவனத்தின் தலைமை இயக்குனராக பதவி ஏற்றவுடன் காங்கோ ஜனநாயகக் குடியரசில் எபோலா கிளர்ச்சிஅறிவிக்கப்பட்டபோது அவரது தலைமையின் முதல் சோதனை வந்தது.

டாக்டர் டெட்ரோஸ் தனிப்பட்ட ஆர்வத்தால் பல முறை காங்கோ விஜயம் செய்து, முன்னணியில் இருந்து வழி காட்டினார். அவர் கடுமையாக உழைத்த சுகாதார ஊழியர்களை உற்சாகப்படுத்தினார் மற்றும் பல்வேறு இடர்பாடுகலுக்கு மத்தியில் 3,00,000 பேருக்கு தடுப்பூசி செலுத்த வகை செய்தார். அவரது அடுத்த சவால், நூற்றாண்டின் தொற்று நோய், அவரது கதவுகளைத் தட்டியது. டெட்ரோஸின் கீழ் உலக சுகாதார நிறுவனம், கொரோனா-19 கருவிகள் அணுகல் முடுக்கியை மருந்துகள், நோயறிதல்கள் மற்றும் தடுப்பூசிகளின் வளர்ச்சியை விரைவு படுத்த அறிமுகப்படுத்தியது.

ஆகஸ்ட் 2020இல், உலக நோய்த் தடுப்புக் குழுவின் முக்கிய பணியானது, உலகளாவிய நோய் தடுப்பு மருந்துக்கு உகந்த காரணியை கண்டுபிடித்தல், மருத்துவப் பரிசோதனைகள், தடுப்பூசிகள் சமமாக கிடைக்கும் தன்மை ஆகியவற்றை உள்ளடக்கியதாகும். இந்த நோக்கத்தை அடைய, உலக சுகாதார நிறுவனத்தின் தலைமையின் கீழ், 21 செப்டம்பர், 2020 அன்று கொரோனா-19 தடுப்பூசி உலகளாவிய அணுகல் (COVAX) வசதியை வெளியிட்டது.

தடுப்பூசி வெளியிடப்பட்டபோது, டாக்டர் டெட்ரோஸ் தடுப்பூசி சமபங்கு மற்றும் கொரோனா-19 தடுப்பூசிகளின் விநியோகத்தில் உலகளாவிய ஏற்றத்தாழ்வுக்கு எதிராக வலியுறுத்தி மீண்டும் மீண்டும் பேசினார். தடுப்பூசி சமத்துவமின்மையை 'தடுப்பூசி நிற வெறி' மற்றும் 'பேரழிவு தரும் தார்மீக தோல்வி' என்று கூறினார். அதிக தடுப்பூசிகள் கிடைப்பதை உறுதி செய்யவும், செல்வவளமற்ற நாடுகளுக்கும் வழங்கப்படுவதையும் உறுதி செய்யுமாறு நாடுகளுக்கும் தடுப்பூசி உற்பத்தியாளர்களுக்கும் அவர் வேண்டுகோள் விடுத்தார்.

டாக்டர் டெட்ரோஸ் இழிவு படுத்தப்பட்டாலும், துஷ்பிரயோகம் செய்யப்பட்டாலும், இனவெறி அவதூறால் இழிவுபடுத்தப்பட்டாலும், அச்சுறுத்தப்பட்டாலும், கொரோனா-19 க்கு வெகுஜன தடுப்பூசி போடுவதில் கவனம் செலுத்த அவர் எல்லா தடைகளையும் தாண்டி உயர்ந்தார். தொற்று நோய் மற்றும் வெகுஜன தடுப்பூசிகளைக் கையாள்வதில் டாக்டர் டெட்ரோஸ் தலைமையின் வெற்றியானது, இரண்டாவது முறையாக உலக சுகாதார நிறுவனத்தின் தலைமை இயக்குனராக எதிர்ப்பில்லாமல் நியமிக்கப்பட்டதின் மூலம் நிரூபணம் ஆனது .

அறிவியல் தலைவர்கள்

பல விஞ்ஞானிகள் தொற்று நோய்களுக்கு எதிரான தடுப்பூசிகளைக் கண்டுபிடித்தது மட்டுமல்லாமல், தடுப்பூசிகளின் உற்பத்தி மற்றும் வெகுஜன தடுப்பூசிகளை ஊக்குவிப்பதில் முக்கிய பங்கு வகித்தனர்.

எட்வர்ட் ஜென்னர்: உலகின் தடுப்பூசி எழுத்தர்

பெரியம்மைத் தடுப்பூசியை கண்டுபிடித்த டாக்டர் எட்வர்ட் ஜென்னர், தொற்று நோய்களுக்கு எதிரான போராட்டத்தில் புதிய சகாப்தத்தை தொடங்கி வைத்தார். அவர் தனது வாழ்நாள் முழுவதையும் மக்களுக்குத் தடுப்பூசி போடுவதற்கும் மருத்துவர்களை ஊக்குவிப்பதிலும், அவர்களுக்கு மாட்டம்மை (Cowpox) தடுப்பூசியை வழங்குவதிலும் செலவிட முடிவு செய்தார். ஜென்னரின் ஒருங்கிணைந்த முயற்சியால், பெரியம்மைத் தடுப்பூசிகள் பல நாடுகளைச் சென்றடைந்தன. ஜென்னர் தனது தடுப்பூசி பற்றிய கடிதப் பரிமாற்றத்தில் 'மூழ்கிவிட்டதால்', அவர் தன்னை 'உலகின் தடுப்பூசி எழுத்தர்' என்று அழைத்துக் கொண்டார். ஜென்னர், தடுப்பூசி கண்டுபிடித்தது மட்டுமின்றி அதைப் பல இடங்களுக்கு விரைவாகக் கொண்டு செல்வதற்கான தொழில்நுட்பங்களையும் உருவாக்கினார்.

டாக்டர் பெஞ்சமின் வாட்டர்ஹவுஸ்: அமெரிக்காவின் ஜென்னர்

ஹார்வர்டு பேராசிரியரான டாக்டர் பெஞ்சமின் வாட்டர்ஹவுஸ் ஜென்னரின் கண்டுபிடிப்பை 'புதிய உலகத்திற்குக்' கொண்டு சென்றார். அவர் ஜென்னருடன் கடிதத் தொடர்பு கொண்டு தடுப்பூசி சம்பந்தமான விவரங்களைப் பெற்றார். டாக்டர் பெஞ்சமின் அமெரிக்காவில் முதன்முதலாக 1800-ஆம் ஆண்டு ஜூலை 8 அன்று தடுப்பூசி மருந்தைச் செலுத்தினார்.

தடுப்பூசி செலுத்துவதை பெருமளவில் கொண்டு செல்ல வற்புறுத்தி அப்போதைய ஜனாதிபதி ஜான் ஆடம்ஸுக்கு கடிதம் எழுத முடிவு செய்தார் டாக்டர் வாட்டர்ஹவுஸ். ஆனால் ஜனாதிபதியிடமிருந்து பதில் வரவில்லை என்பதால், அவர் துணை ஜனாதிபதி தாமஸ் ஜெஃபர்சனுக்குக் கடிதம் எழுதினார். இதற்குப் பதிலளித்த ஜெபர்சன் அவருக்குத் தனது ஆதரவை தெரிவித்தார்.

ஆரம்பத்தில் டாக்டர் வாட்டர்ஹவுஸ் தடுப்பூசி செலுத்தும் செயற்பாட்டை ஏகபோகமாகச் செய்து லாபம் பார்க்க நினைத்தார். இருப்பினும், விரைவிலேயே அவர் இலவசத் தடுப்பூசிக்கு ஆதரவாளராக மாறி தடுப்பூசி மருந்தை, பயன்பாட்டுத் துண்டுபிரசுரங்களுடன், இலவசமாக வினியோகித்தார்.

டாக்டர் வாட்டர்ஹவுஸ் பாஸ்டனின் சுகாதார வாரியத்திற்கான தடுப்பூசியின் பொது பரிசோதனையை நடத்திக் காட்டினார்.

1802-ஆம் ஆண்டு ஆகஸ் 16 அன்று, 19 சிறுவர்களுக்குத் தடுப்பூசி செலுத்தினார். பின்னர், பெரியம்மை நச்சியூரியை சிறுவர்களுக்கு கொடுக்கப்பட்டது. இச்சோதனையின் வெற்றியானது, இந்த நடைமுறையைப் பயன்படுத்திக் கொள்ளுமாறு பொதுமக்களை வலியுறுத்துவதற்கு சுகாதார வாரியத்திற்கு வழி வகுத்தது.

எர்னஸ்ட் சாம்பன்: தடுப்பூசி உற்பத்தியாளர்கள்

கிட்டத்தட்ட பல தசாப்தங்களாக கைக்குத் தடுப்பூசி போடும் வழிமுறை மூலமாகவே பெரியம்மைத் தடுப்பு மருந்து பரவலாக்கப் பட்டது. 19-ஆம் நூற்றாண்டின் நடுப்பகுதியில் கியூசெப்பே நெக்ரி, இத்தாலியின் நேப்பிள்ஸில் கன்றுக்குட்டிகளுக்கான தடுப்பூசி மருந்து தயாரிப்பதில் வெற்றி பெற்றிருந்தார். இருப்பினும், முதன் முதலில் 'விலங்குகளுக்குகான தடுப்பூசியை' பெருமளவில் உற்பத்தி செய்யத் தொடங்கியவர் எர்னஸ்ட் சாம்பன் ஆவார்.

1860 ஆம் ஆண்டில் அப்போது மருத்துவ மாணவராக இருந்த சாம்பன் பிரான்ஸின் லியோனில் ஒரு மருத்துவ மாநாட்டிற்குச் சென்றார். அங்கே விலங்குகளுக்குகான தடுப்பூசி பற்றி விவாதிக்கப்பட்டது. சாம்பன் அதன் திறனை உணர்ந்து தனது நண்பர் குஸ்டாவ் லானோயிக்ஸிடம் அதைப்பற்றி எடுத்துரைத்து அவரை நம்பும்படிச் செய்தார். நெக்ரியிடம் இருந்து தொழில் நுட்பத்தைக் கற்றுக்கொள்ள குஸ்டாவ் லானோயிக்ஸ் நேபிள்ஸுக்குச் சென்றார். பின்பு தடுப்பூசி போடப்பட்ட, பசுவுடன் லானோயிக்ஸ் பாரிஸ் திரும்பினார். அந்தப் பசுவிலிருந்து எடுக்கப்பட்ட நோய்த்தடுப்பு மருந்து தொடர் பெருக்கம் மூலம் கன்றுக்குட்டிகளில் வளர்த்தெடுக்கப்பட்டது. சாம்போன், லானோயிக்ஸ் ஆகிய இருவரும் ஒரு தனியார் தடுப்பூசி மருந்து உற்பத்தியை நிலையத்தைப் பாரிசில் 1864-ல் அமைத்தனர். அதற்கு விலங்குகளுக்குகான தடுப்பூசிகள் நிறுவனம் என்று பெயரிடப்பட்டது.

விலங்குத் தடுப்பூசி மருந்தில் பல நன்மைகள் இருந்தன. இடைவிடாமல் மருந்து கிடைத்தது. அதைப் பெரிய அளவில் உற்பத்தி செய்ய முடிந்தது. மேலும், மேகப் புண் போன்ற பால் வினை நோய்களை தடுத்தது; பிற நோய்கள் பரவுவதிலிருந்து மக்களுக்கு பாதுகாப்பு அளித்தது. சாம்போன் மற்றும் லானோயிக்ஸின் கருத்துதியல் உலகம் முழுவதும் விரைவாக பரவியது.

லூயிஸ் பாஸ்டர்: நோயெதிர்ப்பு அறிவியலின் முன்னோடி

புகழ்பெற்ற பிரெஞ்சு உயிரியலாளர், நுண்ணுயிரியலாளர் மற்றும் வேதியியலாளர் லூயிஸ் பாஸ்டர், நோயெதிர்ப்பு அறிவியலின் தந்தையாகக் கருதப்படுகிறார். அவர் கோழிக் காலரா, அடைப்பான் மற்றும் வெறிநாய்க் கடிக்கு மருந்தைக் கண்டுபிடித்தார். இந்த அயராத மற்றும் அர்ப்பணிப்புள்ள விஞ்ஞானி, நோய்களை உண்டாக்கும் கிருமிகளை பாதகமான சுற்றுச்சூழல் நிலைமைகளுக்கு வெளிப்படுத்துவதன் மூலமோ அல்லது வெவ்வேறு இனத்தைச் சேர்ந்த விலங்குகள் மூலம் அவற்றை மீண்டும் மீண்டும் செலுத்துவதன் மூலமோ பலவீனப்படுத்த முடியும் என்பதைக் கண்டறிந்தார். உடலில் செலுத்தப்படும் போது, இந்த பலவீனமான கிருமிகள் லேசான உடல் நலக் குறைவை ஏற்படுத்தும். நோய் எதிர்ப்புச்சக்தியை ஏற்படுத்தும்.

ஜென்னருக்கு அஞ்சலி செலுத்தும் விதமாக, நோய்க் கிருமியின் இந்த பலவீனமான வடிவத்தை 'தடுப்பூசி' என்று லூயிஸ் பாஸ்டர் அழைத்தார்.

வெறிநாய்க்கடிக்கான தடுப்புமருந்தின் மூலம் நாய் கடித்த ஒருவரை உடனே காப்பாற்றி விடலாம் என்பதை அவர் நிரூபித்தார். ஆய்வகத்தில் தயாரிக்கப்படும் தடுப்பூசியை அவர் தான் முதன்முதலாக உருவாக்கினார். இது தடுப்பூசிகளை பெருமளவில் உற்பத்தி செய்வதற்கான புரட்சியை ஏற்படுத்தியது.

வால்டேமர் ஹாஃப்கின்: மனிதகுலத்தின் மீட்பர்

வால்டேமர் ஹாஃப்கின், மனிதனுக்கு எதிரான முதல் நுண்ணுயிரி தடுப்பூசியை உருவாக்கினார். வாந்திபேதி மற்றும் கொள்ளை நோய்களுக்குகான தடுப்பூசிகளைக் கண்டுபிடித்தார். ஹாஃப்கின் 1892இல் பாரிஸில் உள்ள பாஸ்டர் நிறுவனத்தில் வாந்திபேதிக்கு எதிர்ப்புத் தடுப்பூசியை உருவாக்கினார். இருப்பினும், அவர் அதை அதிக மக்கள் தொகையில் சோதிக்க வேண்டியிருந்தது. இது அவரை 1893 இல் இந்தியாவிற்கு அழைத்து வந்தது.

வாந்திபேதியால் பாதிக்கப்பட்ட மக்களுக்குத் தடுப்பூசி போட ஹாஃப்கின் ஒவ்வொரு நாளும் பல மணி நேரம் செலவிட்டார். இவர்களில் குடிசைவாசிகள், தேயிலைத் தோட்டத் தொழிலாளர்கள், இராணுவத் துருப்புக்கள் மற்றும் பலர் அடங்குவர். இந்திய மக்களிடையே ஹாஃப்கின் தடுப்பூசியின் வெற்றி அபாரமானது. 1900வாக்கில், ஹாஃப்கின் நான்கு மில்லியன் மக்களைக் காப்பாற்றினார்.

காலரா நோயால் பாதிக்கப்பட்ட மக்களுக்குத் தடுப்பூசி போட ஹாஃப்கின் ஒவ்வொரு நாளும் பல மணி நேரம் செலவிட்டார். இதில் குடிசைவாசிகள், தேயிலைத் தோட்ட தொழிலாளர்கள் மற்றும் ராணுவத்தினர் ஆகியோர் அடங்குவர். இந்தியர்கள் மத்தியில் அவரது தடுப்பூசியின் வெற்றி அபரிமிதமாக இருந்தது. 1900-ஆம் ஆண்டிற்குள் ஹாஃப்கின் 40 இலட்சம் மக்களைக் காப்பாற்றினார்.

ஹாஃப்கினின் அடுத்த சவால் புபோனிக் கொள்ளை நோய் (Bubonic plague) ஆகும். செப்டம்பர் 1896இல் பம்பாய் மாநகரைத் தாக்கியது. ஆதலால் பம்பாய் ஆளுநர் ஹாஃப்கினிடம் நோயைக் கட்டுப்படுத்துமாறு கோரிக்கை ஒன்றை விடுத்தார். ஜனவரி 1897இல் கொள்ளை நோய்க்கான வீரியம் குறைந்த தடுப்பூசியுடன் ஹாஃப்கின் தயாராக இருந்தார். ஹாஃப்கின், கொள்ளை நோய்க்கான வீரியம் குறைந்த தடுப்பூசியை பம்பாய் பைகுல்லா சிறையில் உள்ள கைதிகள் மீது சோதனை செய்தார். இது மிகப்பெரிய வெற்றியைப் பெற்றது மற்றும் வெகுஜன தடுப்பூசிக்கு வழி வகுத்தது. ஒரு வருடத்திற்குள், ஆயிரக்கணக்கான மக்கள் ஹாஃப்கினின் தடுப்புமருந்தை

எடுத்துக் கொண்டார்கள்.

ஜோனாஸ் சால்க்: ஒரு மேதை

வெகுஜன தடுப்புமருந்து பெருமுயற்சியில் அடுத்த பெரிய புரட்சியை நிகழ்த்திக் காட்டியவர் அமெரிக்க நச்சுயிறியாளர் ஜோனஸ் எட்வர்ட் சால்க் ஆவார். அதிசயம் நிகழ்த்திய பணியாளர் என்று அவர் புகழப்பட்டார். இளம்பிள்ளை வாதத்திற்கு எதிரான முதல் வெற்றிகரமான தடுப்பூசியை சால்க் உருவாக்கினார். இது வீரியம் குறைந்த நச்சுயிரி தடுப்பூசியாகும்.

1954இல் ஒரு மில்லியன் குழந்தைகளுக்கு இத்தடுப்பூசி பரிசோதிக்கப்பட்டது. 1955ஆம் ஆண்டு வெகுஜன தடுப்பூசி போடப்பட்டது; அமெரிக்காவில் சராசரியாக 45,000 நோய் தாக்கம் இருந்த சூழலில் தடுப்பூசி செலுத்தப்பட்ட பிறகு 1962இல் வெறும் 910ஆக குறைந்தது. 1959வாக்கில், சால்க்கின் தடுப்பூசி சுமார்

90 நாடுகளை அடைந்தது. பொது சுகாதாரம் என்பது ஒரு 'தார்மீக அர்ப்பணிப்பு' என்று சால்க் நம்பினார். ஆதலால் எல்லோரும் கட்டாயமாய்த் தடுப்பூசி போட்டுக் கொள்ள வேண்டும் என்று அவர் பிரச்சாரம் செய்தார். தனது தடுப்பூசி அதிக எண்ணிக்கையிலான குழந்தைகளை எட்ட வேண்டும் என்பதற்காக அவர் காப்புரிமை பெற்றுக் கொள்ள மறுத்தார். இந்தத் தடுப்பூசித் தலைவரை நினைவுகூரும் வகையில் ஒவ்வொரு ஆண்டும் அக்டோபர் 24-ஆம் தேதி உலக இளம்பிள்ளை வாத தினமாகக் கொண்டாடப்படுகிறது.

ஆல்பர்ட் சபின்: இளம்பிள்ளை வாத நோயை அழித்தவர்

அமெரிக்க விஞ்ஞானி டாக்டர் ஆல்பர்ட் சபின் 1936இல் மனித கருவில் இருந்து எடுக்கப்பட்ட மூளை திசுக்களில் இளம்பிள்ளை வாத நச்சுயிரியை வெற்றிகரமாக வளர்த்தார். இளம்பிள்ளை வாத நச்சுயிரியை ஆதரிக்கும் பல ஊடகங்ககளில் வளர்த்து சோதித்தார். பிறகு, மாறுதலுக்கு உட்பட்ட இளம்பிள்ளை வாத நச்சுயிரி, பக்கவாதத்தை ஏற்படுத்தாமல் நோய் எதிர்ப்புச் சக்தியைத் தூண்டும் ஆற்றல் இருப்பதைக் கண்டறிந்தார். வீரியமிழந்த இந்த நச்சுயிரி விகாரங்களைப் பயன்படுத்தி அவர் மூவினைத்திறன் கொண்ட வாய்வழி தடுப்பு மருந்தை உருவாக்கினார்.

இருப்பினும், சால்க்கின் தடுப்பூசி அமெரிக்காவில் வெற்றிகரமாகப் பயன்படுத்தப்பட்டதால், சபின் தனது தடுப்பூசியை களப் பரிசோதனைகளுக்கு போதுமான அளவிலான ஆதரவைப் பெற முடியவில்லை. எனவே, 1957இல், அவர் தனது தடுப்பூசிகளின் ஆய்வுக்காக சோவியத் யூனியனை அணுகினார். சுமார் 10 மில்லியன் சோவியத் குழந்தைகள் மீது சோதனைகள் வெற்றிகரமாக முடிக்கப்பட்டன. பின்னர், இத்தடுப்பூசி 1961இல் வணிக பயன்பாட்டிற்காக அங்கீகரிக்கப்பட்டது. சபினின் தடுப்பூசி இளம்பிள்ளை வாதத்திற்கு எதிரான உலகின் மிகப் பெரிய ஆயுதமாக மாறியது. ஜோனாஸ்

சால்க்கைப் போலவே ஆல்பர்ட் சபின், தனது தடுப்பூசிக்கு காப்புரிமை பெற்றுக் கொள்ளவில்லை.

தடுப்பூசி மருந்தில் மகளிர் தலைமைத்துவம்

நோய்களைத் தோற்கடிக்க அனைத்து முரண்பாடுகளுக்கும் எதிராக அயராது உழைத்த பெண் தலைவர்களைப் பற்றி குறிப்பிடாமல் தடுப்பூசிகளின் கதை முழுமையடையாது. அடிமட்ட அளவில் உலகத்தில் உள்ள சுகாதாரப் பணியாளர்களில் 70 சதவீதம் பெண்கள்தான். வெகுஜனத் தடுப்பூசி இயக்கத்தில் அவர்கள் பிரதானமான பங்களிப்பைச் செய்திருக்கிறார்கள்.

தடுப்பூசிகளை உருவாக்குவதற்கும் அவற்றின் நன்மைகளைப் பரவலாகக் கொண்டு சென்றதிலும் பெண்களின் பங்கு அதிமுக்கியமானது. பெரியம்மைத் தடுப்பூசி கண்டுபிடிக்கப்படுவதற்கு முன்பே, அன்ஸ்பாக் கரோலின், மேன்மை பொருந்திய கேத்தரின் மற்றும் சீமாட்டி மேரி வோர்ட்லி மாண்டேகு போன்ற பல பெண் தலைவர்கள் பெரியம்மை நோய்க்கு எதிராக நோய்த்தடுப்பு அளிக்கும் முறையை பிரபலப்படுத்தியதை நாம் அறிவோம்.

ஜென்னருக்குப் பிந்தைய காலத்தில், டாக்டர் அன்னா வெசெல்ஸ் வில்லியம், அதிக அளவு உற்பத்தி செய்யக்கூடிய நுண்ணுயிரிகளின் துணை வகைகளைக் கொண்டு தொண்டை அடைப்பான் தடுப்பூசி உருவாக்கப்பட்டது. மேலும், அவர் வெறிநாய்க்கடி தடுப்பூசியையும் உருவாக்கினார். டாக்டர் பேர்ல் கென்ட்ரிக் மற்றும் டாக்டர் கிரேஸ் எல்டரிங் ஆகியோர் கக்குவான் இருமலுக்கு தடுப்பூசியை உருவாக்கினர்கள். டாக்டர் மார்கரெட் பிட்மேனின் ஹீமோபிலஸ் இன்ஃப்ளூயன்ஸாக்கான முதல் தடுப்பூசியை உருவாக்கினார். டாக்டர் இசபெல் மோர்கனின் தடுப்பூசி குறித்த ஆராச்சி ஜோனாஸ் சால்க்கின் போலியோ தடுப்பூசியின் வளர்ச்சிக்கு உறுதியான அடித்தளத்தைக் கட்டமைத்துக் கொடுத்தது.

டாக்டர் அன்னே சாரெவ்ஸ்கியின் தடுப்பூசி குறித்த ஆராச்சி மனித பாபில்லோமா நச்சுயிரி தடுப்பூசியை உருவாக்க உதவியது. பேராசிரியர் ரூத் ஃபிரான்சஸ் பிஷப், ரோட்டா நச்சுயிரி கண்டுபிடிப்புக்கு தலைமை தாங்கினார்; ரேச்சல் ஷ்னீர்சன் ஹீமோபிலஸ் காய்ச்சலுக்கான முதல் கூட்டு தடுப்பூசி வளர்ச்சிக்கு முன்னோடியாக இருந்தார்; டாக்டர் ககன்தீப்காங், ரோட்டா நச்சுயிரிற்கான இந்தியாவின் முதல் உள்நாட்டு தடுப்பூசியை உருவாக்கினார்.

கொரோனா-19 தொற்றில் இருந்து மீள்வதில் பெண் தலைவர்களும் முக்கிய பங்காற்றியுள்ளனர். துரிதகதியில் கொரோனா-19 தடுப்பூசிகளை வளர்த்தெடுத்ததில் பல பெண் தலைவர்கள் தீவிரமாகப் பங்களித்துள்ளனர்.

பாரத் பயோடெக் நிறுவனத்தின் டாக்டர் கே.சுமதியின் அயராத முயற்சியால் இந்தியாவின் முதல் உள்நாட்டுத் தடுப்பூசியான கோவாக்சின் வெளிவந்தது.

மற்றொரு இந்திய விஞ்ஞானி டாக்டர் நீதா படேல் நோவாவாக்ஸில் தடுப்பூசி உருவாக்கத்திற்காக ஓர் அனைத்து மகளிர் குழுவுக்குத் தலைமை தாங்கினார். ஆக்ஸ்போர்டு அஸ்ட்ராஜெனெகா தடுப்பூசி உருவானதற்கு முக்கிய காரணம் ஆக்ஸ்போர்டு தடுப்பூசி மையத்தின் பேராசிரியை சாரா கில்பர்ட்தான்.

மற்றொரு முன்னோடியான கட்டலின் கரிகோ என்பவர் எம்ஆர்என்ஏ தொழில்நுட்பத்தை உருவாக்கியதில் கூட்டுப் பங்களிப்பைச் செய்தார். இந்தத் தொழில்நுட்பத்தைப் பயன்படுத்தி ஃபைசர் மற்றும் மாடர்னா கொரோனா-19 தடுப்பூசிகளைத் தயாரித்தன.

ஜெர்மனியைச் சேர்ந்த நோயெதிர்ப்பு நிபுணரும் மற்றும் பயோஎன்டெக் நிறுவனத்தின் இணை நிறுவனருமான ஓஸ்லெம் டுரெசி 24 மணி நேரமும் உழைத்து நிறுவனத்தின் கொரோனா-19 தடுப்பூசிகளை உருவாக்கினார். தேசிய ஒவ்வாமை மற்றும் தொற்று நோய்கள் நிறுவனத்தில் இருக்கும் தடுப்பூசி ஆராய்ச்சி மையத்தில் கொரோனா-19 தடுப்பூசி தயாரிக்கும் பணியில் ஈடுபட்டிருந்த ஆராய்ச்சியாளர்களுக்கு டாக்டர் கிஸ்மெகியா கார்பெட் தலைமை தாங்கினார். ஃபைசரின் தடுப்பூசி ஆராய்ச்சி மற்றும் மேம்பாட்டுத் தலைவர் கேத்ரின் ஜான்சென் மற்றொரு உன்னதமான தடுப்பூசித் தலைவர் ஆவார்.

விஞ்ஞானிகளைத் தவிர பல பெண் தலைவர்கள் கொரோனா-19 தடுப்பூசிகளை வினியோகித்து மக்களுக்குச் செலுத்தினார்கள்.

டாக்டர் சௌமியா சுவாமிநாதன், உலக சுகாதார அமைப்பின் தலைமை விஞ்ஞானி; தடுப்பூசி மற்றும் நோய்த்தடுப்புக்கான உலகளாவிய (Global Alliance for Vaccine and Immunization -GAVI) கூட்டணியின் தலைவரான டாக்டர் என்கோசி இகோஞ்சி-இவேலா மற்றும் தொற்று நோய்க்கான தயார் நிலைக்கான கூட்டணியின் தலைவரான ஜானி ஹால்டன் ஆகியோர் கொரோனா-19 தடுப்பூசி உலகளாவிய அணுகல் வசதி (Covid 19 Vaccine Global Access Facility –COVAX) முன் முயற்சியின் வளர்ச்சியில் முக்கிய பங்கு வகித்துள்ளனர். கோவஸின் (COVAX) வசதியின் நிர்வாக இயக்குநரான ஆரிலியா குயென் 186 நாடுகளை ஒன்றிணைத்துள்ளார். தடுப்பூசி மற்றும் நோய்த்தடுப்புக்கான உலகளாவிய கூட்டணியின் துணை தலைமை நிர்வாக அதிகாரி அனுராதா குப்தா, தடுப்பூசிகளை சமமாக விநியோகிப்பதில் முக்கிய பங்கு வகித்துள்ளார். மருந்து அணுகல், தடுப்பூசிகள் மற்றும் மருந்துப் பிரிவுக்கான உலக சுகாதார அமைப்பின் தலைமை உதவி இயக்குநர், மரியாங்கெலா சிமாவோ மற்றும் உலக சுகாதார அமைப்பின் தடுப்பூசிகள் மற்றும் உயிரியல் துறையின் இயக்குநர் பேராசிரியர் கேட் ஓ'பிரைன் ஆகியோர் மற்ற முக்கிய தலைவர்கள் ஆவர்.

பாட்டாளி வர்க்கத்தின் தலைமைத்துவம்: தோட்டாக்களையும்

குண்டுகளையும் எதிர்த்து செல்லுதல்

வெற்றிகரமான வெகுஜன தடுப்பூசி இயக்கங்களில் தலைமைத்துவம் இன்றியமையாதது. அரசியல் அல்லது அறிவியல் மட்டத்தில் மட்டுமல்ல, களத்தின் முன்னணியிலும் கூட அது மிகவும் தேவை. மருத்துவர்கள், செவிலியர்கள், சமூக சுகாதாரப் பணியாளர்கள் மற்றும் தன்னார்வலர்கள் ஆகியோர் தடுப்பூசிகளின் நன்மைகள் மற்றும் பாதுகாப்பு பற்றிய தகவல்களைப் பரப்பும் நம்பத்தகுந்த அடிமட்டத் தலைவர்கள் ஆவார்.

ஒரு காலத்தில் நினைத்துப் பார்க்க முடியாத பெரியம்மை ஒழிப்பு ஒரு சாதனையாக உருவானதற்கு முக்கிய காரணம் கோடிக்கணக்கான களப்பணித் தலைவர்கள் தான். அவர்கள் தான் நம்பமுடியாத அளவுக்குச் சிரமங்கள் மிகுந்த சூழல்களில் கூட தடுப்பூசி இயக்கத்தை முன்னெடுத்துச் சென்றவர்கள்.

அதைப்போல இளம்பிள்ளை வாதத்தை ஒழிக்க சமூக ஆதரவைத் திரட்டுவதில் களப்பணித் தலைவர்கள் முக்கிய பங்காற்றினர். கொட்டும் மழையிலும் கொளுத்தும் வெயிலிலும் முழங்கால் அளவுக்குக் கிடக்கும் பனியிலும், கழுத்தளவு நீரிலும் பல மைல்கள் நடந்து அவர்கள் இளம்பிள்ளை வாத சொட்டு மருந்தை மக்களுக்குச் செலுத்தினர். தடுப்பூசி போடும் பெரும் பணியின் போது குண்டடிப்பட்டவர்கள் ஏராளமானோர். பலர் அடிக்கப்பட்டனர்; கேவலமான பேச்சுக்களை எதிர்கொண்டனர்; கடுமையாக எதிர்க்கப்பட்டனர்.

கொரோனா-19 பிரச்சாரத்தில் சுகாதாரப் பணியாளர்கள் மற்றும் தன்னார்வத் தொண்டர்கள், வேரூன்றிய தடுப்பூசி தயக்கத்தை வென்று தகுதியான மக்களுக்குத் தடுப்பூசி போட்டனர் அயராது உழைத்தனர். அவர்கள் வெகுஜன தடுப்பூசியை வெற்றிகரமாக செய்ய புதுமையான வழிகளைப் பயன்படுத்தினர். இந்தியா நூறு கோடிக்கும் மேலான தடுப்பூசிகளைப் பயன்படுத்தி சாதனை செய்தபோது, பிரதமர் மோடி அந்த வெற்றியை முன்னணிக் களப்பணித் தலைவர்களுக்கே அர்ப்பணித்தார்.

பாரம்பரிய மற்றும் மதத் தலைவர்கள்

வெகுஜன தடுப்பூசி பிரச்சாரத்தின் முகத்தை மாற்றக்கூடிய ஆற்றல் கொண்ட இன்னொருவகைத் தலைவர்கள் பாரம்பரிய மற்றும் மதத் தலைவர்கள் ஆவர். தடுப்பூசிக்கு முந்தைய சகாப்தத்திலிருந்து அவர்கள் சம்பந்தப் பட்டிருக்கிறார்கள். நோய்த்தடுப்பு அளிக்கும் முறையை பற்றி முதன் முதலில் எழுதப்பட்ட ஓர் உரையில், ஒரு பெரியம்மை நோயாளியிடமிருந்து எடுக்கப்பட்ட சிரங்குத் தோலைப் பொடியாக்கி அதை ஆரோக்கியமான ஒருவருக்குள் செலுத்தி நோயெதிர்ப்புச் சக்தியைத் தூண்டிவிட்டார் ஒரு பௌத்த கன்னியாஸ்திரி என்று விவரிக்கப் பட்டிருக்கிறது.

மக்கள் மதத் தலைவர்களை நம்புகிறார்கள். அவர்களின் வார்த்தைகளுக்கு மதிப்பு கொடுக்கிறார்கள். அவர்களின் வழிகாட்டுதலுக்காகக் காத்திருக்கிறார்கள். அதனால் மதத்தலைவர்களுக்கு மகத்தான ஒரு 'சமூக மூலதனம்' கிடைக்கிறது. அதைப் பயன்படுத்தி அவர்களால் தடுப்பூசி பற்றிய வதந்திகளை அகற்ற முடியும்; கட்டுக்கதைகளைப் போக்க முடியும்; நல்ல நேர்மறையான தகவல்களைப் பரப்ப முடியும்.

வெகுஜன தடுப்பூசி இயக்கங்களை வெற்றிகரமாக நடத்த பல நாடுகள் மதத்தலைவர்களை நம்பியுள்ளன. இந்த தலைவர்களுக்குத் தடுப்பூசி பற்றிய அறிவை மேம்படுத்தவும், அவர்களின் தலைமைத்துவ திறன்களை கூர்மைப்படுத்தவும், தலைவர்களுக்கு பயிற்சி அளித்தனர்.

இந்தியாவில் மதத்தலைவர்கள் தடுப்பூசிக்கு வலுவான ஆதரவைத் திரட்டுவதில் நேர்மறையான பங்களிப்பைச் செய்திருக்கின்றனர். தடுப்பூசிப் போடப்படாத பகுதிகளில் நிலவுகின்ற தவறான கருத்துக்களையும், கட்டுக்கதைகளையும் நீக்குவதற்கு மதத்தலைவர்கள் பெரிதும் உதவி செய்திருக்கின்றனர். இந்தியாவில் பெரியம்மை மற்றும் போலியோவை ஒழிப்பதில் அவர்களின் பங்களிப்பு மிகப்பெரியது. அந்த நோய்களுக்கு எதிரான தடுப்பூசி மருந்துகளை முன்னெடுத்துச் செல்வதற்கு அவர்கள் பயன்படுத்தப்பட்டனர். எடுத்துக்காட்டாக 2018—ஆம் ஆண்டு நவம்பரில் உத்தரப்பிரதேச முதல்வரும் மதத்தலைவருமான யோகி ஆதித்யநாத் தட்டம்மை மற்றும் ரூபெல்லா தடுப்பூசிகளை ஊக்குவிக்கும் பொருட்டு (மதத் தலைவர்களுடன் சேர்ந்து) ஒரு ஒரு பிரச்சாரத்தைத் தொடங்கினார். சன்னி தலைவர் மவுலானா காலித் ரஷீத் ஃபிராங்கி மஹ்லி, ஜமைத்-இ-உலமா-ஹிந்த் தியோபந்த் தலைவர் மௌலானா அர்ஷத் மத்னி, மங்கமேஸ்வர் கோயில் தலைவர் மஹந்த் தேவ்யா கிரி மற்றும் அருட்தந்தை ஜார்ஜ் டி'கோஸ்டா ஆகியோர் இந்தப் பிரச்சாரத்தில் இணைந்தனர்.

ஆரம்பத்தில், நைஜீரியாவில் உள்ள மதகுருக்கள் இளம்பிள்ளை வாதத் தடுப்பூசியை நிராகரித்தனர். இதனால் இளம்பிள்ளை வாத ஒழிப்பு முயற்சிக்கு பின்னடைவு ஏற்பட்டது. ஆனால் இந்த நிலை 2003-ல் மாறியது. பல பாரம்பரிய மற்றும் மதத்தலைவர்கள் இளம்பிள்ளை வாத ஒழிப்பில் ஈடுபட்டனர்.

மாஜிகி என்னும் சமூகத் தொடர்பு மற்றும் விழிப்புணர்வுப் பிரச்சாரம் 2008-ல் தொடங்கப்பட்டது. இளம்பிள்ளை வாதத் தடுப்பூசியை மக்கள் ஏற்றுக்கொள்வதை ஊக்குவிக்க இஸ்லாமிய மற்றும் கிறித்துவக் குருமார்களை ஈடுபடுத்துவதற்காகத் தொடங்கப்பட்ட பிரச்சாரம் இதுவாகும்.

கொரோனா-19 நோய் தாக்கத்தின் போது, மக்கள் மத குருமார்கள் மீது அதிக நம்பிக்கை வைத்தனர். கத்தோலிக்க ஆயர்களின் அமெரிக்க மாநாடும், வாடிகனும் தடுப்பூசியை "நம் இனத்தில் பிறர்க்குச் செய்யும்

தொண்டு” என்று அழைத்தன. திருத் தந்தை பிரான்சிஸ், தடுப்பூசி போட்டுக் கொள்வது ஒவ்வொருவரின் தார்மீகக் கடமையாகும் என்றார். ஏனென்றால் இது தனி மனிதனின் உயிரை மட்டுமல்ல, மற்றவர்களின் உயிரையும் காக்கும் செயல் என்றார். இந்தியாவிலும் கொரோனா-19 பற்றிய கட்டுக்கதைகளை அகற்றித் தடுப்பூசியை ஊக்குவித்ததில் மதத் தலைவர்கள் மிகமுக்கிய பங்காற்றியிருக்கிறார்கள். 'ஜான் ஹை தோ ஜஹான் ஹை' (உங்களுக்கு உயிர் இருந்தால், உங்களுக்கு உலகம் இருக்கும்) என்ற முழக்கத்தோடு நாடு தழுவிய பிரச்சாரத்தைத் தொடங்கியது சிறுபான்மையினர் நல அமைச்சகம். கொரோனா-19 பற்றிய கவலைகளயும் கட்டுக்கதைகளையும், இந்தப் பிரச்சாரம் முறியடித்தது. பல்வேறு மதங்களின் தலைவர்கள் பிரச்சாரத்தில் கலந்து கொண்டனர். அவர்களில் டெல்லி ஜமா மஸ்ஜித்தின் ஷாஹி இமாம் சையத் அகமது புகாரி, சமண மதத் தலைவர் ஆச்சார்யா லோகேஷ் முனி, டெல்லி சீக்கிய குருத்வாரா நிர்வாகக் குழுத் தலைவர் மஞ்சீந்தர் சிங் சிர்சா, மற்றும் அனைந்திந்திய இமாம் நிறுவனத்தின் தலைமை இமாம் டாக்டர் உமர் அஹ்மத் இல்யாசி ஆகியோர் அடங்குவர்.

நிறுவனத் தலைவர்களின் தனித்துவம்

வெகுஜன தடுப்பூசி இயக்கங்களுக்கு வல்லுநர்கள், குடிமைச் சமூகம் மற்றும் தன்னார்வலர்கள் தேவை. மேலும் அறிவியல் மற்றும் மருத்துவச் சாதனைகள் பகிரப்பட வேண்டும். தடுப்பூசி தலைமைத்துவம் என்பது இந்தப் பணிகளை எளிதாக முடித்துவைக்கும் நிறுவனத் தலைவர்கள் இல்லாமல் நிறைவு பெறாது.

உலக சுகாதார அமைப்பு: உலகளாவிய நிறுவனத் தலைவர்

உலக சுகாதார அமைப்பு 1948இல் நிறுவப்பட்டது. இது தொற்று நோய்களை சமாளிக்க அவசியமான உலகளாவிய நிறுவனமாகும். இது ஐக்கிய நாடுகளுக்குள் சர்வதேச சுகாதாரத்தை ஒருங்கிணைத்து வழி நடத்தும் அதிகாரம் கொண்ட அமைப்பாகும். பெரியம்மை மற்றும் இளம்பிள்ளை வாத பிரச்சாரங்களை ஒழிப்பதில் உலக சுகாதார அமைப்பு முன்னெடுத்துச் சென்றிருக்கிறது. உலக சுகாதார அமைப்பு 1959இல் பெரியம்மை தொற்று நோய் ஒழிப்புக்கான உலகளாவிய தலைமைப் பொறுப்பை ஏற்றுக் கொண்டது. இது தீவிரமான பெரியம்மை ஒழிப்புத் திட்டத்தைத் தொடங்கியது. பெரியம்மை நோயைக் கண்டறிதல், கண்காணித்தல், விசாரணை செய்தல் மற்றும் வெகுஜன தடுப்பூசி மருந்து செலுத்துதல் ஆகிய இரண்டு முக்கிய பாகங்கள் கொண்டது இந்தத் திட்டம். 1980ஆம் ஆண்டில் பெரியம்மை ஒழிக்கப்பட்டது; குறைந்தது 3,000 ஆண்டுகளாக மனித குலத்தை ஆட்டிப்படைத்தது; 20ஆம் நூற்றாண்டில் மட்டும் 300 மில்லியன் மக்களைக் கொன்றிருக்கிறது.

பெரியம்மை ஒழிப்பு தொடர்பான முயற்சிகள் கற்றுக் கொடுத்த

அனுபவத்தைப் பெற்ற உலக சுகாதார நிறுவனம், 1974இல், விரிவாக்கப்பட்ட நோய்த்தடுப்பு திட்டம் (Expanded Programme on Immunization-EPI) காச நோய், தொண்டை அடைப்பான், கக்குவான் இருமல் மற்றும் இரணஜன்னி, தட்டம்மை, இளம்பிள்ளை வாதம், கல்லீரல் அழற்சி மற்றும் மஞ்சள் காய்ச்சல் முதலிய நோய்களுக்காக விரிவுபடுத்தப்பட்டது.

இளம்பிள்ளை வாத நோயை 2000ஆம் ஆண்டுக்குள் ஒழிப்பதற்காக, 1988ஆம் ஆண்டில், உலக சுகாதார நிறுவனம் அதன் உலகளாவிய இளம்பிள்ளை வாத ஒழிப்பு முன் முயற்சியை (Global Polio Eradication Initiative -GPEI) தொடங்கியது.

2012-ஆம் ஆண்டு மே மாதத்தில் உலக சுகாதார நிறுவனம் உலகளாவிய தடுப்பூசிச் செயல் திட்டத்தை (GVAP) மேற்கொண்டது. அனைத்து சமூக மக்களுக்கும் தற்போதுள்ள தடுப்பூசிகளைக் கிடைக்கும்படிச் செய்து 2020-ஆம் ஆண்டிற்குள் மில்லியன் கணக்கான இறப்புகளை தடுக்க வேண்டும் என்பது அந்தத் திட்டத்தின் நோக்கமாகும்.

உலக சுகாதார நிறுவனத்தை மதிப்பிடுவதற்கு இது ஒரு ஏற்ற தருணமாகும். உலக சுகாதார நிறுவனம், மக்களுக்கு பெருமளவில் தடுப்பூசி வழங்க கொரோனா-19 கருவிகள் முடுக்கிக்கான அணுகல் (ACT-A) மற்றும் கொரோனா-19 தடுப்பூசி உலகளாவிய அணுகல் வசதி (Covid-19 Vaccine Global Access Facility–COVAX) ஆகிய பல முயற்சிகளைத் தொடங்கியது.

கொரோனா-19 தடுப்பூசி உலகளாவிய அணுகல் வசதியில் 172 நாடுகள் பங்கேற்கின்றன; மேலும், 1.43 பில்லியனுக்கும் அதிகமான கொரோனா-19 தடுப்பூசிகள் 145 நாடுகளுக்கு வழங்கப்பட்டுள்ளன. கொரோனா-19 நோய் தடுப்பு மருந்துக்கு உகந்த காரணிகளின் பாதுகாப்பு, செயல்திறன், நம்பகத்தன்மை மற்றும் செயல்திறனை மதிப்பிடுவதற்கு உலக சுகாதார நிறுவனம் தடுப்பூசி சோதனையைத் தொடங்கியுள்ளது.

கொரோனா-19 தடுப்பூசிகள் விரைவாகக் கிடைக்கவும் மற்றும் தடுப்பூசிகள் செலுத்துவதின் முக்கியத்துவம் குறித்து உலக சுகாதார நிறுவனம், உலகத் தலைவர்களுக்கு உணர்த்தி வருகிறது. தடுப்பூசிகள் பகிர்வு, நிதியளித்தல் மற்றும் தடுப்பூசிகளை அதிகரித்தல் ஆகியவை சம்பந்தமாக உலக சுகாதார நிறுவனம் நாடுகளிடம் பலமுறை வேண்டுகோள் விடுத்துள்ளது.

தடுப்பூசி கூட்டணி: தடுப்பூசி மற்றும் நோய்த்தடுப்புக்கான உலகளாவிய (Global Alliance for Vaccine and Immunization -GAVI) கூட்டணி கேவி (GAVI) தடுப்பூசி கூட்டணி, 2000ஆம் ஆண்டில் உலக சுகாதார நிறுவனம், ஐக்கிய நாடுகளின் சிறுவர் நிதியம் (United Nations Children's Fund-UNICEF), உலக வங்கி மற்றும் பில் மற்றும் மெலிண்டா கேட்ஸ் அறக்கட்டளை ஆகியவற்றால் உருவாக்கப்பட்டது. தடுப்பூசி மருந்தை தொடர்ந்து சமமாகக்

குழந்தைகளுக்குக் கொடுத்து அவர்களின் உயிரைக் காப்பாற்றுவதும் அவர்களின் ஆரோக்கியத்தைக் காப்பது கேவியின் (GAVI) நோக்கமாகும்.

தடுப்பூசிகள் மலிவு விலையில் கிடைப்பதை உறுதி செய்வதற்காக கேவி (GAVI) உற்பத்தியாளர்களுடன் இணைந்து செயல்படுகிறது. உற்பத்தியாளர்களின் சேவைக்குப் பிரதிபலனாக நீண்டகாலத்திற்கான, நிச்சயமான, பெரிய அளவிலான மருந்துத் தேவையை கேவி (GAVI) உருவாக்கித் தருகிறது.

உலக சுகாதார நிறுவனத்தால் பரிந்துரைக்கப்பட்ட, கேவி (GAVI) ஆதரவு பெற்ற நாடுகளில் ஒரு குழந்தைக்கான மொத்த நோய்த் தடுப்புச் செலவு 28 அமெரிக்கா டாலர் ஆகும். ஆனால், அமெரிக்காவில் ஒரு குழந்தைக்கான மொத்த நோய்த் தடுப்புச் செலவு 1,200 அமெரிக்கா டாலர் ஆகும்.

கேவி (GAVI) தற்பொழுது உலகில் உள்ள பாதி குழந்தைகளுக்கு கொடிய மற்றும் பலவீனப்படுத்தும் தொற்று நோய்களுக்குத் தடுப்பூசி போட உதவுகிறது. இது உலகின் ஏழ்மையான நாடுகளுக்கு புதிய மற்றும் உயிர்காக்கும் தடுப்பூசிகளை அறிமுகப்படுத்துகிறது. கொரோனா-19 தொற்று நோய் தாக்கத்தின் போது, கேவி (GAVI) சர்வதேச கடமையுணர்வுடன் பணியாற்றியது. இது நோய் தொற்று கண்டுபிடிப்புகளுக்கான தயார்நிலை கூட்டணிகள் (Coalitions for Epidemic Preparedness Innovations-CEPI), உலக சுகாதார நிறுவனம் மற்றும் ஐக்கிய நாடுகளின் சிறுவர் நிதியம் (UNICEF) தடுப்பூசி உலகளாவிய அணுகல் வசதி (Covid-19 Vaccine Global Access Facility–COVAX), ஆகியவற்றுடன் ஒத்துழைப்பை நல்கியது.

நோய் தொற்று கண்டுபிடிப்புகளுக்கான தயார்நிலை கூட்டணிகள் (Coalitions for Epidemic Preparedness Innovations-CEPI) மேற்கு ஆபிரிக்காவில் எபோலா கிளர்ச்சிக்கு பிறகு 2017இல் நோய் தொற்று கண்டுபிடிப்புகளுக்கான தயார்நிலை கூட்டணிகள் (CEPI) தொடங்கப்பட்டது. இது தனியார், பொது, மக்களை நேசிக்கும் தன்மை உடைய மற்றும் சமூக அமைப்புகளுக்கு இடையிலான உலகளாவிய கூட்டாண்மை ஆகும். நார்வே, இந்தியா, ஜப்பான், ஐக்கிய இராச்சியம், ஐரோப்பிய ஒன்றியம், பில் மற்றும் மெலிண்டா கேட்ஸ் அறக்கட்டளை, வெல்கம் டிரஸ்ட் மற்றும் உலகப் பொருளாதார மன்றம் ஆகியவை பங்குதாரகளாவர்.

சிஇபிஜ (CEPI) ஆனது புதிய நோய் தொற்றுகளுக்கு ஏதிராக போதுமான அளவு மற்றும் சரியான நேரத்தில் பாதுகாப்பான, பயனுள்ள மற்றும் மலிவு விலையில் தடுப்பூசிகளின் விரைவான வளர்ச்சியைத் தூண்டுதல், ஒருங்கிணைத்தல் மற்றும் நிதியளிப்பதற்கான புதிய வழிகளை உருவாக்குவதை நோக்கமாகக்கொண்டுள்ளது.

2017இல் தொடங்கப்பட்டதிலிருந்து, சிஇபிஜ (CEPI) தனது பணிக்கு

ஆதரவாக 750 மில்லியனுக்கும் அதிகமான அமெரிக்கா டாலர் நிதியைத் திரட்டியுள்ளது. கோவிட்-19க்கு முன், எபோலா, லாசா, மெர்ஸ், நிபா, ரிஃப்ட் வேலி ஃபீவர் மற்றும் சிக்குன்குனியா நச்சுயிரிகள் ஆகியவற்றுக்கு எதிராகத் தடுப்பூசிகளை உருவாக்குவதில் கவனம் செலுத்தியது. எதிர்பாராத தொற்றுநோய் அச்சுறுத்தல்களைச் சமாளிக்கும் எதிர்வினை நேரத்தைத் துரிதப்படுத்தும் புதிய இயங்குதள தொழில்நுட்பங்களிலும் சிஇபிஐ (CEPI) முதலீடு செய்துள்ளது.

மார்ச் 10, 2021அன்று, சிஇபிஐ (CEPI) தடுப்பூசியை உருவாக்க காலக்கெடுவை 100 நாட்களுக்குள் சுருக்கவும், கொரோனா-19க்கு எதிராக பாதுகாப்பான தடுப்பூசியை உருவாக்கவும், புதிய முன்னுரிமைகளை கவனம் கொள்ள வேண்டும்; அறியப்பட்ட மற்றும் அறியப்படாத நோய்க்கிருமிகளுக்கு நோய் தடுப்பு மருந்துக்கு உகந்த காரணிகளைக் கொண்டு 'நூலகத்தை' உருவாக்கவும், 3.5 பில்லியன் அமெரிக்கா டாலர் தொகையில் ஐந்தாண்டு திட்டம் தீட்டப்பட்டது.

பில் மற்றும் மெலிண்டா கேட்ஸ் அறக்கட்டளை

2000ஆம் ஆண்டில் பில் கேட்ஸ் மற்றும் அவரது மனைவி மெலிண்டா கேட்ஸ் ஆகியோரால் நிறுவப்பட்டது. இந்த அறக்கட்டளை 100க்கும் மேற்பட்ட நாடுகளில் செயல்படுகிறது. தடுப்பூசி மூலம் தடுக்கக்கூடிய நோய்களிலிருந்து நோயுற்ற தன்மை மற்றும் இறப்பு ஆகியவற்றைக் குறைப்பது இதன் நோக்கமாகும். இந்த நோக்கத்தைப் பூர்த்தி செய்வதற்காக தடுப்பூசிகளை எல்லோருக்கும் கிடைக்கின்ற வாய்ப்பை அதிகரிப்பதை அறக்கட்டளை ஆதரிக்கிறது. மேலும் விலைகுறைவான, பலமான தடுப்புமருந்து ஆராய்ச்சிகளையும் ஆதரிக்கிறது.

தடுப்பூசி கூட்டணியான கேவி (GAVI), கேட்ஸ் அறக்கட்டளையின் நிறுவன பங்குதாரராகும். இது, கேவி (GAVI) அறக்கட்டளையின் மூலம் உலகத்தின் கவனத்தை வெகுஜனத் தடுப்பூசித் தேவையின்மீது குவித்தது. இந்த அறக்கட்டளை, 750 மில்லியன் அமெரிக்கா டாலர் நிதியுதவியுடன் பில் மற்றும் மெலிண்டா கேட்ஸின் அறக்கட்டளை குழந்தைகளுக்கான தடுப்பூசி திட்டத்தையும் அறிவித்துள்ளது. ஏழை நாடுகளில் வாழும் குழந்தைகளுக்குப் புதிய தடுப்பூசிகள் வேகமாகக் கிடைக்கச் செய்வது இத்திட்டத்தின் நோக்கம்.

இந்த அறக்கட்டளையின், கேவி (GAVI)யின் கோவக்ஸ் (COVAX) மூலம் முன்கூட்டியே சந்தைகளில் தடுப்பூசிகளை பெற தாராளமாக பங்களித்துள்ளது. இது, இந்திய தடுப்பூசியான கோவிஷியல்டின் வளர்ச்சிக்கும் ஆதரவளித்தது.

பில் மற்றும் மெலிண்டா கேட்ஸ் அறக்கட்டளை, சிஇபிஐக்கு (CEPI) 20 மில்லியன் அமெரிக்கா டாலர் மானியத்தை அறிவித்துள்ளது. இந்த நன்கொடை ஆராய்ச்சியை முன்னெடுத்துச் செல்லவும், நம்பிக்கைக்குரிய

தடுப்பூசிகளின் வளர்ச்சியைத் துரிதப்படுத்தவும் கொடுக்கப்பட்டது.

பன்னாட்டு ரோட்டரி சங்கம் என்னும் பன்னாட்டு சுழற் சங்கம்

பன்னாட்டு ரோட்டரி சங்கம், இளம்பிள்ளை வாதத் தடுப்பூசியை பெருமளவில் செலுத்தி வெகுஜன இயக்கமாக மாற்றியதில் பெரிய பெயரைப் பெற்றிருக்கிறது. இளம்பிள்ளை வாத நோய்க்கு எதிரான பன்னாட்டு ரோட்டரியின் போராட்டம் 29 செப்டம்பர், 1979அன்று பிலிப்பைன்ஸில் பிரச்சாரத்தைத் தொடங்கியது. இது சுமார் ஆறு மில்லியன் குழந்தைகளுக்குத் தடுப்பூசி போடுவதை நோக்கமாகக் கொண்டது.

1981ஆம் ஆண்டில், பன்னாட்டு ரோட்டரி சங்கம் 2005ஆம் ஆண்டுக்குள் உலகெங்கிலும் உள்ள குழந்தைகளுக்கு இளம்பிள்ளை வாதத் தடுப்பூசியை போட முடிவு செய்தது. 1985ஆம் ஆண்டில் பன்னாட்டு ரோட்டரி சங்கம் அதன், "போலியோ பிளஸ்" என்ற தடுப்பூசி திட்டத்தை அறிமுகப்படுத்தியது. 1988ஆம் ஆண்டில், உலக சுகாதார நிறுவனம், உலகளாவிய இளம்பிள்ளை வாத ஒழிப்பு முன் முயற்சியை (Global Polio Eradication Initiative -GPEI) தொடங்கியது. பன்னாட்டு ரோட்டரி சங்கம் அதன் சர்வதேச பங்குதாரராக மாறியது. லட்சக்கணக்கான ரோட்டரி உறுப்பினர்கள் தாமாக முன்வந்து தங்கள் நேரத்தையும் நிதியையும் கொடுத்துதவினர்.

கொரோனா-19க்கு எதிரான போராட்டத்தில் பன்னாட்டு ரோட்டரி சங்கம் முக்கிய பங்களிப்பை வழங்கியது. உலகளாவிய ரோட்டரி உறுப்பினர்கள், இளம்பிள்ளை வாத ஒழிப்பின் போது தாங்கள் பெற்ற அனுபவத்தைப் பயன்படுத்தி தங்கள் சமூகங்களில் தடுப்பூசியின் முக்கியத்துவம் குறித்த விழிப்புணர்வை ஏற்படுத்தி, சுகாதாரப் பணியாளர்களின் தடுப்பூசி முயற்சிகளுக்கு ஆதரவளித்து உதவ வேண்டும் என்று ரோட்டரித் தலைவர் வேண்டுகோள் விடுத்தார்.

ஐக்கிய நாடுகளின் சர்வதேச குழந்தைகள் அவசர நிதியம் (UNICEF)

ஐக்கிய நாடுகளின் சர்வதேச குழந்தைகள் அவசரகால நிதியம் (UNICEF) மற்றொரு உலகளாவிய வெகுஜன தடுப்பூசிக்கான தலைமையாகும். இது 1946இல் தொடங்கப்பட்டது, இப்போது, 190 நாடுகளில் செயல்படுகிறது.

1974ஆம் ஆண்டு முதல், இந்நிதியம், உலகளாவிய நோய்த்தடுப்பு சேவைகளை வழங்குகி வருகிறது. ஆண்டுதோறும் இருநூறு கோடிக்கும் மேலான தடுப்பூசிகளை வாங்கி உலகத்தின் மிகப்பெரிய தடுப்பூசி கொள்முதல் செய்யும் நிறுவனமாக இருக்கிறது. இது சந்தைகளை வடிவமைக்கவும், செலவுகளைக் குறைக்கவும், செயல்திறனை அதிகரிக்கவும் உதவுகிறது. கடந்த 20 ஆண்டுகளில் 760 மில்லியனுக்கும் அதிகமான குழந்தைகளுக்குத் தடுப்பூசி போடப்பட்டது என்று கூறுகிறது.

இந்நிதியம், தடுப்பு மருந்து குளிர் சங்கிலிகளை பராமரித்தல், மேம்படுத்துதல் மற்றும் முன்னணியில் நின்று தடுப்பூசிப் போட்டுவிடும் களப்பணியார்கள் படையைப் பலப்படுத்தும் வேலையையும் யுனிசெஃப் செய்து வருகிறது. உலகளாவிய இளம்பிள்ளை வாதம் ஒழிப்பு முன்முயற்சி (GPEI) திட்டத்தின் படுமும்முரமான கூட்டாளியாக இருக்கும் யுனிசெஃப் நூறு கோடிக்கும் மேலாக வாய் வழி இளம்பிள்ளை வாதம் தடுப்பூசி மருந்துகளை (OPV) கொள்முதல் செய்து வினியோகிக்கிறது. இது, செயல் திட்டங்கள், நோயொழிப்புக் கொள்கைகள், பயிற்சிப் பொருட்கள், ஆலோசனை, வளங்கள் திரட்டல் மற்றும் தளவாடங்கள் ஆகியவற்றில் அரசாங்கங்களுடன் இணைந்து செயல்படுகிறது.

போராட்டங்களால் பாதிக்கப்பட்ட பகுதிகளில் சமாதானப் பேச்சுவார்த்தைகள் மூலம் அமைதியை நிலைநாட்டி தடுப்பூசி போடுபவர்களை அனுமதிக்கச் செய்து தடுப்பூசி மருந்து செலுத்தும் பணியை இலகுவாக்கி இருக்கிறது யுனிசெஃப். கோவஸ் (COVAX) வசதி மூலம், மக்களுக்கு கொரோனா-19க்கு எதிராகத் தடுப்பூசி போடுவதில் முக்கியபங்கு வகித்தது. தனது சந்தை வடிவமைப்பு, கொள்முதல் தொடர்பான நிபுணத்துவம், உட்கட்டமைப்பு ஆகியவற்றைப் பயன்படுத்தி கோவஸ் (COVAX)க்கான தடுப்பூசிகளைக் கொள்முதல் செய்வதற்கு ஒன்றிணைப்புப் பணியைச் செய்திருக்கிறது யுனிசெஃப். இந்நிதியம், நோய்த்தடுப்புத் தேவைகளான ஊசிகள், அவற்றை பயன்படுத்திய பின்பு அகற்றுவதற்கான பாதுகாப்புப் பெட்டிகள், குளிர் சங்கிலி உபகரணங்கள் (Cold chain equipment-CCE) போன்ற தடுப்பூசி குளிர்சாதனப் பெட்டிகள் போன்றவற்றையும் கொள்முதல் செய்து வழங்குகிறது.

மொத்தத்தில் தடுப்பூசி மருந்தின் வரலாற்றுப் பயணம் நம்பமுடியாத ஒன்று. இந்தப் பயணத்தில் கடின உழைப்பு, புதுமை, தியாகங்கள், தொழில் முனைப்பு ஆகியவற்றின் மூலம் பல உயரிய சாதனைகள் நிகழ்த்தப்பட்டிருக்கின்றன.‘தடுப்பூசி’ எனப்படும் இந்த அதிசயத்தின் சவால்கள் மற்றும் எதிர்கால வாய்ப்புகள் ஆகியவற்றை முடிவுரையில் காண்போம்.

REFERENCES

1. OECD. 2021. Enhancing public trust in COVID-19 vaccination: The role of governments [online]. Available from: https://www.oecd.org/coronavirus/policy-responses/enhancing-public-trust-in-covid-19-vaccination-the-roleof-governments-eae0ec5a/

2. Crosby BC, Bryson JM. Leadership for the common good: Tackling public problems in a shared-power world. Hoboken, NJ: John Wiley & Sons; 2005.

3. Saleh, J., 2015. Public health leadership theory in immunization campaigns: A look at the transactional and transformational leaderships styles [online]. Available from: <https://www.researchgate.net/publication/280580041_Public_Health_Leadership_Theory_In_Immunization_Campaigns_a_look_at_the_Transactional_and_Transformational_Leaderships_Styles

4. Durch JS. Overcoming barriers to immunization: A workshop summary.

5. Osborn RN, Hunt JG, Jauch LR. Toward a contextual theory of leadership. The Leadership Quarterly. 2002 December;13(6):797–837.

6. Emperor Of China Kangxi [online]. Encyclopedia.com. 2020. Available from: https://www.encyclopedia.com/people/history/chinese-and-taiwanesehistory-biographies/emperor-china-kangxi

7. Weiss R A, J Esparza. The prevention and eradication of smallpox: a commentary on Sloane (1755) 'An account of inoculation'. Philosophical Transactions of the Royal Society B: Biological Sciences. 2015 April;370(1666):20140378.

8. Hajj HI, Chams N, Chams S, Sayegh S El, Badran R, Raad M, GergesGeagea A, Leone A, Urjus JA. Vaccines through centuries: Major cornerstones of global health. Frontiers in Public Health. 2015 November 26;3:269.

9. Historic UK. 2021. Lady Mary Wortley Montagu and her campaign against smallpox—historic UK [online]. Available from: https://www.historic-uk.com/HistoryUK/HistoryofBritain/Lady-Mary-WortleyMontagu-Campaign-Against-Smallpox/

10. Who was Lady Mary Wortley Montagu? [Internet]. National Trust. 2021 [cited 10 December 2021]. Available from: https://www.nationaltrust.org.uk/features/who-was-lady-mary-wortley-montagu

11. Chichowlas O. Catherine the Great Smallpox Letter Echoes

Russia's Pandemic Woes [Internet]. The Moscow Times. 2021 [cited 10 December 2021]. Available from: https://www.themoscowtimes.com/2021/11/19/catherine-the-great-smallpox-letter-echoes-russias-pandemic-woesa75614

12. Timeline. History of vaccines [Internet]. Historyofvaccines.org. 2021 [cited 10 December 2021]. Available from: https://www.historyofvaccines.org/timeline#EVT_43

13. Troops G. Gen. George Washington ordered smallpox inoculations for all troops [Internet]. Military Health System. 2021 [cited 10 December 2021]. Available from: https://health.mil/News/Articles/2021/08/16/Gen-George-Washington-Ordered-Smallpox-Inoculations-for-AllTroops

14. Statesman.com. 2021 [cited 10 December 2021]. Available from: https://www.statesman.com/ story /news/politics/politifact/2021/08/02/didgeorge-washington-mandate-vaccines-smallpox-continental-army-duringrevolutionary-war/5456106001/

15. Werther R. George Washington and the first mandatory immunization. Journal of the American Revolution [Internet]. Journal of the American Revolution. 2021 [cited 10 December 2021]. Available from: https://allthingsliberty.com/2021/10/george-washington-and-the-first-mandatory-immunization/

16. The right to health [Internet]. Nytimes.com. 2021 [cited 10 December 2021]. Available from: https://www.nytimes.com/2021/09/30/briefing/vaccine-mandate-covid.html

17. Youngdahl K. American presidents and infectious diseases. History of Vaccines [Internet]. Historyofvaccines.org. 2013 [cited 10 December 2021]. Available from: https://www.historyofvaccines.org/content/blog/american-presidents-and-infectious-diseases

18. Inoculation. Thomas Jefferson's Monticello [Internet]. Monticello.org. 2021 [cited 10 December 2021]. Available from: https://www.monticello.org/site/research -and -collections/inoculation

19. Rigau-Pérez JG. The real philanthropic expedition of the smallpox vaccine: monarchy and modernity in 1803. Puerto Rico Health Sciences Journal. 2004 September 1;23(3):223–231.

20. Botet FA. Fighting against smallpox around the world. The vaccination expeditions of Xavier de Balmis (1803–1806) and Josep Salvany (1803–1810). Contributions to Science. 2012 October 31;99–105.

21. Andrus JK, Bandyopadhyay AS, Danovaro-Holliday M, Dietz V, Domingues C, Figueroa JP, et al. The past, present, and future of immunization in the Americas. RevistaPanamericana de Salud-Pública. 2018 April 12;41:e121.

22. Tarrago R. The Balmis-Salvany smallpox expedition: the first public health vaccination campaign in South America. Perspectives in Health (PAHO). 2001;6(1).

23. Origin of our name [Internet]. Marchofdimes.org. 2021 [cited 10 December 2021]. Available from: https://www.marchofdimes.org/mission/eddiecantor-and-the-origin-of-the-march-of-dimes.aspx

24. Berish A. FDR and polio. FDR Presidential Library and Museum [Internet]. Fdrlibrary.org. 2021 [cited 10 December 2021]. Available from: https://www.fdrlibrary.org/polio

25. Gelfand HM. A critical examination of the Indian smallpox eradication program. American Journal of Public Health and the Nations Health. 1966 October;56(10):1634–1651.

26. Ghosh S. How India nixed smallpox [Internet]. 2021 [cited 10 December 2021]. Available from: https://thepatriot.in/2020/03/27/how-india-ixed-smallpox/

27. Ogden HG. CDC and the Smallpox Crusade. US Department of Health and Human Services, Public Health Service, Centers for Disease Control. 1987.

28. Chatterjee K. India's war on smallpox: Lessons for the Covid19 pandemic. Live History India [Internet]. Live History India. 2021 [cited 10 December 2021]. Available from: https://www.livehistoryindia.com/story/mmi-cover-story/smallpox/

29. Fenner F, Henderson DA, Arita I, Jezek Z, Ladnyi ID. Smallpox and its eradication. Geneva: World Health Organization. 2 March 1988.

30. Samnani AA. Political economy of poliomyelitis (India case study). Available from: https://internalmedicine.imedpub.com/political-economyof-poliomyelitis-india-case-study.php?aid=9902
31. GPEI. How India eradicated polio [Internet]. Polioeradication.org. 2021 [cited 10 December 2021]. Available from: https://polioeradication.org/news-post/how-india-eradicated-polio-challenges-and-lessons-learned/
32. India: A push to vaccinate every child, everywhere ended polio in India [Internet]. Who.int. 2021 [cited 10 December 2021]. Available from: https://www.who.int/india/news/feature-stories/detail/a-push-to-vaccinate-every-childeverywhere-ended-polio-in-india
33. Polio eradication efforts in India. 2021 [cited 10 December 2021]. Available from: https://main.mohfw.gov.in/sites/default/files/Pulse%20Polio%20 Programme.pdf
34. PM Modi's visit to vaccine facilities acknowledgement of institutions built over decades: Anand Sharma [Internet]. Deccan Herald. 2021 [cited 10 December 2021]. Available from: https://www.deccanherald.com/national/national-politics/pm-modis-visit-to-vaccine-facilities-acknowledgement-ofinstitutions-built-over-decades-anand-sharma-921365.html
35. Modi meets COVID-19 vaccine manufacturers [Internet]. The Hindu. 2021 [cited 10 December 2021]. Available from: https://www.thehindu.com/news/national/pm-modi-meets-indian-covid-vaccine-manufacturers/article37139056.ece
36. Ramesh P. Modi's pandemic leadership [Internet]. Open the Magazine. 2021 [cited 10 December 2021]. Available from: https://openthemagazine.com/cover-stories/modis-pandemic-leadership/
37. Express Web Desk. PM Modi flags complacency, asks officials to take Covid vaccination drive door to door [Internet]. The Indian Express. 2021 [cited 10 December 2021]. Available from: https://indianexpress.com/article/india/narendra-modi-covid-vaccination-districts-door-to-door-create-awarenessmisconceptions-7605688/

38. Narendra Modi calls for door-to-door COVID-19 vaccination [Internet]. The Hindu. 2021 [cited 10 December 2021]. Available from: https://www.thehindu.com/news/national/pm-holds-review-meeting-with-dms-of-over40-districts-on-low-covid-vaccination-coverage/article37317930.ece

39. The fight over inoculation during the 1721 Boston smallpox epidemic [Internet]. Science in the News. 2021 [cited 10 December 2021]. Available from: https://sitn.hms.harvard.edu/flash/special-edition-on-infectiousdisease/2014/the-fight-over-inoculation-during-the-1721-bostonsmallpox-epidemic/

40. Hoffman D. The man who defeated smallpox [Internet]. Foreign Policy. 2021 [cited 10 December 2021]. Available from: https://foreignpolicy.com/2010/05/05/the-man-who-defeated-smallpox/

41. Donald A. Henderson. Johns Hopkins Bloomberg School of Public Health [Internet]. Johns Hopkins Bloomberg School of Public Health. 2021 [cited 10 December 2021]. Available from: https://publichealth.jhu.edu/about/history/heroes-of-public-health/donald-a-henderson

42. Dr Donald A. Henderson. PAHO/WHO. Pan American Health Organization [Internet]. Paho.org. 2021 [cited 10 December 2021]. Available from: https://www.paho.org/en/public-health-heroes/dr-donaldhenderson

43. Access to COVID-19 Tools (ACT) Accelerator [Internet]. WHO. int. 2021 [cited 10 December 2021]. Available from: https://www.who.int/initiatives/act-accelerator

44. WHO chief says unfair COVID-19 vaccine distribution risks causing 'catastrophic moral failure'. World News. Firstpost [Internet]. Firstpost. 2021 [cited 10 December 2021]. Available from: https://www.firstpost.com/world/who-chief-says-unfair-covid-19-vaccine-distribution-risks-causingcatastrophic-moral-failure-9215801.html

45. WHO chief Tedros Adhanom Ghebreyesus unbowed amid attacks Trump criticism [Internet]. The Economic Times. 2021 [cited 10 December 2021]. Available from: https://economictimes.indiatimes.

com/news/international/world-news/un-health-agency-chief-unbowed-amid-attacks-trumpcriticism/articleshow/75734049. cms?utm_source=contentofinterest&utm_medium=text&utm_campaign=cppst

46. Baxby D. The Jenner bicentenary: the introduction and early distribution of smallpox vaccine. FEMS Immunology & Medical Microbiology. 1996 November 1;16(1):1–10.

47. Behbehani AM. The smallpox story: life and death of an old disease. Microbiological Review. 1983 December;47(4):455–509.

48. About Edward Jenner—The Jenner Institute [Internet]. 2021 [cited 10 December 2021]. Available from: https://www.jenner.ac.uk/about/edward-jenner

49. Waterhouse Benjamin. To slay the devouring monster. OnView. Digital Collections & Exhibits [Internet]. Collections.countway.harvard.edu. 2021 [cited 10 December 2021]. Available from: https://collections.countway.harvard.edu/onview/exhibits/show/to-slay-the-devouring-monster/benjamin-waterhouse

50. The College of Physicians of Philadelphia. History of Vaccines Timelines. The College of Physicians of Philadelphia; 1885. Available from: https://collegeofphysicians.org/our-work/history-vaccines

51. Smallpox vaccination and the waterhouse experiments. Gilt by Association. OnView: Digital Collections & Exhibits [Internet]. Collections.countway.harvard.edu. 2021 [cited 10 December 2021]. Available from: https://collections.countway.harvard.edu/onview/exhibits/show/gilt/smallpox

52. Esparza J, Lederman S, Nitsche A, Damaso CR. Early smallpox vaccine manufacturing in the United States: introduction of the animal vaccine in 1870; establishment of 'vaccine farms' and the beginnings of the vaccine industry. Vaccine. 2020 June 19;38(30):4773–4779.

53. Hansen B. Smallpox and the long road to eradication [Internet]. Science History Institute. 2021 [cited 10 December 2021]. Available from: https://www.sciencehistory.org/distillations/smallpox-

and-the-long-road-to-eradication

54. Prabhu M. The age of modern vaccines: An abridged history of vaccines, Part 2 [Internet]. GAVI.org. 2021 [cited 10 December 2021]. Available from: https://www.gavi.org/vaccineswork/age-modern-vaccinesabridged-history-vaccines-part-2

55. Smith K A. Louis Pasteur: The father of immunology? Frontiers in Immunology. 10 April 2012. 3:68.

56. Mehta P. Adopt an offensive strategy for key economic decisions [Internet]. Mint. 2021 [cited 10 December 2021]. Available from: https://www.livemint.com/opinion/online-views/adopt-an-offensive-strategy-for-keyeconomic-decisions-11608825978628.html

57. Hawgood BJ. Waldemar Mordecai Haffkine, CIE (1860–1930): Prophylactic vaccination against cholera and bubonic plague in British India. Journal of Medical Biography. 2007 February;15(1):9–19.

58. Sorokina M. Between faith and reason. Waldemar Haffkine (1860–1930) in India. In: Robbins WX, Tokayer M, editors. Western Jews in India: From the Fifteenth Century to the Present. New Delhi: Manohar Publishers; 2013. 161–178.

59. The last resort: The man who saved the world from two pandemics [Internet]. The Librarians. 2021 [cited 10 December 2021]. Available from: https://blog.nli.org.il/en/haffkine/

60. Chen I, Humeniuk H. Outstanding scientist and bacteriologist Waldemar Haffkine [Internet]. 2021 [cited 10 December 2021]. Available from: https://www.researchgate.net/publication/346480482_Outstanding_scientist_and_bacteriologist_Waldemar_Haffkine

61. Gunter J, Pandey V. Waldemar Haffkine: The vaccine pioneer the world forgot [Internet]. BBC News. 2021 [cited 10 December 2021]. Available from: https://www.bbc.com/news/world-asia-india-55050012

62. Jishnu L. Wishing for a Jonas Salk in the age of COVID-19 [Internet]. Downtoearth.org.in. 2021 [cited 10 December 2021]. Avail-

able from: https://www.downtoearth.org.in/blog/health/wishing-for-a-jonas-salkin-the-age-of-covid-19-74822

63. About Jonas Salk [Internet]. Salk Institute for Biological Studies. 2021 [cited 10 December 2021]. Available from: https://www.salk.edu/about/history-of-salk/jonas-salk/

64. Tan SY, Ponstein N. Jonas Salk (1914–1995): A vaccine against polio. Singapore Medical Journal. 2019 January;60(1):9.

65. Salk Jonas, Albert Bruce Sabin [Internet]. Science History Institute. 2021 [cited 10 December 2021]. Available from: https://www.sciencehistory.org/historical-profile/jonas-salk-and-albert-bruce-sabin

66. Saxena A. World polio day: A look at India's journey towards becoming polio-free nation [Internet]. Thelogicalindian.com. 2021 [cited 10 December 2021]. Available from: https://thelogicalindian.com/health/world-polio-day-india-31442

67. The first century of women in vaccine science: 1970s to 1990s (Part 3). Absolutely Maybe [Internet]. Absolutely Maybe. 2022 [cited 19 January 2022]. Available from: https://absolutelymaybe.plos.org/2021/08/31/the-first-century-of-women-in-vaccine-science-1970s-1990s-part-3/

68. The vital and overlooked women who pioneered vaccines throughout history [Internet]. inews.co.uk. 2022 [cited 19 January 2022]. Available from: https://inews.co.uk/opinion/international-womens-day-2021-womenpioneered-vaccines-history-892545

69. Pioneering work of women scientists in India gets a boost [Internet]. IndBiz. Economic Diplomacy Division. 2022 [cited 19 January 2022]. Available from: https://indbiz.gov.in/pioneering-work-of-women-scientistsin-india-gets-a-boost/

70. Bora S. Meet 10 female scientists instrumental in developing COVID-19 vaccines around the world [Internet]. SheThePeople TV. 2021 [cited 10 December 2021]. Available from: https://www.shethepeople.tv/home-topvideo/meet-10-female-scientists-instrumental-in-developing-covid-19-v;accines-around-the-world/

71. Rosen BL, Goodson P, Thompson B, Wilson KL. School nurses'

knowledge, attitudes, perceptions of role as opinion leader, and professional practice regarding human papillomavirus vaccine for youth. Journal of School Health. 2015 February;85(2):73–81.

72. Pauvrete V. How frontline health workers are writing India's immunization success story [Internet]. Global Citizen. 2021 [cited 10 December 2021]. Available from: https://www.globalcitizen.org/fr/content/frontline-healthworkers-immunization-success/

73. Roychowdhury A. In India's eradication of smallpox and polio, lessons on how to (and how not to) tackle Covid-19 vaccination [Internet]. The Indian Express. 2021 [cited 10 December 2021]. Available from: https://indianexpress.com/article/research/in-indias-eradication-ofsmallpox-and-polio-lesson-on-how-to-and-how-not-to-tackle-covid-19-vaccination-7310266/

74. India's health workers: Ending polio is just the beginning [Internet]. Global Citizen. 2021 [cited 10 December 2021]. Available from: https://www.globalcitizen.org/en/content/indias-health-workers-ending-poliois-just-the-beg/

75. GPEI. The linchpin of on-ground polio eradication: women health workers and leaders [Internet]. Polioeradication.org. 2021 [cited 10 December 2021]. Available from: https://polioeradication.org/news-post/the-linchpin-of-onground-polio-eradication-women-health-workers-and-leaders/

76. IED blast injures lady health worker (2013). The Express Tribune. Available from: http://tribune.com.pk/story/516158/ied-blast-injureslady-health-worker/

77. Tank killing: Lady health worker shot dead (2013). The Express Tribune. Available from: http://tribune.com.pk/story/572624/tank-killinglady-health-worker-shot-dead/

78. Closser S, Jooma R. Why we must provide better support for Pakistan's female frontline health workers. PLoS medicine. 2013 October;10(10):e1001528.

79. PM praises frontline, health workers as India administers over

2 crore doses [Internet]. NDTV.com. 2021 [cited 10 December 2021]. Available from: https://www.ndtv.com/india-news/pm-praises-frontline-health-workersas-india-administers-over-2-crore-doses-2544891

80. Zarocostas J. UNICEF taps religious leaders in vaccination push. The Lancet. 2004 May 22;363(9422):1709.

81. Grabenstein JD. What the world's religions teach, applied to vaccines and immune globulins. Vaccine. 2013;31(16):2011–2023.

82. UNICEF. Building trust in immunization: Partnering with religious leaders and groups. New York, NY: UNICEF; 2004. 23–26.

83. Oyo-Ita A, Bosch-Capblanch X, Ross A, Oku A, Esu E, Ameh S, et al. Effects of engaging communities in decision-making and action through traditional and religious leaders on vaccination coverage in Cross River State, Nigeria: A cluster-randomised control trial. Plos One. 2021 April 16;16(4):e0248236.

84. India is polio-free: What can Pakistan, Afghanistan and Nigeria learn? [Internet]. The Guardian. 2021 [cited 10 December 2021]. Available from: https://www.theguardian.com/global-development-professionals-network/2014/jan/13/lessons-india-polio-free-landmark

85. Religious leaders advocate measles-rubella campaign [Internet]. Times of India. 2018 [cited 19 January 2022]. Available from: https:// timesofindia indiatimes. com / city/ lucknow /religious- leaders -advocate -for-measlesrubella -campaign/articleshow/66822506.cms

86. Thissen P, Rao K. Evidence impact: Increasing immunization rates by engaging community leaders [Internet]. 3ieimpact.org. 2021 [cited 10 December 2021]. Available from: https://www.3ieimpact.org/blogs/evidence-impact-increasing-immunization-rates-engaging-communityleaders

87. Mohammed A, Tomori O, Nkengasong JN. Lessons from elimination of poliomyelitis in Africa. Nature Reviews Immunology. 2021 December;21(12):823–828.

88. Nasir SG, Aliyu G, Ya'u I, Gadanya M, Mohammad M, Zubair M, El-Kamary SS. From intense rejection to advocacy: How Muslim clerics were engaged in a polio eradication initiative in Northern Nigeria. PLoS Medicine. 2014 August 5;11(8):e1001687.

89. Nortey J, Lipika M. Most Americans would trust their clergy's COVID-19 vaccine advice [Internet]. Pew Research Center's Religion & Public Life Project. 2021 [cited 10 December 2021]. Available from: https://www.pewforum.org/2021/10/15/most-americans-who-go-to-religious-servicessay-they-would-trust-their-clergys-advice-on-covid-19-vaccines/

90. Lehmann C. Faith leaders spread the word: Get vaccinated [Internet]. WebMD. 2021 [cited 10 December 2021]. Available from: https://www.webmd.com/vaccines/covid-19-vaccine/news/20210126 /faith-leadersspread-the-word-get-vaccinated

91. Galang JR. Science and religion for COVID-19 vaccine promotion. Journal of Public Health. 2021 September 22;43(3):e513–e514.

92. 'Jaan Hai To Jahan Hai' Covid vaccine awareness campaign to start From 21 June [Internet]. NDTV.com. 2021 [cited 19 January 2022]. Available from: https://www.ndtv.com/india-news/minority-affairs-ministry-tolaunch-jaan-hai-to-jahan-hai-covid-19-vaccine-awareness-campaign-onjune-21-2467617

93. Global vaccine action plan [Internet]. WHO.int. 2021 [cited 10 December 2021]. Available from: https://www.who.int/teams/immunization-vaccines-and-biologicals/strategies/global-vaccine-actionplan

94. Covax. 1 billion doses delivered [Internet]. GAVI.org. 2022 [cited 19 January 2022]. Available from: https://www.gavi.org/covax-vaccine-roll-out

95. Laskar R. WHO-appointed panel slams slow response to Covid-19 in 2020, seeks more powers for UN body [Internet]. Hindustan Times. 2021 [cited 10 December 2021]. Available from: https://www.hindustantimes.com/world-news/who-appointed -panel-slams- slow- response- to- covid- 19- in2020-seeks-more-powers-

for-un-body-101620839204846.html

96. WHO-GAVI. The global alliance for vaccines and immunizations [Internet]. WHO.int. 2021 [cited 10 December 2021]. Available from: https://www.who.int/workforcealliance/members_partners/member_list/gavi/en/

97. Lob-Levyt J. Special event on philanthropy and the global public health agenda [Internet]. Un.org. 2021 [cited 10 December 2021]. Available from: https://www.un.org/en/ecosoc/phlntrpy/docs/gavi.pdf

98. GAVI at 20: How far have we come and how far can we go? [Internet]. Results UK. 2021 [cited 10 December 2021]. Available from: https://www.results.org.uk/blog/gavi-20-how-far-have-we-come-and-how-far-can-we-go

99. Why we exist? CEPI [Internet]. CEPI. 2021 [cited 10 December 2021]. Available from: https://cepi.net/about/whyweexist/100. WHO.int. 2021 [cited 10 December 2021]. Available from: https://www.who.int/immunization/sage/meetings/2019/april/1_CEPI_Summary_WHO_SAGE_Meeting_April.pdf

101. Samarasekera U. CEPI prepares for future pandemics and epidemics. The Lancet Infectious Diseases. 2021 May1;21(5):608.

102. Bill and Melinda Gates Foundation: What is it and what does it do? [Internet]. BBC News. 2021 [cited 10 December 2021]. Available from: https://www.bbc.com/news/world-us-canada-56979480

103. Gates Foundation. American organization [Internet]. Encyclopedia Britannica. 2021 [cited 10 December 2021]. Available from: https://www. britannica.com/topic/Gates-Foundation

104. Bill & Melinda Gates Foundation [Internet]. Oecd-ilibrary.org. 2021 [cited 10 December 2021]. Available from: https://www.oecd-ilibrary.org/sites/da5658fd-en/index.html?itemId=/content/component/da5658fd-en

105. Bill and Melinda Gates call for collaboration innovation to deliver COVID 19 breakthroughs [Internet]. Bill and Melinda Gates Foundation. 2021 [cited 10 December 2021]. Available from:

https://www.gatesfoundation. org/ideas/media-center/press-releases/2020/12/bill-and-melinda-gates-callfor-collaboration-innovation-to-deliver-covid-19-breakthroughs

106. Bill Gates: The virus and the quest to vaccinate the world (Published 2020) [Internet]. Nytimes.com. 2021 [cited 10 December 2021]. Available from: https://www.nytimes.com/2020/11/23/world/bill-gates-vaccinecoronavirus.html

107. Gates Foundation announces new funds to develop COVID-19 vaccines and increase access to affordable vaccines in low-income countries [Internet]. Bill and Melinda Gates Foundation. 2021 [cited 10 December 2021]. Available from: https://www.gatesfoundation.org/ideas/media-center/press-releases/2020/11/gates-foundation-announces-new-fundsto-develop-covid-19-vaccines

108. Rotary polio eradication efforts [Internet]. Rotary.org. 2021 [cited 10 December 2021]. Available from: https://www.rotary.org/en/historyrotary-polio-eradication-efforts

109. Bhattacharya S, Dasgupta R. A tale or two global health programs. Smallpox eradication's lessons for the Antipolio campaign in India. American Journal of Public Health. 2009 July;99(7):1176–1184.

110. Vaccines to end polio: Rotary lead the way [Internet]. GAVI.org. 2021 [cited 10 December 2021]. Available from: https://www.gavi.org/vaccines-to-end-polio-rotary-lead-the-way

111. GPEI Partners [Internet]. Polioeradication.org. 2021 [cited 10 December 2021]. Available from: https://polioeradication.org/who-we-are/partners/

112. Dochterman C. Rotary's involvement in polio eradication [Internet]. Clubrunner.blob.core.windows.net. 2021 [cited 10 December 2021]. Available from: https://clubrunner.blob.core.windows.net/00000001415/en-ca/files/homepage/rotary-s-invovlement-in-polio-eradication/Rotarysinvolvement-in-Polio-Eradication.pdf

113. Through pandemics and epidemics, hope stays alive [Internet]. Unicef.org. 2021 [cited 10 December 2021]. Available from:

https://www.unicef.org/stories/through-pandemics-epidemics-hope-stays-alive

114. COVAX: Ensuring global equitable access to COVID-19 vaccines [Internet]. Unicef.org. 2021 [cited 10 December 2021]. Available from: https://www.unicef.org/supply/covax-ensuring-global-equitable-access-covid-19-vaccines

115. Albala S. Thematic analysis of the culture of UNICEF in response to polio eradication efforts. 2015. Available from: https://repository.upenn.edu/cgi/viewcontent.cgi?article=1000&context=anthro_seniortheses

116. Urgent action needed now to ensure sufficient COVID vaccine syringe supply to meet 2022 vaccination targets [Internet]. Unicef.org. 2021 [cited 10 December 2021]. Available from: https://www.unicef.org/press-releases/urgent-action-needed-now-ensure-sufficient-covid-vaccine-syringe-supplymeet-2022.

பின்னுரை

புதிய ஆயுதங்கள், புதிய சவால்கள்

சுமார் 225 ஆண்டுகளாகப் பயணித்துவரும் தடுப்பூசிகள் தொற்று நோய்களைக் குணமாக்கும் மேலாண்மையில் அடிக்கல்லாக செயல்பட்டிருக்கின்றன. பல லட்சக்கணக்கான உயிர்களைக் காப்பாற்றி மனிதனின் ஆயுளை மேம்படுத்தி வரும் தடுப்பூசிகள் உலக சுகாதாரத்தில் அதிமுக்கியமான மையமாக இருந்து வந்திருக்கின்றன. ஜென்னர் காலத்திலிருந்து தடுப்பூசி மருந்தை வளர்த்தெடுப்பதிலும், நோயெதிர்ப்புக் கட்டமைப்பு பற்றிய புரிதலிலும் உலகம் பெரும் மாற்றத்தைக் கண்டிருக்கிறது. எனினும் நோய்க்கிருமிகள் உண்டாக்கும் சவால்கள் பல்மடங்கு பெருகியிருக்கின்றன.

சர்வதேசப் பெருந்தொற்று நூற்றாண்டு

கடந்த நூறு ஆண்டுகளில், இந்த உலகம் பெருந்தொற்றுகளுக்கும், சர்வதேசப் பெருந்தொற்றுகளுக்கும் எதிராகப் போராடி வந்திருக்கின்றது. எபோலா, ஜிக்கா, மெர்ஸ், இன்ஃபுளூயன்ஸா, சார்ஸ், சார்ஸ்-கோவ்-2 ஆகியவை அந்தத் தொற்றுக்கள். 300-க்கும் மேலாக எழுந்துவரும் தொற்றுநோய்கள் அடையாளம் காணப்பட்டிருக்கின்றன. குறைந்தபட்சம் சார்ஸ் உட்பட ஏழு கரோனா தீநுண்மிகள் நோய்களையும் மரணங்களையும் விளைவித்திருக்கின்றன.

வைரஸ் திரிபுகள்: சார்ஸ்-கோவ்-2-ன் மாறிவரும் முகங்கள்

காலப்போக்கில் சார்ஸ்-கோவ்-2 திரிந்து வந்திருக்கிறது. அதனால் ஏற்பட்டிருக்கும் மரபணு திரிபுகள் நோய்க்கண்டறிதல், தடுப்பூசியை உள்ளடக்கிய சிகிச்சையியல் ஆகிய துறைகளில் பெரும் மாற்றங்களை

உருவாக்கும். சார்ஸ்-கோவ்-2- திரிபுருக்கள் (வேரியண்ட்ஸ் ஆஃப் கன்சர்ன்) ஆல்ஃபா, பீட்டா, காமா, டெல்டா மற்றும் ஓமைக்ரான் ஆகியவை. இன்னொரு வகை திரிபுருக்கள் (வேரியண்ட்ஸ் ஆஃப் இண்டரஸ்ட்) எபிசைலன், ஜீட்டா, எடா, தீட்டா, ஐயோட்டா மற்றும் கப்பா ஆகியவை.

ஆல்ஃபா முதன்முதலில் இங்கிலாந்தில் 2020 செப்டம்பரில் கண்டறியப்பட்டது. பீட்டா முதலில் தென்னாஃப்ரிக்காவில் 2020 அக்டோபரில் கண்டறியப்பட்டது. அதன் பின்னர் டெல்டா திரிபுரு கண்டறியப்பட்டது. அது படுவேகமாக உலகம் முழுவதும் பரவி அழிவை உண்டாக்கியது. அதுதான் 2021 மே முதல் ஜூன் வரை பரவிய படுபயங்கரமான இரண்டாவது கோவிட் அலைக்கு முக்கிய காரணம். இந்த திரிபுரு இந்தியா உட்பட பல நாடுகளில் இரண்டாவது ஊரடங்கைக் கொண்டுவந்தது. ஆல்ஃபாவை விட 60 சதவீதம் படுவேகமாக டெல்டா பரவும் தன்மை கொண்டது.

டெல்டாவின் கோபம் தணிந்தவுடன் வாழ்க்கை சகஜநிலைக்குத் திரும்பியதும், உலகம் இன்னொரு அதிர்ச்சியை எதிர்கொண்டது. அது ஓமைக்ரான் என்னும் திரிபுரு. படுவேகமாக பரவியது என்றாலும் ஓமைக்ரான் ஆபத்து குறைவானது என்று சொல்லப்பட்டது. தற்போதைய வைரஸ் திரிபுருவை எதிர்த்து போராடக்கூடிய தடுப்பூசிகளின் திறன், நோயின் கடுமை, கோவிட்-19-லிருந்து மீண்டவர்களுக்கு ஏற்படக்கூடிய தொற்றின் சாத்தியம் ஆகியவற்றைப் பற்றிய தரவுகளை சுகாதார நிபுணர்களும், உலக நாடுகளின் தலைவர்களும் பதற்றதோடு அவதானித்துக் கொண்டிருக்கிறார்கள்.

40 மில்லியன் மடங்கு படுவேகமாக பரிணமித்துக் கொண்டிருக்கும் தொற்றுநோய்களிடம் நாம் தோற்றுக் கொண்டிருக்குமா?

உலகம் இன்னும் நிறைய சர்வதேசப் பெருந்தொற்றுக்களைச் சந்திக்குமா?

என்னதாம் ஆகப்பெரிய மருத்துவ, விஞ்ஞான முன்னேற்றங்கள் உருவானாலும், பெருந்தொற்றுக்களுக்கான வாய்ப்புகள் விடாமல் அதிகரித்துக் கொண்டுதானிருக்கின்றன. பல அணுகுண்டுகள் விரைவில் வெடிக்கக் காத்துக் கொண்டிருக்கின்றன. அதிகரிக்கும் மக்கள்தொகையும், முன்னேற்றத்தின் மீதான மோகமும் மனிதர்களுக்கிடையிலான உறவுகளையும் தொடர்புகளையும் அதிகப்படுத்தி விட்டன. மேலும் மனிதர்கள் விலங்குகளோடும் அதிகமாகப் பழக வேண்டியிருக்கிறது. புதிய கிருமிகளின் தோற்றுவாய் விலங்குகள்தான்.

நோயெதிர்ப்புச் சக்திக் குறைவாலும் தொற்று அபாயச் சாத்தியத்தாலும் அவதிப்படும் முதியோர்கள் எண்ணிக்கை மட்டுமல்ல விகிதாச்சாரமும் அதிகமாகி விட்டது. புற்றுநோய், உடல்பருமன், அதனால் ஏற்படும் நோயெதிர்ப்புச் சக்திமுடக்கம் ஆகியவை அதிகரிப்பதால் நோய்கள் துரிதகதியில் பரவுகின்றன.

மேலும் உலகம் முழுவதும் மனிதர்களின் போக்குவரத்து ஆகப்பெரிய அளவில் அதிகரித்துவிட்டது. விமானப் பயணங்கள் 1990-ல் நூறுகோடியாக இருந்தன; அவை 2018-ல் நானூறு கோடி இருபது லட்சமாக உயர்ந்தன. அதனால் தொற்றுக்கள் உலகின் ஒரு மூலையிலிருந்து மறு மூலைக்குச் சில மணிநேரங்களிலே பரவ ஆரம்பித்தன.

மக்கள் மாநகரங்களுக்குப் புலம்பெயர்தல் உலகம் முழுவதும் நிகழ்கிறது. புதிய நகர்ப்புறப் பகுதிகளில் வீட்டுவசதிகள், சுகாதாரம், உட்கட்டமைப்பு ஆகியவற்றில் பற்றாக்குறை ஏற்பட்டுவிட்டது. நெருக்கடியும் இடைஞ்சலும் கூட்டநெரிசலும் மிக்க சூழல்களில் மக்கள் வசிப்பதால் தொற்றுகள் பரவுகின்றன. அதிகரித்துக் கொண்டிருக்கும் வெப்பநிலை, மனிதர்களை, விலங்குகள் மற்றும் நுண்ணுயிரிகளுடன் அதிகமாக தொடர்பு வைத்துக் கொள்ள விடுகிறது. வானிலை மாற்றத்தால் ஏற்படும் வெள்ள அபாயம் நீர்வழி நோய்கள் தாக்குவதற்கான வாய்ப்புகளை அதிகரிக்கிறது.

வனவிலங்குச் சந்தைகளும், நவீன மனிதன்–விலங்கு உறவாடல்களும் நோய்களின் தாக்குதல் அபாயத்தைப் பெருக்குகின்றன. மேலும், மரபணு மாற்ற முறைகளால், குழுத் தீவிரவாதிகள் அல்லது தனிமனிதர்கள் வழமையான, வீரியமான நுண்ணுயிரிகளைக் கட்டவிழ்த்து விடுகிறார்கள்.

கோவிட்-19 கற்றுக் கொடுத்த தடுப்புமருந்தியல் பாடங்கள்

இந்த நூற்றாண்டிலே ஆகக்கடுமையான பெருந்தொற்றாக கோவிட்-19 மாறிவிட்டது. இறுதியில் சார்ஸ்-கோவ்-2 வைரஸின் தாக்குதலிலிருந்து மனிதகுலத்தைக் காப்பாற்றியது தடுப்பூசிக் கவசம்தான். தொற்றுக்கெதிரான போராட்டம் தடுப்பு மருந்துகளை ஊட்டுவது, மேம்படுத்துவது சம்பந்தமாகப் பல்வேறு பாடங்களைக் கற்றுக் கொடுத்திருக்கிறது.

கோவிட்-19, தடுப்பூசி மருந்து மேம்பாட்டிற்கான புதிய தொழில்நுட்பங்களையும் துரிதமான வழிகளையும் கொண்டுவந்திருக்கிறது. அது டிஎன்ஏ, எம்ஆர்என்ஏ, வைரல் வெக்டார் தடுப்பூசி மருந்துகள் உட்பட மரபணு அடிப்படையிலான தொழில்நுட்பங்களின் காலத்தைக் கொண்டுவந்திருக்கிறது. கோவிட்-19-க்கு முன்புவரை தடுப்பூசி மருந்தைக் கண்டுபிடிக்க ஒரு தசாப்தம் ஆனது. ஆதலால் புதிய நோய்க்கிருமிகளால் உருவாகும் நோய்களைக் கட்டுப்படுத்திச் சமாளிக்க முடியாமல் இருந்தது. புதிய, இலகுவான தொழில்நுட்பங்கள் மூலம் விஞ்ஞானிகள் 10 மாதத்திற்குள்ளாகவே தடுப்பூசி மருந்துகளை வளர்த்தெடுக்கும் புதியதொரு முறைமையை உருவாக்கினர்.

தடுப்பூசி மருந்து மேம்பாட்டிலும் அதைக் கொண்டுசேர்க்கும் திறனிலும் பல்வேறு பாடங்களை தடுப்பூசி உற்பத்தியாளர்கள் கோவிட்-19-ல் கற்றுக் கொண்டனர். இந்தப் பாடங்களில் எளிமையாக்கப்பட்ட புதுமையான

மருத்துவப் பரிசோதனை வடிவங்களும், இயக்கங்களும், மருத்துவப் பரிசோதனைகளின் இணையான, ஒருமித்த கட்டங்களில் அடுத்தடுத்து எடுக்கப்படும் நடவடிக்கைகளின் முக்கியத்தும் ஆகியவையும் அடங்கும். ஆபத்தான பகுதிகளை இனங்காணவும், பரிசோதனைக் களங்களைத் தேர்ந்தெடுக்கவும், கணிக்கக்கூடிய நோய்த்தொற்று அறிவியல் மாதிரி பயன்படுத்தப்பட்டது.

தடுப்பூசி மருந்து மேம்பாட்டில் நோயெதிர்ப்புத் தகவல் விஞ்ஞானத்தையும்,, உயிரித்தகவல் விஞ்ஞானத்தையும், செயற்கை நுண்ணறிவையும் பயன்படுத்துவதைப் பிரபலமாக்கியது கோவிட்-19. நிஜநேரத்து தரவுப் பங்கீடு செய்யப்பட்டதால் முழு விஞ்ஞான உலகத்திற்கும் அதிமுக்கியமான தகவல்கள் படுவேகமாகப் போய்ச் சேர்ந்தன. சீன விஞ்ஞானி ஜாங்க் மற்றும் அவரது சகவிஞ்ஞானிகள் ஆகியோர் சார்ஸ்-கோவ்-2 மரபணுத்தொகையை வரிசைப்படுத்தி அதை 2020 ஜனவரி 20 அன்று பொதுவெளியில் தெரியப்படுத்தினர். இது புறத்திருந்து உள்வரும் வைரஸ்களுக்கு எதிரான 'ஆன்டிஜெனிக் எபிடோப்புகளை' இனங்காணும் பணியைத் தூண்டிவிட்டது. முதன்முதலில் நோயெதிர்ப்பு தகவல் விஞ்ஞான அடிப்படையிலான சார்ஸ்-கோவ்-2 தடுப்புமருந்துக் கட்டமைப்பு 2020 ஃபிப்ரவரியில் வெளியானது. பலரும் இதைப் பின்பற்றினர்.

நோய்த்தடுப்பு மருந்தை வளர்த்தெடுப்பதற்காக உலகம் முழுவதும் ஒருங்கிணைக்கப்பட்ட எதிர்வினையின் பலன்கள் கற்றுக்கொடுத்தன சார்ஸ்-கோவ்-2-ன் தாக்குதல்கள்தான். பெருந்தொற்று அரசுகளுக்கும், தனியார் நிறுவனங்களுக்கும், கல்வித்துறைக்கும் இடையிலான ஒத்துழைப்பையும், கூட்டுறவையும் முன்னெப்போதும் இல்லாத அளவில் உருவாக்கியது. பெருந்தொற்றை எதிர்த்து உலகளாவிய மருந்தக, மற்றும் ப்யோடெக் நிறுவனங்களும், சுகாதார அதிகாரிகளும், கட்டுப்பாட்டு அமைப்புகளும் கைகோர்த்து நின்றன. குறைவான, நடுத்தரமான வருவாய் கொண்ட நாடுகளில் தயாரிக்கப்படும் தடுப்பூசி மருந்துகளை மேம்படுத்துவதற்கும், கண்காணிப்பதற்கும், ஆராய்ச்சி செய்யவும் ஆண்டுதோறும் சில பில்லியன் டாலரைச் செலவழிப்பது பலன் தரக்கூடியது என்று உயர்வருமான நாடுகள் அனுபத்தால் புரிந்து கொண்டன. உலகப் பொருளாதாரம் பல டிரில்லியன் டாலரை இழந்தபின்புதான் இந்தப் புரிதல் வந்திருக்கிறது என்பது பாதகமில்லை.

கோவிட்-19 கற்றுக் கொடுத்த பாடங்களில் ஒன்று, புதிய தடுப்பூசி மருந்துகளை உருவாக்கும் விசயத்தில் காலத்தில் கொடுக்கப்படும் போதுமான நிதி ஆதரவு அற்புதங்களை நிகழ்த்தும் என்பதுதான். தடுப்பூசிகள் அங்கீகரிக்கப்படும் முன்பு, அரசுகளும் தனியார் நிறுவனங்களும் அபாயத்தை மீறி பில்லியன் கணக்கில் டாலரை முதலீடு செய்திருக்கின்றன. கோவிட்-19-க்கான தடுப்பூசிகள் வெகுவிரைவில் வெளிவந்ததிற்கான முக்கிய

காரணம் முன்பணம் கொடுத்து போடப்பட்ட ஒப்பந்தங்கள். கோவாக்ஸ் மற்றும் ஆஃப்ரிக்கா தடுப்பூசி கையகப்படுத்தல் அறக்கட்டளைப் போன்ற ஒருங்கிணைந்த கொள்முதல் கட்டமைப்புகள் பயன்பட்டன.

பொது சுகாதார அவசரநிலை முன்னெப்போதுமில்லாத அதிதிறனை, தன்னிச்சையான அணுகல்முறையை உருவாக்கியது. தடுப்பூசி ஒழுங்குமுறையாளர்களை அபாயத்தைத் தைரியமாக எதிர்கொள்ள வைத்ததும் இந்த அவசரநிலைதான். முந்தைய கட்டங்கள் முடியும் முன்னே அவர்கள் தடுப்பூசிகளுக்கு மருத்துவப் பரிசோதனைகளை அனுமதித்தனர். அடிக்கடி தடுப்பூசி உற்பத்தியாளர்களுடன் கலந்துபேசி மேம்படுத்தல் முயற்சியைத் துரிதப்படுத்தினர். ஆரம்பகட்ட பரிசீலனை முடிந்தவுடனே தடுப்பூசிகளுக்கு ஒப்புதல்கள் வழங்கப்பட்டன.

எம்ஆர்என்ஏ: மந்திரத்தன்மை கொண்ட தூதுவன்

கோவிட்-19 பெருந்தொற்றிலிருந்து கற்றுக் கொண்ட ஆகப்பெரும் பாடம் தூதுவன் எம்ஆர்என்ஏ அடிப்படையிலான தொழில்நுட்பத்திற்குக் கிடைத்த ஒப்புதல். எம்ஆர்என்ஏ தடுப்பூசிகள் ஆன்டிஜென்களை நேரடியாக உடலுக்குள் அனுப்பிவிடுவதில்லை. தடுப்பூசி செலுத்தும் எம்ஆர்என்ஏ மூலக்கூறு, உடலுக்குள்ளிருக்கும் ஹோஸ்ட் செல்களுக்கு குறிப்பிட்ட புரோட்டீன்களை உற்பத்தி செய்யுமாறு ஆணியிடுகிறது. இந்தப் புரோட்டீன்கள் நோயெதிர்ப்பு எதிர்வினையை உருவாக்கி அதன்மூலம் வைரஸை விரட்டிவிடும்.

எம்ஆர்என்ஏ என்பது ஓர் உயிரியல் மென்பொருள் போல. சிரமமே இல்லாத அணுகுமுறை எம்ஆர்என்ஏ தொழில்நுட்பம். வேறுபட்ட நோய்க்கிருமியை எதிர்த்துப் போராடக்கூடிய நோயெதிர்ப்புச் சக்தியைத் தூண்டுவதற்குத் தேவையான புரோட்டீனை உற்பத்தி செய்ய ‘ஹோஸ்ட் செல்’களுக்கு ஆணையிட வெறும் சங்கேதக்குறியை மட்டும் மாற்றினாலே போதும்.

எம்ஆர்என்ஏ தளம் பரிசோதிக்கப்படும் தடுப்பூசிகளை வேகமாக வடிவமைத்து உற்பத்தி செய்கிறது. எம்ஆர்என்ஏ தடுப்பூசிகள் பாதுகாப்பானவை; விலை குறைவானவை; பலமான நோயெதிர்ப்பு எதிர்வினைகளை உருவாக்கக்கூடியவை. திரிபுகளாக மாறும் வைரஸ்களையும், தொற்றுக்களையும் சமாளிக்கும் அளவுக்கு மாறக்கூடிய நெகிழ்வுத்தன்மை கொண்டது எம்ஆர்என்ஏ தடுப்பூசிகள். கொழுமியம் சார்ந்த நானோ துகள் கொண்ட செயற்கை வேதிப்பொருட்கள் என்பதால், எம்ஆர்என்ஏ தடுப்பூசிகளை உற்பத்தி செய்வதற்குக் கடுமையான பாதுகாப்பு விதிகள் தேவையில்லை.

கோவிட்-19 மற்றும் எம்ஆர்என்ஏ ஆகியவை கற்றுக் கொடுத்த பாடங்களால் இனிவரும் ஆண்டுகளில் பல்வேறு கிருமிகளுக்கு எதிரான எம்ஆர்என்ஏ தடுப்பூசிகளை உற்பத்தி செய்வது எளிதாகி விடும். ஒரு

மர்மமான கிருமி உருவாகும் போது விஞ்ஞானிகள் அதன் மரபணுச் சரக்கை படுவேகமாக வகைப்படுத்தி தடுப்பூசி தயாரிக்கிறார்கள்.

தடுப்பூசி மருந்தியலில் ஒரு புதிய பொற்காலம்

மிகவும் எளிதான தடுப்பூசி தளங்களும், தொழில்நுட்பங்களும் உற்பத்தியாளர்களுக்குக் கிடைத்திருக்கின்றன. அதனால் தடுப்பூசி மருந்துகளை வேகமாகவும் பரிசோதித்துப் பார்க்கவும், பெரிய அளவில் குறைந்த விலையில் உற்பத்தி செய்யவும் சாத்தியாமாயிற்று. ஆதலால் இப்போதிருக்கும் நோய்களுக்கும், இனிவரக்கூடிய நோய்க்கிருமிகளுக்கும் எதிரான பல புதிய தடுப்பூசி மருந்துகள் உருவாகலாம். போக்குவரத்து, தேக்கிவைத்தல் போன்ற விலையுயர்ந்த விசயங்கள் தேவைப்படாத வண்ணம் வெப்பநிலையில் நிலைத்திருக்கக் கூடிய தடுப்பூசிகளைக் கண்டுபிடிக்கும் பணியில் விஞ்ஞானிகள் ஈடுபட்டிருக்கிறார்கள். அந்த மாதிரி தடுப்பூசி மருந்துகள் நிதிபலம் குறைந்த பகுதிகளுக்கு ஒரு வரப்பிரசாதமாக இருக்கும்.

எந்திரக் கற்றலும், கணினி ஆய்வுகளும் அதிகரிக்கும் போது, வைரஸின் கட்டமைப்பை இன்னும் சிறப்பாகப் புரிந்துகொண்டு நோயெதிர்ப்பு எதிர்வினைக்குப் பங்களிக்ககூடிய அம்சங்களை இனங்காண முடியும். மேலும் மரபணு திரிபுகளையும், வைரஸ்களின் பரிணாமத்தையும் ஆராய்ந்து நல்ல தடுப்பூசி மருந்துகளை உருவாக்க முடியும்.

எல்லோருக்கும் பொதுவான தடுப்பூசி மருந்துகளுக்கு மாறக்கூடிய நிலையை உலகம் சந்திக்கும். ஏற்கனவே எல்லோருக்கும் பொதுவான இன்ஃப்ளூயன்ஸா தடுப்பூசி சம்பந்தமாகக் கணிசமான வேலை முடிந்துவிட்டது. அந்த மருந்து, நோய்கள் பலவற்றை உருவாக்கும் பல்வேறு விதமான இன்ஃப்ளூயன்ஸா வைரஸ்களுக்கு எதிரான நோயெதிர்ப்பு எதிர்வினைகளை உருவாக்கக் கூடியது. அகண்ட கரோனா வைரஸ் தடுப்பூசி மருந்தை டியூக் பல்கலைக்கழகம் உருவாக்கிக் கொண்டிருக்கிறது. அது பல்வேறு கரோனா தொற்றுக்களிடமிருந்து பாதுகாப்பைக் கொடுக்கும்.

பல்வேறு நோய்க்கிருமிகளுக்கு முற்றிலும் பலமுள்ள தடுப்பூசி ஒன்று கிடையாது. அந்தக் கிருமிகளுக்கு எதிரான குறிப்பிட்டுச் சொல்ல முடியாத நோயெதிர்ப்பு எதிர்வினைகளை உருவாக்கக்கூடிய புதுமையான ’இணைப்புத் தடுப்பூசிகள்’ எதிர்காலத்தில் கண்டுபிடிக்கப்படும். அந்தத் தடுப்பூசிகள் தொற்று விகிதத்தைக் குறைத்து நோய் பரவலைத் தடுக்கும். தடுப்பூசி போட்டுக் கொள்வதற்குப் பலதடவை செல்ல வேண்டிய தேவையைக் குறைக்கும் வண்ணம் ஒற்றை தடுப்பூசியிலே பல மருந்துக் கலவைகளை ஊட்டிவிடக் கூடிய போக்கும் உருவாகிக் கொண்டிருக்கிறது.

பெரும்பான்மையான தடுப்பூசிகள் ‘ஹைப்போடெர்மிக்’ ஊசியால்

செலுத்தப்படுகின்றன. விஞ்ஞானிகள் தடுப்பூசிகளைப் போடுவதற்குப் புதிய எளிதான முறைகளைக் கண்டுபிடித்துக் கொண்டிருக்கிறார்கள். மூக்கில் தெளித்தல், ஜெட் ஊசி, நுண்ணிய ஊசி, நானோ துண்டுகள் மூலம் மருந்தைச் செலுத்துதல் ஆகியவை அந்த எளிய முறைகள். இவை வலியைக் குறைக்கும்; விலை குறைவாக இருக்கும். தேக்கி வைப்பது சிரமமில்லை. எளிதாக மருந்தை உடலில் செலுத்தலாம். மேலும் ஞெகிலிக் குப்பைகள் அளவும், உயிரி அபாயம் கொண்ட குப்பைகளின் அளவும் கணிசமாகக் குறைந்துவிடும். வாய்மூலம் செலுத்தப்படும் தடுப்பு மருந்துகளையும் ஏராளமாக நாம் காண்போம். உடலில் ஓடும் திரவங்கள், செல்கள் வழி நோயெதிர்ப்பு எதிர்வினைகளை, வாய்மூலம் செலுத்தப்படும் தடுப்பு மருந்துகள் உருவாக்கி பலமான நிலையான பாதுகாப்பைத் தரும்.

தடுப்பூசி மருந்தை உட்செலுத்தும் புதுமையான முறைகளால் கிராமங்களில் வாழும் மக்கள், ஏழைகள் என அனைவருக்கும் மருந்து கிடைக்கக்கூடிய வசதி உருவாகும். ஊசிப்போட்டுக் கொள்வதில் உடன்பாடு இல்லாதவர்களுக்கும் இந்தப் புதுமையான முறைகளில் தடுப்பு மருந்தைச் செலுத்தி ஏராளான பேரைத் தடுப்புமருந்தை உட்கொள்ள வைக்க முடியும்.

பிணிநீக்கும் தடுப்புமருந்துகளின் புதிய யுகம்

எதிர்காலத்தில் நோய்த்தடுப்புக்குப் பதில், புற்றுநோய், தொற்றல்லாத, ஆனால் நீண்டநாள் இருக்கும் நோய்கள், வளர்சிதைமாற்ற அறிகுறிகள் ஆகியவற்றிற்கு சிகிச்சை அளிக்கவும் தடுப்பூசி மருந்துகள் பயன்படும். எதிர்கால நோய்களிடமிருந்து பாதுகாப்பாகப் போடப்படும் தடுப்பு மருந்தாகப் பயன்படுவதை விட இருக்கும் நோய்க்குச் சிகிச்சை அளிக்கும் பிணிநீக்கும் தடுப்பு மருந்துகளாகவும் இன்றைய மருந்துகள் பயன்படுகின்றன. சிகிச்சையளிக்கும் தடுப்பு மருந்துகள் நோயாளியின் நோயெதிர்ப்பு கட்டமைப்பைப் பயன்படுத்தி நோய்களை ஒழிக்கின்றன,.

நோயின் புற அறிகுறிகளில் தனித்துவமாகத் தெரியும் புரோட்டீன் அடையாளங்களைக் கண்டுபிடிப்பதை எதிர்கால பிணிநீக்கும் தடுப்பு மருந்துகள் அடிப்படையாகக் கொண்டிருக்கும். தனிப்பட்ட அம்சமாக்கப் பட்ட, எம்ஆர்என்ஏ சங்கேதக்குறி கொண்ட, புற்றுநோயைக் குணமாக்கும் பிணிநீக்கும் புரோட்டீன்கள் பரிசோதனை செய்யப்பட்டுக் கொண்டிருக்கின்றன. 2010-ல் அமெரிக்காவில் உணவு, மருந்துக் கட்டுப்பாட்டு முகமை முதல் பிணிநீக்கும் தடுப்புமருந்திற்கு ஒப்புதல் அளித்தது. ப்ரோவென்ஞ் என்றழைக்கப்படும் அந்த மருந்த்து ஆண்களின் விதைப்பை புற்றுநோய் சிகிச்சைக்குப் பயன்படுகிறது. புற்றுநோய்க் கட்டியை நோக்கி இந்த மருந்து செலுத்தப்படுகிறது, அல்லது கட்டிக்கெதிரான நோயெதிர்ப்புச் சக்தியை வளர்த்தெடுக்கும் வண்ணம் மருந்து வடிவமைக்கப்படுகிறது.

இதய ரத்தநாளங்களின் செயற்பாட்டுத் தவறுகள், நீரிழிவு நோயாளிகளின்

காயங்கள், ஒவ்வாமைகள், போதைமருந்து மற்றும் நிக்கோட்டின் பழக்கங்கள், மூளை நரம்புமண்டல நோய்கள், நோயெதிர்ப்பு மண்டலம் அறியாமல் உருவாக்கும் நோய்கள் ஆகியவற்றின் சிகிச்சையில் பயன்படுத்தக்கூடிய தடுப்பூசி மருந்துகள் பற்றி மும்முரமாக ஆராய்ச்சிகள் நடைபெற்றுக் கொண்டிருக்கின்றன. மரபணு சிகிச்சைக்கும், அதிக ரத்தப்போக்கு மற்றும் கதிர் அரிவாள் ரத்த சோகை போன்ற மரபணு நோய்களைக் குணமாக்குவதற்கும் எம்ஆர்என்ஏ-வைப் பயன்படுத்தும் சோதனைகள் நல்ல முடிவுகளைக் காட்டியிருக்கின்றன. நோயெதிர்ப்பு மண்டலம் அறியாமல் உருவாக்கும் நோய்களுக்கும், ஒவ்வாமைக் கோளாறுகளுக்கும் பயன்படக்கூடிய ‘எதிர்மறை தடுப்பு மருந்துகள்’ தேவையற்ற நோயெதிர்ப்பு எதிர்வினைகளைத் தடுத்துவிடும்.

அறியப்படாத புதிய நோய்களுக்கு எதிரான ‘மோனோக்ளோனல் ஆன்டிபாடி’களை உடலுக்குள் உருவாக்கும்படி செல்களுக்கு உத்தரவு பிறப்பிக்கும் ஆற்றலைக் கொண்டிருக்கும் புதிய தலைமுறை தடுப்பு மருந்துகள். ஆதலால், புதிய தொற்றுப் பரவல் வெடித்தால், உயிர் பிழைத்தவர்களிடமிருந்து ரத்தம் எடுக்கப்பட்டு அதிலிருக்கும் மரபணுக்கள் வரிசைப்படுத்தப்பட்டு ஆய்வு செய்யப்படும். பின்பு இணையான எம்ஆர்என்ஏ உற்பத்தி செய்யப்படும்; அதன் மூலம் ‘மோனோக்ளோனல் ஆன்டிபாடி’களை உற்பத்தி செய்வதற்கான திறன் செல்களுக்குக் கிட்டும். இந்த ‘மோனோக்ளோனல் ஆன்டிபாடி’கள் நோய்தரும் கிருமிகளை வலிமையிழக்கச் செய்யும்.

தடுப்புமருந்தியலின் புதிய பொற்காலம் உருவாக உதவுதல்

உலகத்தின் இறுதி சுகாதார அவசரநிலையாக கோவிட்-19 இருக்கப் போவதில்லை. உலகம் முழுவதும் நோய்க்கிருமிகள் நிரம்பி வழிகின்றன. கரோனா வைரஸ்களைத் தவிர, மனிதர்களுக்குத் தொற்று ஏற்படுத்தக் கூடிய பிற வைரஸ் குடும்பங்கள் குறைந்தபட்சம் 24 இருக்கின்றன. மேலும் இப்போதே கொல்லும் வைரஸ்கள் இருக்கின்றன. அவற்றைத் தடுக்கக்கூடிய பலமான தடுப்புமருந்து தற்போது இல்லை. ஆதலால் தொற்று நோய்களுக்கு எதிரான யுத்தத்தில் உலகத்தின் கையிலிருக்கும் ஆயுதமான தடுப்பு மருந்துகளின் வீரியத்தை அதிகரிக்க வேண்டும். இதற்கு, அதிகமாக நீண்டகால முதலீடு தேவைப்படக்கூடிய அடிப்படை ஆராய்ச்சியும், கவலை தரக்கூடிய நோய்க்கிருமிகளைப் பற்றிய மேம்பட்ட அறிவும் அவசியம். மேலும் மேம்பட்ட ஆராய்ச்சிக்கும், மருத்துவப் பரிசோதனைகளுக்கும் உதவும் வகையிலான மருத்துவ வலைப்பின்னலும், பௌதீக உட்கட்டமைப்பும் வேண்டும்.

வைரஸ் மரபணு வரிசைப்படுத்தல் முடிந்தவுடன் சில வாரங்களுக்குள் மருத்துவப் பரிசோதனைகளுக்கு முன்னேறக்கூடிய வகையில்

கட்டமைக்கப்பட்ட எளிதான இலட்சியமான தடுப்பு மருந்துத் தளங்கள் உலகத்திற்குத் தேவைப்படுகின்றன. இந்தத் தளங்கள் வெவ்வேறான நோய்க்கிருமிகளுக்கு எதிரான நோயெதிர்ப்பு எதிர்வினையை நிலையாக உருவாக்க வேண்டும்; நோய்க்கிருமிகள் எப்படிப்பட்டவையாக இருந்தாலும் அவற்றை வெல்லக்கூடிய தடுப்பு மருந்துகளை ஆகப்பெரும் அளவில் தயாரிப்பதற்கு அந்தத் தளங்கள் பொருத்தமாக இருக்க வேண்டும்.

விலங்குகளிலிருந்து மனிதர்களுக்குக் கடத்தப்படும் கிருமிகளிலும் பெருந்தொற்றை உருவாக்கும் சாத்தியம் உண்டு; நோய்க்கிருமிகளில் புதிய இழைகள் உண்டு; இவற்றை எல்லாம் படுவேகமாகக் கண்காணிக்கக் கூடிய ஒரு கட்டமைப்பு மிகமிக அவசியம். தடுப்பு மருந்துகளை மருந்தியல் ரீதியாகக் கண்காணிப்பதும் அவசியம். புதிய தடுப்பூசி மருந்துகளின் பாதுகாப்பினைக் கண்காணிக்கும் திறனைக் கொண்ட உட்கட்டமைப்பைக் கொண்டிருப்பது எல்லா நாடுகளுக்கும் அவசியம்,

பொருளாதார பலமும், தொழில்நுட்ப பலமும் கொண்ட நாடுகளில் தடுப்பூசி மருந்துகள் தயாரிக்கப் பட வேண்டும். வளர்ந்துவரும் நாடுகளிலும், குறைந்த வருவாய் நாடுகளிலும் தடுப்பூசி மருந்து தயாரிப்பை விஸ்தீரிக்க வேண்டும். அதற்கு அந்த நாடுகளுக்கு நிதி ஆதரவும், தொழில்நுட்ப ஆதரவும் தர வேண்டும். அப்போதுதான் குறைந்த விலையில் தடுப்பூசி மருந்துகள் எல்லோருக்கும் கிடைக்கும். தொற்று நோய்களுக்கு எதிரான உலகளாவிய யுத்தத்தில் மிகவும் முக்கியமான அம்சம் எல்லோருக்கும் மருந்து கிடைக்கச் செய்வதுதான்.

கோவிட்-*19* விசயத்தில் போலவே. எதிர்காலத்து தடுப்பு மருந்து உருவாக்கத்திற்கும் அரசுகளின், விஞ்ஞானிகளின், நிதியாளர்களின், தொற்றுநோய் ஆய்வாளர்களின், மருந்து உருவாக்குநர்களின், ஒழுங்குப்படுத்தும் நெறியாளர்களின், சுகாதார அதிகாரிகளின் ஒத்துழைப்பும் கூட்டு முயற்சியும் தேவைப்படலாம்.

இளங்குழந்தைகள், முதியோர் போன்ற நோயெதிர்ப்புச் சக்தி முடக்கப்பட்ட் தனிமனிதர்களிடமும், மருத்துவ காரணங்களுக்காக நோயெதிர்ப்புச் சக்தியை விட்டுக்கொடுத்தவர்களிடமும், தடுப்பு மருந்துகள் பெரிதாக நோயெதிர்ப்புச் சக்தியை ஏற்படுத்தி விடாது. அவர்கள் எளிதாக தொற்றுக்காளாகக் கூடியவர்கள்; அவர்கள்தான் தடுப்பூசித் திட்டத்திற்கு பெரும் சவால்கள். அவர்களின் நோயெதிர்ப்புச் சக்தி முடக்கப்பட்டதன் அடிப்படைக் காரணங்களைக் கண்டு ஆராய்ந்து அதன் அடிப்படையில் எதிர்கால தடுப்புமருந்துகள் உருவாக்கப்பட வேண்டும்.

கருத்தாக்க நிலையிலிருந்து மருத்துவமனை வரைக்கும் தடுப்பூசி மருந்துகளைப் படுவேகமாகக் கொண்டுவருவதற்கு ஏராளமான ஆதரவு வளங்கள் வேண்டும். வணிக ரீதியிலான அநிச்சயமின்மையையும்,

அபாயங்களையும் குறைப்பதற்கு நடைமுறைக் கருவிகளும் வேண்டும். ஒழுங்குமுறை விதிகளைக் கடைப்பிடிக்கும் போது அவசரநிலைக் காலங்கள் நேரிடலாம். அப்போது நிறுவனங்களுக்கு நட்ட ஈடு வழங்கக்கூடிய வகையில் உலக சட்டக் கட்டமைப்புகள் உருவாக்கப் பட வேண்டும். உலக சுகாதார நிறுவனமும், உலகப் பொருளாதார அமைப்பும், தொற்றுப் பரவல் தயார்நிலைக்கான புதுமைகள் என்ற அமைப்பு (சிஈபிஐ) மற்றும் ஹார்வர்டு உலக சுகாதாரக் கழகம ஆகியவற்றின் உதவியுடன் ஒரு காப்பீட்டு அடிப்படையிலான நட்ட ஈடு வழங்கல் மாதிரியைச் சமீபத்தில் உருவாக்கி வைத்திருக்கின்றன. பரீட்சார்த்த தடுப்பூசி மருந்துகளை அவசரத்திற்கு பயன்படுத்துவதற்கு அந்த நடவடிக்கை உதவும். தடுப்பூசி மருந்து தொழிலின் வளர்ச்சிக்கு இந்த மாதிரியான நடவடிக்கைகள் நிறைய தேவை.

அறியாமல் தவறான தகவல் பரப்புதலும், அறிந்தே பொய்த் தகவல் பரப்புதலும் ஏற்படுத்திய விளைவுகளையும், சவால்களையும் கோவிட்-19 வெளிக்காட்டியது. சமூக, மின்னணு ஊடகங்களில் பரவும் இந்த மாதிரியான 'பொய்த்தகவல் தொற்று,' தடுப்பூசி எடுத்துக் கொள்வதற்கு மறுக்கும் ஓர் எதிர்ப்போக்கை உருவாக்கி தடுப்பூசி மருந்துகளின் பயன்பாட்டையும் பாதிக்கும். கோவிட்-19 பெருந்தொற்றின் போது, 'பொய்த்தகவல் தொற்றை' முறியடிக்க இணையத்தளங்கள் மேற்கொண்ட செயற்பாடுகளையும், ஒத்துழைப்புகளையும் இன்னும் தொடர வேண்டும்; அதிகரிக்க வேண்டும். அதே நேரத்தில் பயனர்களின் தனிப்பட்ட அந்தரங்கமான பேச்சு சுதந்திரத்தையும் பேணிக் காக்க வேண்டும்.

இந்தியாவின் தடுப்பூசி தொழில் வளர்ச்சியின் புதிய வாய்புகள்

நோய்க்கிருமிகளுக்கெதிரான தடுப்பூசி மயமான போராட்டம் சூடுபிடித்துக் கொண்டிருப்பதால் இந்தியாவின் தடுப்பூசித் தொழிலின் எதிர்காலம் நம்பிக்கையூட்டுவதாக இருக்கிறது. குறைந்தவிலைத் தடுப்பூசி மருந்துகளுக்குப் பேர்பெற்ற இந்தியாவின் தடுப்பூசி தயாரிப்பாளர்கள் உலகத்திற்கு பலமான, கட்டுப்படியான விலையிலான தடுப்பூசிகளை வழங்குவதில் மேலும் மேலும் முக்கிய பங்காற்றிக் கொண்டிருக்கிறார்கள்.

கோவிட்-19 காலகட்டத்தில் இந்திய அரசின் கொள்கைகள் முற்றிலும் சீர்படுத்தப்பட்டு இணக்கமாகி விட்டன. என்னிடம் பேசிய திரு. அதார் பூனவாலா உற்சாகத்துடன் என்னிடம் இப்படிச் சொன்னார்: "இன்று, மோடி அரசின் உபயத்தால், நிறைய சீர்திருத்தங்கள் நிகழ்ந்திருக்கின்றன. புதிய ஆலைகளைத் திறப்பதற்கும், புதிய பொருட்களை உருவாக்கி உற்பத்தி செய்வதற்கும் ஒப்புதல்களும் அனுமதிகளும் வேகமாகவே வருகின்றன."

இந்திய விஞ்ஞானிகளும், உற்பத்தியாளர்களும், கட்டுப்பாட்டாளர்களும், அரசு நிர்வாகிகளும், கோவிட்-19 தடுப்பூசிகளை வளர்த்தெடுப்பதில், அவற்றிற்கு ஒப்புதல் பெறுவதில், உற்பத்தி செய்வதில் ஏராளமான

பாடங்களைக் கற்றுக் கொண்டிருக்கின்றனர். மரபுரீதியிலான, வலிமை குன்றிய மற்றும் செயலிழந்த தடுப்பூசி மருந்துகளைத் தவிர, இந்தியா நியூகிளிக் ஆசிட் தடுப்பூசிகளையும், வைரஸ் வெக்டர் தடுப்பூசிகளையும் தயாரித்து கோவிட்19-ஐ முறியடிக்க உலகத்திற்கு உதவியது. மனிதர்களுக்கான முதல் டிஎன்ஏ தடுப்பூசியை உற்பத்தி செய்த பெருமையைப் பெற்றிருக்கிறது இந்தியா. அந்தத் தடுப்பூசி உலகத்தின் அங்கீகாரத்தைப் பெற்றிருக்கிறது.

கோவிட்-19-ஐ முடிவுக்குக் துரிதமாகக் கொண்டுவருவதை இலக்காகக் கொண்ட 'க்வாட்' (அமெரிக்கா, இந்தியா, ஜப்பான், ஆஸ்ட்ரேலியா ஆகிய நான்கு தேசங்களின் சம்பிரதாயமற்ற கூட்டமைப்பு) முன்னெடுப்பினால், இந்தியாவின் தடுப்பூசி உற்பத்தித் திறன் அதிகரிக்கப் போகிறது. பாதுகாப்பான, பலமான கோவிட்-19 தடுப்பூசிகளைத் தயாரிக்கும் இந்தியாவின் திறனை விஸ்தரிக்க 'க்வாட்' நாடுகள் ஒன்று சேர்ந்து செயலாற்றத் தீர்மானித்திருக்கின்றன. இதனால் முக்கியமான பலவழிகளில் இந்தியா தனது தடுப்பூசிகளை, உதாரணமாக கோவாக்ஸை, உலக நாடுகளுக்கு ஏற்றுமதி செய்ய முடியும்.

பல கோவிட்-19 தடுப்பூசிகளை வெற்றிகரமாக உற்பத்தி செய்ததால் இந்தியாவுக்கு உலகத் தடுப்பூசி சந்தையில் உற்சாகமான மதிப்பும் மரியாதையும் கூடின. தடுப்பூசி உருவாக்கத்திலும் உற்பத்தியிலும் பல வெளிநாட்டு முகமைகள் இந்திய உற்பத்தியாளர்களுடன் கூட்டுசேர விழைகின்றன.

கோவிட்-19 தடுப்பூசிகளை கருத்துருவாக்கம் முதல் கிளினிக் வரை கொண்டு சேர்ப்பதில் உற்பத்தியாளர்களுக்கு இந்தியாவின் மிஷன் கோவிட்-சுரக்ஷா திட்டம் நிதி, தொழில்நுட்ப ஆதரவு தருகிறது. இந்த செயற்பாட்டில் பங்களிப்பு செய்யும் அறிவு, உட்கட்டமைப்பு, உற்பத்தித் திறன் ஆகியவற்றால் உலகத் தடுப்பூசி உற்பத்தித் தலம் என்ற இந்தியாவின் பெருமை மேலும் வலுபெறும். இதனால் எதிர்காலத்தில் புதிய நோய்க்கிருமிகளின் தாக்குதல் நிகழ்ந்தால் கூட படுவேகமாக தடுப்பூசிகளைக் கொண்டுவருவதற்கு இந்தியாவில் இயலும்.

தற்போதைய கோவிட்-19 பெருந்தொற்றின் காரணமாகவும், புதிதாக உருவாகும் தொற்றுநோய்களின் காரணமாகவும், தெரிந்த நோய்களுக்கான உலகத் தடுப்பூசி சந்தையில் இந்திய தடுப்பூசித் தொழில் வளர்வதற்கான வாய்ப்பு பெரிதாக உள்ளது. உலக சுகாதார நிறுவனமும், யூனிசெஃப்பும் அவர்களின் வளர்ச்சிக் கூட்டாளிகளும் சமீபத்தில் அறிவித்திருக்கும் '2030-க்குள் நோய்த்தடுப்பூக்கித் திட்டம்' இந்தியாவுக்கு ஒரு நல்ல செய்தி. உலகம் முழுவதும் குறைந்தபட்சம் 90 விழுக்காடு குழந்தைகளுக்குத் தடுப்பூசிப் போடுவது அந்தத் திட்டத்தின் இலக்கு. ஆதலால் தேவை அதிகரிக்கும்; இந்தியாவின் தடுப்பூசி மருந்து வளர்ச்சிக்கு அது பெரிதளவில் உதவும்.

வளர்ந்துவரும் பிணிநீக்கு தடுப்பூசி மருந்து மற்றும் 'பிரிட்ஜ் தடுப்பூசி மருந்து' என்ற துறைகள் இனிவரும் நாட்களில் இந்தியா தடுப்பூசி மருந்துத் தொழில் வளர்ச்சிக்குப் பெரிதாக உதவக்கூடும்.

உலகச் சந்தை மட்டுமல்லாமல் உள்நாட்டு இந்திய தடுப்பூசி சந்தையும் விரிவாக்கத்திற்கான சாத்தியத்தைக் கொண்டிருக்கிறது. அடிப்படைத் தடுப்பூசிகூட போட்டுக் கொள்ளாமல் ஏராளமான குழந்தைகள் இந்தியாவில் இருக்கின்றன. மேலும், இந்தியாவின் எல்லோருக்குமான நோய்த்தடுப்பூக்கித் திட்டத்தில் பல்வேறு புதிய தடுப்பூசி மருந்துகள் சேர்வதற்குக் காத்திருக்கின்றன. ஆயூஷ்மான் பாரத் (ஆரோக்கியமான இந்தியா) என்னும் இலட்சியத்தை உயிரெனக் கொண்டிருக்கும் இந்தியாவில் இனிவரும் நாட்களில் தடுப்பூசி மருந்தின் தேவை அதிகரிக்கும்.

உலகத்தின் மருந்தியல் துறைகள் எவ்வாறு சிறப்பாகச் செயல்பட முடியும்?

உயிர்காக்கும் தடுப்பூசிகளின் உற்பத்தியாளர் என்ற நம்பிக்கையையும், தடுப்பூசி வழங்குநர் என்ற பெயரையும், இந்தியா பல ஆண்டுகளாக உலக அரங்கில் சம்பாதித்திருக்கிறது. 'உலகின் மருந்தகம்' என்ற பெயரைத் தக்கவைத்துக் கொள்ள இந்தியா இன்னும் பல பிரிவுகளில் முன்னேற வேண்டியிருக்கிறது.

இந்திய தடுப்பூசித் தொழில் பல்வேறு சவால்களை எதிர்கொண்டிருக்கிறது. அவற்றைத் தாண்டித்தான் தடுப்பூசி மருந்து உற்பத்தியை அதிகரிக்க வேண்டும் என்று இந்திய அரசின் மருந்தியியல் துறை இணை செயலர் டாக்டர் யுவராஜ் சொல்கிறார். உற்பத்திப் பொருள் பாதுகாப்பு, வினியோக தளவாடங்களின் பற்றாக்குறை, தடுப்பூசி ஆராய்ச்சிக்கு உற்பத்தியாளர்கள் ஒதுக்கும் குறைவான நிதிவளங்கள், அதிநவீன தொழில்நுட்பங்களும், கருவிகளும் குறைவாகக் கிடைத்தல், உருவாகிக் கொண்டிருக்கும் அறிவுசார் சொத்துரிமை விதிகள், தொழில்நுட்பங்கள் வணிகமயமாதல், செயல்முறையை முடிந்த அளவு பயன்படுத்தி பலன்பெறுதல் தொடர்பான சவால்கள் என்று ஏகப்பட்ட சவால்கள் இருக்கின்றன என்கிறார் அவர்.

கோவிட்-19-ன் போது உருவான உத்வேகம், மலேரியா, டெங்கு போன்ற நோய்களுக்கான தடுப்பூசி மருந்துகளை வளர்த்தெடுப்பதிலும் தொடரும்; தற்போது உருவாக்கப்பட்டுக் கொண்டிருக்கும் தடுப்பூசி மருந்துகளுக்கு வேகமாக உரிமம் கிடைத்து விடும். நான் கேட்ட கேள்விகளுக்கு இப்படி நம்பிக்கையுடன் பதில்கள் சொன்னார் எஸ்ஐஐ தலைமை நிர்வாக அதிகாரி அதார் பூனவாலா. எனினும் அவர் மேலும் சொன்னார்: "2020-2021 காலகட்டத்தில் கோவிட்-19 உச்சத்தில் இருந்தபோது உத்வேகத்துடன் செயல்பட்ட மாதிரி, அமைச்சர்களும் அதிகாரிகளும் படுவேகத்துடன் ஒப்புதல்கள் அளிப்பதில் தொடர்ந்து மும்முரமாகச் செயல்பட்டால்

எதிர்காலத்திலும் வெற்றி கிட்டும்.''

உட்கட்டமைப்பை மேம்படுத்துதல், மருந்துகளைப் பரிசோதனை செய்வதற்கான நம் ஆற்றல், பாதகமான சூழலைச் சமாளித்தல் ஆகியவற்றிற்கு முன்னுரிமை கொடுக்க வேண்டும். அப்போது 'மேட் இன் இந்தியா' தடுப்பூசி மருந்துகள் உலகம் முழுவதிலும் ஏற்றுக் கொள்ளப்படுவதை உறுதி செய்துகொள்ள முடியும்.

''மிக முக்கியமான கச்சாப் பொருட்கள் கிடைப்பது ஒரு சவாலாக தொடரும்,'' என்று சொல்கிறார் டாக்டர் யுவ்ராஜ். விசேஷமான பொருட்களும், கருவிகளும் தங்களுடைய தடுப்பூசி மருந்து உற்பத்தியாளர்களுக்குக் கிடைக்கச் செய்யும் வண்ணம் பல நாடுகள் சட்டங்களையும், கொள்கைகளையும் கொண்டிருக்கின்றன. ''குறைவான கச்சாப்பொருள் வளங்களுக்காக இந்திய தடுப்பூசி மருந்து உற்பத்தியாளர்கள் உலக உற்பத்தியாளர்களோடு போட்டி போடுகிறார்கள்,'' என்று அவர் என்னிடம் சொன்னார்.

'ஆத்ம நிர்பார் பாரத்' (சுயசார்பு இந்தியா) தந்திருக்கும் உத்வேகத்துடன் தடுப்பூசி மருந்து உற்பத்தியில் சுயசார்பை வளர்த்தெடுக்கும் பொருட்டு, மருந்தியல் துறை புதிதாக தொடங்கப்பட்டிருக்கும் 'உற்பத்தி தொடர்பான ஊக்குவித்தல்' (பிஎல்ஐ 2.0) திட்டத்தில் தடுப்பூசி மருந்துகளையும் சேர்த்திருக்கிறது.

தடுப்பூசி உற்பத்தியாளர்கள் எதிர்கொள்ளும் மற்றுமொரு பெருந்தடை, இங்கே கல்வியாளர்களும், தொழிலதிபர்களும், கொள்கை வடிவமைப்பாளர்களும் தனித்தனித் தீவுகளாகப் பிரிந்து தொழிற்பட்டுக் கொண்டிருக்கிறார்கள் என்பதுதான். அதன் விளைவாக, நம்பிக்கையூட்டும் பல்வேறு தடுப்பூசி மருந்துகள், உதாரணமாக ஹைச்ஐவி, மலேரியா, ஹெப்படிட்டிஸ் ஈ போன்ற நோய்களுக்கான தடுப்பூசி மருந்துகள் உருவாக்கப்பட்டும் அவை சந்தைக்குப் போய்ச் சேரவில்லை. ஆதலால் சொந்த மண்ணுக்குரிய தடுப்பூசி மருந்து ஆராய்ச்சி வெற்றி பெற வேண்டுமானால், பல்வேறு துறைசார்ந்த, அறிஞர்களும், பல்வேறு ஆளுமைகளும் ஒன்றுசேர்ந்து பணியில் இறங்க வேண்டும். அதனால் இந்தியாவுக்குப் பெரிதாக ஆதாயம் கிடைக்கலாம்.

தடுப்பூசி ஆராய்ச்சி மற்றும் வளர்ச்சி தொடர்பான முயற்சிக்கு ஏற்படும் இன்னொரு முட்டுக்கட்டை நிதிப்பற்றாக்குறை. புதிய தடுப்பூசிகளையும், தடுப்பூசி தொழில்நுட்பங்களையும் உருவாக்குவதற்கு கூடுதல் முதலீடு தேவை. தேசிய, பன்னாட்டு முகமைகளும், துணிகர முதலீட்டாளார்களும் மென்கடன்களை, மானியங்களைத் தந்துவதினால் இந்தத் துறை பயனடையும்.

உள்நாட்டுக்குரிய, தொற்றியியல் நெறிகளுக்கேற்ற தடுப்பூசி மருந்துகளைத் தயாரிப்பதில் உற்பத்தியாளர்களை முதலீட்டு அபாயங்களை மீறி ஈடுபட வைக்க வேண்டும். அதற்காக தடுப்பூசி மருந்து தொழிலுக்கு ஆபத்தைத் தாங்கக்கூடிய சரியான பலமானதொரு கட்டமைப்பை நிர்மாணிக்க வேண்டும். மேலும் புதுமையான கொள்முதல் கொள்கைகள் மூலமும், நீண்டகாலத் தடுப்பூசித் தேவைகளையும், கொள்முதல் செய்யும் ஒப்பந்தங்களையும் முன்வைப்பதின் மூலமும், அரசு தடுப்பூசி மருந்துத் தொழிலுக்கான கவர்ச்சிமிக்க சூழலை ஏற்படுத்தித் தரலாம்.

சாட்சியங்களுடன் கூடிய கருத்தாக்க ஆய்வுகளை மேம்படுத்துவதில் புதிய ஆரம்ப நிறுவங்களுக்கு உதவும் வண்ணம் 'நல்ல உற்பத்தி பழக்கங்கள்' (ஜிஎம்பி) சொல்லும் விதிமுறைகளுக்கேற்ப இயங்கும் 'இன்கியூபேட்டர்' வசதிகளை இந்திய அரசு உருவாக்கலாம். மேலும், இந்தியாவின் தடுப்பூசி உற்பத்தி அடிப்படையை இன்னும் பலப்படுத்தும் முகமாக, தடுப்பூசி உற்பத்தியாளர்களுக்கும், விஞ்ஞான, தொழில்நுட்ப நிறுவனங்களுக்கும் இடையே ஒரு கூட்டுறவை ஏற்படுத்துவது அவசியம்.

தோழமை உணர்வுமிக்க பலமான ஓர் ஒழுங்குப்படுத்தும் கட்டமைப்பை உலகக் கட்டுப்பாட்டு நெறிகளுக்கேற்ப உருவாக்கினால் அது இந்திய தடுப்பூசி மருந்து தொழிலுக்கு மற்றுமொரு ஊக்கியாக செயல்படும். இந்த விசயத்தில் கோவிட்-19 பெருந்தொற்றுக் காலத்தில் ஏராளமான புதுமைகளும், செம்மைகளும் நிகழ்ந்திருக்கின்றன, புதிய தொழில்நுட்பங்களை மதிப்பீடு செய்வதற்கு ஏற்றாற்போல தேசிய கட்டுப்பாட்டுக் கட்டமைப்பு பலமாக இருக்க வேண்டும். அந்தக் கட்டமைப்புக்கு உதவும் வண்ணம் சான்றளிக்கப்பட்ட ஓர் ஆய்வுக்கூடத்தை நிர்மாணித்தால் அது நீண்டகாலப் பயனைத் தரும்.

தரவு உற்பத்திக்கும், மதிப்பீட்டுக்குமான ஓர் அமைப்புத் தடுப்பூசி உற்பத்தியாளர்களுக்குப் பெரிதும் துணைபுரியும். தடுப்பூசியால் தடுக்கக்கூடிய நோய் (விபிடி) கண்காணிப்பை மத்திய சுகாதார உளவுத் துறையும், ஒருங்கிணைக்கப்பட்ட நோய்க் கண்காணிப்புத் திட்டமும் நடத்துகின்றன. எனினும் இந்த இரண்டு அமைப்புகளும் துண்டுத் துண்டான தரவுகளை மட்டுமே தருகின்றன. அந்த அமைப்புகளில் நிறைய குறைகள் இருக்கின்றன. புதிய தடுப்பூசி மருந்துகளுக்கான சந்தைப்படுத்தலுக்குப் பிந்தைய கண்காணிப்பு ஆய்வுகள் நடத்த ஓர் அமைப்பு இல்லை.

2030-ல் இந்திய தடுப்பூசி மருந்து தொழில் எப்படி இருக்கும் என்று கேட்டதற்கு, அதார் பூனவாலா நம்பிக்கையுடன் இப்படிச் சொன்னார்: இந்தியாவில் திறமை வளம் உண்டு; போட்டிவிலைத் தளம் உண்டு; கடின பணிக் கலாச்சாரமும் சூழலும் உண்டு; ஆதலால் உலக அரங்கில் உற்பத்தித் துறையில் புதுமையைப் புகுந்துவதில் இந்தியா முன்னணியில் நிற்கும்.

"இது மற்ற நாடுகளைக் காட்டிலும் இந்தியாவுக்கு அதிகமான பலத்தைக் கொடுக்கும்."

இங்கே பலமான, ஆதரவான அரசு இருக்கிறது; அர்ப்பணிப்புள்ள நுண்மாண் நுழைபுலம் கொண்ட கல்வித்துறை இருக்கிறது; புதுமையைக் கைகொள்ளும் தொழில் முனைவோர்கள் இருக்கிறார்கள். பொருளாதாரம் வளர்ந்து கொண்டிருக்கிறது. ஆதலால் அதிதிறன்மிக்க தடுப்பூசி மருந்து உற்பத்திக்குத் தடைகள் ஏற்படுத்தும் முட்டுக் கட்டைகளை நீக்குவது ஒன்றும் சிரமமல்ல. இனிவரும் காலங்களில் இந்தியாவின் தடுப்பூசி மருந்து வளர்ச்சிக் கதையில் மேலும் பல அத்தியாயங்கள் எழுதப்படும் என்பது உறுதி.

*** *** ***

REFERENCES

1. Ratanghayra N. How can we unlock new possibilities in vaccine development? [Internet]. Biopharma from Technology Networks. 2021 [cited 20 December 2021]. Available from: https://www.technologynetworks.com/biopharma/articles/how-can-we-unlock-new-possibilitiesin-vaccine-development-351106

2. Walsh B. The world is not ready for the next pandemic [Internet]. TIME.com. 15 May 2017 [cited 20 December 2021]. Available from: https://time.com/magazine/us/4766607/may-15th-2017-vol-189-no-18-u-s/

3. Joi P. The next pandemic [Internet]. GAVI.org. 2021 [cited 20 December 2021]. Available from: https://www.gavi.org/vaccineswork/next-pandemic

4. Maxmen A. Has COVID taught us anything about pandemic preparedness? Nature. 2021:332–335.

5. De Wit E, Van Doremalen N, Falzarano D, Munster VJ. SARS and MERS: recent insights into emerging coronaviruses. Nature Reviews Microbiology. 2016 August;14(8):523–534.

6. Cdc.gov. Zoonotic diseases. 2021 [cited 20 December 2021]. Available from: https://www.cdc.gov/onehealth/basics/zoonot-

ic-diseases.html#:~:text=Scientists%20estimate%20that%20more%20than,States%20and%20around%20the%20world

7. Plump A. Luck is not a strategy: The world needs to start preparing now for the next pandemic [Internet]. STAT. 2021 [cited 20 December 2021]. Available from: https://www.statnews.com/2021/05/18/luck-is-not-astrategy-the-world-needs-to-startpreparing-no

8. Lauring AS, Andino R. Quasispecies theory and the behavior of RNA viruses. PLoS Pathogens. 2010 July 22;6(7):e1001005.

9. Lipkin WI, Firth C. Viral surveillance and discovery. Current Opinion in Virology. 2013 April 1;3(2):199–204.

10. Settele J, Díaz S, Brondizio E, Daszak P. COVID-19 stimulus measures must save lives, protect livelihoods, and safeguard nature to reduce the risk of future pandemics. IBPES Expert Guest Article. 2020 April 27;27.

11. Crooke SN, Ovsyannikova IG, Poland GA, Kennedy RB. Immunosenescence and human vaccine immune responses. Immunity & Ageing. 2019 December;16(1):1–6.

12. Akha AA. Aging and the immune system: An overview. Journal of Immunological Methods. 2018 December 1;463:21–6.

13. Cai Z, Yang Y, Zhang J. Obesity is associated with severe disease and mortality in patients with Coronavirus disease 2019 (COVID-19): A metaanalysis. BMC Public Health. 2021 December 1;(1):1–4.

14. Buchy P, Buisson Y, Cintra O, Dwyer DE, Nissen M, de Lejarazu RO, Petersen E. Covid-19 pandemic: Lessons learned from more than a century of pandemics and current vaccine development for pandemic control. International Journal of Infectious Diseases. 2021 November 1;112:300–17.

15. Air transport, passengers carried [Internet]. Data.worldbank.org. 2021 [cited 20December 2021]. Available from: https://data.worldbank.org/indicator/ IS.AIR.PSGR 16. World's population increasingly urban with more than half living in urban areas [Internet]. United Nations Department of Economic and Social Affairs. 2021 [cited 20 December 2021]. Available from: https://www.un.org/en/development/desa/news/population/world-urbanization-prospects-2014.html

17. Climate change [Internet]. WHO.int. 2021 [cited 20 December 2021]. Available from: https://www.who.int/health-topics/climate-change #tab=tab_1

18. Bedford J, Farrar J, Ihekweazu C, Kang G, Koopmans M, Nkengasong J. A new twenty-first century science for effective epidemic response. Nature. 2019 November;575(7781):130–136.

19. Ball P. The lightning-fast quest for COVID vaccines and what it means for other diseases. Nature. 2021 January 7;589:16–18.

20. Bok K, Sitar S, Graham BS, Mascola JR. Accelerated COVID-19 vaccine development: Milestones, lessons and prospects. Immunity. 2021 August 10;54(8):1636–1651.

21. Malone B, Simovski B, Moliné C, Cheng J, Gheorghe M, Fontenelle H, et al. Artificial intelligence predicts the immunogenic landscape of SARSCoV-2 leading to universal blueprints for vaccine designs. Scientific Reports. 2020 December 23;10(1):1–4.

22. Vasan S, Pitisuttithum P. Vaccine development lessons between HIV and COVID-19. The Lancet Infectious Diseases. 2021 June 1;21(6):759–761.

23. Wu F, Zhao S, Yu B, Chen YM, Wang W, Song ZG, et al. A new coronavirus associated with human respiratory disease in China. Nature. 2020 March;579(7798):265–269.

24. Chakraborty C, Sharma AR, Bhattacharya M, Lee SS. Lessons learned from cutting-edge immunoinformatics on next-generation COVID-19 vaccine research. International Journal of Peptide Research and Therapeutics. 2021 December;27(4):2303–2311.

25. Insights on Life Sciences [Internet]. www.mckinsey.com. 2021 [cited 20 December 2021]. Available from: https://www.mckinsey.com/industries/ life-sciences/our-insights

26. Billington J, Deschamps I, Erck SC, Gerberding JL, Hanon E, Ivol S. Developing vaccines for SARS-CoV-2 and future epidemics and pandemics: Applying lessons from past outbreaks. Health Security. 2020 June 1;18(3):241–249.

27. Uribe J, Basu P, Lindelow M. Preparing for the next pandemic: What will it take? [Internet]. World Bank Blogs. 2021 [cited 20 December 2021]. Available from: https://blogs.worldbank.org/voices/preparing-nextpandemic-what-will-it-take

28. Mu Z, Haynes BF, Cain DW. HIV mRNA vaccines—Progress and future paths. Vaccines. 2021 February;9(2):134.

29. Karikó K. In vitro-transcribed mRNA therapeutics: Out of the shadows and into the spotlight. Mol Ther. 2019;27(4):691–692.

30. Dolgin E. How COVID unlocked the power of RNA vaccines. Nature. 2021;589(7841):189–191.

31. Maruggi G, Zhang C, Li J, Ulmer JB, Yu D. mRNA as a transformative technology for vaccine development to control infectious diseases. Mol Ther. 2019 April 10;27:757–772.

32. Wang Y, Zhang Z, Luo J, Han X, Wei Y, Wei X. mRNA vaccine: A potential therapeutic strategy. Molecular Cancer. 2021 December;20(1):1–23.

33. Yong E. How science beat the virus [Internet]. The Atlantic. 2021 [cited 20 December 2021]. Available from: https://www.theatlantic.com/magazine/archive/2021/01/science-covid-19-manhattan-project/617262/

34. van Riel D, de Wit E. Next-generation vaccine platforms for COVID-19. Nature Materials. 2020 August;19(8):810–812.

35. Karikó K, Whitehead K, van der Meel R. What does the success of mRNA vaccines tell us about the future of biological therapeutics? Cell Systems. 2021 August 18;12(8):757.

36. Isanaka S, Guindo O, Langendorf C, Matar Seck A, Plikaytis BD, Sayinzoga-Makombe N, et al. Efficacy of a low-cost, heat-stable oral rotavirus vaccine in Niger. New England Journal of Medicine. 2017 March 23;376(12):1121–1130.

37. Yang Z, Bogdan P, Nazarian S. An in silico deep learning approach to multi-epitope vaccine design: a SARS-CoV-2 case study. Scientific Reports. 2021 February 5;11(1):1–21.

38. Marston HD, Paules CI, Fauci AS. The critical role of biomedical research in pandemic preparedness. Jama. 2017 November 14;318(18):1757–1758.

39. Cassone A, Rappuoli R. Universal vaccines: Shifting to one for many. MBio. 2010 May 18;1(1):e00042–10.

40. Ostrowsky J, Arpey M, Moore K, Osterholm M, Friede M, Gordon J, et al. Tracking progress in universal influenza vaccine development. Current Opinion in Virology. 2020 February 1;40:28–36.

41. Researchers discuss new vaccine that could prevent future pandemics [Internet]. Today.duke.edu. 2021 [cited 20 December 2021]. Available from: https://today.duke.edu/2021/05/researchers-discuss-new-vaccinecould-prevent-future-pandemics

42. Buchy P, Buisson Y, Cintra O, Dwyer DE, Nissen M, de Lejarazu RO et al.Covid-19 pandemic: Lessons learned from more than a century of pandemics and current vaccine development for pandemic control. International Journal of Infectious Diseases. 2021 November 1;112:300–317.

43. The global future of vaccines [Internet]. The Guardian. 2021 [cited 20 December 2021]. Available from: https://www.theguardian.com/vax-facts/2021/oct/13/vaccines-future-coronavirus-pandemics

44. Gutierrez A. Changing the route of vaccine administration [Internet]. Biopharma from Technology Networks. 2021 [cited 20 December 2021]. Available from: https://www.technologynetworks.com/biopharma/articles/changing-up-the-route-of-vaccine-administration-349321

45. Ramirez JE, Sharpe LA, Peppas NA. Current state and challenges indeveloping oral vaccines. Advanced Drug Delivery Reviews. 2017 May 15;114:116–131.

46. Patel A, Ramani R. A review on current status and future prospectus of oral vaccines. Available from: https://www.journalajmah.com/index.php/AJMAH/article/view/30342

47. Dong C, Wang Y, Gonzalez GX, Ma Y, Song Y, Wang S, et al. Intranasal vaccination with influenza HA/GO-PEI nanoparticles provides immune protection against homo-and heterologous strains. Proceedings of the National Academy of Sciences. 2021 May 11;118(19).

48. Shahnazari M, Samadi P, Pourjafar M, Jalali A. Therapeutic vaccines for colorectal cancer: the progress and future prospect. International Immunopharmacology. 2020 November 1;88:106944.

49. Nossal GJ. Vaccines of the future. Vaccine. 2011 December 30;29:D111–115.

50. What does the future hold for vaccination? Australian Academy of Science [Internet]. Science.org.au. 2021 [cited 20 December 2021]. Available from: https://www.science.org.au/education/immunisationclimate-change-genetic-modification/science-immunisation/5-whatdoes-future

51. Dorofeeva Y, Shilovskiy I, Tulaeva I, Focke Tejkl M, Flicker S, Kudlay D, et al. Past, present, and future of allergen immunotherapy vaccines. Allergy. 2021 January;76(1):131–149.

52. Ruffell D. The future in an RNA molecule: From mRNA vaccines to therapeutics. An interview with Drew Weissman. FEBS Letters. 2021 September;595(18): 2305–2309.

53. Graham BS, Sullivan NJ. Emerging viral diseases from a vaccinology perspective: Preparing for the next pandemic. Nature Immunology. 2018 January;19(1):20–28.

54. Lurie N, Saville M, Hatchett R, Halton J. Developing Covid-19 vaccines at pandemic speed. New England Journal of Medicine. 2020 May 21;382(21):1969–1973.

55. Carlson CJ. From predict to prevention, one pandemic later. The Lancet Microbe. 2020 May 1;1(1):e6–7.

56. World Health Organization. Covid-19 vaccines: Safety surveillance manual. 2020. Available from: https://apps.who.int/iris/handle/10665/338400

57. Vu MN, Kelly HG, Kent SJ, Wheatley AK. Current and future nanoparticle vaccines for Covid-19. EBioMedicine. 2021 December 1;74:103699.

58. Excler JL, Saville M, Berkley S, Kim JH. Vaccine development for emerging infectious diseases. Nature Medicine. 2021 April;27(4):591–600.

59. Domínguez-Andrés J, van Crevel R, Divangahi M, Netea MG. Designing the next generation of vaccines: Relevance for future pandemics. MBio. 2020 December 22;11(6):e02616–2620.

60. Kis Z, Shattock R, Shah N, Kontoravdi C. Emerging technologies for low cost, rapid vaccine manufacture. Biotechnology Journal. 2019 January;14(1):1800376.

61. Combatting COVID-19 disinformation on online platforms [Internet].OECD. 2021 [cited 20 December 2021]. Available from: https://www.oecd.org/coronavirus/policy-responses/combatting-covid-19-disinformation-on-online-platforms-d854ec48/ 62. Fact sheet: Quad summit [Internet]. The White House. 2021 [cited 20 December 2021]. Available from: https://www.whitehouse.gov/briefing-room/statements-releases/2021/03/12/fact-sheet-quad-summit/

63. Does the future look bright for India's vaccine industry? [Internet]. https://www.farmantra.com/. 2021 [cited 20 December 2021]. Available from: https://www.farmantra.com/blog/does-the-future-look-brightfor-indias-vaccine-industry/

64. Pardi N, Hogan MJ, Porter FW, Weissman D. mRNA vaccines—a new erain vaccinology. Nature Reviews Drug Discovery. April 2018. 17(4):261–279.

அருஞ்சொற்களஞ்சியம்

ஆட்சுவண்ட்: நோயெதிர்ப்பு எதிர்வினையை உருவாக்க தடுப்பூசி மருந்துக்களில் பயன்படுத்தப்படும் ஒரு இடுபொருள்.

அனஃபிலாக்ஸிஸ்: கடுமையான, மரணத்தை உருவாக்கும் சாத்தியம் கொண்ட, அதீதமான விளைவேற்படுத்தும் ஓர் எதிர்வினை.

ஆன்டிஜென்: உடலுக்குள் நோயெதிர்ப்பு எதிர்வினையை உருவாக்கும், குறிப்பாக ஆன்டிபாடிஸை உருவாக்கும் விசத்தன்மைப் பொருள் அல்லது புறத்திருந்து உள்வரும் பொருள்.

ஆன்டிசெரம்: (பன்மை: ஆன்டிசெரா): தொற்றுக்களை ஏற்படுத்தும் பாக்டீரியா அல்லது வைரஸ் போன்றவற்றையும், (பாம்பு விசம் போன்ற) விசப்பொருட்களையும் எதிர்த்துப் போராடக்கூடிய வன்மை கொண்ட இரத்த 'செரம்.' இதில் ஆன்டிபாடிஸ் உள்ளடங்கியிருக்கும்.

பயோஇன்ஃபர்மடிக்ஸ்: மூலக்கூற்று மரபணுவியல், மரபணுத் தொகுதியியல் ஆகிய துறைகளில் பயன்படுத்துவது. கணினியைப் பயன்படுத்தி உயிரிவேதியியல், உயிரியியல் தரவுகளைத் திரட்டல், வகைப்படுத்தல், சேமித்து வைத்தல், பகுப்பாயவு செய்தல் என்ற மொத்தத்தையும் குறிக்கும் சொல் பயோஇன்ஃபர்மடிக்ஸ்.

எஃபிகஸி: ஒரு தடுப்புமருந்தின் எஃபிகஸி என்பது தடுப்பூசி செலுத்தப்பட்ட பின்பு நோயின் வீரியம் எவ்வளவு குறைந்திருக்கிறது என்பதை குறிப்பிடுவது.

அவசரகாலப் பயன்பாட்டு அனுமதி: உயிரியல், வேதியியல், அணுவியல் பொருட்களால் உயிருக்கு அச்சுறுத்தல் தரும் நோய்கள் ஏற்படும்போது அவசரகாலச் சிகிச்சைக்காக சில அங்கீகரிக்கப்படாத மருத்துவப் பொருட்களைப் பயன்படுத்துவது. அல்லது அங்கீகரிக்கப்பட்ட மருத்துவப் பொருட்களை அங்கீகாரமில்லாமல் பயன்படுத்துவது *(lawinsider.com)*

எபிடெமிக்: குறிப்பிட்ட ஒரு பகுதியில் இருக்கும் மக்கள் தொகையில் வழக்கமான அளவுக்கு அதிகமான மக்களைத் திடீரென தாக்கும் நோயின் உக்கிர தாண்டவம். (நோய்க் கட்டுப்பாடு, தடுப்பு மையங்கள்)

ஜினோம்: ஓர் உயிரி இயங்குவதற்குத் தேவையான அத்தனை மரபணுக்கூறு தரவுகளையும் அந்த உயிரிக்குள் இருக்கும். அந்த மரபணுத் தொகுதிதான் ஜீனோம்..

ஜினோமிக்ஸ்: பயோடெக்லாஜியின் ஒரு பிரிவு. சில உயிரிகளின் முழு மரபணுத் தொகுதியை அல்லது மரபணுக்களை டிஎன்ஏ வரிசைப்படுத்தலுக்கும், மரபணு வரைபடமாக்கலுக்கும் மரபணுக்கூறுயியல் மற்றும் மூலக்கூறு உயிரியல் உத்திகளை பயன்படுத்துவது. பின்பு முடிவுகளை ஒழுங்குபடுத்திக் கட்டமைப்பாக்கி தரவுத்தளம் உருவாக்குதல்; பயன்படுத்துதல் (மெரியம்-வெப்ஸடர்).

இம்மியூன் சிஸ்டம் (நோயெதிர்ப்பு மண்டலம்): செல்கள், திசுக்கள், உறுப்புகள் மற்றும் வஸ்துக்களாலான ஒரு வலைப்பின்னல். தொற்றுக்களையும் நோய்களையும் எதிர்த்துப் போராடுவது (*cancer.govt*).

இம்மியூனைசேஷன்: நோயிலிருந்தும் தொற்றிலிருந்தும் ஒருவரைக் காப்பாற்ற தடுப்பூசி செலுத்துதல். ஆங்கிலத்தில் இதை வாக்சினேஷன் என்றும், இனோகிலேஷன் என்றும் அழைப்பார்கள் (நோய்க் கட்டுப்பாடு, தடுப்பு மையங்கள்).

இம்மியூனோஇன்ஃபர்மாடிக்ஸ்: கணினியியல் மூலமாகவும், உயிரித்தகவலியியல் மூலமாகவும் நோய்த்தடுப்பியல் மற்றும் நோய்த்தடுப்பு மரபணுவியல் தரவுகளை ஆராயும் விஞ்ஞானம் (*springer.com*).

இம்மியூனோமிக்ஸ்: குறிப்பிட்ட உயிரியியல் மாதிரிகளில் இருக்கும் ஆன்டிஜென்களையும், அவற்றை இனங்காணும் அணுகுமுறைகளையும் ஆராய்ந்து சிகிச்சைக்கு அவற்றை இலக்காக்கி பயன்படுத்தும் விஞ்ஞானம். (மருத்துவ அகராதி).

இம்மியூனோசெனஸென்ஸ்: முதுமையின் காரணமாக நோயெதிர்ப்பு பணிகளில் ஏற்படும் மாற்றம் (*sciencedirect.com*).

இம்மியூனோசப்ரெஷன்: நோய்களையும் தொற்றுக்களையும் எதிர்த்துப் போராடும் உடலின் சக்தியை முடக்குதல் (*cancer.gov*).

இன்டெக்ஸ் கேஸ்: ஒரு நோயின் பெருவெடிப்பின் போது முதலில் சுகாதார அதிகாரிகளால் இனங்காணப்படும் முதல் நோயாளி. அந்த நோயாளியின் மூலமாகத்தான் நோய் பெருவெடிப்பு வருகிறது என்று உணரப்படுகிறது.

இன்ஃபோடெமிக்: நோய் பெருவெடிப்பின் போது நிஜகளத்திலும், மின்னணு களத்திலும் உலாவரும் அளவுக்கதிகமான உண்மையான மற்றும் பொய்யான தகவல்களின் அணிவகுப்பு. அதனால் குழப்பமும், அபாயம் நோக்கிப் போகும் நடத்தையும் உருவாகின்றன. சுகாதாரம் கெட்டுப் போகின்றது. அதிகாரிகள் மீதான நம்பிக்கை குறைகிறது. இறுதியில் பொது சுகாதார

செயற்பாடுகள் வீரியம் இழக்கின்றன. (உலக சுகாதார நிறுவனம்).

இனாகியூலேஷன்: ஒரு பொதுவான வார்த்தை. தடுப்பூசி மருந்துகளில் செய்யப்படுவதைப் போல, விஞ்ஞான ஆராய்சிக்காக ஒரு வைரஸை அல்லது ஒரு விசப்பொருளை அல்லது தீய உயிரியை ஏதொவொன்றில் செலுத்துவது (*dictionary.com*).

மார்பிடிட்டி: குறிப்பிட்ட நோய்த்தன்மை அல்லது நோய்நிலை (*healthline.com*).

மியூட்டேஷன் (திரிபு): டிஎன்ஏ அல்லது ஆர்என்ஏ-யில் ஏற்படும் நிரந்தர அல்லது அமைப்பியல் மாற்றம் (*medicine.net*).

பான்டெமிக் (பெருந்தொற்று): உலகம் முழுவதும் அல்லது மிகப் பரந்த பகுதியில் அல்லது உலக எல்லைகளைத் தாண்டி ஏராளமான மக்கள் கூட்டத்தைப் பாதிக்கும் நோயின் பெருவெடிப்பு (நோய்வெடிப்பியல் அகராதி).

ஃபார்மகோவிஜிலன்ஸ் (மருந்தியல் கண்காணிப்பு): தடுப்பூசி மருந்து தொடர்பான பிரச்சினை அல்லது ஏதோவொரு மருந்தின் தீய விளைவுகளைக் கண்டுபிடித்தல், மதிப்பீடு செய்தல், புரிதல் ஏற்படுத்தல் மற்றும் தடுத்தல் சம்பந்தமான விஞ்ஞானமும் அதன் செயற்பாடுகளும்.

புரோட்டியோமிக்ஸ்: பயோடெக்னாலாஜியின் ஒரு பிரிவு. மூலக்கூறு உயிரியியல், உயிரிவேதியியல் மற்றும் மரபணுவியல் ஆகியற்றின் உத்திகளைப் பயன்படுத்தி, குறிப்பிட்ட ஒரு செல்லின், அல்லது திசுவின் அல்லது உயிரியின் மரபணுக்கள் உருவாக்கும் புரோட்டீன்களின் கட்டமைப்பை, பணிகளை, உள்ளாடும் உறவுகளை ஆராய்வது. ஆராய்ச்சித் தகவல்களை, தரவுகளை, அவற்றின் பயன்பாடுகளை ஒழுங்குபடுத்தி தரவுத்தளங்களில் சேமித்து வைப்பது (மெரியம்-வெப்ஸ்டர்).

பப்ளிக் ஹெல்த் (பொது சுகாதாரம்): ஒட்டுமொத்த மக்கள் கூட்டத்தின் ஆரோக்கியத்தில் அக்கறை கொண்ட மருந்துகள் மீதான அணுகுமுறை.

பன்னாட்டு கவலைக்குரிய பொதுசுகாதார அவசரநிலை: ஓர் அசாதாரணமான நிகழ்வு. நோயை உலகம் முழுவதும் பரப்பி எல்லாத் தேசங்களுக்கும் பொது சுகாதார அபாயத்தை உருவாக்குதென்று தீர்மானம் எடுத்துக் கொண்ட ஒரு நிகழ்வு. முழு உலகத்தையும் ஒன்றிணைந்து இதற்கெதிரான எதிர்வினையாற்ற தூண்டிவிடும் நிகழ்வு இது (உலக சுகாதார நிறுவனம்).

செரோடைப்: பாக்டீரியா, வைரஸ் போன்ற நுண்ணுயிரிகளின் குறிப்பிட்ட ஒரு இனத்தில் புறவடிவக் கட்டமைப்புகளில் ஒரேமாதிரியாக இருக்கும் கும்பல்கள்.

செரம்: உறைந்த ரத்தத்திலிருந்து (பிளாஸ்மா அல்ல) பிரித்தெடுக்கக்கூடிய தெளிவான திரவம். உறையாத ரத்தத்தில் இருக்கும் திரவப்பகுதியில் சிகப்பு, வெள்ளை அணுக்களும், ரத்தத் தட்டுக்களும் இருக்கும். செரம், பிளாஸ்மா

ஆகியவற்றின் வித்தியாசத்தை ரத்த உறைவுதான் ஏற்படுத்துகிறது (*medicine.net*).

ஸ்ட்ரெயின்: வைரஸ், பாக்ட்ரீயம் அல்லது ஃபங்கஸ் போன்ற ஒரு நுண்ணுயிரியின் உபபிரிவு அல்லது மரபணு திரிந்த உருவம்.

வாக்சினேஷன்: குறிப்பிட்ட ஒரு நோயிலிருந்து விடுபட உடலுக்குள் தடுப்பூசி மருந்தைச் செலுத்துதல் (நோய்க் கட்டுப்பாடு, தடுப்பு மையங்கள்).

வாக்ஸின்: நோய்களுக்கு எதிரான சக்தியை உடலுக்குள் தூண்டிவிடுவதற்குச் செலுத்தப்படும் மருந்து. வழக்கமாக ஊசி மூலம் செலுத்தப்படுவது. வாயிலும் மூக்குவழியாகவும் இது செலுத்தப்படுகிறது (நோய்க் கட்டுப்பாடு, தடுப்பு மையங்கள்).

வாக்சினாலஜி: தடுப்பு மருந்து விஞ்ஞானம்.

வேரியன்ட்: ஒன்று அல்லது அதற்கும் மேற்பட்ட திரிபுகளைக் கொண்டிருக்கும் வைரஸ் மரபணுத் தொகுப்பு (மரபணு சங்கேதம்).

வேரியண்ட் ஆஃப் கன்சேர்ன்: பரவும் தன்மை அதிகரிப்பதற்குச் சான்றுகள் கொண்ட ஒரு மரபணு திரிந்த வைரஸ். மருத்துவமனையில் அனுமதிக்கப்படும் அளவுக்கு அல்லது மரணத்தை விளைவிக்கும் அளவுக்குக் கடுமையான நோயை உருவாக்குவது. முந்தைய தொற்றின் போது அல்லது தடுப்புமருந்து செலுத்தப்பட்ட பின்பு உற்பத்தியான ஆன்டிபாடிஸ் வீரியம் குறைந்துபோய் விடும். நோய்க் கண்டுபிடிப்பு முறை தோற்றுப் போகலாம்; அல்லது சிகிச்சையின் பலன் இல்லாமல் ஆகிவிடலாம் (நோய்க் கட்டுப்பாடு, தடுப்பு மையங்கள்).

வேரியண்ட் ஆஃப் இண்டரஸ்ட்: குறிப்பிட்ட மரபணு அடையாளங்களுடன் வரும் மரபணு திரிந்த வைரஸ்; அந்த மரபணு அடையாளங்கள் 'ரிசெப்டார் ஃபைண்டிங்கில்' ஏற்படும் மாற்றங்களுடன் சம்பந்தமுடையவை; முந்தையத் தொற்றின் போது அல்லது தடுப்புமருந்து செலுத்தப்பட்ட பின்பு உற்பத்தியான ஆன்டிபாடிஸின் வீரியமிழப்போடு சம்பந்தப்பட்டவை; சிகிச்சைகள் மற்றும் நோய்க் கண்டுபிடிப்புத் தாக்கம் ஆகியவற்றின் பலமின்மை, அதிகரித்த கடுமையான நோய்ப்பரவல் ஆகியவற்றோடு சம்பந்தப்பட்டவை ஆகிவிடலாம் (நோய்க் கட்டுப்பாடு, தடுப்பு மையங்கள்).

வேரியோலேசன்: பெரியம்மை வைரஸை உடலுக்குள் செலுத்தி நோயின் தாக்கத்தால் உடலைப் பாதிக்கப்படாமல் வைத்திருக்கும் பழைய வழக்கம்.

வைரஸ்: தொற்று நுண்ணுயிரி. இதிலிருக்கும் புரோட்டீன் பூச்சில் கருவமிலம் மூலக்கூறினை மைக்ரோஸ்கோப்பினால் பார்க்க முடியாத அளவுக்கு மிகமிகச் சன்னமானது. தன்னை ஏற்று உள்ளழைக்கும் செல்களில் இந்த நுண்ணுயிரி பல்கிப் பெருகித் திரளாகிவிடும்.